The Occupational Diseases Volume

Interpretation
of Clinical Pathway
and Therapeutic Drugs

2022年 版

临床路径治疗药物释义

INTERPRETATION OF CLINICAL PATHWAY AND THERAPEUTIC DRUGS

职业病分册

《临床路径治疗药物释义》专家组 编

中国协和医科大学出版社
北 京

图书在版编目（CIP）数据

临床路径治疗药物释义·职业病分册/《临床路径治疗药物释义》专家组编. —北京：中国协和医科大学出版社，2022. 10
ISBN 978-7-5679-2061-3

Ⅰ. ①临… Ⅱ. ①临… Ⅲ. ①职业病-用药法 Ⅳ. ①R452

中国版本图书馆 CIP 数据核字（2022）第 176519 号

临床路径治疗药物释义·职业病分册

编　　者：《临床路径治疗药物释义》专家组
责任编辑：许进力　杨小杰
丛书总策划：张晶晶　冯佳佳
本书策划：张晶晶　边林娜

出版发行：**中国协和医科大学出版社**
（北京市东城区东单三条 9 号　邮编 100730　电话 010-65260431）
网　　址：www. pumcp. com
经　　销：新华书店总店北京发行所
印　　刷：北京天恒嘉业印刷有限公司

开　　本：787mm×1092mm　1/16 开
印　　张：30. 25
字　　数：810 千字
版　　次：2022 年 10 月第 1 版
印　　次：2022 年 10 月第 1 次印刷
定　　价：178. 00 元

ISBN 978-7-5679-2061-3

职业病临床路径及相关释义编审专家名单

(按姓氏笔画排序)

万伟国　复旦大学附属华山医院
马国宣　应急管理部北戴河康复院（中国煤矿工人北戴河疗养院）
王　吉　黑龙江省第二医院
王荣欣　首都医科大学宣武医院
王祖兵　上海市化工职业病防治院
毛丽君　北京大学第三医院
孔　宁　复旦大学附属华山医院
叶　俏　首都医科大学附属北京朝阳医院
叶　寰　首都医科大学附属北京胸科医院
朱　钧　首都医科大学附属北京胸科医院
刘　杰　苏州市第五人民医院
刘春玲　首都医科大学宣武医院
刘爱民　中国医学科学院北京协和医院
刘薇薇　广州市第十二人民医院（广州市职业病防治院）
闫永建　山东省职业卫生与职业病防治研究院（山东第一医科大学附属职业病医院）
孙嫚丽　黑龙江省第二医院
孙德兴　甘肃省白银市第一人民医院
杜旭芹　首都医科大学附属北京朝阳医院
杜艳秋　沈阳市第九人民医院
李　倩　重庆医药高等专科学校附属第一医院（重庆市职业病防治院、重庆市第六人民医院、重庆市中毒控制中心）
李　颖　湖南省职业病防治院
李　静　同煤集团职业病防治院
杨志前　广州市第十二人民医院（广州市职业病防治院）
吴　娜　首都医科大学附属北京朝阳医院
邹有硕　沈阳市第九人民医院
邹和建　上海复旦大学附属华山医院
闵春燕　苏州市第五人民医院
宋　莉　黑龙江省第二医院
宋丹萍　苏州市第五人民医院
宋孝华　同煤集团职业病防治院
张伊莉　广州市第十二人民医院（广州市职业病防治院）
张建余　重庆医药高等专科学校附属第一医院（重庆市职业病防治院、重庆市第六人民医院、重庆

市中毒控制中心）
张晓华　湖南省职业病防治院
张雪涛　上海市化工职业病防治院
张慧萍　同煤集团职业病防治院
陈　刚　应急管理部北戴河康复院（中国煤矿工人北戴河疗养院）
陈　斌　杭州市第一人民医院
陈志远　应急管理部北戴河康复院（中国煤矿工人北戴河疗养院）
范晓丽　山东省职业卫生与职业病防治研究院（山东第一医科大学附属职业病医院）
罗光明　湖南省职业病防治院
郑亦沐　北京大学第三医院
郑舒聪　复旦大学附属华山医院
郎　丽　广东省职业病防治院
赵金垣　北京大学第三医院
赵赞梅　北京大学第三医院
段建勇　应急管理部北戴河康复院（中国煤矿工人北戴河疗养院）
侯　强　上海市化工职业病防治院
贺　炜　重庆医药高等专科学校附属第一医院（重庆市职业病防治院、重庆市第六人民医院、重庆市中毒控制中心）
秦安京　首都医科大学附属复兴医院
袁　娟　湖南省职业病防治院
贾增丽　南京市鼓楼医院
夏丽华　广东省职业病防治院
徐　明　山东省职业卫生与职业病防治研究院（山东第一医科大学附属职业病医院）
徐希娴　北京大学第三医院
黄　蕾　湖南省职业病防治院
阎　波　沈阳市第九人民医院
蒋结梅　重庆医药高等专科学校附属第一医院（重庆市职业病防治院、重庆市第六人民医院、重庆市中毒控制中心）
赖　燕　湖南省职业病防治院
樊春月　广东省职业病防治院
潘秀斌　黑龙江省第二医院
操　敏　首都医科大学附属北京胸科医院

《临床路径治疗药物释义》编审专家名单

编写指导专家

金有豫　首都医科大学
孙忠实　中国人民解放军总医院第六医学中心
李大魁　中国医学科学院北京协和医院
王汝龙　首都医科大学附属北京友谊医院
孙春华　北京医院
贡联兵　中国人民解放军第 305 医院
李玉珍　北京大学人民医院
王育琴　首都医科大学宣武医院
汤致强　中国医学科学院肿瘤医院
郭代红　中国人民解放军总医院第一医学中心
胡　欣　北京医院
史录文　北京大学医学部
翟所迪　北京大学第三医院
赵志刚　首都医科大学附属北京天坛医院
梅　丹　中国医学科学院北京协和医院
崔一民　北京大学第一医院

编　委（按姓氏笔画排序）

丁玉峰　华中科技大学同济医学院附属同济医院
卜书红　南方医科大学南方医院
马满玲　哈尔滨医科大学附属第一医院
王伟兰　中国人民解放军总医院第一医学中心
王咏梅　首都医科大学附属北京佑安医院
王晓玲　首都医科大学附属北京儿童医院
方建国　华中科技大学同济医学院附属同济医院
史亦丽　中国医学科学院北京协和医院
吕迁洲　复旦大学附属中山医院
朱　珠　中国医学科学院北京协和医院
朱　曼　中国人民解放军总医院第一医学中心
刘丽宏　中日友好医院
刘丽萍　中国人民解放军总医院第五医学中心
刘皋林　上海交通大学附属第一人民医院
孙路路　首都医科大学附属北京世纪坛医院

杜　光　华中科技大学同济医学院附属同济医院
杜广清　首都医科大学附属北京康复医院
李　静　煤炭总医院
李国辉　中国医学科学院肿瘤医院
李雪宁　复旦大学附属中山医院
杨会霞　清华大学第二附属医院
杨莉萍　北京医院
吴建龙　深圳市第二人民医院
沈　素　首都医科大学附属北京友谊医院
张　渊　上海交通大学附属第六人民医院
张相林　中日友好医院
张艳华　北京大学肿瘤医院
陆奇志　广西壮族自治区江滨医院
陆瑶华　上海交通大学附属第六人民医院
陈瑞玲　首都医科大学附属北京天坛医院
林　阳　首都医科大学附属北京安贞医院
周　颖　北京大学第一医院
屈　建　安徽省立医院
侯　宁　山东省立医院
侯连兵　南方医科大学南方医院
徐小薇　中国医学科学院北京协和医院
郭海飞　北京大学第六医院
陶　玲　中山大学附属第三医院
蔡　芸　中国人民解放军总医院第一医学中心

《临床路径治疗药物释义·职业病分册》参编专家名单

（按姓氏笔画排序）

丁玉峰	卜书红	万伟国	马国宣	马满玲	王　吉	王伟兰	王汝龙
王咏梅	王育琴	王荣欣	王祖兵	王晓玲	毛丽君	方建国	孔　宁
叶　俏	叶　寰	史亦丽	史录文	吕迁洲	朱　钧	朱　珠	朱　曼
刘　杰	刘丽宏	刘丽萍	刘春玲	刘皋林	刘爱民	刘薇薇	闫永建
汤致强	孙忠实	孙春华	孙路路	孙嫚丽	孙德兴	贡联兵	杜　光
杜广清	杜旭芹	杜艳秋	李　倩	李　颖	李　静	李　静	李大魁
李玉珍	李国辉	李雪宁	杨会霞	杨志前	杨莉萍	吴　娜	吴建龙
邹有硕	邹和建	闵春燕	沈　素	宋　莉	宋丹萍	宋孝华	张　渊
张伊莉	张建余	张相林	张艳华	张晓华	张雪涛	张慧萍	陆奇志
陆瑶华	陈　刚	陈　斌	陈志远	陈瑞玲	范晓丽	林　阳	罗光明
金有豫	周　颖	郑亦沐	郑舒聪	郎　丽	屈　建	赵志刚	赵金垣
赵赞梅	胡　欣	段建勇	侯　强	侯　宁	侯连兵	贺　炜	秦安京
袁　娟	贾增丽	夏丽华	徐　明	徐小薇	郭代红	郭海飞	陶　玲
黄　蕾	梅　丹	崔一民	阎　波	蒋结梅	赖　燕	蔡　芸	翟所迪
樊春月	潘秀斌	操　敏					

序 言

在医院管理实践中，规范医疗行为、提高医疗质量、降低医疗费用、防止过度医疗是世界各国都在努力解决的问题，大量实践证明，规范临床路径可能是解决上述问题的有效途径。卫生部在《2011 年卫生工作要点》中特别把“继续制定常见病、多发病临床路径，增加实施病种数量，扩大临床路径实施覆盖面”列为公立医院改革的一项重点任务。目前，实施临床路径工作已开展年余，但对绝大多数医院而言，仍是一项挑战性工作，需要在实践中不断探索。中国协和医科大学出版社在组织编写《临床路径释义》的同时，又组织临床药学、药理专家参与编写与之相匹配的《临床路径治疗药物释义》，就其中“治疗方案选择”和“选择用药方案”所涉及的药物做了规范说明，这不仅是临床路径规范用药的依据，也是管理人员拓展药物知识的平台，希望能对临床路径的准确解读和实施、提高医疗质量起到良好的促进作用。

在这里仍需强调，临床医师必须根据实际病情，综合分析，才能得出准确的结论，实施正确的治疗。无论《临床路径》、《临床路径释义》《临床药物释义》如何细致、规范，它只能提供大致方向和主路信息，绝不是“万能圣书”，也不是“法律条文”，无须生搬硬套、条条照办，只有直面临床实践的医者才有权做出最终处理方案；只有保证个人的经验、智慧、创造性不受任何束缚和限制，临床医学才能发展。

鉴于职业性疾病的涉及面较为广泛、复杂，编撰有关路径、释义既往更是全无经验，故在发布后的具体操作实践中，一定会发现不少差错、缺陷，或“挂一漏万”等情况，值本册即将发表之际，全体参编者诚望各地同仁对不足之处能予宽谅，并祈不吝赐教，以期在今后修订中得到改进。

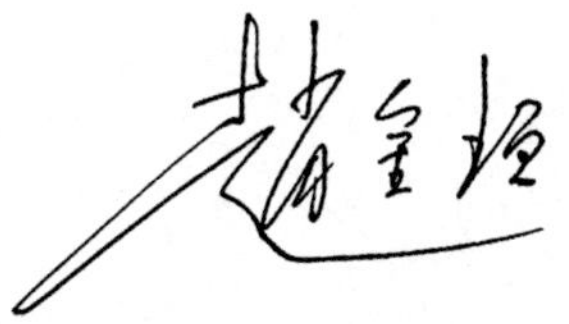

北京大学第三医院职业病研究中心

前 言

临床路径是由医院管理人员、医师、护师、药师、医技师等多学科专家共同参与，针对特定病种或病例组合的诊疗流程，整合检查、检验、诊断、治疗和护理等多种诊疗措施而制定的标准化、表格化的诊疗规范。开展临床路径工作是实现医疗保健优化、系统化、标准化和全程质量管理的重要途径。

为更好地贯彻国务院办公厅医药卫生体制改革的有关精神，帮助各级医疗机构开展临床路径管理，保证临床路径工作顺利开展，受国家卫生和计划生育委员会委托，中国医学科学院承担了组织编写《临床路径释义》的工作。在此基础上，中国协和医科大学出版社组织国内临床药学、药理学等领域的专家共同编写了《临床路径治疗药物释义》，就临床路径及相关释义中涉及药物的部分进行了补充释义和拓展阅读。

参加本书编写的专家大多数亲身经历了医院临床路径试点工作。他们根据临床路径各病种的具体特点，设计了便于临床医师在诊疗过程中查阅的药品表单，对药物信息进行了系统、简明阐述。本书为2018年出版的《临床路径治疗药物释义·职业病分册》的再版图书。全书涵盖了药品的政策和学术来源，并在临床路径及相关释义中，对“治疗方案选择”“选择用药方案”“术前、术中、术后用药”“医师表单医嘱用药”等项下涉及的相关药物信息进行了归纳整理。根据最新公布的《医疗机构抗菌药物管理办法》，编者在每个学科分册中附加编写了“手术预防用抗菌药物”和“治疗用抗菌药物”表单在适应证的基础上增加了抗菌药物的抗菌谱，这将便于临床医生合理选择抗菌药物。

随着医药科技的不断进步，临床路径将根据循证医学的原则动态修正；与此同时，不同地域的不同医疗机构也应根据自身情况，合理制定适合本地区、本院实际情况的临床路径。因时间和条件限制，书中的不足之处在所难免，欢迎同行诸君批评指正。

编　者

2022年4月

前言

目 录

第一篇

职业病

临床路径及相关释义

Interpretation

of Clinical Pathway

第一章

急性甲醇中毒临床路径释义

【医疗质量控制指标】（专家建议）

指标一、需结合职业史、职业危害因素接触史、职业流行病学史、临床表现和生物监测结果，依据 GBZ 53-2017《职业性急性甲醇中毒的诊断》作出诊断。

指标二、血液中甲醇和甲酸水平的测定有助于明确诊断和指导治疗。

指标三、出现较重的代谢性酸中毒或伴有阴离子间隙增高的轻度代谢性酸中毒，均应及早进行血液净化治疗。

指标四、碳酸氢钠和解毒药物需按指征合理使用。

一、急性甲醇中毒编码

1. 原编码

疾病名称及编码：急性甲醇中毒（ICD-10：T51.1 X45）

2. 修改编码

疾病名称及编码：急性甲醇中毒（ICD-10：T51.1 X45）

二、临床路径检索方法

T51.1 伴 Y15

三、国家医疗保障疾病诊断相关分组（CHS-DRG）

MDC 编码：MDCV（创伤、中毒及药物毒性反应）

ADRG 编码：VZ1（其他损伤、中毒及毒性反应疾患）

四、急性甲醇中毒临床路径标准住院流程

（一）适用对象

第一诊断为急性甲醇中毒（ICD-10：T51.1 X45）者皆可进入本路径；其中因职业活动接触甲醇引起的急性中毒被专称为“职业性急性甲醇中毒”。

释义

■ 本路径主要适用于临床诊断为职业性急性甲醇中毒（包括轻度、重度中毒）的患者，非职业性急性甲醇中毒亦可参考、应用本路径。

■ 职业性急性接触较大量甲醇后，出现仅有头痛、头晕、乏力、视物模糊等症状，以及眼、上呼吸道黏膜刺激表现，并于脱离接触后 72 小时内逐渐恢复的患者，是为“急性甲醇接触反应”，由于各项指标均远未达到“中毒”程度，已被否定可以排除“急性甲醇中毒”诊断，故亦无须进入本路径进一步诊治处理。

■ 重度中毒患者于急性期后如出现不可逆的较严重的神经系统损害和视力障碍损害等，需眼科进一步诊治处理者，应退出本路径，转入眼科或其他专科相应路径。

（二）诊断依据

主要依据现行的《职业性急性甲醇中毒的诊断》（GBZ 53-2017）进行诊断，主要内容为：

1. 短期内较大剂量甲醇的职业接触史。

2. 出现以中枢神经系统损害、代谢性酸中毒，以及视神经与视网膜急性损害为主的临床表现。

3. 结合实验室检查结果、现场流行病学调查或职业卫生学调查资料，综合分析，并需排除其他原因所致类似疾病。

释义

■ 本路径的制订主要依据 GBZ 53-2017 现行的《职业性急性甲醇中毒的诊断》（GBZ 53-2017）、《职业性急性化学物中毒性神经系统疾病诊断标准》（GBZ 76-2002），并参考《中华职业医学》（人民卫生出版社，2019，第 2 版，李德鸿、赵金垣、李涛主编）和《临床职业病学》（北京大学医学出版社，2017 年，第 3 版，赵金垣主编）。

■ 短期内较大剂量甲醇的职业接触史是诊断职业性甲醇中毒的重要依据。甲醇除作为工业溶剂除用于各种化工产品的制造外，还是防冻剂、防腐剂、去污剂、复印液及合成燃料的重要成分，也用作有机化合物合成、提纯的介质；近年，更有甲醇汽油在我国部分地区使用，这些存在甲醇成分的环境如果通风不良，或发生容器破裂或泄漏，皆可使在场人员在短期内吸入或经皮肤吸收较高剂量甲醇而引起中毒。人吸入甲醇浓度达 32.75g/m^{3}时，可危及生命。

■ 误服甲醇是生活中急性中毒的主要原因。饮用掺杂甲醇的乙醇或以甲醇假冒的白酒均可引起严重中毒，且可能为群体中毒。一般成人口服甲醇 5~10ml 可引起严重中毒，口服 6~8ml 即可引起失明，致死量 30ml 左右。

■ 无论口服或吸入甲醇，一般可有 12~24 小时的潜伏期，个别可长达 48~72 小时。潜伏期的长短与甲醇摄入剂量，以及是否同时饮酒有关；摄入量少、同时摄入乙醇者，潜伏期较长。

■ 中毒后，最先表现为中枢神经系统损害，表现为头痛、眩晕、乏力、嗜睡和意识模糊等，重者则出现昏迷和癫痫样抽搐，少数可有锥体外系损害或帕金森综合征表现，甚至出现发音和吞咽困难，以及锥体束征。精神症状多发生在中毒的 2~3 天，表现为谵妄、多疑、恐惧、狂躁、幻觉或抑郁，尚可出现记忆力、智力障碍，治疗后多能恢复。

■ 代谢性酸中毒为急性甲醇中毒主要临床后果之一，中毒程度及病死率均与其密切相关。轻度代谢性酸中毒可无症状，仅实验室检查发现；重者则出现呼吸困难、酸中毒、kussmaul 呼吸、心律失常，以及恶心、呕吐等全身症状。

■ 视神经病变是甲醇中毒的特征性表现，最快可在上述症状出现后数小时出现，出现愈早，损伤愈重。最初表现为复视、眼前黑影、闪光感、视物模糊、眼球肿胀疼痛、畏光等，而后可见视力急剧下降，甚至失明。眼科检查可见瞳孔散大、固定、对光反射减弱或消失，个别患者出现色觉障碍；眼底早期为视盘及视网膜充血水肿，重者可见视盘苍白、视神经萎缩。视野异常的早期改变是中心或旁中心暗点，晚期为周边视野缩小、纤维束状缺损及生理盲点扩大。

■ 视觉诱发电位系通过视觉系统的生物电活动检查视觉功能，是一种无痛、客观的检查方法，可以分层定位从视网膜到视皮层的病变，在急性甲醇中毒患者视觉系统损伤诊断中具有重要作用；矫正视力大于或等于 0.2 者（国际标准视力表）可查图形视觉诱发电位，矫正视力低于 0.2 者可查闪光视觉诱发电位。

■ 较长时间吸入较高浓度甲醇尚可引起上呼吸道刺激症状，如咽部肿痛、咳嗽、咳痰、气促等，重者X线胸片可见双肺渗出性改变，肋膈角变钝；口服中毒者尚有恶心、呕吐、上腹部疼痛等胃肠道症状；少数患者可有室性期前收缩、肝大、肝功能异常、急性肾衰竭等，甚至并发急性胰腺炎。

■ 血液甲醇和甲酸浓度的测定有助于明确诊断、指导治疗。正常人血液中甲醇浓度< 0.016mmol/L（0.5mg/L），甲酸浓度约0.07~0.40mmol/L（3~19mg/L）。血液甲醇浓度> 6.24mmol/L（200mg/L）时，出现中枢神经系统症状；浓度> 31.0mmol/L（1000mg/L）时，出现眼部症状；血液甲酸浓度> 4.34mmol/L（200mg/L）时，多可出现眼部损害和酸中毒。上述剂量-效应关系受到采血时间、个体差异，以及同时摄入乙醇等因素影响，需注意分析。

■ 诊断和鉴别诊断。主要根据中枢神经系统损害、代谢性酸中毒以及视力损伤程度进行中毒诊断和分级，并需与其他疾病鉴别，如急性氯甲烷中毒、急性异丙醇中毒、糖尿病酮症酸中毒、急性胰腺炎、脑膜炎、蛛网膜下腔出血等。此外，甲醇中毒早期易误诊为上呼吸道感染或急性胃肠炎，口服中毒尚需与饮酒过量相鉴别。

■ GBZ 2.1-2019《工作场所有害因素职业接触限值 第1部分：化学有害因素》规定，我国工作场所空气中甲醇的时间加权平均容许浓度为25mg/m^3，短时间接触容许浓度为50mg/m^3。

■ 参照GBZ 239-2011《职业性急性氯乙酸中毒的诊断》，当动脉血气示pH为7.25~7.32，而甲醇浓度15~20mmol/L时，属轻度代谢性酸中毒；当动脉血气示pH为7.15~7.24，甲醇浓度10~14mmol/L时，属中度代谢性酸中毒；当动脉血气分析pH < 7.15，甲醇浓度< 10mmol/L时，为重度代谢性酸中毒。

（三）治疗方案的选择

根据《职业性急性甲醇中毒的诊断》（GBZ 53-2017）、《急性甲醇中毒事件卫生应急处置技术方案》（2011年，卫生部）、《中华职业医学（第2版）》（人民卫生出版社，2019年，李德鸿，赵金垣，李涛主编）及《临床职业病学（第3版）》（北京大学医学出版社，2017年，赵金垣主编），急性甲醇中毒的治疗方案为：

1. 阻断毒物吸收。
2. 纠正酸中毒。
3. 促进毒物排出。
4. 干预毒物代谢。
5. 对症支持治疗。

释义

■ 急性甲醇中毒治疗必须及时，其首要任务就是阻断吸收，加强排出，干预其代谢为甲酸，清除体内甲醇及其生成的甲酸，以及对症支持治疗，以改善症状，促进康复。

■ 支持和对症治疗主要包括保持呼吸道通畅，维持呼吸、循环功能和水、电解质及酸碱平衡，保护心、肝、肾等重要器官和视神经功能。眼部损害者尽早给予改善微循环及营养神经药物，双侧球后注射地塞米松等综合治疗。

（四）标准住院日

7~14天。

释义

■ 轻度甲醇中毒经及时合理治疗，一般经5~7天即可基本恢复，可以出院。

■ 重度甲醇中毒经10~14天积极及时抢救治疗，全身症状基本消失后，可以出院；其视力障碍属慢性疾病，不宜长期住院治疗，可在眼科门诊处置。

（五）进入路径标准

1. 第一诊断为“职业性急性甲醇中毒”者（ICD-10：T51.1 X45诊断编码）可以进入本路径。
2. 患者同时患有其他疾病（合并症），或出现急性甲醇中毒相关并发症，如不需要其他专科特殊处理，也不影响第一诊断临床路径流程实施时，也可进入本路径。
3. 患者的合并症或急性甲醇中毒并发症较为复杂严重，需要其他专科进行特殊处理时，应当退出本路径，转入其他专科的相应临床路径。
4. 非职业性急性甲醇中毒可参照本路径执行。

释义

■ 职业性急性甲醇接触反应者虽然因病情轻微，已被排除出“职业性急性甲醇中毒”范畴，但其进行医学观察及病情鉴别过程，仍属职业病诊断程序不可或缺的组成部分，按照国家《职业病防治法》规定，其住院及医疗费用仍应按照国家职业病医保条例，由工伤保险或用人单位给予全部报销，并享受各项劳保福利待遇。

■ 以职业性急性甲醇中毒为第一诊断者，则无论进入本路径或转入其他专科相应临床路径，其住院期间各项医疗费用（包括急性甲醇中毒并发症）均应按国家规定的职业病医保条例由工伤保险或用人单位给予全部报销，并享受各项劳保福利待遇；但其中用于合并症的相关医疗费用，则应按照该种疾病的医疗费用报销规定给予报销，不得享受职业病待遇。

■ 虽以急性甲醇中毒为第一诊断疾病，但其用于合并症的相关医疗费用（无论在本路径，还是转入其他临床路径），均需按照该种疾病的医疗费用报销规定处理，不得享受职业病待遇。

■ 非职业性急性甲醇中毒患者入院治疗各项费用须按该种疾病的相关规定报销，不得享受职业病有关待遇。

（六）住院期间检查项目

1. 必需检查项目：

（1）血常规、血型、尿常规、便常规及隐血试验。

（2）血液甲醇及甲酸浓度测定，血生化（包括肝功能、肾功能、血糖、电解质、心肌酶谱），血清C反应蛋白，血气分析，凝血常规，感染性疾病筛查等。

（3）心电图、X线胸片、腹部彩超。

（4）眼科检查，包括视力、眼底、视野及视觉诱发电位检查。

2. 特殊检查项目。主要包括：血液乙醇浓度、血D-二聚体、血脂、血/尿淀粉酶等检测，脑电图，头颅 CT 或 MRI 等。

释义

■ 必检项目目的在于准确评价患者病情严重程度、基本身体状况、有无重大基础疾病（合并症），以便确定基本治疗抢救策略。

■ 特殊检查项目，则是根据毒物的毒性靶器官和病情发生发展规律，展开的深一步医学检查，以便更有针对性地指导治疗，争取最佳转归。如血液甲醇及甲酸浓度测定，是精确评估毒物暴露水平、血液透析指征/效果及预后判断的重要依据；眼科检查更是评估毒性主要靶器官损伤程度、判断疾病预后必不可缺的手段。

■ 使用乙醇治疗者，需注意监测血中乙醇浓度，调整剂量和滴注速度，以保证治疗安全。

（七）具体方案与药物选择

1. 中毒患者应立即移离现场，皮肤有甲醇污染者立即脱除污染衣物，彻底洗消皮肤；口服中毒患者应尽早（24 小时内）使用 1%碳酸氢钠溶液洗胃。
2. 出现代谢性酸中毒时，可予碳酸氢钠进行纠正，尽早实施血液净化治疗。
3. 清除体内已吸收的甲醇及其代谢产物甲酸，主要采用血液透析疗法。
4. 给予解毒剂，主要是甲醇代谢干预剂，如叶酸类、乙醇 4-甲基吡唑（4-methylpyrazole，4-MP）等。
5. 出现意识模糊者可给予纳洛酮，同时用 20%甘露醇静脉滴注，必要时尚可使用糖皮质激素，进一步改善症状。
6. 视力障碍时可给予改善眼底血液循环、营养神经药物，并转入眼科进一步治疗处理。
7. 注意保护心、肝、肾等器官功能。

释义

■ 口服甲醇者应尽早（24 小时内）用 1%碳酸氢钠溶液或肥皂水彻底洗胃，而后给 15~20g 硫酸镁（溶于 100~400ml 温水中）口服导泻，以清除毒物，减轻代谢性酸中毒和视神经损害。

■ 早期血液净化能有效排出甲醇和甲酸，有利于改善代谢性酸中毒，减少甲醇中毒患者的致盲率和致死率。首次净化时间要充分（>4 小时），由预估血液净化结束后甲醇在体内的再分布，并根据血液甲醇浓度检测情况（每 1~2 小时检测 1 次），决定是否需要再次进行血液透析，以确保血液甲醇浓度<7.8 mmol/L（250mg/L）。具备下列情况之一者，皆应进行血液透析：①血液甲醇含量>15.6mmol/L（500mg/L），或甲酸含量>4.34mmol/L（200mg/L）；②中、重度代谢性酸中毒；③轻度代谢性酸中毒，但伴有阴离子间隙增高；④出现视盘视网膜水肿或视力障碍；⑤出现意识障碍；⑥出现多脏器功能损伤；⑦口服甲醇量较大（>30ml）。

■ 白酒也可用于甲醇“解毒”，可以口服，也可混于葡萄糖液中配成 10%乙醇浓度的液体静脉滴注。早期、足量、短程使用糖皮质激素有助于防治脑水肿，用药时注意糖皮质激素禁忌证和不良反应此外，尚可同时应用抑酸、护胃药物。

■ 轻度意识障碍者可给予纳洛酮，首剂 0.8mg 静脉注射，以后可视病情决定是否需要静脉滴注维持。如考虑出现脑水肿，应控制液体入量。

■眼部处理。应用无菌纱布和眼罩遮盖双眼，避免光线直接刺激。应用血管扩张剂及改善眼底血循环、营养神经药物，如血栓通、复方丹参注射液、三磷酸腺苷、肌苷、大剂量B族维生素等，以防止视神经病变。出现视神经损害者，可口服泼尼松5~10mg（每日3次），以及消旋山莨菪碱、普鲁卡因双侧球后注射；最好尽快转往眼科处置，以求稳妥。

（八）出院标准

1. 全身症状好转或消失。
2. 血液中甲醇和甲酸浓度恢复至正常范围，动脉血气分析正常。
3. 血生化检查无明显异常（原发基础疾病除外）。
4. 没有需要住院治疗的并发症和合并症。

释义

■本路径患者出院标准主要依据内科系统临床表现，包括症状、体征、实验室和器械检查结果，不包括眼科情况。

■眼科临床问题应由眼科治疗处理，其出院标准需按眼科相关临床路径决定。

（九）变异及原因分析

1. 患者摄入甲醇量较大，病情较严重，所在地区条件较差，相关治疗条件不足或药品缺乏。
2. 患者年龄较大、合并症较为复杂严重，妨碍本路径治疗处理措施实施。
3. 患者中毒后未能及时送往医院抢救治疗，延误最佳治疗时机。
4. 出现明显视力损伤，需要转入眼科给予专科治疗处理。

释义

■上述情况均可能影响治疗效果，尤其是视神经损伤较重，需终止本路径转入眼科治疗处理时，更可能延长住院时间、影响临床转归，提高治疗费用。

五、急性甲醇中毒给药方案

（一）用药选择

1. 5%碳酸氢钠注射液　主要用于治疗代谢性酸中毒，一般为静脉滴注，剂量按下列公式计算：

补碱量（mmol）=（-2.3-实际测得的碱剩余值）×0.25×体重（kg）或补碱量（mmol）=［甲醇理论值（mmol/L）-实际测得的甲醇（mmol/L）］×0.25×体重（kg）。

除非体内已有明显碳酸氢盐丢失，一般先给计算剂量的1/3~1/2，4~8小时内滴注完毕。心肺复苏抢救时，首次1mmol/kg体重；以后根据血气分析或二氧化碳结合力测定结果调整用量（每1g碳酸氢钠相当于12mmol碳酸氢根）。

2. 乙醇　误服甲醇后，可尽快口服50%白酒0.25ml/kg体重，以后每4小时口服0.5ml/kg

体重；也可将乙醇混于5%葡萄糖溶液中配成10%浓度，先给150～200ml 静脉滴注，每日1～2次，作为应急措施，并立即进行血液透析。如无血液透析条件，上述措施可连用2～3天；应用过程中要经常监测血中乙醇浓度，以调整剂量和滴注速度，其浓度维持在21.7～32.6mmol/L即可。需注意，神经系统明显抑制者使用乙醇需更为谨慎小心。如见甲醇中毒临床症状消失，动脉血气 pH 恢复正常，血中甲醇浓度持续<6.24mmol/L时，可停用乙醇。国外尚推荐使用4-甲基吡唑，其可通过抑制醇脱氢酶阻止甲醇代谢成甲酸。首次剂量为10～15mg/kg体重，静脉缓慢注射（15分钟以上），以后每12小时重复应用，剂量可减1/3～1/2，连用2～3天。

3. 叶酸类　叶酸片可口服10mg，每4小时1次，连用5～7天；或叶酸注射液每日30～45mg，分2～3次肌内注射。也可使用亚叶酸，稀释后缓慢静脉滴注，剂量约0.7mg/kg（最大剂量50mg），每4～6小时给药1次，连用5～7天。

4. 纳洛酮　首剂可0.8mg静脉注射，以后视病情决定需否静脉滴注维持。

5. 糖皮质激素　需遵循早期、足量、短期原则，常用甲泼尼龙600～1000mg/d，或地塞米松60～80mg/d，稀释后静脉注射或滴注，分为4～6次/日使用（首次量需大些），用药3～5天即可。

6. 甘露醇　可给予20%甘露醇250ml快速静脉滴注，必要时24小时可重复使用2～4次（老年患者和肾功能不全患者慎用）；严重脑水肿患者尚可与呋塞米交替使用。

7. 视神经损伤用药可参见眼科相应临床路径内容。

（二）药学提示

1. 碳酸氢钠静脉用药应从小剂量开始，根据血中 pH、碳酸氢根浓度等变化决定剂量。输注速度不要超过每分钟8mmol钠。短时间大量静脉滴注较大剂量碳酸氢钠，或出现肾功能不全，可出现心律失常、肌肉疼痛/痉挛、疲倦、虚弱、水肿、呼吸减慢等反应，主要因系代谢性碱中毒，并引起低钾血症、低钙血症所致。但在心肺复苏时，因存在致命的酸中毒，仍需快速静脉滴注碳酸氢钠。

2. 乙醇的药代动力学特性不稳定，而且不同患者体内的乙醇代谢能力不同，所以要维持足量有效的血清乙醇浓度较难，而若血清乙醇浓度低于22mmol/L（100mg/dl）时，将难以达到理想治疗效果，因此，在治疗过程中需要频繁地监测血清乙醇浓度，并不断地调整乙醇剂量、滴注速度。

但由于治疗剂量的乙醇也会引起中枢神经系统不同程度的抑制及其他反应，如肝损伤、胃炎、胰腺炎、静脉炎，以及低血糖等（尤其是儿童），所以急性甲醇中毒时，仍需谨慎使用乙醇，尤其是在具有血液透析条件的情况下，应尽量不使用乙醇（乙醇迄今尚未获批使用的静脉注射剂型）。

3. 对叶酸过敏者禁用，过敏体质者慎用；此外，长期大量服用叶酸可出现畏食、恶心、腹胀等胃肠道症状，并使尿液呈黄色。

六、急性甲醇中毒护理规范

1. 尽快脱去被污染的衣服，清洁全身皮肤；口服者及时催吐、洗胃、吸附、导泻；催吐、洗胃过程中需取出义齿，清除口腔异物，采取头偏向一侧，防止患者误吸，确保呼吸道通畅。

2. 正确及时留取各种标本。

3. 血液透析者做好相应护理。

4. 观察患者呼吸频率、节律及深浅度、意识状态及瞳孔对光反射等状况；重视患者头晕、头痛等主诉；对患者实施24小时心电监护，准确记录患者24小时出入量，动态监测动脉血气、血糖；定期监测血生化指标等，以便及时发现相关并发症以及合并症。

5. 遵医嘱准确及时使用碳酸氢钠、糖皮质激素、解毒剂、脱水利尿剂等药物，观察治疗效果及有无药物不良反应。

6. 做好眼部护理，每次操作之前都要清洁双手，眼药水要单人专用；告知患者不要用手揉眼睛，避免发生感染；每天按时测量患者视力，并做好相应记录。

7. 协助患者采取避光护眼措施，拉上窗帘保持病室适宜温湿度，光线宜柔和，避免眼部直接受光线刺激或强光照射；对光刺激敏感者，可以佩戴眼罩保护或用盐水纱布遮盖双眼。

8. 做好基础护理（如皮肤护理、口腔护理等），落实护理安全措施（预防患者跌倒、坠床等）；对视力严重障碍者，要加强生活护理和协助。

9. 开展心理护理，群体中毒患者可集中讲解甲醇中毒相关知识及治疗方法，让患者树立战胜疾病的信心，配合医护人员的医疗护理工作。向职业中毒患者宣传相关卫生防护知识，让患者充分意识到职业危害防护的重要性。建议企业采取预防措施，避免此类事件的再次发生。

10. 根据患者耐受程度，制订康复计划。

七、急性甲醇中毒营养治疗规范

1. 增加优质蛋白质（肉、禽、蛋、鱼类、豆制品等）及热量的摄入。

2. 增加维生素的摄入：①富含维生素 A 的食物：如动物肝脏、蛋类、奶油、鱼肝油、鲫鱼、牛奶等；②富含维生素 B 的食物：豆类、糙米、牛奶、禽肉、香蕉、胡萝卜、香菇、紫菜等；③富含维生素 C 的食物：如枣、草莓、弥猴桃、番茄、菠菜、花椰菜等。

3. 重度中毒患者入院初期可给予易消化、维生素丰富、高蛋白流质食物，少量多餐，鼻饲者执行鼻饲饮食；之后逐渐过渡为半流质饮食、正常饮食（如无消化道不良反应）；避免食用刺激、生冷、辛辣的食物。

八、急性甲醇中毒患者健康宣教

1. 不要口服散装或假冒的“三无”白酒。

2. 加强康复锻炼，增强体质，饮食搭配均衡，戒烟戒酒。

3. 正确使用药物，出院后遵医嘱按时服药，不自行减药、停药。

4. 工作中加强个人防护，提高自我防护意识，避免再次高浓度甲醇蒸汽吸入或经皮肤吸收，生产或使用甲醇中，应采用自动化、密闭式的生产工艺。

5. 定期门诊随访复查。

九、推荐表单

（一）医师表单

急性甲醇中毒临床路径医师表单

适用对象：第一诊断为急性甲醇中毒（ICD-10：T51.1 X45）

患者姓名：	性别：　年龄：　住院号：	门诊号：	
住院日期：　年　月　日	出院日期：　年　月　日	标准住院日：7~14天	

时间	住院第1天	住院期间
主要诊疗工作	□ 询问病史及体格检查 □ 进行病情初步评估 □ 上级医师查房 □ 明确诊断，决定诊治方案 □ 开化验单，完成病历书写 □ 眼科会诊	□ 上级医师查房 □ 核查辅助检查的结果是否有异常 □ 观察药物不良反应 □ 评价疗效，必要时调整药物 □ 住院医师书写病程记录 □ 眼科定期会诊（必要时）
重点医嘱	**长期医嘱：** □ 职业病科护理常规 □ 一/二/三级护理（根据病情） □ 饮食 □ 生命体征监测 □ 吸氧（必要时） □ 解毒剂（叶酸类或乙醇） □ 制酸、护胃 □ 改善眼底血液循环 □ B族维生素 □ 脱水降颅压（必要时） □ 糖皮质激素（根据病情） □ 眼部避光（必要时） □ 对症治疗 **临时医嘱：** □ 血常规、尿常规、便常规、CRP □ 血生化、血气分析、凝血常规 □ 血液甲醇浓度、血液甲酸浓度 □ 凝血常规、感染性疾病筛查（乙型肝炎、丙型肝炎、梅毒、艾滋病） □ X线胸片、心电图、腹部彩超 □ 视力、眼底、视野、视觉诱发电位（VEP） □ 根据病情行血液乙醇浓度测定、D-二聚体、血脂、血淀粉酶、尿淀粉酶，头颅CT或MRI，脑电图检查 □ 催吐、洗胃、导泻 □ 眼科会诊 □ 血液透析（必要时） □ 补碱（根据病情及血气分析结果） □ 对症处理	**长期医嘱：** □ 职业病科护理常规 □ 一/二/三级护理（根据病情） □ 饮食 □ 生命体征监测 □ 吸氧（必要时） □ 解毒剂（叶酸类或乙醇） □ 制酸、护胃 □ 改善眼底血液循环 □ B族维生素 □ 眼部避光（必要时） □ 糖皮质激素（根据病情） □ 对症治疗 **临时医嘱：** □ 对症处理 □ 复查血气分析、血液甲醇、血液甲酸、血常规、血生化 □ 异常指标复查 □ 眼科会诊（必要时） □ 血液透析（必要时） □ 补碱（根据病情） □ 对症处理
病情变异记录	□ 无　□ 有，原因： 1. 2.	□ 无　□ 有，原因： 1. 2.
医师签名		

时间	出院前 1~3 天	出院日
主要诊疗工作	□ 上级医师查房 □ 评估治疗效果 □ 确定出院日期及出院后治疗方案 □ 完成上级医师查房记录 □ 出院前 1 天开具出院医嘱	□ 完成常规病程记录、上级医师查房记录、病案首页及出院小结等 □ 通知出院 □ 向患者交代出院后注意事项 □ 预约复诊日期 □ 若患者不能出院，在病程记录中说明原因和继续治疗方案
重点医嘱	**长期医嘱：** □职业病科护理常规 □ 二/三级护理（根据病情） □ 对症治疗 □ 吸氧（必要时） □ 改善眼底血液循环 □ B 族维生素 **临时医嘱：** □ 复查血常规、肝功能、肾功能、视力、眼底、视野、视觉诱发电位（VEP） □ 异常指标复查 □ 眼科会诊（必要时）	
病情变异记录	□ 无 □ 有，原因： 1. 2.	□ 无 □ 有，原因： 1. 2.
医师签名		

（二）护士表单

急性甲醇中毒临床路径护士表单

适用对象：第一诊断为急性甲醇中毒（ICD-10：T51.1 X45）

患者姓名：	性别：　　年龄：　　住院号：	门诊号：
住院日期：　　年　月　日	出院日期：　　年　月　日	标准住院日：7~14 天

时间	住院第 1 天	住院期间
健康宣教	□ 入院宣教 □ 介绍主管医师、护士 □ 介绍环境及设施 □ 介绍病房安全管理 □ 进行戒烟的建议和教育 □ 介绍陪护、探视制度、作息时间 □ 双向查对制度 □ 告知患者检查、治疗的意义及注意事项 □ 告知患者药物的作用和不良反应 □ 告知患者出入量记录方法	□ 疾病相关知识宣教 □ 药物疗效和不良反应宣教 □ 血液透析注意事项的宣教 □ 约束带和保护器具使用的注意事项宣教 □ 告知患者在检查中配合医师方法 □ 主管护士与患者沟通，消除患者紧张情绪
护理处置	□ 核对患者信息，佩戴腕带 □ 测量体重 □ 测生命体征 □ 更换污染衣服 □ 吸氧 □ 遵医嘱完善相关检查 □ 遵医嘱采集各种标本 □ 完成入院评估 □ 建立护理病历	□ 监测生命体征 □ 吸氧 □ 遵医嘱完善相关检查 □ 遵医嘱采集各种标本
基础护理	□ 一/二/三级护理（根据病情） □ 饮食护理 □ 晨晚间护理 □ 排泄管理 □ 患者安全管理	□ 一/二/三级护理（根据病情） □ 饮食护理 □ 晨晚间护理 □ 排泄管理 □ 患者安全管理
专科护理	□ 护理查体 □ 询问病情经过，评估毒物进入体内时间 □ 病情观察：意识、瞳孔变化、有无呼吸道刺激和眼部症状；观察呕吐物及排泄物情况；观察腹部症状、体征等 □ 催吐、洗胃、导泻 □ 遵医嘱给药，观察药物疗效和不良反应 □ 预防跌倒和压疮 □ 眼部护理 □ 血液透析护理（必要时） □ 心理护理 □ 记录出入液量 □ 书写护理记录	□ 病情观察：意识、瞳孔、呼吸道刺激和眼部症状；观察呕吐物及排泄物等情况；观察腹部症状、体征等 □ 遵医嘱给药，观察药物疗效和不良反应 □ 吸氧 □ 预防跌倒和压疮 □ 眼部护理 □ 血液透析护理（必要时） □ 心理护理 □ 记录出入液量 □ 书写护理记录

续 表

时间	住院第 1 天	住院期间
重点医嘱	□ 详见医嘱执行单	□ 详见医嘱执行单
病情变异记录	□ 无 □ 有，原因： 1. 2.	□ 无 □ 有，原因： 1. 2.
护士签名		

时间	出院前 1~3 天	出院日
健康宣教	□ 药物的疗效及不良反应 □ 药物的使用频率 □ 饮食、活动指导 □ 职业防护知识宣教	□ 出院宣教 □ 服药方法 □ 复查时间 □ 活动休息 □ 饮食指导 □ 出院手续办理方法 □ 指导病历复印方法
护理处置	□ 遵医嘱完成相关检查 □ 遵医嘱采集各种标本	□ 办理出院手续 □ 获取出院带药
基础护理	□ 二/三级护理（根据病情） □ 晨晚间护理 □ 排泄管理 □ 患者安全管理	□ 二/三级护理（根据病情） □ 晨晚间护理 □ 排泄管理 □ 患者安全管理
专科护理	□ 监测生命体征 □ 病情观察 □ 吸氧（必要时） □ 遵医嘱用药，观察药物的疗效及不良反应 □ 预防跌倒和压疮 □ 眼部护理 □ 心理护理 □ 书写护理记录	□ 出院指导
重点医嘱	□ 详见医嘱执行单	□ 详见医嘱执行单
病情变异记录	□ 无 □ 有，原因： 1. 2.	□ 无 □ 有，原因： 1. 2.
护士签名		

（三）患者表单

急性甲醇中毒临床路径患者表单

适用对象：第一诊断为急性甲醇中毒（ICD-10：T51.1 X45）

患者姓名：	**性别：　　年龄：　　住院号：**	**门诊号：**
住院日期：　　年　月　日	**出院日期：**　　年　月　日	**标准住院日：7~14 天**

时间	入院第1天	住院期间
监测	□ 测量生命体征、体重	□ 测量生命体征、体重
医患配合	□ 患者及家属配合医师询问职业接触史、中毒现场情况、病史、收集资料，请务必详细告知既往史、用药史、过敏史 □ 配合进行体格检查 □ 配合完善相关检查、化验 □ 配合眼科会诊和检查 □ 签署病情通知书、透析治疗同意书和特殊用药告知书 □ 配合入院护理评估和宣教	□ 患者及家属与医师了解病情，签署知情同意书 □ 配合医师进行病情和药物疗效的观察评估 □ 配合进行透析治疗 □ 配合观察病情必要指标和异常指标复查
护患配合	**重点诊疗：** □ 一/二/三级护理常规（根据病情） □ 重症监护（根据病情） □ 配合深静脉置管和血液透析治疗（必要时） □ 建立静脉通路 □ 配合吸氧、糖皮质激素、降颅压治疗（必要时） □ 接受医师安排的叶酸、B族维生素、抑酸护胃、改善眼底血液循环等药物治疗 □ 补碱（根据病情） □ 配合眼科会诊 □ 眼部避光（必要时） **重点检查：** □ 血常规、尿常规、便常规 □ 肝肾功能、电解质、血糖、CRP、血气分析、凝血四项、血甲醇浓度、感染性疾病筛查 □ 正侧位胸片、心电图、腹部彩超、视力、眼底、视野、图形视觉诱发电位（P-VEP） □ 根据病情补充安排的其他检查	**重点诊疗：** □ 一/二/三级护理常规（根据病情） □ 重症监护（根据病情） □ 配合管路护理和血液透析治疗（必要时） □ 接受医师安排的药物治疗 □ 配合检查意识、瞳孔、肢体活动、询问出入量和定时生命体征测量 □ 配合眼部护理和治疗 □ 配合翻身、活动，预防压疮（根据病情） **重点检查：** □ 根据病情安排的复查和其他检查
饮食	□ 遵医嘱饮食 □ 意识障碍者暂禁食	□ 遵医嘱饮食 □ 禁食者由流食逐渐过渡到普食
排泄	□ 正常排尿便	□ 正常排尿便
活动	□ 卧床休息，自主体位 □ 置管下肢制动，注意保护管路 □ 烦躁者镇静，保护性约束	□ 正常适度活动，避免疲劳 □ 重症者根据病情由床上活动逐渐恢复正常活动 □ 置管下肢制动，注意保护管路

时间	出院前 1~3 天	出院日
监测	□ 测量生命体征	□ 测量生命体征
医患配合	□ 配合出院前准备，学习出院后治疗方案 □ 配合进行康复训练 □ 配合实验室和辅助检查的复查	□ 接受出院前指导和宣教 □ 指导复查程序及复印病历程序 □ 获取出院诊断书
护患配合	**重点诊疗：** □ 三级护理常规 □ 氧疗（必要时） □ 接受医师安排的药物治疗 □ 配合恢复期心理护理和生活护理 **重点检查：** □ 根据需要复查有关检查	□ 办理出院手续 □ 获取出院带药 □ 指导服药方法、作用、注意事项
饮食	□ 遵医嘱饮食	□ 遵医嘱饮食
排泄	□ 正常排尿便	□ 正常排尿便
活动	□ 正常活动	□ 正常活动

附：原表单（2016年版）

职业性急性甲醇中毒临床路径表单

适用对象：第一诊断为职业性急性甲醇中毒（ICD-10：T51.1 X45）

患者姓名：	性别： 年龄： 住院号：	门诊号：	
住院日期： 年 月 日	出院日期： 年 月 日	标准住院日：7~14天	

时间	住院第1~3天	住院期间
主要诊疗工作	□ 询问病史及体格检查 □ 进行病情初步评估 □ 上级医师查房 □ 明确诊断，决定诊治方案 □ 开化验单，完成病历书写 □ 请眼科会诊	□ 上级医师查房 □ 核查辅助检查的结果是否有异常 □ 观察药物不良反应 □ 住院医师书写病程记录 □ 请眼科定期会诊（必要时）
重点医嘱	**长期医嘱：** □ 职业病科护理常规 □ 一/二/三级护理（根据病情） □ 对症治疗 □ 吸氧（必要时） □ 激素（根据病情） □ 叶酸10mg，3次/天 □ 制酸、护胃 □ 降颅压（必要时） □ 改善眼底血循环 □ B族维生素 □ 眼部避光（必要时） **临时医嘱：** □ 血常规、尿常规、便常规 □ 肝肾功能、电解质、血糖、CRP、血气分析、凝血四项、血甲醇浓度、感染性疾病筛查（乙型肝炎、丙型肝炎、梅毒、艾滋病） □ 胸正侧位片、心电图、腹部B超、视力、眼底、视野、视觉诱发电位（P-VEP） □ 根据病情行血乙醇浓度测定、D-二聚体、血脂、血尿淀粉酶等，头颅CT或MRI，脑电图检查 □ 眼科会诊 □ 血液透析（必要时） □ 补碱（根据病情） □ 对症处理	**长期医嘱：** □ 职业病科护理常规 □ 一/二/三级护理（根据病情） □ 对症治疗 □ 吸氧（必要时） □ 激素（根据病情） □ 叶酸 □ 制酸、护胃 □ 改善眼底血循环 □ B族维生素 **临时医嘱：** □ 对症处理 □ 复查血气分析、血甲醇、血常规、肝肾功能 □ 异常指标复查 □ 眼科会诊（必要时） □ 血液透析（必要时） □ 补碱（根据病情） □ 对症处理

时间	住院第 1~3 天	住院期间
主要护理工作	□ 介绍病房环境、设施和设备 □ 入院护理评估、护理计划 □ 随时观察患者情况 □ 静脉取血、用药指导 □ 指导眼部避光 □ 进行戒烟、戒酒的建议和教育 □ 协助患者完成实验室检查及辅助检查	□ 观察患者一般情况及病情变化 □ 观察治疗效果及药物反应 □ 疾病相关健康教育
病情变异记录	□ 无　□ 有，原因： 1. 2.	□ 无　□ 有，原因： 1. 2.
护士签名		
医师签名		

第二章

急性硫化氢中毒临床路径释义

【医疗质量控制指标】（专家建议）

指标一、诊断需结合吸入高浓度硫化氢接触史、临床表现和医学影像学改变以及现场职业卫生学调查，排除具有类似表现的其他疾病。

指标二、本病为发病最快、后果最严重、抢救最为困难的窒息性气体中毒，患者尽早脱离中毒现场，给予氧疗；积极防治脑水肿、肺水肿；完善心、脑、肺功能和影像学检查。

指标三、早期、足量、短程规范应使用肾上腺糖皮质激素有助于病情控制，但应注意其不良反应。

指标四、密切观察病情变化，过于严重、本科室难以治疗病例须及早退出本路径，转入其他相关专科，给予生命支持等综合治疗。

指标五、抗菌药物需严格遵循用药适应证，防止滥用。

一、急性硫化氢中毒编码

1. 原编码

疾病名称及编码：急性硫化氢中毒（ICD-10：T59.601）

2. 修改编码

疾病名称及编码：急性硫化氢中毒（ICD-10：T59.6 X47 ）

二、临床路径检索方法

T59.6 伴 X47

三、国家医疗保障疾病诊断相关分组（CHS-DRG）

MDC 编码：MDCV（创伤、中毒及药物毒性反应）

ADRG 编码：VZ1（其他损伤、中毒及毒性反应）

四、急性硫化氢中毒临床路径标准住院流程

（一）适用对象

第一诊断为急性硫化氢中毒（ICD-10：T59.6 X47）；其中因职业活动而接触较高浓度硫化氢气体引起的急性中毒被称为“职业性急性硫化氢中毒”。

释义

■ 适用对象编码参见第一部分。

■ 本路径适用对象为临床诊断为急性硫化氢中毒（包括轻度、中度、重度中毒）的患者。如合并中毒性脑病后遗症或住院后继发肺部感染等，需进入其他相应路径。

（二）诊断依据

主要依据国家现行的职业卫生标准《职业性急性硫化氢中毒诊断标准》（GBZ 31-2002）进

行诊断，诊断原则为：

1. 短期内吸入较大量硫化氢的职业接触史。
2. 临床表现及分级以不同程度的中枢神经系统和呼吸系统损害为主。
3. 劳动卫生学调查结果证实事故现场存在较高浓度硫化氢气体。
4. 排除其他类似表现的疾病。
5. 职业性急性硫化氢中毒的毒物（硫化氢）系由工作场所或工作过程所产生。

释义

■ 诊断必须符合现行《职业性急性硫化氢中毒诊断标准》(GB Z31-2002)。

■ 患者本人无法提供职业史、但根据现场卫生学调查、事故现场空气中硫化氢测定结果，可以明确诊断；也可根据患者临床表现及患者家属、用人单位介绍的硫化氢急性接触史，给予临床诊断，准予进入本路径。

■ 临床表现：低浓度硫化氢对眼及呼吸道黏膜有刺激作用，多数患者出现眼部刺痛、流泪、咳嗽、头痛、头晕、恶心、乏力等症状；随浓度升高，其对中枢神经系统和呼吸系统的抑制作用也愈加明显，患者出现不同程度的意识障碍，以及急性支气管炎、肺炎、肺水肿等；极高浓度的硫化氢可对中枢产生剧烈而迅速的抑制，可引起呼吸麻痹和心搏骤停。

■ 诊断分级：

(1) 轻度中毒：表现为剧烈头痛、头晕，轻度至中度意识障碍，甚至出现急性气管支气管炎或支气管周围炎。

(2) 中度中毒：表现为浅至中度昏迷，以及急性支气管肺炎。

(3) 重度中毒：表现为深度昏迷或呈植物状态；亦可出现急性肺水肿、呼吸和心搏骤停，以及多脏器衰竭。

■ 临床上一般将有硫化氢接触史者留观，进行至少24小时医学观察，以确保安全。对于那些最后仅出现短暂性眼和上呼吸道刺激及头晕、头痛、乏力、恶心等症状，并无进一步临床进展者列为“硫化氢接触反应”；因其并未达到硫化氢“中毒”程度，故不能列入法定职业病范畴。

■ 鉴别诊断。昏迷者应排除一氧化碳、氰和氰类化合物、芳香烃类化合物等急性中毒，以及重症热射病、急性中枢神经系统感染性疾病、脑血管意外和心肌梗死等类似表现的疾病。

（三）治疗方案的选择

1. 将患者尽快救离中毒现场。
2. 给氧治疗。
3. 解毒治疗。
4. 防治并发症。
5. 对症支持治疗。

释义

■ 虽然硫化氢的毒性机制是细胞窒息，但有研究显示，增加血氧含量仍有助于改善组织和细胞缺氧性损伤程度，故对急性硫化氢中毒仍主张积极给氧治疗。

■ 脑细胞是体内对缺氧最敏感的细胞，故在急性中毒情况下，最先出现且最为严重的损伤是脑水肿，故防治脑水肿是急性硫化氢中毒最为迫切的临床任务。

■ 此外，鉴于硫化氢强烈的刺激性，可作用于嗅神经、呼吸道黏膜神经末梢，以及颈动脉窦和主动脉体的化学感受器，迅速引起昏迷和呼吸、心搏骤停，成为急性重度硫化氢中毒最棘手的临床问题。

■ 如若吸入浓度不是太高，患者得以耐受较长时间，即可导致由其化学性肺水肿、电解质紊乱，以及心、肝等器官损伤，需要全方位的对症支持治疗。

（四）标准住院日

7~28 天。

释义

■ 硫化氢中毒患者症状缓解，病情稳定即可出院，轻度中毒患者住院时间一般不超过 7 天，重度中毒患者住院时间一般不超过 28 天。

（五）进入路径标准

1. 第一诊断为“职业性急性硫化氢中毒”者可以进入本路径；其必须符合国家《职业性急性硫化氢中毒诊断标准》。
2. “硫化氢接触反应”病情轻微，远未达到“硫化氢中毒”程度，因此。并无进入本临床路径诊治处理的必要。
3. 患者同时患有其他疾病（合并症），或因急性硫化氢中毒引起的并发症，如不需要其他专科给予治疗处理，也不影响第一诊断临床路径流程实施时，可以进入本路径。
4. 患者的合并症或并发症较为严重，需要其他专科进行特殊处理时，应当退出本路径，进入其他专科的相应临床路径。
5. 非职业性急性硫化氢中毒可参照本路径执行。

释义

■ 进入本路径的患者第一诊断为急性硫化氢中毒，但需除外一氧化碳、二氧化碳或惰性气体、氰和氰类化合物、芳香烃类化合物及食物或药物中毒等急性中毒，重症热射病、溺水，急性中枢神经系统感染性疾病，脑血管意外和心肌梗死等类似表现的疾病。

■“硫化氢接触反应”因病情轻微，已被排除出“急性硫化氢中毒”范畴，但其医学观察及病情鉴别过程，仍属职业病诊断程序不可或缺的组成部分，按照国家《职业病防治法》规定，其住院及医疗费用仍应按照国家职业病医保条例，由工伤保险或用人单位给予全部报销，并享受各项劳保福利待遇。

■ 重度肺部感染、多脏器衰竭、急性期治疗后仍呈植物人状态或出现其他不可逆后遗症者，因需其他特殊抢救及生命支持措施，应退出本路径，转入其他专科相应路径。中毒“猝死”者和心肺复苏失败者则无必要进入任何临床路径，宜及时发出死亡通知，以免以后引起不必要纠纷。

■ 以职业性急性硫化氢中毒为第一诊断者，无论进入本路径或转入其他专相应临床路径，其住院期间各项医疗费用（包括其并发症的诊治费用）应按国家规定的“职业病”医保条例，由工伤保险或用人单位全部报销，并享受各项劳保福利待遇；但其中用于合并症的检查诊治相关费用，则按照该种疾病的医疗费用报销规定给予报销，不得享受“职业病”待遇。

■ 非职业性急性硫化氢中毒患者的各项诊治费用须按该种疾病的相关规定报销，不得享受职业病有关待遇。

（六）住院期间的检查项目

1. 必需检查项目

（1）血常规、红细胞沉降率、尿常规、便常规+隐血。

（2）肝肾功能、心肌酶、电解质、血糖，以及感染性疾病筛查（乙型肝炎、丙型肝炎、梅毒、艾滋病等）。

（3）脑 CT 或 MRI、胸部 X 线平片或肺 CT、心电图。

2. 选择性检查项目

（1）脑电图。

（2）C 反应蛋白。

（3）血气分析。

（4）认知、精神、生活能力等评估量表。

（5）细菌培养及药敏试验。

释义

■ 必须检查项目是进入路径的患者必须完成的检查项目，目的在于筛查有无感染性疾患、应激性消化道出血，了解肝功能、肾功能及电解质、血糖等状况，指导合理用药（如抗菌药物、糖皮质激素等），更好地评估有无基础疾病、大致住院时间、医疗费用及疾病预后等。

■ 选择性项目有助于对硫化氢毒性主要靶器官进行损伤评估，以科学地指导用药、早期干预、判断预后；如认知、精神、生活能力量表评估即可量化认知、情感障碍程度，早期发现及治疗迟发性脑病，评估意识障碍及生活能力缺陷程度，为鉴别诊断和病情变化判断提供依据。

（七）治疗方案与药物选择

1. 患者应救离中毒现场，在通风良好处进一步治疗处理。

2. 尽早给予患者吸氧，中毒较重者可高浓度、高流量给氧。

3. 尽早给予硫化氢拮抗剂、抗氧化剂。

4. 呼吸、心搏骤停者应立即进行心肺脑复苏，并积极防治脑水肿、肺水肿。

5. 加强对症支持力度，如低温冬眠治疗、血管活性药物、神经代谢药物等。

释义

■ 迄今尚无硫化氢中毒的特效解毒剂可用。近年，有人在兔实验中发现，维生素B_{12}同型物“钴啉醇酰胺”有望成为急性硫化氢中毒的有效解毒剂，值得关注，目前临床上仍以积极的对症、支持治疗为主。硫化氢毒性最主要的靶器官是中枢神经系统，中毒机制是引起细胞窒息缺氧；其强烈的刺激性对呼吸系统也有损伤作用。

■ 高浓度的硫化氢吸入可迅速导致呼吸、心搏骤停，应立即实施心肺脑复苏，并尽快给予高压氧治疗，以改善其细胞缺氧状态。治疗压为0.2 MPa，每隔6小时1次，病情稳定后改为每日1次，根据患者神志恢复情况确定应用疗程，但不宜维持太久，不超过10次为宜，以免导致氧中毒等不良反应。

■ 如出现中毒性脑水肿、肺水肿，可早期、足量、短程使用糖皮质激素，并应适当控制液体入量；还可根据病情需要，适当使用甘露醇、甘油果糖、呋塞米等脱水、利尿剂。

■ 昏迷患者为防治缺氧性脑损伤及脑水肿，可给予适度低温冬眠治疗，如冰枕或冰帽等。

■ 为改善细胞代谢、促进脑功能恢复，可选用三磷酸腺苷、辅酶A、细胞色素C等药物加入葡萄糖液中输注；根据临床检验结果补充水和电解质等。

（八）出院标准

1. 症状缓解，病情稳定。
2. 没有需要住院治疗的合并症和/或并发症。

释义

■ 患者病情稳定，生命体征稳定，症状缓解，靶器官损害明显好转或痊愈。

■ 患者出院前应完成必需检查项目，评估中毒靶器官损害，且对异常项目进行复查；若检查结果明显异常，须暂缓出院，仔细分析并做出对应处置，直至找出原因并予解决。

（九）变异及原因分析

1. 治疗时机延缓或者病情严重。
2. 合并症较严重、复杂，需要更深一步的检查及治疗。

释义

■ 治疗过程中，发现其他严重合并症，需要进一步检查或治疗，需要退出本路径，转入其他专科诊治者，可能导致住院时间延长、医疗费用增加。

■ 经规范治疗后，意识障碍仍明显无改善，或继发其他器官、系统疾病，甚或多器官功能障碍，需转入其他专科治疗处置者，可能导致住院时间延长、医疗费用增加。

■ 患者进入路径后，在检查及治疗过程中发现特殊合并症，影响对本路径诊治工作的实施 需要中止执行路径或延长治疗时间时，并可能增加治疗费用。医师需在表单中明确说明；因患者方面主观原因导致执行路径出现变异，也需医师在表单中予以说明。

五、急性硫化氢中毒给药方案

（一）用药选择

1. 糖皮质激素　常用甲泼尼龙 600~1000mg/d，或地塞米松 60~80mg/d，稀释后静脉注射或滴注，分 4~6 次/日使用（首次量需大些），用药 3~5 天。

2. 脱水剂和利尿剂。主要有：

（1）渗透性脱水剂：主要用于出现脑水肿致颅压升高患者，如 20%甘露醇 250ml，20~30 分钟内快速完成静脉滴注；根据病情需要，可在 24 小时内重复 2~4 次。老年和肾功能不全者可改用甘油果糖注射液，可 250~500ml，1~2 次/日；也可两者交替使用。

（2）髓袢利尿剂，如呋塞米 20~40mg 静脉注射，2~4 次/日；也可与甘露醇交替使用，主要用于治疗严重脑水肿。

3. 脑保护药物　较重硫化氢中毒者建议尽早应用脑保护药物，常见如：

（1）依达拉奉，可静脉注射每次 30mg，一日 2 次，1 个疗程为 14 天。

（2）吡咯烷酮类药物，常用如：吡拉西坦（静脉注射，4~6 克/次，一日 1 次）；奥拉西坦（静脉注射，一次 4~6g，一日 1 次）。

4. 对症支持治疗　对症治疗、防治感染、纠正酸中毒和补充血容量。

（二）药学提示

1. 糖皮质激素　具有快速、强大、非特异性的抗炎作用，在炎症初期可抑制毛细血管扩张，减轻血管内皮细胞的水肿和血管内膜炎症，可改善脑血液循环，提高中枢神经系统兴奋性，减轻神经细胞的损伤；此种抗炎作用还有促进肺间质液体吸收、肺泡Ⅱ型细胞分泌表面活性物质、缓解支气管痉挛、抑制肺纤维化等多种功能；还可以有效抑制体内自由基的生成，对脂质过氧化反应具有控制作用。急性硫化氢中毒后应用糖皮质激素，能够减轻神经损伤、降低中毒性脑病发生率，对重症患者尤为适用。

2. 脱水药物　主要为具有高渗透压的小分子非电解质化合物。这种药物在体内不被代谢或代谢较慢，静脉给药后，可使血浆内渗透压迅速增高，引起组织脱水，又名渗透性利尿药；具有减轻或消除脑水肿、降低颅内压的作用，其利尿作用并不明显，而且在心功能不全的患者禁用。这些药物在相同浓度时，分子量越小，产生的渗透压越高，脱水能力越强。常用如甘露醇、尿素等。

3. 利尿药物　本路径常用髓袢利尿剂，如呋塞米，具有强大利尿、降压作用，是消除体内水肿、治疗顽固性高血压的有力武器。

4. 依达拉奉　是一种脑保护剂，也是自由基清除剂，它可以抑制脂质过氧化，减轻脑内各类细胞的氧化损伤，并可有效改善缺血脑组织局部的血流供应，使脑细胞存活数增加；大脑缺血/缺血再灌注后静脉给予依达拉奉，可阻止脑水肿和脑梗死的进展，缓解所伴随的神经症状，抑制迟发性神经元死亡。

5. 吡咯环酮类化合物　为脑保护剂，常用如吡拉西坦、奥拉西坦等，为氨酪酸的同类物，具有激活、保护和修复脑细胞的作用，能改善脑缺氧，活化脑细胞，提高大脑中 ATP/ADP

比值，促进氨基酸和磷脂的吸收、蛋白质合成，以及葡萄糖的利用和能量的储存，促进脑代谢，增加脑血流量；并可加速大脑半球间经过胼胝体的信息传递速度，提高学习记忆及思维活动的能力。

（三）注意事项

1. 糖皮质激素 对肾上腺皮质激素类过敏者禁用；对患有高血压、糖尿病、精神病、心力衰竭、胃溃疡、较重的骨质疏松等的中毒患者应谨慎应用；对老年人、儿童、孕妇等中毒患者，应酌情调整减量应用；肝硬化等慢性肝病者，选择琥珀酸泼尼松龙治疗。如若长期用药，尚可能出现如下不良反应：①医源性皮质醇增多症，如向心性肥胖、满月脸、皮肤紫纹淤斑、类固醇性糖尿病（或已有糖尿病加重）、骨质疏松、自发性骨折甚或骨坏死（如股骨头无菌性坏死）、出血倾向等；②诱发或加重细菌、病毒和真菌等各种感染；③诱发或加剧胃十二指肠溃疡，甚至造成消化道大出血或穿孔；④高血压、充血性心力衰竭和动脉粥样硬化、血栓形成；⑤高脂血症，尤其是高三酰甘油血症；⑥肌无力、肌肉萎缩、伤口愈合迟缓；⑦激素性青光眼、激素性白内障；⑧精神症状，如焦虑、兴奋、欣快或抑郁、失眠、性格改变，严重时可诱发精神失常、癫痫发作等。

2. 依达拉奉 轻、中度肾功能损害的患者慎用，肝功能损害患者慎用；在给药过程中应进行多次肾功能检测，同时在给药结束后继续密切观察，出现肾功能下降的表现或少尿等症状的情况下，立即停止给药，进行适当处理，尤其是高龄患者，应特别注意。

3. 脱水利尿剂 使用时需特别注意监测血压、肾功能、血电解质浓度（尤其是 Na^+ 和 K^+）和尿量；大剂量长时间脱水可致电解质平衡失调、血容量不足、肾功能受损；快速大量静脉注射渗透性脱水药可使心功能受损，或使已患有心功能不全的患者在短时间内血容量急剧增多，导致急性心源性肺水肿。

4. 吡咯环酮类化合物 对此类药物过敏者、孕妇、哺乳期妇女、新生儿和肝肾功能不全者禁用。不良反应，较为少见，如口干、食欲减退、呕吐、失眠、兴奋或皮疹等；大剂量应用可出现失眠、头晕、呕吐、过度兴奋症状，停药后自行消失。肝肾功能障碍者、老年患者、甲状腺功能低下患者慎用。吡拉西坦与华法林合用时，可延长凝血酶原时间，抑制血小板聚集，需谨慎。

5. 高压氧治疗须注意如下禁忌证。活动性内出血和出血性疾病，结核空洞形成合并咯血，重症上呼吸道感染，未经处理的气胸、纵隔气肿等。

六、硫化氢中毒护理规范

1. 脱去污染的衣服，清洁全身皮肤，终止毒物吸收，保持病室通风透气，做好病房消毒隔离工作。
2. 根据医嘱给予鼻导管吸氧、面罩吸氧、无创正压通气、高压氧治疗。
3. 正确及时留取各种标本。
4. 高热者卧床休息，定时监测体温，给予冰枕或冰帽等物理降温措施，保持病室适宜温度、湿度。
5. 观察患者意识变化、呼吸频率、节律及深浅度，监测指脉氧。
6. 观察痰液的颜色、性质、量，予雾化吸入等促进患者痰液排除，保持呼吸道道畅，必要时及时吸痰、避免气道黏膜坏死脱落阻塞呼呼吸道。
7. 遵医嘱准确及时使用糖皮质激素、脱水、利尿剂、抗菌药物等药物。
8. 观察治疗效果及有无药物不良反应。
9. 做好基础护理（如皮肤护理、口腔护理等），落实护理安全措施（预防患者跌倒、坠床等）。
10. 给予心理护理。

11. 根据患者耐受程度，制订康复计划，如深呼吸及有效咳嗽、腹式呼吸、缩唇呼吸、有氧训练等呼吸操及膈肌训练等。

七、硫化氢中毒营养治疗规范

1. 增加优质蛋白质（肉、禽、蛋、鱼类、豆制品等）及热量的摄入。

2. 增加维生素的摄入。富含维生素 A 食物（如动物肝脏、蛋类、奶油、鱼肝油、鲫鱼、牛奶等）。富含维生素 C 的新鲜蔬菜和水果（如鲜枣、草莓、猕猴桃、番茄、菠菜、花椰菜等）

3. 重度中毒的患者给予易消化流食，少量多餐。鼻饲患者给予鼻饲饮食。

4. 应用糖激素期间勿饮酒及咖啡，避免服用非甾类抗炎药。多进食清淡及高钾食物，如香蕉、绿叶蔬菜、芦笋、全麦片及柑橘等。

八、硫化氢中毒患者健康宣教

1. 避免吸入烟雾、粉尘和刺激性气体。

2. 加强康复锻炼，增强体质。

3. 饮食搭配均衡，戒烟戒酒。

4. 正确使用药物：出院后遵医嘱按时服药，不自行减药、停药。

5. 注意个人防护，工作时佩戴防护用具，在事故发生时，要做好防护后才能援救他人。

九、推荐表单

（一）医师表单

急性硫化氢中毒临床路径医师表单

适用对象：第一诊断为急性硫化氢中毒（ICD-10：T59.6 X47）

患者姓名：	性别： 年龄： 住院号：	门诊号：	
住院日期： 年 月 日	出院日期： 年 月 日	标准住院日：7~28 天	

时间	住院第 1 天	住院期间
主要诊疗工作	□ 询问病史及体格检查 □ 进行病情初步评估、严重程度分级 □ 上级医师查房 □ 完成病历及首次病程记录 □ 拟定检查项目 □ 初步诊断，拟定初步诊治方案 □ 开化验单和辅助检查 □ 对家属宣教	□ 上级医师查房，明确诊疗计划 □ 调整治疗方案，处理可能发生的并发症 □ 评估辅助检查的结果 □ 按需进行脑 CT 或 MRI、肺 CT 或床旁胸部 X 线平片动态随访 □ 完成三级医师查房记录 □ 观察药物疗效和不良反应 □ 对患者进行有关急性硫化氢中毒的宣教 □ 指导患者进行康复训练 □ 向患者及家属交代病情
重点医嘱	**长期医嘱：** □ 职业病科护理常规 □ 一/二级护理常规 □ 心电、呼吸、血压、血氧监测（必要时） □ 吸氧、有条件时高压氧治疗 □ 中毒性脑病/中毒性肺水肿使用肾上腺糖皮质激素 □ 脑水肿：甘露醇、呋塞米脱水、抗感染（必要时） □ 对症治疗 **临时医嘱：** □ 对呼吸、心搏骤停者，立即进行心肺复苏 □ 血常规、红细胞沉降率、尿常规、便常规+隐血 □ 肝功能、肾功能、电解质、心肌酶谱、血脂、血糖 □ 头颅 CT 或 MRI、胸部 X 线平片或肺 CT、心电图、腹部 B 超 □ 脑电图（必要时） □ 神经功能量表（必要时）	**长期医嘱：** □ 职业病科护理常规 □ 一/二级护理 □ 吸氧、必要时高压氧治疗 □ 使用肾上腺糖皮质激素，适时减量停药 □ 甘露醇、呋塞米等脱水、抗感染（必要时） □ 其他对症治疗 **临时医嘱：** □ 根据检查结果对症处理 □ 复查异常结果
病情变异记录	□ 无 □ 有，原因： 1. 2.	□ 无 □ 有，原因： 1. 2.
医师签名		

时间	出院前第 1~3 天	出院日
主要诊疗工作	□ 上级医师查房及诊疗效果评估 □ 确定能否出院 □ 确定出院后治疗方案 □ 完成上级医师查房记录 □ 通知患者及家属准备出院	□ 上级医师查房，确定患者可以出院 □ 完成上级医师查房记录、出院记录、总结、出院证明书和病历首页的填写 □ 通知出院 □ 向患者及家属交待出院后注意事项及复诊时间 □ 若患者不能出院，在病程记录中说明原因和继续治疗的方案
重点医嘱	□ 调整有关药物 □ 复查有关检查项目	**临时医嘱：** □ 今日出院 □ 出院带药，门诊随诊
病情变异记录	□ 无 □ 有，原因： 1. 2.	□ 无 □ 有，原因： 1. 2.
医师签名		

（二）护士表单

急性硫化氢中毒临床路径护士表单

适用对象：第一诊断为急性硫化氢中毒（ICD-10：T59.6 X47）

患者姓名：	性别：　　年龄：　　住院号：		门诊号：
住院日期：　　年　月　日	出院日期：　　年　月　日		标准住院日：7~28 天

时间	住院第 1 天	住院期间
健康宣教	□ 入院宣教 □ 介绍主管医师、护士 □ 介绍环境、设施 □ 介绍住院注意事项 □ 介绍探视和陪伴制度 □ 介绍贵重物品制度 □ 告知患者检查、治疗的意义及注意事项	□ 药物使用宣教 □ 宣教吸氧或高压氧治疗前准备及治疗后注意事项 □ 告知患者在检查和治疗中配合医师 □ 主管护士与患者沟通，消除患者紧张情绪 □ 再次明确探视陪伴须知 □ 指导患者康复训练
护理处置	□ 核对患者信息，佩戴腕带 □ 协助患者留取各种标本 □ 测生命体征，测量体重 □ 吸氧 □ 快速建立静脉通道 □ 对呼吸、心搏骤停者心肺复苏 □ 遵医嘱完善相关检查 □ 完成入院评估 □ 建立入院护理病历	□ 监测生命体征 □ 吸氧 □ 协助医师完成入院后的相关化验和辅助检查
基础护理	□ 一/二级护理 □ 饮食护理 □ 晨晚间护理 □ 排泄管理 □ 患者安全管理	□ 一/二级护理 □ 饮食护理 □ 晨晚间护理 □ 排泄管理 □ 患者安全管理
专科护理	□ 护理查体 □ 病情观察：神志及呼吸、心率、心律、血压、脉搏、尿量的观察 □ 吸氧、保持呼吸道通畅 □ 高压氧治疗护理 □ 观察药物疗效和不良反应 □ 需要时，填写跌倒及压疮防范表 □ 需要时，请家属陪护 □ 确定饮食种类 □ 心理护理 □ 记录 24 小时出入量 □ 书写护理记录	□ 病情观察：神志及呼吸、心率、心律、血压、脉搏、尿量的观察 □ 吸氧 □ 保持呼吸道通畅 □ 高压氧治疗护理、眼部护理 □ 观察药物疗效和不良反应 □ 遵医嘱完成相关检查 □ 心理护理 □ 需要时，请家属陪护 □ 康复训练 □ 记录 24 小时出入量 □ 书写护理记录

续 表

时间	住院第 1 天	住院期间
重点医嘱	□ 详见医嘱执行单	□ 详见医嘱执行单
病情变异记录	□ 无 □ 有，原因： 1. 2.	□ 无 □ 有，原因： 1. 2.
护士签名		

时间	出院前1~3天	出院日
健康宣教	□ 观察药物疗效、各种药物作用和不良反应 □ 指导肢体康复训练（根据需要） □ 恢复期心理与生活护理 □ 职业防护宣教 □ 出院准备指导	□ 出院宣教 □ 复查时间 □ 药物宣教 □ 作息指导 □ 饮食宣教 □ 指导办理出院手续
护理处置	□ 遵医嘱完成相关检查	□ 办理出院手续 □ 书写出院小结 □ 协助取出院带药
基础护理	□ 二/三级护理（视病情） □ 晨晚间护理 □ 排泄管理 □ 患者安全管理	□ 二/三级护理（视病情） □ 晨间护理 □ 患者安全管理
专科护理	□ 病情观察 □ 监测生命体征 □ 并发症和合并症的观察 □ 指导肢体康复训练（根据需要） □ 恢复期心理与生活护理 □ 出院准备指导	□ 出院指导
重点医嘱	□ 详见医嘱执行单	□ 详见医嘱执行单
病情变异记录	□ 无 □ 有，原因： 1. 2.	□ 无 □ 有，原因： 1. 2.
护士签名		

（三）患者表单

急性硫化氢中毒临床路径患者表单

适用对象：第一诊断为急性硫化氢中毒（ICD-10：T59.6 X47）

患者姓名：	性别： 年龄： 住院号：	门诊号：
住院日期： 年 月 日	出院日期： 年 月 日	标准住院日：7~28 天

时间	入院第1天	住院期间
医患配合	□ 配合询问职业史、中毒现场情况、病史、收集资料，请务必详细告知既往史、用药史、过敏史 □ 配合进行体格检查 □ 配合完善相关检查、化验 □ 签署病情通知书和特殊用药告知书 □ 配合入院护理评估和宣教 □ 有任何不适请告知医师	□ 配合完善相关检查、化验，如采血、留尿、心电图、胸部X线平片、脑CT □ 医师与患者及家属介绍病情，签署知情同意书 □ 配合进行康复训练 □ 配合医师进行病情和药物疗效的观察评估 □ 吸氧
护患配合	□ 配合测量体温、脉搏、呼吸3次，血压、体重1次 □ 配合完成入院护理评估（简单询问病史、过敏史、用药史） □ 接受入院宣教（环境介绍、病室规定、订餐制度、贵重物品保管等） □ 配合执行探视和陪伴制度 □ 重症监护（根据病情） □ 配合吸氧，昏迷者尽快高压氧治疗 □ 配合静脉输液和其他治疗 □ 有任何不适请告知护士	□ 配合测量体温、脉搏、呼吸3次 □ 配合吸氧，1~2疗程高压氧治疗 □ 重症监护（根据病情） □ 配合询问出入量和定时生命体征测量 □ 配合翻身、活动，预防皮肤压疮（根据病情） □ 接受饮食宣教 □ 接受药物宣教
饮食	□ 遵医嘱饮食 □ 意识障碍者暂禁食	□ 遵医嘱饮食 □ 禁食者由流食逐渐过渡到普食
排泄	□ 正常排尿便 □ 昏迷患者保留导尿	□ 正常排尿便 □ 导尿者根据病情夹闭尿管，锻炼膀胱功能后拔出尿管
活动	□ 正常适度活动	□ 正常适度活动 □ 重症者由床上被动活动逐渐恢复活动

时间	出院前1~3天	出院日
医患配合	□ 配合身体检查 □ 配合出院前准备，学习出院后治疗方案 □ 配合进行康复训练 □ 配合实验室和辅助检查的复查	□ 接受出院前指导和宣教 □ 知悉复查程序 □ 获取出院诊断书
护患配合	□ 配合定时测量生命体征 □ 接受输液、服药等治疗 □ 配合恢复期心理护理和生活护理 □ 配合活动，预防皮肤压疮 □ 注意活动安全，避免坠床或跌倒 □ 配合执行探视及陪护	□ 接受出院宣教 □ 办理出院手续 □ 获取出院带药 □ 知悉服药方法、作用、注意事项 □ 知道复印病历程序
饮食	□ 遵医嘱饮食	□ 遵医嘱饮食
排泄	□ 正常排尿便	□ 正常排尿便
活动	□ 正常适度活动，避免疲劳	□ 正常适度活动，避免疲劳

附：原表单（2016 年版）

急性硫化氢中毒临床路径表单

适用对象：第一诊断为急性硫化氢中毒（ICD-10：T59.601）

患者姓名：	性别：　　年龄：　　住院号：	门诊号：
住院日期：　　年　月　日	出院日期：　　年　月　日	标准住院日：7~14 天

时间	住院第 1 天	住院期间
主要诊疗工作	□ 询问病史及体格检查 □ 进行病情初步评估，病情严重程度分级 □ 上级医师查房 □ 明确诊断，决定诊治方案 □ 开化验单和辅助检查 □ 完成病历书写	□ 上级医师查房 □ 评估辅助检查的结果 □ 根据患者病情调整治疗方案，处理可能发生的并发症 □ 观察药物不良反应 □ 指导患者进行康复训练 □ 住院医师书写病程记录
重点医嘱	**长期医嘱：** □ 职业病科护理常规 □ 一/二级护理常规（根据病情） □ 吸氧、有条件时高压氧治疗 □ 治疗脑水肿、肺水肿，使用肾上腺糖皮质激素 □ 甘露醇脱水、抗感染（必要时） **临时医嘱：** □ 对呼吸、心搏骤停者，立即进行心肺复苏 □ 血常规、红细胞沉降率、尿常规、便常规 □ 肝功能、肾功能、电解质、心肌酶学、血脂、血糖、血气分析 □ 头颅 CT、胸部 X 线平片、心电图、腹部 B 超、神经-肌电图 □ 肺 CT（必要时）	**长期医嘱：** □ 职业病科护理常规 □ 一/二级护理常规（根据病情） □ 吸氧、吸氧、有条件时高压氧治疗 □ 治疗脑水肿、肺水肿，使用肾上腺糖皮质激素 □ 神经营养药物 □ 甘露醇脱水、抗感染（必要时） □ 根据病情调整药物治疗 **临时医嘱：** □ 对症治疗 □ 理疗、康复治疗（必要时） □ 中医中药治疗（必要时） □ 异常指标复查
主要护理工作	□ 介绍病房环境、设施和设备 □ 入院护理评估、护理计划 □ 观察患者情况 □ 指导康复训练、肢体精细动作训练 □ 静脉取血、用药指导 □ 进行工作防护培训和健康宣教 □ 协助患者完成实验室检查及辅助检查	□ 观察患者一般情况及病情变化 □ 观察疗效及药物反应 □ 指导患者康复训练 □ 工作防护和疾病相关健康教育
病情变异记录	□ 无　□ 有，原因： 1. 2.	□ 无　□ 有，原因： 1. 2.
护士签名		
医师签名		

时间	出院前 1~3 天	出院日
主要诊疗工作	□ 上级医师查房 □ 评估治疗效果 □ 确定出院日期及出院后治疗方案 □ 完成上级医师查房记录	□ 完成出院小结 □ 向患者交代出院后注意事项 □ 预约复诊日期
重点医嘱	**长期医嘱：** □ 基本同前 □ 根据病情调整 **临时医嘱：** □ 根据需要，复查有关检查	**出院医嘱：** □ 出院带药 □ 门诊随诊
主要护理工作	□ 观察患者一般情况 □ 观察疗效、各种药物作用和不良反应 □ 指导肢体康复训练（根据需要） □ 恢复期心理与生活护理 □ 出院准备指导	□ 出院注意事项（根据病情坚持康复锻炼、加强营养） □ 帮助患者办理出院手续 □ 出院指导
病情变异记录	□ 无 □ 有，原因： 1. 2.	□ 无 □ 有，原因： 1. 2.
护士签名		
医师签名		

第三章

急性一氧化碳中毒临床路径释义

【医疗质量控制指标】（专家建议）

指标一、诊断需结合职业史、临床表现（包括血中碳氧血红蛋白检测）、现场卫生学调查（包括空气中一氧化碳浓度检测）综合判定。

指标二、碳氧血红蛋白检测结果需结合检测时间（中毒后8小时内、给予吸氧治疗前）、检测方法、临床表现、吸烟史、既往病史等进行综合判断，方有诊断参考价值。

指标三、尽早给予氧气吸入（包括高压氧）是本病治疗要则，但应避免过度氧疗。

指标四、从急性一氧化碳中毒开始，即应动态观察头颅CT或MRI影像学表现，以有助于早期发现一氧化碳中毒迟发性脑病。

指标五、除积极防治急性一氧化碳中毒性脑病（脑水肿）外，预防一氧化碳中毒迟发性脑病的发生也应列为本路径的处置重点。

指标六、糖皮质激素的应用应严格遵循禁忌证和适应证相关规定。

指标七、注意尽早处置各种并发症及合并症（基础疾病）。

指标八、重视诊断学、治疗学、影像学、检验学等方面新技术的引进和应用。

一、急性一氧化碳中毒编码

1. 原编码

疾病名称及编码：急性一氧化碳中毒（ICD10：T58 X01）

2. 修改编码

疾病名称及编码：急性一氧化碳中毒（ICD-10：T58 X47）

二、临床路径检索方法

T58伴X47

三、国家医疗保障疾病诊断相关分组（CHS-DRG）

MDC编码：MDCV（创伤、中毒及药物毒性反应）

ADRG编码：VS2（药物中毒或毒性反应）

ADRG列表MDCV主诊表VS2：T58. x00（一氧化碳的毒性效应）

ADRG编码：VZ1其他损伤、中毒及毒性反应疾患

四、急性一氧化碳中毒临床路径标准住院流程

（一）适用对象

第一诊断为急性一氧化碳中毒（ICD-10：T58 X47）者，包括生活性（非职业性）和职业性急性一氧化碳中毒。

释义

■ 多数情况下为生活性一氧化碳中毒，一氧化碳主要因各种明火（如煤炉、火炕、内燃机等）燃烧不全所产生，亦为非职业性急性一氧化碳中毒。

■ 如果系因患者职业性接触一氧化碳而引发的事故性中毒，则为“职业性急性一氧化碳中毒”。

（二）诊断依据

1. 短期较高浓度一氧化碳吸入史。对于职业性急性一氧化碳中毒而言，吸入的一氧化碳需为患者所从事的生产活动或过程所产生。
2. 以中枢神经急性缺氧性损害为主的临床特点。
3. 中毒现场空气即时检测证实有较高浓度一氧化碳存在，和/或患者血液及时检测证实有较大量（> 10%）碳氧血红蛋白存在。
4. 排除其他类似疾病。

释义

■ 职业性急性一氧化碳中毒诊断依据为国家最新颁布的《职业性急性一氧化碳中毒诊断标准》（GBZ 23-2002）；另可参考国内权威参考书：《中华职业医学》（第一、二版，人民卫生出版社）、《临床职业病学》（北京大学医学出版社，2017 年）、神经病学》（人民卫生出版社，2018 年）、《一氧化碳中毒临床治疗指南》（中华航海医学与高气压医学杂志，2012 年）、《突发中毒事件卫生应急预案及技术方案》（中华人民共和国卫生部卫生应急办公室，2010 年）。

■ 短期较高浓度一氧化碳急性职业接触史是诊断职业性急性一氧化碳中毒的前提。患者自己无法提供病史时，家属、工友、用人单位等意见一致的急性一氧化碳职业接触史可以采纳。作业环境劳动卫生学调查证实多人同时发病，结合患者血中碳氧血红蛋白阳性检测结果、发病现场空气中测有较高浓度一氧化碳，也均有助于提示一氧化碳职业接触史。

■ 临床表现。符合急性一氧化碳中毒以中枢神经急性缺氧性损害为主的全身性疾病特点，可以根据国家最新颁布的《职业性急性一氧化碳中毒诊断标准》（GBZ 23-2002）作出诊断，病情可分为三级：一级（轻度中毒）、二级（中度中毒）、三级（重度中毒），皆可进入本路径进行诊治处置。

■ 门诊或住院留观的职业性急性一氧化碳接触者，经至少 24 小时医学观察后，如仅出现轻度头痛、心悸、恶心、乏力等症状，吸入新鲜空气后即好转或消失，且无其他临床症状出现者，可定为“急性一氧化碳接触反应“；因其并未达到“一氧化碳中毒”的程度，故不能列入法定职业病范畴。

■ 如病情（包括并发症、合并症）较重，需要其他专科治疗处置者，是否需退出本路径转入其他专科相应临床路径，可由经治医师及科室负责人根据医院及科室具体情况决定。

■ 血中碳氧血红蛋白。具有很强特异性，与临床病情也有较高相关性，有助于急性一氧化碳中毒的诊断和鉴别诊断。但由于一氧化碳可很快经呼气排出，故碳氧血红蛋白的检测必须及时（最好是接触后 1 小时内进行检测）；脱离一氧化碳接触 8 小时，尤其是给予氧疗之后，碳氧血红蛋白检测结果多不具参考价值。

■ 鉴别诊断。轻度急性一氧化碳中毒须与感冒、高血压、食物中毒、梅尼埃病等鉴别；较重病例须注意与糖尿病昏迷、急性脑血管病、饮酒过量、安眠药中毒、其他窒息性气体中毒等鉴别。

■ 关于一氧化碳中毒迟发性脑病一氧化碳。此病系急性一氧化碳中毒患者意识恢复后，经过一定时间“假愈期”（亦即症状已完全消失），再度出现精神障碍并伴有不同程度神经系统损伤表现（如锥体外系和锥体系损害、大脑皮层局灶性功能障碍、继发性癫痫、间脑综合征等）；其发病率早年约为3%，近年已升至30%以上，且有逐年增高之势。研究发现，急性一氧化碳中毒后，一旦一氧化碳排出，高浓度一氧化碳抑制下的血小板活性即会迅速反弹，此时如同时存在可以导致血液浓缩、血管损伤或痉挛等因素（如过度高压氧治疗、过度脱水治疗、老龄、病情严重、高血压、脑血管疾患、精神刺激等），则极易诱发微血栓形成；海马、苍白球等脑内新区，因微血管侧枝较少，更易发生局部缺血缺氧。上述结果提示一氧化碳中毒迟发性脑病实质上DEACMP乃是脑白质（主要是苍白球区域）的缺血性脑梗死，和急性一氧化碳中毒并非同一疾病，更不是它的病情延续。

（三）治疗方案的选择

急性一氧化碳中毒的主要包括早期处理和系统治疗两个阶段，关键治疗环节主要有四个，应贯穿于病程始终：

1. 给氧治疗。
2. 急性一氧化碳中毒性脑病的防治。
3. 一氧化碳中毒迟发性脑病的防治。
4. 对症支持治疗。

释义

■ 关于给氧治疗。急性一氧化碳中毒主要损伤机制是机体缺氧，故应积极给氧、维持重要器官充足供氧；此外，给氧还可以加速体内一氧化碳排出，有助于解毒，故为急性一氧化碳中毒最根本的治疗措施。但过度氧疗亦会引起脑组织过氧化损伤，成为一氧化碳中毒迟发脑病的高危因素，故一氧化碳中毒时，氧疗虽应积极，但要有度，严格防止氧滥用。

■ 关于急性一氧化碳中毒性脑病的防治。急性一氧化碳中毒时由于引缺氧，会不同程度地导致细胞内脑水肿（即急性一氧化碳中毒性脑病），必须及时处理，除积极给予氧疗外，尚包括如下3个方面：

1. 抗氧化措施：缺氧、给氧（尤其是较高浓度、较高压力氧气）均能诱发体内活性氧生成，引起过氧化损伤，故需及时采用抗氧化措施。

2. 脱水利尿措施：急性一氧化碳中毒性脑病的主要病理改变为急性细胞内水肿，故需及时采用脱水利尿措施并随时补充ATP。

3. 糖皮质激素冲击：该类药物具有抗炎、抗水肿及减少自由基生成作用，短期足量应用，有助于消除脑水肿，改善病情，且不良反应亦较小。

■ 关于一氧化碳中毒迟发性脑病的防治　一氧化碳中毒迟发性脑病虽然发生于急性一氧化碳中毒恢复后，但病因源于急性中毒的病程变化，必须早期采取措施，阻遏其发生或减弱其强度。鉴于一氧化碳中毒迟发性脑病缺血性脑梗死的临床特点，除尽力消除其高危因素（如过度脱水利尿、过度高压氧治疗、情绪激动、血压异常等）之外，如下环节应是精准干预重点：①改善脑内循环；②扩张脑血管；③血浆扩容；④抗凝防栓；⑤活血化瘀治疗；⑥给予脑保护剂。

■ 对症支持治疗　重度患者可能出现各种并发症，对症支持治疗则是各种疾病危重情况下必须采取的强化医疗手段，目的是保护重要器官功能，维持生命，为进一步治疗创造条件。

（四）标准住院日

7~21 天。

释义

■ 标准住院日区间系依据急性一氧化碳中毒程度设置，如：

1. 轻度中毒，给予一般治疗即可痊愈，住院一般不超过 7 天。
2. 中度中毒，出现浅至中度昏迷，也可很快治愈，住院一般不超过 14 天。
3. 重度中毒，由于常有并发症或合并症，故住院时间稍长，但一般不超 21 天。

■ 如因较严重的合并症或并发症，需要其他专科给予特殊治疗时，应退出本路径，转入其他相应临床路径，其住院天数应按其转入的临床路径规定执行。

■ 关于一氧化碳中毒迟发性脑病。由于该病并非急性一氧化碳中毒病程的延续，属于另类疾病，不宜进入急性一氧化碳中毒临床路径，应转入神经内科缺血性脑卒中临床路径，其住院天数亦应按该临床路径规定执行。

（五）进入路径标准

1. 第一诊断为“职业性急性一氧化碳中毒”者（须符合国家《职业性急性一氧化碳中毒标准》）方可进入本路径。
2. “一氧化碳接触反应”因病情轻微，远未达到“一氧化碳中毒”的程度，因此，也无进入本临床路径进一步诊治处理的必要。
3. 职业性急性一氧化碳中毒患者如同时患有其他疾病（合并症），或发生急性一氧化碳中毒并发症，但不需其他专科处理，也不影响第一诊断临床路径流程实施时，可以进入本路径。
4. 职业性急性一氧化碳中毒患者的合并症或并发症较为严重，需要其他专科治疗处理时，应当退出本路径，进入其他专科的相应临床路径。
5. 非职业性急性一氧化碳中毒可参照本路径执行。

释义

■ 以职业性急性一氧化碳中毒为第一诊断者，则无论进入本路径或转入其他专科相应临床路径，其住院期（包括急性一氧化碳中毒并发症）的各项医疗费用应按国家规定由工伤保险或用人单位给予报销；但其中用于合并症的相关医疗费用，则需按照该种疾病的医疗费用报销规定处理，不得享受职业病待遇。

■“一氧化碳接触反应”虽因病情轻微已被排除按照出“职业性急性光气一氧化碳中毒”范畴，但其按照“疑似职业病”进行系统医学观察及病情鉴别的过程，仍属职业病诊断程序不可或缺的组成部分，按照国家《职业病防治法》规定，其短期住院及医疗费用仍应按照国家职业病医保条例，由工伤保险或用人单位给予全部报销，并享受各项劳保福利待遇。

■ 急性一氧化碳中毒患者并发症较严重，需要转入其他专科相应临床路径给予特殊治疗处理时，其各项医疗费用仍由工伤保险或用人单位给予报销。

■ 职业性急性一氧化碳中毒患者如因合并症（如高血压、脑卒中、冠心病、糖尿病、肾炎、哮喘等）较严重而转入其他专科相应临床路径接受治疗处理时，其相关医疗费用（如药费、ICU 费、特殊护理费、手术费、特殊检查费、理疗费等），需按该种疾病医疗费用报销规定处理，不得享受职业病待遇；但其中用于急性一氧化碳中毒或其并发症的医疗费用，仍可按照国家规定的“职业病”待遇给予报销。

■ 非职业性急性一氧化碳中毒患者入院治疗各项费用须按一般疾病或其主要并发症医疗费用报销的相关规定处理，不得享受职业病待遇。

（六）住院期间的检查项目

1. 必需检查项目：
（1）血碳氧血红蛋白含量。
（2）血常规（包括红细胞比容）、尿常规 、便常规+隐血。
（3）肝功能、肾功能、心肌酶谱、电解质、血糖、血脂。
（4）头颅 CT，及其他必要的现代影像学检查。
（5）胸部正侧位 X 线平片、心电图、腹部 B 超、动脉血气分析。
2. 根据病情的选检项目：
（1）颅脑 MRI 及其他必要的影像学和化验检查项目；其中脑部 MRI 检查至少入院和出院各进行一次，以便今后进行动态比较。
（2）脑诱发电位、神经-肌电图，脑电图。
（3）肺部 CT、肾脏 X 线平片、肾脏超声检查、肾图，以及 24 小时尿量、尿蛋白、尿沉渣等检查。
（4）有关脑损伤等的新检验项目。

释义

■ 碳氧血红蛋白检测。对于急性一氧化碳中毒具有重要诊断价值，但检查需在给氧治疗前进行，且需及时，否则已无参考价值；因停止一氧化碳接触超过 8 小时，血中碳氧血红蛋白多已降至正常水平，吸氧后恢复更快。

■ 其他必检项目。有助于发现患者的基础疾病（如糖尿病、高脂血症、肾炎、痛风、血液病、溃疡病等），并可早期检出相关并发症（如脑水肿、肺部感染、消化道应激性溃疡、横纹肌溶解、血液浓缩、急性肾功能障碍，以及低氧血症、酸碱平衡紊乱等），及时采取干预措施。如脑CT检查可早期发现双侧大脑皮质下（特别是苍白球或内囊区）脑组织的水肿、软化坏死及神经纤维脱髓鞘改变，是急性一氧化碳中毒性脑病的特征性病理表现，可见于60%~80%重度中毒患者。

■ 各项选检项目：

1. 脑MRI 较重的急性一氧化碳中毒病例早期即可见双侧苍白球出现长 T_1、T 信号，双侧大脑半球白质等 T_1、稍长 T_2，DWI 及 FLAIR 出现稍高信号等，提示脑组织出现水肿、软化、坏死等改变；如在恢复期发现脑部重现前述改变，常高度提示有一氧化碳中毒迟发性脑病发生的可能。

2. 脑诱发电位一氧化碳中毒急性期可见视觉诱发电位、体感诱发电位 N_{32}、脑干听觉诱发电位、事件相关电位 P_{300} 等潜时延长，与病情严重度相关，并随病情改善而渐恢复。如进入恢复期后再度出现上述指标异常，也可预示一氧化碳中毒迟发性脑病发生的可能。但本类指标不具特异性，无法提供病因诊断依据，且影响因素较多，需要认真鉴别。神经-肌电图则有助于早期准确判断患者是否发生周围神经损害。

3. 认知及精神评估 采用各种量表［如简易精神状态评估（MMSE）、蒙特利尔认知评估（MoCA）、日常生活能力评估（ADL）、临床痴呆评估（CDR）、格拉斯哥昏迷程度评估（GCS）等］进行，可以量化评估认知、情感障碍、意识障碍、生活能力等缺陷程度，有助于为鉴别诊断、病情观察及干预治疗提供参考。

4. 其他：如肺平片和CT，有助于及时了解患者有无肺内感染性疾病或肺水肿；脑电图特异性较差，但可用作昏迷情况的辅助诊断；有关肾脏的各种选检项目均有助于早期发现急性肾脏损伤。此外，随着科技水平进步，新的影像学技术、检验项目均会不断出现，对此一领域的探索，不应设置任何人为障碍，而应鼓励实践，不断积累经验，以求获得突破。

（七）治疗方案与药物选择

1. 早期处理：

（1）脱离中毒环境，并尽速转移至通风良好处。

（2）积极给氧，方法不限，愈早愈好。

（3）对症治疗，如合适体位、防呕吐、镇静、镇痛等。

2. 系统治疗：

（1）急性脑水肿防治：①加强氧疗措施；②抗氧化剂（自由基清除剂）；③脱水利尿剂；④糖皮质激素冲击疗法。

（2）一氧化碳中毒迟发性脑病的预防性干预：①扩张脑血管；②血浆扩容；③抗凝防栓；④活血化淤；⑤脑保护剂。

（3）对症支持措施：主要是针对重症患者的强化支持治疗，尽力消除或减弱一氧化碳中毒迟发性脑病高危因素，保护脑、心、肺、肝、肾等重要器官功能，维持生命，为进一步治疗和康复做好准备。

释义

■ 早期处理即急救的基本处置。主要是将患者尽速移离中毒现场至通风处，解开衣领保持呼吸道畅通，尽快给予氧气吸入，并积极对症处理（如昏迷患者保暖、头侧位、防坠床，并密切监测生命指征等）。

■ 系统治疗即入院后的对患者病情初步评估后的针对性处置。主要有：

1. 加强氧疗措施　需积极实施，但应避免长疗程、高强度（压力、浓度），以防“过氧化损伤”及其严重后果——一氧化碳中毒迟发性脑病发生。

2. 急性一氧化碳中毒性脑病（脑水肿）的防治，除继续积极给氧外，还有如下治疗：

（1）抗氧化。目的是防止缺氧和给氧引起的过氧化损伤，主要是投用抗氧化剂（自由基清除剂），以助一氧化碳中毒康复、防止一氧化碳中毒迟发性脑病发生。

（2）脱水利尿。主要针对急性一氧化碳中毒引起的缺氧性脑细胞水肿，常用渗透性脱水剂和利尿剂。

（3）糖皮质激素。利用其良好的抗炎、免疫抑制、抗休克和减少氧自由基生成作用，防治过氧化损伤及缺氧性水肿，用药原则为早期、足量、短程。

3. 一氧化碳中毒迟发性脑病的预防性干预　关键措施是改善脑循环，防止微血栓形成，主要治疗是：

（1）扩张脑血管，改善脑循环。

（2）扩充血容量，防止血液浓缩。

（3）抗凝药物，防止微血栓形成 。

（4）活血化淤，改善循环，阻遏凝血，维护循环功能。

（5）脑保护剂，保护脑细胞，促进受损组织康复。

■ 对症支持治疗。主要是一般治疗难以完成的强化医疗支持措施，如气道管理、营养支持、稳定内环境、纠正缺氧、维持酸碱和水电解质平衡、人工器官、人工冬眠、机械通气、高压氧治疗、心肺功能监护等；此外，还包括一些特殊病情的处理（如横纹肌溶解、吸入性肺炎等），主要是针对重症患者。

（八）出院标准

1. 症状基本消失或明显缓解。
2. 没有需要住院治疗的并发症和/或合并症。

释义

■ 患者出院前应给予临床和实验室检查综合评估，确定临床症状减轻或消失情况，有无基础疾病复发或加重，有无出现新的疾病，有无明显药物相关不良反应，病情是否稳定等。

■ 病情预后。轻、中度中毒患者经过及时抢救、治疗，多可于数日内痊愈；重度中毒者大部分经积极治疗可于3~5天左右清醒，智力及肢体功能逐渐恢复，2~3周全身症状基本痊愈。至于严重中毒性脑病引起的神经系统功能障碍，则非短期住院治疗所能恢复的疾病，可以门诊治疗，或入住相应疗养机构配合体能训练，促进康复。

（九）变异及原因分析

1. 患者延误治疗。
2. 治疗过程中发现新的疾病。
3. 严重合并症或并发症。

释义

■ 患者延误治疗，或合并症、并发症较严重，需其他专科给予特殊治疗处理，均会延长住院时间及病情预后。

■ 在检查及治疗过程中，患者出现原先未发现的病情，常需要延长治疗时间、增加治疗费用等。

五、急性一氧化碳中毒给药方案

（一）用药选择

1. 氧疗　原则是尽早、积极给氧，不论何种方法均可，如鼻导管、面罩、氧帐、高压氧等。
2. 抗氧化治疗　是防治急性一氧化碳中毒性脑病和一氧化碳中毒迟发脑病的重要措施，主要是早期使用抗氧化剂。
3. 脱水利尿治疗　较重急性一氧化碳中毒均会诱发不同程度的脑水肿（即急性一氧化碳中毒性脑病)，需要给予脱水利尿治疗，原则是和缓、适度，避免引起血液过分浓缩。
4. 糖皮质激素　有助于减轻氧化性损伤，改善脑水肿、保护脑血管、尤其有助于防治急性一氧化碳中毒性脑病；仍需贯彻早期、足量、短程原则。
5. 脑血管扩张剂　用于扩张脑血管，降低脑血管阻力，改善微循环，并可对抗血小板聚集，早期使用对于脑缺血缺氧性疾病更具良好效果。
6. 血浆扩容剂　此类药物具有一定胶体渗透压，排泄较慢，但不会持久蓄积于体内，故有助于扩充血容量，改善微循环。
7. 抗凝防栓剂　本品可通过干扰某一凝血因子功能阻止凝血，主要有非肠道用抗凝剂、香豆素类抗凝剂、抗血小板药物等；后者作用和缓，更为可靠、安全。
8. 活血化淤剂　主要是中药制剂，具有消散作用，有助于攻逐体内淤血，临床实践证实其对于缺血性脑卒中具有良好防治作用。
9. 脑保护剂　主要用于阻遏大脑恶性刺激反应，促进脑细胞功能恢复。

（二）药学提示

1. 关于给氧　一氧化碳中毒时虽有大量一氧化碳进入体内，但并不蓄积，多很快以原形从呼气排出；停止接触后，其从体内排出一半的时间（半衰期）约为4~5小时；提高吸入气体中氧浓度可明显加速一氧化碳排出，如常规给予纯氧吸入即可使一氧化碳平均半减期缩短为80分钟，故急性一氧化碳中毒如无严重并发症，常规给氧1~3天已经足够。

高压氧（0.15MPa）治疗可使体内一氧化碳平均半减期缩短为24分钟。即不论体内一氧化碳浓度多高，经过1小时高压氧治疗，体内90%以上的一氧化碳已被排出；故在有条件情况下，高压氧治疗最适合重症急性一氧化碳中毒的抢救治疗。实践表明，给氧压力不超过0.20MPa、舱内吸氧时间不超过90分钟、连续治疗次数不超过10次、总疗程不超过5天，最为安全、有效。

2. 关于抗氧化剂　常用抗氧化剂主要有：还原型谷胱甘肽、维生素C、维生素E、超氧化物歧化酶、氯丙嗪、异丙嗪、巴比妥类、丹参、β-胡萝卜素、辅酶Q10、依达拉奉等，可以酌情选用。其中，依达拉奉为近年缺血性脑卒中抢救治疗必用药物，易透过血脑屏障，可有效清除自由基，抑制脂质过氧化反应，调控凋亡相关基因，对减轻脑缺血缺氧性或缺血再灌注损伤、减轻脑水肿有良好作用；一般 30 毫克/次，生理盐水稀释后静脉滴注，2 次/天，10 天为一疗程。

3. 关于脱水利尿 脑缺氧会引起脑水肿，故需给予脱水利尿治疗；但脑缺氧亦会反馈性引起脑循环血液浓缩，进而导致微血栓形成，进而为一氧化碳中毒迟发性脑病提供病理学基础条件，故进行脱水利尿治疗时，必须防止血液浓缩。提示急性一氧化碳中毒时，渗透性脱水剂（如甘露醇或山梨醇、10%甘油果糖、高渗葡萄糖液等）较为稳妥，辅用 ATP 有助于加强疗效；3~5 天为宜。

4. 关于糖皮质激素 急症治疗必须贯彻早期、足量、短程原则，以确保疗效，减少不良反应。最常选用甲基泼尼龙，一般可每日 1000mg（分 4~6 次使用），肌内注射或缓慢静脉滴注，首次剂量需大些；因无需在肝脏转化而直接发挥作用，本药尤适肝脏功能不良者使用。地塞米松磷酸钠盐也较常用，用量为每日 80mg（分 3~4 次使用），静脉滴注，首次需用冲击剂量。两者疗程均应控制在 3~5 天之内，以防不良反应发生。

5. 关于扩血管治疗 多选用灯盏花素，其具有良好扩张脑血管、抗凝血作用（每次 10mg，5%葡萄糖液稀释后静脉滴注，一日 1 次）；或用盐酸川芎嗪（每次 80mg，5%葡萄糖液稀释静脉滴注，一日 1 次）；或用长春西汀，主要作用为扩张脑血管、改善脑循环（每次 30mg，生理盐水稀释静脉滴注，一日 1 次；片剂口服每次 5mg，一日 3 次）；亦可选用组胺类药物，如倍他司汀（每次 4mg，一日 3 次）。均为 5~7 日为一疗程。

6. 关于血浆扩容 常用中分子右旋糖酐（每次 250ml，一日 2 次）、白蛋白（每次 5g，加生理盐水滴注，一日 2 次）等，可有效扩充血容量，改善微循环；5~7 日为一疗程。

7. 关于抗凝防栓 非肠道用抗凝剂（如肝素）、香豆素类抗凝剂（如华法林）、抗血小板药等均可选用，但对于防治一氧化碳中毒迟发性脑病而言，作用相对和缓、也较安全的抗血小板药已达临床目的，如氯吡格雷（75 mg/d）、阿司匹林肠溶片（100mg/d），或艾多沙班（60mg/d）等；均为口服，每日 1 次，5~7 天为一疗程。

8. 关于活血化瘀 主要是一些有此功效的中药制剂，用以改善血液循环、清除微血栓。常用药物如血塞通（三七提取物，2 粒/次）、丹参（1 片/次）、通心络（3 粒/次）、云南白药（0.15 克/次）等，也可联合使用，均为一日 3 次，10~15 日为一疗程。

9. 关于脑保护剂 常用的脑保护剂如：①西坦（吡咯烷酮）类，为拟胆碱能类药物，能透过血脑屏障，选择性作用于皮层下尤其是海马部位，激活或促进神经细胞的功能恢复，常用吡拉西坦（4~6 克/次，一日 1 次），或奥拉西坦（每次 4~6g，一日 1 次）。②由瑞克林，是人尿中提取的激肽释放酶，可使激肽原释放具有舒张血管效应的激肽，具有抗凝、抗炎、抗氧化，以及促进神经修复作用；可 0.15PNA 单位/次，溶于 100ml 生理盐水中缓慢静脉滴注，一日 1 次。③植物提取物，常见如丁苯酞胶囊，为芹菜籽提取物，可阻断缺血性脑卒中的多个病理环节，改善缺血脑区的微循环，减轻脑水肿，抑制神经细胞凋亡，并具有抗脑血栓形成作用，可每次 0.2g，一日 3 次；银杏叶片，每次 2 片，一日 3 次；皆为口服，使用较为方便。

（三）注意事项

1. 给氧治疗 常规给氧方法最为方便、实用；机械呼吸使用和操作较为繁琐，多用于昏迷程度较深、缺乏自主呼吸患者；ECMO 设备昂贵，且属有创治疗，仅用于病情极为危重的患者。高压氧治疗较为普遍，但如果给氧压力过高（> 0.25MPa）、时间过长，不仅可引起氧中毒，还可能加剧脑血管“过氧化”损伤及微血栓形成，从而成为一氧化碳中毒迟发性脑病的诱因。实践证明，采用低压力（< 0.15MPa）、短时间（60 分钟）、短疗程（< 5 次）给氧，较既往采用的高氧压、长疗程给氧治疗可明显降低一氧化碳中毒迟发性脑病的发生率

（由原来的33%以上降至0.5%以下），提示过度氧疗由于可能加剧脑组织过氧化损伤，从而成为一氧化碳中毒迟发性脑病的重要诱因，所以，急性一氧化碳中毒时应切实避免过度氧疗，规范使用高压氧。

未经处理的气胸和活动性肺出血、高血压（尤其伴有头痛、恶心、心动过速等症状）、严重肺气肿（尤其是肺大疱）、上呼吸道感染等，亦不宜进行高压氧治疗。

2. 抗氧化治疗　主要目的在于清除氧自由基和其他活性氧化合物，防止过氧化损伤，均需早期使用。个别药物应用时需注意其适应证和禁忌证，如依达拉奉，系静脉途径给药，尤需小心，如少数患者可出现急性肾功能不全、肝功能异常、黄疸、血小板减少、弥漫性血管内凝血等，一旦发现，应立即停药，进行相应处理；肝肾功能不良者、高龄患者也应慎用此药。

3. 脱水利尿治疗　渗透性利尿剂的利尿作用相对和缓，不易引起血液浓缩，较常选用，但若出现心功能不全、心源性肺水肿、急性肾功能不全或少尿等（尤其是年迈患者），则不宜单独使用，而需辅用髓袢利尿剂，如呋塞米、依他尼酸、吡咯他尼等；可以边利尿、边输液，不必过于强调脱水。

4. 糖皮质激素　任何糖皮质激素，如使用不当，尤其是长期使用时，均可能产生一定程度不良反应，如医源性皮质醇增多症、感染、胃十二指肠溃疡、消化道大出血或穿孔、肌无力、肌萎缩、骨质疏松等，甚至诱发各类心血管疾病、精神症状等。故临床必须严格选择适应证，遵循用药原则，尽量缩短用药时间；患有上述疾病者尤应慎用；老人、儿童、孕妇应酌情减量；肾上腺皮质激素类过敏者禁用。

5. 扩血管治疗　血管扩张剂主要有组胺类（倍他司汀等）、钙通道阻滞剂（桂利嗪片、尼莫地平、尼卡地平等）、活血化瘀类中成药（灯盏花素注射液、川芎嗪注射液等）、其他（长春西汀等）；但钙通道阻滞剂在脑水肿、血压不稳情况下不宜使用 。

6. 血容量扩充剂　常用的药物为羟乙基淀粉、低分子右旋糖酐、白蛋白等；其中羟乙基淀粉可能损伤肾功能，右旋糖酐和白蛋白偶可诱发过敏反应。此类药物输注速度须缓慢，以免诱发心肺功能不全。

7. 抗凝防栓剂　肝素可致过敏反应，剂量控制不好容易引起出血；香豆素类起效较慢，不良反应与肝素类似；蛇毒类效果虽可，但长期应用可能导致血浆纤维蛋白原降低、出血。相对而言，氯吡格雷、阿司匹林肠溶片、达比加群酯、艾多沙班出血等不良反应相对较小。

8. 活血化瘀剂　常用药物如三七（血塞通）、丹参、通心络、云南白药等，尚未发现有明显损害作用；部分剂型可能使少数人胃肠道轻度不适，注意控制剂量，仍较安全。

9. 脑保护剂　可能偶有轻度不良反应，如①西坦类药物吡拉西坦，有时可引起消化不良、兴奋、肝肾损伤等，均甚轻微；奥拉西坦不良反应更小，停药后即可消失；②丁苯酞，不良反应不明显，长期服用可能导致出血、肝肾轻微毒性反应；对芹菜过敏、出血疾患、老年、肝肾功能较差者慎用；③由瑞克林，不良反应主要为呕吐、颜面潮红、头疼、腹泻、心悸、胸闷、注射部位红痒等，一般都较轻，不需特殊处理；个别人对本药过敏，出现血压下降，可立即停药，对症处理；脑出血禁用。还有些药物，如吡硫醇（维生素 B_6 衍生物）可引起胃肠紊乱、皮肤黏膜损害、肌无力，甚至还有致畸作用；胞磷胆碱（神经递质前体）、尼莫地平（钙拮抗剂）等在脑水肿、颅内高压等情况时忌用，故本病也多慎用。

六、急性一氧化碳中毒护理规范

（一）常规护理

1. 常规巡视。
2. 测量生命体征：意识、血压、脉搏、呼吸等，观察二便、痰液等的变化。
3. 静脉输液及口服药给药护理。

4. 健康宣教及指导。

（二）特殊护理及并发症护理

1. 高压氧入舱前、舱内、出舱后护理。
2. 呼吸道护理、气管插管护理：保持呼吸道通畅，及时清理呼吸道分泌物。
3. 口腔、压疮护理。
4. 肢体康复训练护理。
5. 心理护理，观察患者心理动态，给予心理疏导，配合心理康复治疗。

释义

■ 入舱前护理干预：进入高压舱前要排便干净，指导患者掌握张口、吞咽、捏鼻鼓气等动作，防止发生中耳气压伤；为防止产生静电，指导患者避免穿着化纤衣物；高压舱在升压与降压时温度会产生明显变化，指导患者做好添加衣物准备；对于中毒昏迷患者要保证其口腔与鼻腔的通气，避免中耳气压伤；对于烦躁不安患者要给予其适量镇定药物。

■ 舱内护理

干预：入舱后加压时指导能配合的患者实施张口、吞咽等动作，防止中耳气压伤；在高压舱内，患者呼吸道分泌物增加，要防止气道阻塞；当观察患者表情较为难受时应及时沟通降低加压速度，情况严重时出舱休息；如患者感到恐惧、焦虑、紧张时进行心理疏导；减压时指导患者配合吞咽动作。

■ 出舱后护理干预：对昏迷患者实施鼻饲营养饮食，纪录 24 小时液出入量，指导意识清楚患者进食流食；5 天后进食半流食，10 天后开始正常饮食；鼓励饮水；严密观察患者意识、瞳孔、呼吸、心律、血压变化情况，发现异常及时通知医师处理。

七、急性一氧化碳中毒营养治疗规范

1. 营养状态评估，由责任护士采用 NRS2002 评分量表对患者营养状态评估，对于意识不清者采用主观营养状态评分法。
2. 制订肠内、肠外营养方案。
3. 昏迷患者建立鼻-胃管喂养通路。
4. 动态监测喂养相关指标。

释义

■ 昏迷患者中毒后 24~48 小时内予以建立鼻胃管喂养通路，根据生化指标、营养目标，患者胃肠功能，给予个体化营养治疗。

■ 鼻胃管喂养注意事项：

1. 容量由少到多，速度由慢到快，一般不宜不超过 120 ml/h。
2. 保证喂养温度，必要时给予专用加热器，37~40 ℃。
3. 严格无菌操作，现用现配，开瓶后必须在 24 小时内使用完毕，保证清洁度。
4. 加强口腔护理，保持患者的舒适度。
5. 防堵管、防误吸、防接错、防污染、防拔管、防移位。

■ 喂养相关指标

1. 营养状态动态评估结果。

2. 喂养后胃肠耐受情况，有无腹胀、腹泻、呕吐等。

3. 血液常规、生化：血红蛋白、血离子、白蛋白、血糖、血脂等指标。

4. 胃液隐血试验：如为阳性，立即减少鼻饲的次数以及每次的鼻饲量，同时予质子泵抑制剂进行治疗。

八、急性一氧化碳中毒患者健康宣教

（一）住院期间健康教育

1. 治疗方案相关指导，如药物输注、口服方式及注意事项指导，治疗方案疗效的心理建设等。
2. 应激心理健康指导，包括常态人文关怀、一般心理疏导、心理暗示及行为治疗等。
3. 个人卫生、饮食、睡眠、二便等生活习惯指导。
4. 康复训练健康指导，包括肢体、智能、心理康复。

（二）出院健康教育

1. 用药指导。
2. 健康生活方式、危险因素指导。
3. 肢体、智能、心理康复指导，注意加强个人防护。
4. 随诊及病情监测指标指导。
5. 提高个人防护意识，在事故发生时，要做好防护后才能去救人。

释义

■ 病情监测指标：头部影像学检查（CT/MRI）；常规、生化检查评估患者营养状态及用药后肝、肾功能及糖尿病相关因素指标；认知、精神量表定期测评可早期发现迟发性脑病。

九、推荐表单

（一）医师表单

急性一氧化碳中毒临床路径医师表单

适用对象：第一诊断为急性一氧化碳中毒（ICD-10：T58 X47）

患者姓名：	性别：　　年龄：　　住院号：	门诊号：
住院日期：　　年　月　日	出院日期：　　年　月　日	标准住院日：7~21天

时间	住院第1天	住院期间
主要诊疗工作	□ 询问病史及体格检查 □ 完成病历及首次病程记录 □ 拟定检查项目 □ 初步诊断，拟定初步诊治方案 □ 开化验单和辅助检查 □ 对家属宣教	□ 上级医师查房，明确诊疗计划 □ 调整治疗方案，处理可能发生的并发症 □ 评估辅助检查的结果 □ 完成三级医师查房记录 □ 观察药物疗效和不良反应 □ 对患者进行有关急性一氧化碳中毒的宣教 □ 指导患者进行康复训练 □ 向患者及家属交代病情
重点医嘱	**长期医嘱：** □ 职业病科护理常规 □ 一级/二级护理常规（重症提高护理级别） □ 吸氧，有条件给予高压氧治疗 □ 防治脑水肿措施（脱水利尿、肾上腺糖皮质激素、抗氧化剂） □ 生命体征监测 □ 对症及支持治疗 **临时医嘱：** □ 对呼吸、心搏骤停者，立即进行心肺复苏 □ 记24小时出入水量（重症患者） □ 心电、呼吸、血压、血氧监测（重症患者） □ 血碳氧血红蛋白含量 □ 血常规、红细胞沉降率、尿常规、便常规+隐血 □ 肝功能、肾功能、电解质、心肌酶谱、血脂、血糖 □ 头颅CT或MRI、X线胸片或肺CT、心电图、腹部B超、神经-肌电图（必要时）	**长期医嘱：** □ 职业病科护理常规 □ 一级/二级护理 □ 吸氧，有条件给予高压氧治疗（重症，但不超过5天） □ 记24小时出入水量（必要时） □ 心电、呼吸、血压、血氧监测（必要时） □ 防治脑水肿措施（重症），如脱水利尿、肾上腺糖皮质激素、抗氧化剂 □ 防治迟发性脑病措施（重症），如扩张血管、血浆扩容、抗凝防栓、活血化瘀、脑保护剂） □ 清淡饮食或鼻饲（重症） □ 对症及支持治疗，如机械通气、血液净化、人工冬眠等 **临时医嘱：** □ 神经功能量表（必要时） □ 脑电图（必要时） □ 根据检查结果对症处理 □ 复查异常结果 □ 复查头颅CT或MRI、X线胸片、脑电图
病情变异记录	□ 无　□ 有，原因： 1. 2.	□ 无　□ 有，原因： 1. 2.
医师签名		

时间	出院前1~3天	出院日
主要诊疗工作	□ 上级医师查房及诊疗效果评估 □ 确定出院后治疗方案 □ 完成上级医师查房记录 □ 通知患者及家属准备出院	□ 上级医师查房，确定患者可以出院 □ 完成上级医师查房记录、出院记录、出院证明书和病历首页的填写 □ 通知出院 □ 向患者交待出院注意事项及随诊时间 □ 若患者不能出院，在病程记录中说明原因和继续治疗的方案 □ 建议重症患者出现神经-精神症状时尽快复查脑CT或MRI
重点医嘱	□ 调整有关药物 □ 复查有关检查项目	临时医嘱： □ 今日出院 □ 出院带药，门诊随诊
病情变异记录	□ 无 □ 有，原因： 1. 2.	□ 无 □ 有，原因： 1. 2.
医师签名		

（二）护士表单

急性一氧化碳中毒临床路径护士表单

适用对象：第一诊断为急性一氧化碳中毒（ICD-10：T58 X47）

患者姓名：	性别：　　年龄：　　住院号：	门诊号：
住院日期：　　年　月　日	出院日期：　　年　月　日	标准住院日：7~21 天

时间	住院第 1 天	住院期间
健康宣教	□ 入院宣教 □ 介绍主管医师、护士 □ 介绍环境、设施 □ 介绍住院注意事项 □ 介绍探视和陪伴制度 □ 介绍贵重物品管理制度	□ 药物使用宣教 □ 吸氧或高压氧治疗前宣教 □ 饮食宣教
护理处置	□ 核对患者信息，佩戴腕带 □ 吸氧 □ 快速建立静脉通道 □ 协助患者留取各种标本 □ 监测生命体征，测量体重 □ 协助患者完成实验室检查及辅助检查 □ 完成入院评估 □ 建立入院护理病历	□ 观察患者及病情变化 □ 留取复查标本 □ 高压氧舱护理 □ 发放药品
基础护理	□ 相应级别护理 □ 饮食护理 □ 晨晚间护理 □ 排泄管理 □ 患者安全管理	□ 相应级别护理 □ 饮食护理 □ 晨晚间护理 □ 排泄管理 □ 患者安全管理
专科护理	□ 护理查体 □ 病情观察：神志及呼吸、心率、心律、血压、脉搏、尿量的观察 □ 吸氧、气道管理 □ 高压氧治疗护理 □ 需要时，填写跌倒及压疮防范表 □ 需要时，请家属陪伴 □ 确定饮食种类和方式 □ 心理护理 □ 书写护理记录	□ 病情观察：神志及呼吸、心率、心律、血压、脉搏、尿量的观察 □ 遵医嘱完成相关检查 □ 吸氧、气道管理 □ 高压氧治疗护理 □ 胃管、尿管等护理 □ 横纹肌溶解症护理 □ 心理护理 □ 书写护理记录
重点医嘱	□ 详见医嘱执行单	□ 详见医嘱执行单
病情变异记录	□ 无 □ 有，原因： 1. 2.	□ 无 □ 有，原因： 1. 2.
护士签名		

时间	出院前3天	出院日
健康宣教	□ 病情观察 □ 指导肢体康复训练（根据需要） □ 恢复期心理与生活护理 □ 药物宣教 □ 出院准备指导	□ 出院宣教 □ 复查时间 □ 药物宣教 □ 作息指导 □ 饮食宣教 □ 指导办理出院手续
护理处置	□ 遵医嘱完成相关处置	□ 办理出院手续 □ 书写出院小结 □ 协助领取出院带药
基础护理	□ 二级护理 □ 晨晚间护理 □ 排泄管理 □ 患者安全管理	□ 二级护理 □ 晨间护理 □ 患者安全管理
专科护理	□ 病情观察 □ 指导肢体康复训练（根据需要） □ 恢复期心理与生活护理 □ 出院准备指导	□ 出院指导
重点医嘱	□ 详见医嘱执行单	□ 详见医嘱执行单
病情变异记录	□ 无 □ 有，原因： 1. 2.	□ 无 □ 有，原因： 1. 2.
护士签名		

（三）患者表单

急性一氧化碳中毒临床路径患者表单

适用对象：第一诊断为急性一氧化碳中毒（ICD-10：T58 X47）

患者姓名：	**性别：　　年龄：　　住院号：**	**门诊号：**
住院日期：　　年　月　日	**出院日期：**　　年　月　日	**标准住院日：7~21 天**

时间	入院第 1 天	住院期间
医患配合	□ 配合询问职业接触史、中毒现场情况 □ 配合询问病史、收集资料，请务必详细告知既往史、用药史、过敏史 □ 配合进行体格检查 □ 配合完善相关检查、化验 □ 签署病情通知书和特殊用药告知书 □ 有任何不适请告知医师	□ 配合完善相关检查、化验，如采血、留尿、心电图、X 线胸片、脑 CT 或 MRI □ 与家属一同听取医师介绍病情 □ 配合进行康复训练
护患配合	□ 配合测量体温、脉搏、呼吸 3 次，血压、体重 1 次 □ 配合完成入院护理评估 □ 接受入院宣教（环境介绍、病室规定、订餐制度、贵重物品保管等） □ 配合病情监护 □ 配合吸氧，高压氧治疗 □ 配合静脉输液和其他治疗 □ 配合执行探视和陪伴制度 □ 有任何不适请告知护士	□ 配合病情观察和监护 □ 接受高压氧治疗宣教 □ 接受饮食宣教 □ 接受药物宣教
饮食	□ 遵医嘱饮食 □ 意识障碍者暂禁食	□ 遵医嘱饮食 □ 配合鼻饲
排泄	□ 正常排尿便 □ 重症患者保留导尿	□ 正常排尿便 □ 重症患者保留导尿
活动	□ 适度活动	□ 适度活动

时间	出院前1~3天	出院日
医患配合	□ 配合体格检查 □ 学习出院后服药注意事项 □ 配合进行康复训练 □ 配合实验室和辅助检查的复查	□ 接受出院前指导 □ 了解复查程序 □ 获取出院诊断书
护患配合	□ 配合定时测量生命体征、每日询问大便情况 □ 接受输液、服药等治疗 □ 配合恢复期心理护理和生活护理 □ 配合活动，预防皮肤压疮 □ 注意活动安全，避免坠床或跌倒 □ 配合执行探视及陪伴制度	□ 接受出院宣教 □ 办理出院手续 □ 获取出院带药 □ 知悉服药方法、作用、注意事项 □ 知悉复印病历程序
饮食	□ 遵医嘱饮食	□ 遵医嘱饮食
排泄	□ 正常排尿便	□ 正常排尿便
活动	□ 正常适度活动，避免疲劳	□ 正常适度活动，避免疲劳

附：原表单（2016年版）

急性一氧化碳中毒临床路径表单

适用对象：第一诊断为急性一氧化碳中毒（ICD-10：T58XX01）

患者姓名：	性别：　年龄：　住院号：		门诊号：
住院日期：　年　月　日	出院日期：　年　月　日		标准住院日：7~14天

时间	住院第1天	住院期间
主要诊疗工作	□ 询问病史及体格检查 □ 进行病情初步评估，病情严重程度分级 □ 上级医师查房 □ 明确诊断，决定诊治方案 □ 开化验单和辅助检查 □ 完成病历书写	□ 上级医师查房 □ 评估辅助检查的结果 □ 根据患者病情调整治疗方案，处理可能发生的并发症 □ 观察药物不良反应 □ 指导患者进行康复训练 □ 住院医师书写病程记录
重点医嘱	**长期医嘱：** □ 职业病科护理常规 □ 一/二级护理常规（根据病情） □ 吸氧，有条件给予高压氧 □ 维持呼吸循环功能 □ 积极防治脑水肿，给予利尿脱水、糖皮质激素、抗氧化剂 **临时医嘱：** □ 血碳氧血红蛋白含量 □ 血常规、红细胞沉降率、尿常规、便常规 □ 肝功能、肾功能、电解质、心肌酶谱、血脂、血糖 □ X线胸片、心电图、腹部B超	**长期医嘱：** □ 职业病科护理常规 □ 一/二级护理常规（根据病情） □ 吸氧，有条件给予高压氧治疗 □ 继续防治急性脑水肿，维持呼吸循环功能（重症） □ 早期防治迟发脑病（重症），如扩血管、血浆扩容、抗凝防栓、活血化瘀、脑保护剂 □ 根据病情调整药物治疗 **临时医嘱：** □ 对症，及理疗、康复、中医治疗（必要时） □ 颅脑CT或MRI、神经-肌电图 □ 异常指标复查
主要护理工作	□ 介绍病房环境、设施和设备 □ 入院护理评估、护理计划 □ 观察患者情况 □ 指导康复训练、肢体精细动作训练 □ 静脉取血、用药指导 □ 进行工作防护培训和健康宣教 □ 协助患者完成实验室检查及辅助检查	□ 观察患者一般情况及病情变化 □ 观察疗效及药物反应 □ 指导患者康复训练 □ 工作防护和疾病相关健康教育
病情变异记录	□ 无　□ 有，原因： 1. 2.	□ 无　□ 有，原因： 1. 2.
护士签名		
医师签名		

时间	出院前 1~3 天	出院日
主要诊疗工作	□ 上级医师查房 □ 评估治疗效果 □ 确定出院日期及出院后治疗方案 □ 完成上级医师查房记录	□ 完成出院小结 □ 向患者交代出院后注意事项 □ 预约复诊日期
重点医嘱	**长期医嘱：** □ 基本同前 □ 根据病情调整 **临时医嘱：** □ 根据需要，复查有关检查	出院医嘱： □ 出院带药 □ 门诊随诊
主要护理工作	□ 观察患者一般情况 □ 观察疗效、各种药物作用和不良反应 □ 指导肢体康复训练（根据需要） □ 恢复期心理与生活护理 □ 出院准备指导	□ 出院注意事项（根据病情坚持康复锻炼、加强营养） □ 帮助患者办理出院手续 □ 出院指导
病情变异记录	□ 无 □ 有，原因： 1. 2.	□ 无 □ 有，原因： 1. 2.
护士签名		
医师签名		

第四章

急性有机磷杀虫剂中毒临床路径释义

【医疗质量控制指标】（专家建议）

指标一、诊断主要根据短时间接触大量有机磷杀虫剂的职业史，以神经系统为主的临床表现，结合红细胞或全血胆碱酯酶活性的测定，参考作业环境职业卫生学资料，进行综合分析，并需排除其他类似疾病。

指标二、急性有机磷杀虫剂与其他农药混配所引起的中毒，常以有机磷杀虫剂的毒性表现为主，其病例可纳入本路径。

指标三、急性中毒的治疗须采取综合措施，尽早合理应用特效解毒药物；联合应用抗胆碱能药物（阿托品、戊乙奎醚等）和胆碱酯酶复能剂（氯解磷定、碘解磷定等）时，阿托品等抗胆碱能药物剂量应较单用时减少，且需密切观察病情变化，防止阿托品用量不足或过量。

指标四、急性胆碱能危象控制后仍应继续观察病情，以及时发现中间期肌无力综合征、迟发性心脏病变、迟发性周围神经病变等病症，以及时处理，防止病情反复或加重。

指标五、重度呼吸困难者，须及时建立人工气道，进行机械通气。

一、急性有机磷杀虫剂中毒编码

1. 原编码

疾病名称及编码：职业性急性有机磷杀虫剂中毒（ICD-10：T60.008）

2. 修改编码

疾病名称及编码：职业性急性有机磷杀虫剂中毒（ICD-10：T60.001）

二、临床路径检索方法

T60.0 伴 X48

三、国家医疗保障疾病诊断相关分组（CHS-DRG）

MDC 编码：MDCV（创伤、中毒及药物毒性反应）

ADRG 编码：VS2（药物中毒或毒性反应）、VZ1（其他损伤、中毒及毒性反应疾患）

四、急性有机磷杀虫剂中毒临床路径标准住院流程

（一）适用对象

1. 第一诊断为职业性急性有机磷杀虫剂中毒（ICD-10：T60.001）。
2. 非职业性急性有机磷中毒或混配农药中毒也可以参照执行。

释义

■ 职业性急性有机磷杀虫剂中毒系指因生产和使用有机磷杀虫剂而发生的急性中毒，以及非杀虫用有机磷化合物、有机磷混配农药等所致急性中毒。生活性急性有机磷中毒亦可参考应用本路径。

■ 如合并急性胰腺炎、上消化道出血、肺部感染、中毒性心肌损害、急性胃扩张、中毒性肝病等较严重并发症，需退出本路径，转入其他专科相应临床路径，应由经治医生或科室负责人根据本院和科室具体情况决定。

（二）诊断依据

1. 主要依据为：现行的《职业性急性有机磷杀虫剂中毒诊断标准》（GBZ 8-2002），法律出版社）、《临床职业病学》（北京大学医学出版社，2017，第3版，赵金垣主编）、《中华职业医学（第2版）》（人民卫生出版社，2018，第2版，李德鸿，赵金垣，李涛主编）。

2. 诊断原则：根据短时间接触大量有机磷杀虫剂的职业史，以神经系统为主的临床表现，结合红细胞或全血胆碱酯酶活性测定结果，参考作业环境的职业卫生学调查资料，进行综合分析，并排除其他类似疾病后，方可诊断。

3. 具体诊断。急性有机磷中毒表现为3种类型：

（1）急性中毒。按诊断标准又可将其病情严重度分为三级：①轻度中毒，②中度中毒，③重度中毒；“接触反应”尚未被列入职业病范畴。

（2）中间期肌无力综合征。

（3）迟发性周围神经病变。

释义

■ 职业性或生产性中毒主要以皮肤和呼吸道吸入为主。生活性中毒主要以消化道摄入为主。

■ 临床特点是以神经、呼吸系统损伤为主的表现，早期主要为急性胆碱能神经兴奋或危象综合征，包括中枢神经症状、毒蕈碱样症状和烟碱样症状：瞳孔针尖样缩小、大汗淋漓、呼吸道分泌物增多、呼吸困难、肌纤维颤动等，呼出气带有蒜臭味；严重者出现意识障碍、肺水肿、脑水肿、呼吸衰竭等；病情恢复期可发生中间期肌无力综合征、迟发性周围神经病变等后发症。

■ 红细胞或全血胆碱酯酶活性下降，是诊断急性有机磷中毒特异性较高的生物标志物，其活性和中毒程度相关：活性越低提示病情越重、并发症发生率越高；但该酶有时可能与临床表现并不完全平行，血清或血浆胆碱酯酶活性检测对诊断无实际意义。血、尿、胃内容物中有机磷农药或其分解产物的测定对临床工作也具指导价值，但方法较为复杂，不易推广。神经-肌电图检查，虽有利于中间期肌无力综合征、迟发性周围神经病变的确诊，但仍缺乏病因特异性。

■ 临床常将有明确职业性急性有机磷农药接触史者列为“疑似职业病”入院留观至少24小时，以确保安全；但如观察结果未见患者出现典型有机磷中毒表现，且全血或红细胞乙酰胆碱酯酶活性仍在70%以上，只能诊为“有机磷接触反应”，不能纳入法定职业病范围。

■ 有机磷急性中毒可分为3级：①轻度中毒，指短时间内接触较大量有机磷杀虫剂后，很快（24小时内）出现较明显的毒蕈碱样、自主神经和中枢神经系统症状（如头晕、头痛、乏力、恶心、呕吐、多汗、胸闷、视物模糊、瞳孔缩小等），全血或红细胞胆碱酯酶活性轻度下降（维持在50%~70%）。②中度中毒，指除上述表现外出现肌束震颤等烟碱样表现，全血或红细胞胆碱酯酶活性中度下降（维持在30%~50%）。③重度中毒，指除上述表现外，具有下列表现之一者：A 肺水肿；B 昏迷；C 呼吸衰竭；D 脑水肿；E 全血或红细胞胆碱酯酶活性一般在30%以下。

■ 中间期肌无力综合征，亦为有机磷中毒表现之一。指急性中毒后1~4天，胆碱能危象基本消失，且意识清晰时，出现肌无力为主的临床表现，肌电图检查，可见肌诱发电位波幅呈进行性递减；全血或红细胞胆碱酯酶活性多在30%以下。根据病情又可分为：

1. 轻型中间期肌无力综合征，具有下列肌无力表现之一者：①屈颈肌和四肢近端肌肉无力，腱反射可减弱；②部分脑神经支配的肌肉无力。

2. 重型中间期肌无力综合征，指出现下列表现之一者：①呼吸肌麻痹；②双侧第Ⅸ对及第Ⅹ对脑神经支配的肌肉麻痹，造成上气道通气障碍。

■ 迟发性周围神经病变，是有机磷中毒的另一种表现。指在急性中毒后2~4周，胆碱能症状缓解或消失后，出现多发性感觉、运动型周围神经病变；神经-肌电图检查显示神经源性损害；但全血或红细胞胆碱酯酶活性可正常。

■ 急性有机磷中毒应与中暑、急性胃肠炎、脑炎等鉴别，还需与氨基甲酸酯类、拟除虫菊酯类等杀虫剂中毒鉴别。中间期肌无力综合征需要与因停药过早或减量过快导致的病情反复、吉兰-巴雷（格林-巴利）综合征和重症肌无力胆碱能危象等相鉴别。

（三）治疗方案的选择

1. 急性中毒：①中止毒物吸收；②加强毒物排出；③给予特效解毒剂；④对症支持治疗。
2. 中间期肌无力综合征：①维持呼吸功能；②积极对症支持。
3. 迟发性周围神经病：主要是支持对症处理。

释义

■ 急性有机磷农药中毒起病急，病情变化快，必需抓紧时间施救，并严密观察病情；病因不明确时，可行阿托品试验以明确诊断。治疗原则是综合全局，重点干预，主要包括及时清除农药、尽早施用解毒药物、对症支持治疗。

■ 生产或使用有机磷农药中毒者，应尽速救离中毒现场，至上风向空气洁净处，脱去污染衣物，用3%~5%碳酸氢钠溶液或肥皂水等碱性液体彻底清洗污染皮肤、头发、指/趾甲等（清水也可）；眼部受污染时，可用2%碳酸氢钠溶液或生理盐水清洗。口服中毒者应用2%碳酸氢钠溶液或清水充分洗胃，保留胃管并持续负压引流，必要时可重复洗胃。洗胃后可注入活性炭（30~50g），再用20%甘露醇导泻，同时注意保护胃黏膜，防治应激性溃疡。

■ 血液净化疗法是进入体内有机磷的有效清除方法，近年应用渐趋成熟，大大提高了重度有机磷中毒的治愈率，缩短了救治时间，主要采用血液灌流或血液灌流合并血液透析治疗。不具备血液净化条件的单位也可使用血液置换疗法。

■ 有机磷农药的主要毒性是抑制胆碱酯酶，引起乙酰胆碱蓄积，所以其特效解毒药物主要包括两大类：①抗胆碱药。其可解除呼吸中枢抑制和平滑肌痉挛、抑制腺体分泌、保持呼吸道通畅，但对烟碱样症状和恢复胆碱能酶活力没有作用。代表药物阿托品，其起效快、代谢快。易于快速达到阿托品化，但应注意防范阿托品中毒；其他药品有盐酸戊乙奎醚，为长效制剂，用药较为简便，不良反应较小。氢溴酸山莨菪碱与阿托品相比，选择性较高、不良反应较少。②胆碱酯酶复能剂。此类化合物能复活磷酰化酶、缓解烟碱样症状、保护呼吸肌，还可直接水解突触间隙过量的乙酰胆碱，有利于迅速缓解胆碱能危象，预防中间期肌无力综合征的发生，但临床常忽视复能剂的应用，希望在实践中逐渐克服。常用药物为氯解磷定、解磷定等，其中氯解磷定可肌内注射，较为方便、有效。其用药原则是早期、足量、联合、重复。

■ 对症支持治疗：包括保暖、镇静、清除分泌物、保持呼吸道通畅、维持水/电解质及酸碱平衡，密切监护心、脑、肺、肝、胰腺等重要脏器功能，防治肺水肿、脑水肿、呼吸衰竭，积极预防感染和并发症。

■ 中间期肌无力综合征多发生在重度中毒及早期胆碱酯酶复能剂用量不足患者，除合理应用复能剂外，还应注意及时建立人工气道，实施工机械通气，维持呼吸功能（轻型中毒患者可密切观察，多能安全度过呼吸肌麻痹期）；此外，应注意逐步脱机、气管插管或切开后呼吸道的护理，这也是抢救成功的关键。

■ 迟发性周围神经病变主要应给予神经营养药物，改善神经循环，及康复锻炼。

（四）标准住院日

7~28 日。

释义

■ 急性有机磷杀虫剂中毒急性胆碱能危象的最佳治疗疗程一般 5~7 天；但是，急性胆碱能危象控制后仍需密切观察病情，药物逐渐减量，停药过早或减量过快，可能出现病情突然“反跳”，病情恢复期还可能发生各种并发症，使病情恢复受到延误。

■ 轻度中毒的疗程约为 5~10 天；中重度中毒疗程约为 14~21 天；合并中间期肌无力综合征者可视本科室（职业病科）具体情况决定是否需要退出本路径，转入其他专科治疗，后者的住院时间需由其进入的相关临床路径决定。出现迟发性周围神经病变者，病情虽不严重，但病程较长（一般为 3~6 月），可以按时出院，视严重程度建议门诊治疗或转疗养院康复治疗。

（五）进入路径标准

1. 第一诊断符合 ICD-10：T60.001 及现行《职业性急性有机磷杀虫剂中毒诊断标准》（GBZ 8-2002）的规定条件。
2. “有机磷农药接触反应”的病情较轻微，远未达到“有机磷中毒”的程度，因此，并无进入本临床路径进一步诊治处理的必要。
3. 患者存在各种基础疾病（合并症）或如有机磷农药中毒并发症，但不需要其他专科特处理，也不影响第一诊断的临床路径的流程实施时，也可进入本路径。
4. 非职业性急性有机磷农药中毒可参照上述条例执行。

释义

■ 进入本路径的患者为第一诊断为职业性急性有机磷杀虫剂中毒，包括非杀虫剂用有机磷化合物、有机磷混配农药等急性中毒；生活性急性有机磷中毒亦可参考应用本路径。

■ 急性有机磷中毒患者若出现各种并发症和合并症，但对急性中毒诊断治疗无特殊影响，亦不影响本路径治疗处置方案实施者，可进入路径。但可能增加医疗费用，延长住院时间。

■ 以职业性急性有机磷杀虫剂中毒为第一诊断者，无论进入本路径，或转入其他专科相应临床路径，其住院期间各项医疗费用（包括急性中毒并发症）应按国家规定的“职业病”医保条例，由工伤保险或用人单位全部报销，并享受“职业病”各项劳保福利待遇。

■ “有机磷农药接触反应”因病情轻微，已被排除出“职业性急性有机磷农药中毒”范畴，但其入院进行医学观察及病情鉴别过程，仍属职业病诊断程序不可或缺的组成部分，按照国家《职业病防治法》规定，其住院及医疗费用仍应按照国家职业病医保条例，由工伤保险或用人单位给予全部报销，并享受各项劳保福利待遇。

■ 职业性急性有机磷中毒患者，无论进入本临床路径或转入其他专科相关临床路径治疗，用于其合并症的各项医疗费用均需按该种疾病的报销规定给予报销，不得享受职业病待遇。

■ 非职业性急性有机磷中毒患者，无论进入本路径或转入其他临床专科相关临床路径治疗，其各项医疗费用报销均按普通疾病的相关相关规定处理，不得享受职业病待遇。

（六）住院期间检查项目

1. 必需检查项目

（1）一般检查：血常规、尿常规、便常规+隐血。

（2）血液生化检查：肝功能、肾功能、心肌酶谱、电解质、肌钙蛋白、淀粉酶、凝血功能、血糖、C 反应蛋白等。

（3）感染性疾病筛查（乙型肝炎、丙型肝炎、梅毒、艾滋病等）。

（4）影像学检查：胸部 X 线检查、胸部 CT、心电图、腹部超声 。

（5）全血/红细胞胆碱酯酶活性检查。

2. 特殊检查项目

（1）生物样品（ 血、尿、呕吐物等）中有机磷或其代谢物检测。

（2）脑 CT 或 MRI、脑电图。

（3）神经-肌电图检查。

（4）血气分析。

释义

■ 必需检查项目是进入路径的患者必须完成的检查项目，目的在于筛查有无感染性疾病、应激性消化道出血，了解肝/肾功能及电解质、血糖等状况，指导合理用药（如抗菌药物、糖皮质激素等），更好地评估基础疾病情况、大致住院时间、医疗费用及疾病预后等。

■ 全血或红细胞胆碱酯酶活力检测，属有机磷杀虫剂中毒的特异性实验指标，不仅是临床诊断的重要依据，其下降程度尚作为诊断分级的重要参考。如轻度中毒时全血或红细胞胆碱酯酶活性一般都在70%以上，中度中毒多在70%~50%，重度多在50%以下，甚至为零。全血胆碱酯酶包括红细胞胆碱酯酶（60%~80%）和血清胆碱酯酶（20%~40%），前者主要是乙酰胆碱酯酶，也称“真性胆碱酯酶”，能够真实反映神经系统乙酰胆碱酯酶受抑制的程度；后者主要是丁酰胆碱酯酶，也称假性胆碱酯酶，有条件者最好直接检测红细胞乙酰胆碱酯酶活性，特异性会更好，血清丁酰胆碱酯酶活力则与病情无关；当测定的全血或红细胞胆碱酯酶活性与临床表现不平行时，仍以临床表现为准。

■ 特殊检查项目则是那些有助于对有机磷毒性主要靶器官进行损伤评估，判断疾病进程，以便科学地指导用药、早期干预、判断预后。如生物样本中有机磷及其代谢物检测，不仅有助于进一步明确毒物与临床表现、相关指标间的线性关系，也为临床增添了新的可靠诊断指标。神经-肌电图检测不仅有助于早期确诊中间期肌无力综合征和迟发性周围神经病变，也是判定其病情严重程度的可靠依据。

（七）治疗方案与药物选择

1. 急性中毒

（1）阻止毒物吸收　尽速将患者移离中毒现场，脱去污染衣服，用肥皂水或清水彻底清洗污染的皮肤、头发、指/趾甲；眼部受污染者可用清水或2%碳酸氢钠溶液清洗。

（2）清除体内毒物　施用血液净化疗法（如血液灌流）或换血疗法。

（3）特效解毒剂　主要使用抗胆碱药物和胆碱酯酶复能剂，也有两药混成复方剂型的药物，使用更为方便。

（4）对症和支持治疗　关键是保持呼吸道通畅、保护好体内重要器官功能，防治肺水肿、脑水肿、呼吸衰竭，积极预防感染和并发症，防止病情突变 。

2. 中间期肌无力综合征

（1）维护呼吸功能，必要时建立人工气道，实施机械通气。

（2）积极对症支持，防止并发症。

3. 迟发性周围神经病

（1）神经营养药物。

（2）中医结合治疗。

（3）神经肌肉康复锻炼。

释义

■ 胆碱酯酶复能剂：常用的有碘解磷定和氯解磷定，此外还有双复磷、双解磷、甲磺磷定等。国内推荐使用的肟类复能剂为氯解磷定，因其使用方便、安全、高效，可作为复能剂的首选。胆碱酯酶复能剂对内吸磷、对硫磷、甲拌磷、乙硫磷、治螟磷、毒死蜱、苯硫磷、辛硫磷、特普等中毒疗效较好，对敌敌畏、敌百虫的复能效果多较差。对肟类复能剂治疗有效的有机磷杀虫剂中毒，除要尽早应用外，应根据中毒程度，给予足量药物。肟类复能剂对乐果、氧化乐果等中毒后机体胆碱酯酶恢复虽然无效，但有助于解除烟碱样作用有效，即所谓的“非胆碱酯酶重活化效应”，故仍应给予肟类复能剂治疗。

■ 抗胆碱药：常用的是阿托品、盐酸戊乙奎醚、氢溴酸山莨菪碱，需用药至毒蕈碱样症状明显好转或患者出现“阿托品化”表现后，改为维持量，以后视病情变化随时酌情调整阿托品用量。用药过程中要注意阿托品过量甚至中毒。用阿托品泵给药量稳定，可使总用量减少。阿托品主要作用于外周毒蕈碱受体，对中枢神经系统作用不佳，东莨菪碱对中枢胆碱能受体作用较强，有兴奋呼吸中枢作用，但东莨菪碱临床经验较少，需进一步积累临床资料。盐酸戊乙奎醚注射液作用比阿托品强，不良反应小，无加快心率的不良反应，对中毒酶和外周烟碱受体无作用。此类药物需与复能剂配伍应用方更有价值。

■ 含抗胆碱剂和复能剂的复方注射液：解磷注射液（每支含有阿托品 3mg、苯那辛 3mg、氯解磷定 400mg），起效快，作用时间较长。但解磷注射液中氯解磷定含量相对不足，在应用时需另外补充氯解磷定。病程后期可视病情，可单独使用氯解磷定和阿托品。

■ 迟发性周围神经病变的常用治疗措施：神经营养药物（包括神经生长因子、能量合剂、维生素 B_1、维生素 B_6、维生素 B_{12} 等），中西医结合治疗，包括改善循环（复方丹参、盐酸丁咯地尔、桂哌齐特等注射剂），以及中医活血化瘀治疗（包括药物、针灸、按摩等）、运动康复及物理治疗等。

■ 接触反应愈后可暂时脱离有机磷作业 5~7 天，并复查全血或红细胞胆碱酯酶活性；急性轻度/中度中毒以及轻型中间期肌无力综合征治愈后，1~2 个月内不宜接触有机磷杀虫剂；重度中毒和重型中间期肌无力综合征治愈后，3 个月内不宜接触有机磷杀虫剂；迟发性周围神经病变患者应调离有机磷作业，遗有躯体感觉运动功能障碍者，根据恢复情况，重新安排工作或继续休养。并进行致残鉴定，按《劳动能力鉴定职工工伤与职业病致残等级》（GB/T16180-2014）处理。

（八）出院标准

1. 症状缓解，病情稳定 3 天以上，各项重要实验室检查指标均在正常范围。
2. 没有需要住院治疗的并发症和合并症。
3. 迟发性周围神经病变患者可按全身症状恢复情况安排出院；遗有躯体感觉、运动障碍者可在出院后继续休养，并在门诊定期复查治疗，或入住相关疗养院短期疗养。

（九）变异及原因分析

1. 由于种种原因延误治疗；或患者、家属、单位领导等拒绝本路径治疗方案，导致最佳抢救治疗时机丧失。
2. 患者年龄偏大、身体状况欠佳、同时伴有其他中毒，或伴有较为复杂严重的合并症、并发症，影响本路径治疗效果，导致治疗方案不断增减修改、住院时间延长。

释义

■ 口服中毒患者常因经济问题延误抢救措施实施，或拒绝进一步治疗，导致病情恶化，增加不必要的治疗药物或措施，如人工机械通气、心肺脑复苏术、脑减压术、ICU 治疗，甚或退出本路径，转入其他专科治疗处理等，使治疗疗程延长、治疗费用增高。

■ 年老、体弱、合并症多、病情复杂（如合并其他中毒等），常需中止本路径实施，转入其他专科诊治处理，更是造成住院费用超标、住院时间延长、临床转归不良的重要不可预测原因。

■ 认可的变异原因主要是指患者入选路径后，在诊治过程中发现患者存在事前未知、对本路径实施可能产生影响的情况（包括需要终止执行路径，或延长治疗时间、增加治疗费用等），医师需在表单中明确说明。

■ 或因患者方面的原因导致路径实施出现变异，均需经治医师在表单中予以说明。

五、急性有机磷杀虫剂中毒给药方案

（一）用药选择

1. 胆碱酯酶复能剂　国内最常使用氯解磷定，其使用简单（肌内注射）、安全（其抑制胆碱酯酶的有效剂量比重活化剂量大 2 个数量级）、高效（是碘解磷定的 1.5 倍），为复能剂的首选。其有效药物浓度为 4mg/L，只有首次静脉注射或肌内注射才能达到有效血药浓度；静脉滴注由于速度较慢、半衰期短、排泄快，难以达到有效血药浓度，肌内注射 1~2 分钟后开始显效，半衰期为 1.0~1.5 小时。

国内推荐氯解磷定用量为：轻度中毒首剂量 0.5g 肌内注射，维持量 0.5g 肌内注射（2~8 小时重复）；中度中毒首剂量 0.5~1.0g 肌内注射，维持量 0.5~0.75g 肌内注射（2~6 小时重复）；重度中毒首剂量 1.0~1.5g 肌内注射，维持量 0.5~1.0g 肌内注射（2~6 小时重复），24 小时总剂量不宜超过 12g。此类药物宜尽早、足量使用，标准治疗时间为 5~7 天。

2. 抗胆碱药

（1）阿托品：可阻断乙酰胆碱与副交感神经和中枢神经系统毒蕈碱受体结合，能有效解除毒蕈碱样症状及呼吸中枢抑制，但对烟碱受体无作用，故对烟碱样症状中呼吸肌麻痹所致的周围性呼吸衰竭无效，对胆碱酯酶复活亦无帮助。其进入人体后 1~4 分钟内起效，8 分钟达高峰，半衰期为 2 小时，作用维持 2~3 小时。

具体用量为：轻度中毒首剂量 1~2mg 肌内注射或静脉注射（0.5~1 小时重复），阿托品化之后改为维持剂量（0.5mg 肌内注射，2~6 小时/次）；中度中毒首剂量 2~4mg 静脉注射，15~30 分钟重复半量；维持量 1~2mg 静脉注射（2~6 小时/次），亦可阿托品 5~30mmg 加入静脉泵滴入（简称“阿托品泵”），根据病情调整滴数，至阿托品化后改为维持剂量；重度中毒首剂量 3~5mg 静脉注射，15~30 分钟重复，维持量 1~2mg 静脉注射（1~6 小时/次），或用阿托品泵治疗，用法同上。“阿托品化”表现为：瞳孔散大不再缩小、口干、多汗和流涎消失、心率加快（90~100 次/分）、肺部啰音减少或消失、意识障碍减轻。

此药起效快，代谢快，需反复用药，需同时配伍氯解磷定方能达到彻底治疗目的。实践中常于首次使用阿托品后，改用盐酸戊乙奎醚维持；需同时配伍氯解磷定方能达到彻底扭转病情目的。

（2）盐酸戊乙奎醚：为另型抗胆碱药，其选择性作用于脑、平滑肌、腺体等部位的毒蕈碱 1、3 型受体，对心脏和神经元突触前膜毒蕈碱 2 型受体却无明显作用。与阿托品比较，具有以下优势：①拮抗腺体分泌、平滑肌痉挛等毒蕈碱样症状的效应更强；②除阻断毒蕈碱受体外，还有较强的烟碱受体阻断作用，可有效解除乙酰胆碱在横纹肌神经肌肉接头处过多蓄积引起的肌纤维颤动，或全身肌肉强直性痉挛，而阿托品对烟碱受体几乎无作用；③具有中枢和外周双重抗胆碱效应，且其中枢作用强于外周；④不引起心动过速，可避免药物诱发或加重心肌缺血（对合并冠心病和高血压的中毒患者尤为重要）；⑤半衰期长，无需频繁给药；⑥使用剂量较小，药物过量发生率低。

首剂量：轻度中毒 1～2mg 肌内注射，中度中毒 2～4mg 肌内注射，重度中毒 4～6mg 肌内注射。以后视病情可重复用药。其足量的标准为：口干、皮肤干燥，分泌物消失。需同时配伍氯解磷定治疗。

（3）山莨菪碱：作用于毒蕈碱胆碱受体的抗胆碱药，有明显外周抗胆碱作用，作用与阿托品相似或稍弱，能松弛平滑肌，解除微血管痉挛，故有解痉止痛和改善微循环作用。其扩瞳和抑制腺体分泌的作用是阿托品的 1/20～1/10。因不能通过血脑屏障，故中枢作用较弱。与阿托品相比，具有选择性较高、毒不良反应较低的优点。

（4）东莨菪碱：从洋金花中提取出的生物碱，与阿托品同为毒蕈碱胆碱受体阻断药，但对解除有机磷对中枢神经系统的作用、扩瞳、调节麻痹及抑制腺体分泌等作用较为明显，而对心血管作用较弱，其不仅可以对抗毒蕈碱样症状，还有较好的呼吸中枢兴奋作用，所以能防治有机磷中毒引起的中枢型和外周型呼吸衰竭。但目前就东莨菪碱治疗有机磷中毒呼吸衰竭的“莨菪化”指征尚无统一认识，经验较少，尚有待进一步积累临床经验。

3. 复方解毒剂　主要是解磷注射液，也称碘解磷定，是由抗胆碱药苯那辛和胆碱酯酶复能剂氯磷定等组成的复方制剂，具有起效迅速、控制症状全面、疗程较短、使用方便、效果好等特点。本品能减少阿托品的用量，对轻、中度中毒可以不使用阿托品，以防止阿托品中毒的可能性。起效快，作用时间长，具体用量为：轻度中毒首剂量 1.0～2.0ml 肌内注射，必要时重复 1.0～2.0ml 肌内注射。中度中毒首剂量 2.0～4.0ml 肌内注射，必要时重复 1.0～2.0ml 肌内注射。重度中毒首剂量 4.0～6.0ml 肌内注射，必要时重复 2.0～3.0ml 肌内注射。需要注意的是，解磷注射液中氯解磷定含量相对不足，需要另外补充氯解磷定。

4. 营养神经药物　如神经生长因子、大剂量 B 族维生素、三磷酸腺苷、谷氨酸、地巴唑、加兰他敏、胞磷胆碱等。

5. 改善微循环药物　如丁咯地尔，为肾上腺素 α 受体阻断剂，通过阻断血管 α 受体，松弛血管平滑肌，扩张血管，增加末梢血管和缺氧组织的血流量，还可抑制血小板聚集，降低血液黏度，改善血液流动性，增强红细胞变形能力，适用于周围血管疾病。又如桂哌齐特，为钙离子通道阻滞剂，通过阻止 Ca^{2+} 跨膜进入血管平滑肌细胞，使血管平滑肌松弛，脑血管、冠状血管和外周血管扩张，增加血流量。此外，尚可提高红细胞的柔韧性、变形性及通过毛细血管的能力，降低血液的黏性，改善微循环；提高脑血流量，改善细胞营养、能量代谢及抗缺血缺氧能力，保护脑细胞功能，临床上主要应用于各类血管疾病的治疗。此外，尚有复方丹参、川芎嗪等。

（二）药学提示

1. 胆碱酯酶复能剂　常见不良反应为：一过性眩晕、口苦、咽干、恶心、呕吐、视物模糊、颜面潮红、血压升高、全身麻木和灼热感等，用量过大或注射速度过快时还可引起癫痫样发作、呼吸抑制、心律失常、中毒性肝病及胆碱酯酶抑制加重。

2. 阿托品　使用过量可出现发热、瞳孔明显扩大、神志模糊、烦躁不安、惊厥、昏迷和尿潴留等，应立即停用；血液净化也有助阿托品过量的治疗；必要时酌情给予毛果芸香碱对抗。心动过速、心律失常及高热患者，应慎用阿托品。

（三）注意事项

1. 胆碱酯酶复能剂对不同有机磷杀虫药疗效不同，其也不能复活已老化的胆碱酯酶。此外，肾功能不良者慎用；吩噻嗪类药物有抗胆碱酯酶活性，禁止与本品合用。

2. 青光眼及前列腺增生者禁用阿托品；青光眼患者还禁用盐酸戊乙奎醚。

六、急性有机磷杀虫剂中毒护理规范

1. 密切观察生命体征，严密监测患者的意识、瞳孔、尿量、呼吸情况，及时发现病情变化。

2. 彻底清洗毛发、皮肤、指甲，用清水和温肥皂水进行彻底清洗。

3. 指导患者及家属正确的疾病观，合理饮食、睡眠；勤翻身拍背，避免痰液蓄积形成坠积性肺炎；注意观察有无压疮形成，若有则加强压疮护理。

4. 准确记录阿托品用量、间隔给药时间及用药途径，严密观察阿托品化指征，正确判断阿托品中毒指征；一旦出现阿托品中毒表现，应及时停用阿托品，并作相应处理。

5. 加强心理护理，采取相应心理疏导，消除患者不良情绪。

七、职业性急性有机磷杀虫剂中毒营养治疗规范

1. 及时营养支持，应适当补充氨基酸和脂肪乳，补充碳水化合物不宜过多。

2. 患者可以进食后，应鼓励患者多食营养丰富的食物，食物应富含高能量、高维生素，初为流质饮食，而后逐渐转为半流质、正常饮食；饮食量也逐渐由少到多，并避免油炸、辛辣等刺激性食物。

八、职业性急性有机磷杀虫剂中毒患者健康宣教

1. 加强农药管理，做到有固定的地点存放农药，并加锁，由专人保管。

2. 普及有机磷农药危害及中毒的基本常识，包括有机磷农药中毒预防及中毒后自我现场应急救援措施、日常工作中现场职业病卫生管理等。

3. 妥善保管农药器械，固定地点保存，施药前注意个人防护。

4. 有机磷接触者全血胆碱酯酶活性在60%以下时，宜脱离有机磷接触。

5. 自杀致中毒者，救治成功后应加强心理疏导。

九、推荐表单

（一）医师表单

急性有机磷杀虫剂中毒临床路径医师表单

适用对象：第一诊断为急性有机磷杀虫剂中毒（ICD-10：T60.001）（无并发症患者）

患者姓名：	性别：　年龄：　住院号：	门诊号：
住院日期：　年　月　日	出院日期：　年　月　日	标准住院日：7~28 天

时间	住院第 1 天	住院第 2 天	住院第 3 天
主要诊疗工作	□ 询问病史及体格检查，完成病历书写 □ 病情程度及并发症评估，向患方交代病情 □ 完善相关化验等检查 □ 上级医师查房 □ 制订初步治疗方案 □ 评估急查辅助检查结果 □ 观察病情，随时评估，随时调整治疗方案 □ 观察阿托品化指征 □ 观察药物不良反应，避免用药不足或过量 □ 需行机械通气和血液净化治疗者，向患方交代病情，并签署治疗同意书 □ 住院医师书写病程记录	□ 进一步完善相关检查和化验 □ 评估辅助检查结果 □ 上级医师查房 □ 明确下一步诊疗计划 □ 完成上级医师查房记录 □ 观察阿托品化指征 □ 观察药物不良反应，避免用药不足或过量 □ 病情评估 □ 并发症评估 □ 住院医师书写病程记录	□ 上级医师查房 □ 完成三级查房记录 □ 观察阿托品化指征 □ 观察药物不良反应，避免用药不足或过量 □ 病情评估 □ 并发症评估 □ 住院医师书写病程记录
重点医嘱	**长期医嘱：** □ 内科护理常规 □ 特级/一/二级护理，根据病情 □ 禁食/流质/半流质饮食（根据情况） □ 病危（根据情况） □ 签署抢救同意书 □ 吸氧（根据情况） □ 心电监测、血氧饱和度监测（必要时） □ 阿托品或盐酸戊乙奎醚：根据情况选定剂量、频次（参见给药方案），尽快达阿托品化 □ 胆碱酯酶复能剂（氯解磷定，根据情况选定剂量、频次）（参见给药方案） □ 对症治疗 □ 机械通气（必要时）	**长期医嘱：** □ 内科护理常规 □ 特级/一/二级护理，根据病情 □ 禁食/流质/半流质饮食（根据情况） □ 病危（根据情况） □ 吸氧（根据情况） □ 心电监测、血氧饱和度监测（必要时） □ 阿托品或盐酸戊乙奎醚：根据情况选定剂量、频次，达阿托品化维持 □ 胆碱酯酶复能剂（氯解磷定，根据情况选定剂量、频次） □ 对症治疗 □ 机械通气（必要时）	**长期医嘱：** □ 内科护理常规 □ 特级/一/二级护理，根据病情 □ 禁食/流质/半流质饮食（根据情况） □ 病危（根据情况） □ 吸氧（根据情况） □ 心电监测、血氧饱和度监测（必要时） □ 阿托品或盐酸戊乙奎醚（根据情况选定剂量、频次），维持阿托品化 □ 胆碱酯酶复能剂（氯解磷定，根据情况选定剂量、频次） □ 对症治疗

续 表

时间	住院第 1 天	住院第 2 天	住院第 3 天
重点医嘱	**临时医嘱：** □ 大/中/小抢救（根据情况） □ 清洗皮肤、毛发、指甲（根据污染情况） □ 消化道中毒给予催吐/洗胃/导泻（根据情况） □ 活性炭水灌胃 □ 吸痰、清除分泌物 □ 阿托品或盐酸戊乙奎醚注射液静脉推注 □ 血液灌流（必要时） □ 地西泮 10mg 肌内注射（必要时） □ 血常规、尿常规、便常规+隐血 □ 全血或红细胞胆碱酯酶测定 □ 有机磷生物样品毒检（必要时） □ 心肌酶谱、肝功能、肾功能、电解质、肌钙蛋白、淀粉酶、血气分析（根据情况）、凝血功能、 □ 痰培养+药敏试验（必要时） □ 其他临时治疗	**临时医嘱：** □ 大/中/小抢救（根据情况） □ 吸痰（根据情况） □ 血液灌流（必要时） □ 其他临时治疗 □ 全血或红细胞胆碱酯酶测定（根据情况） □ 心肌酶谱、肝功能、肾功能、电解质、肌钙蛋白、淀粉酶、血气分析（根据情况）	**临时医嘱：** □ 大/中/小抢救（根据情况） □ 吸痰（根据情况） □ 血液灌流（必要时） □ 其他临时治疗 □ 全血或红细胞胆碱酯酶测定（根据情况） □ 心肌酶谱、肝功能、肾功能、电解质、肌钙蛋白、淀粉酶、血气分析（根据情况） □ X 线胸片、心电图（病情平稳时）
病情变异记录	□ 无 □ 有，原因： 1. 2.	□ 无 □ 有，原因： 1. 2.	□ 无 □ 有，原因： 1. 2.
医师签名			

时间	住院第4~7天	住院第8~28天 （含出院日）
主要诊疗工作	□ 上级医师查房 □ 完成查房记录 □ 动态观察评估病情，调整治疗方案，避免病情反复 □ 根据病情，特效解毒药物逐渐减量或停药 □ 并发症评估，及时处理 □ 针对中间期肌无力综合征、迟发性周围神经病变的治疗 □ 住院医师书写病程记录	□ 评估病情及疗效，及时调整治疗方案 □ 特效解毒药物逐渐减量至停药。停药观察，至少48小时，病情无反复 □ 并发症评估 □ 针对中间期肌无力综合征、迟发性周围神经病变的治疗 □ 上级医师查房，确定是否出院 □ 对患者进行职业健康与中毒防治知识宣教 □ 通知患者及家属准备出院 □ 办理出院事宜 □ 向患者及家属交代出院后注意事项，预约复诊时间 □ 如果患者不能出院，在病程记录中说明原因和继续治疗的方案 □ 完成出院小结及出院记录
重点医嘱	**长期医嘱：** □ 内科护理常规 □ 特级/一/二级护理（根据病情） □ 流质/半流质饮食 □ 病危/病重（根据情况） □ 吸氧（根据情况） □ 心电监测、血氧饱和度监测（必要时） □ 阿托品或盐酸戊乙奎醚（根据情况维持、减量或停药） □ 胆碱酯酶复能剂（根据情况维持、减量或停药） □ 对症治疗 □ 针对中间期肌无力综合征的治疗（必要时） □ 针对迟发性周围神经病变治疗（必要时）（参见给药方案） **临时医嘱：** □ 大/中/小抢救（根据情况） □ 吸痰（根据情况） □ 其他临时治疗 □ 全血或红细胞胆碱酯酶测定（根据情况） □ 心肌酶谱、肝功能、肾功能、电解质、肌钙蛋白、淀粉酶、血气分析（根据情况） □ X线胸片、肺部CT、心电图、腹部超声（必要时）	**长期医嘱：** □ 内科护理常规 □ 一/二/三级护理（根据病情） □ 半流质或软食 □ 病危/病重（根据情况） □ 吸氧（根据情况） □ 心电监测、血氧饱和度监测（必要时） □ 阿托品或盐酸戊乙奎醚（根据情况减量或停药） □ 胆碱酯酶复能剂（根据情况减量或停药） □ 对症治疗 □ 针对中间期肌无力综合征的治疗（必要时） □ 针对迟发性周围神经病变治疗（必要时）（参见给药方案） **临时医嘱：** □ 大/中/小抢救（根据情况） □ 吸痰（根据情况） □ 其他临时治疗 □ 全血或红细胞胆碱酯酶测定（根据情况） □ 心肌酶谱、肝功能、肾功能、电解质、肌钙蛋白、淀粉酶、血气分析（根据情况） □ X线胸片、肺部CT、心电图、腹部超声（必要时） □ 出院带药（主要针对迟发性周围神经病变康复治疗及脏器损伤康复治疗） □ 门诊随诊
病情变异记录	□ 无 □ 有，原因： 1. 2.	□ 无 □ 有，原因： 1. 2.
医师签名		

（二）护士表单

急性有机磷杀虫剂中毒临床路径护士表单

适用对象：第一诊断为急性有机磷杀虫剂中毒（ICD-10：T60.001）（无并发症患者）

患者姓名：	性别： 年龄： 住院号：		门诊号：
住院日期： 年 月 日	出院日期： 年 月 日		标准住院日：7~28 天

时间	住院第 1 天	住院第 2 天	住院第 3 天
健康宣教	□ 入院宣教 □ 介绍主管医师、护士 □ 介绍环境、设施 □ 介绍住院注意事项 □ 介绍探视和陪伴制度 □ 介绍贵重物品管理制度 □ 药物宣教 □ 宣教阿托品化指征 □ 宣教阿托品不良反应及中毒的表现 □ 应用血液净化疗法前宣教 □ 宣教血液灌流等疗法，与患者沟通，消除患者紧张情绪 □ 告知血液灌流治疗前准备及检查中可能出现的情况及应对方式 □ 告知检查后注意事项 □ 应用人工气道及机械辅助通气治疗前宣教 □ 宣教该疗法及应用意义 □ 告知气管插管或切开、呼吸机治疗中可能出现的情况及应对方式	□ 药物宣教 □ 应用人工气道及机械辅助通气治疗前宣教 □ 宣教该疗法及应用意义 □ 告知气管插管或切开、呼吸机治疗中可能出现的情况及应对方式 □ 给予患者及家属心理支持 □ 再次明确探视陪伴须知	□ 应用人工气道及机械辅助通气治疗前宣教 □ 宣教该疗法及应用意义 □ 告知气管插管或切开、呼吸机治疗中可能出现的情况及应对方式 □ 给予患者及家属心理支持
护理处置	□ 核对患者信息，佩戴腕带 □ 协助医师完成皮肤、眼睛等洗消 □ 洗胃、催吐、导泻，保留胃管，通过胃管灌服活性炭水 □ 建立静脉通道，遵医嘱给药、补液 □ 协助医师完成血液灌流、机械通气治疗 □ 协助患者留取各种标本	□ 遵医嘱给药、补液 □ 协助医师完成血液灌流、机械通气等治疗 □ 协助患者留取各种标本	□ 遵医嘱给药、补液 □ 协助医师完成血液灌流、机械通气等治疗 □ 协助患者留取各种标本
基础护理	□ 内科护理常规 □ 特级/一/二级护理（根据病情） □ 晨晚间护理 □ 排泄管理 □ 患者安全管理	□ 内科护理常规 □ 特级/一/二级护理（根据病情） □ 晨晚间护理 □ 排泄管理 □ 患者安全管理	□ 内科护理常规 □ 一/二/三级护理（根据病情） □ 晨晚间护理 □ 排泄管理 □ 患者安全管理

续　表

时间	住院第 1 天	住院第 2 天	住院第 3 天
专科护理	□ 入院评估 □ 监测生命体征 □ 护理查体 □ 观察病情、疗效及药物不良反应 □ 瞳孔大小观察 □ 体温及出汗情况观察 □ 呼吸情况观察 □ 排尿情况观察 □ 抬头及耸肩肌力观察 □ 需要时，填写压疮防范表 □ 需要时，请家属陪护 □ 根据饮食种类，协助饮食 □ 心理护理	□ 遵医嘱给药、补液 □ 护理查体 □ 病情观察 □ 瞳孔大小观察 □ 体温及出汗情况观察 □ 呼吸情况观察 □ 排尿情况观察 □ 抬头及耸肩肌力观察 □ 需要时，填写压疮防范表 □ 需要时，请家属陪护 □ 协助饮食 □ 心理护理	□ 遵医嘱给药、补液 □ 护理查体 □ 病情观察 □ 瞳孔大小观察 □ 体温及出汗情况观察 □ 呼吸情况观察 □ 排尿情况观察 □ 抬头及耸肩肌力观察 □ 需要时，填写压疮防范表 □ 需要时，请家属陪护 □ 协助饮食 □ 心理护理
重点医嘱	□ 详见医嘱执行单	□ 详见医嘱执行单	□ 详见医嘱执行单
病情变异记录	□ 无　□ 有，原因： 1. 2.	□ 无　□ 有，原因： 1. 2.	□ 无　□ 有，原因： 1. 2.
护士签名			

时间	住院第 4~7 天	住院第 8~28 天 （含出院日）
健康宣教	□ 药物宣教 □ 饮食、活动指导 □ 并发症宣教，指导患方协助早期发现 □ 迟发性周围神经病变康复宣教，指导运动功能康复	□ 药物宣教 □ 饮食、活动指导 □ 并发症宣教，指导患方协助早期发现 □ 迟发性周围神经病变康复宣教，指导运动功能康复 □ 出院宣教 □ 出院带药服药方法、注意事项 □ 复查时间 □ 指导办理出院手续
护理处置	□ 遵医嘱给药、补液 □ 遵医嘱完成相关检查	□ 遵医嘱给药、补液 □ 遵医嘱完成相关检查 □ 办理出院手续
基础护理	□ 特级/一/二级护理（根据病情） □ 晨晚间护理 □ 排泄管理 □ 患者安全管理	□ 一/二/三级护理（根据病情） □ 晨晚间护理 □ 排泄管理 □ 患者安全管理
专科护理	□ 护理查体 □ 病情观察 □ 瞳孔大小观察 □ 体温及出汗情况观察 □ 呼吸情况观察 □ 排尿情况观察 □ 抬头及耸肩肌力观察 □ 四肢肌力观察 □ 需要时，填写压疮防范表 □ 需要时，请家属陪护 □ 协助饮食 □ 心理护理	□ 护理查体 □ 病情观察 □ 瞳孔大小观察 □ 体温及出汗情况观察 □ 呼吸情况观察 □ 排尿情况观察 □ 抬头及耸肩肌力观察 □ 四肢肌力观察 □ 需要时，填写压疮防范表 □ 需要时，请家属陪护 □ 协助饮食 □ 心理护理
重点医嘱	□ 详见医嘱执行单	□ 详见医嘱执行单
病情变异记录	□ 无 □ 有，原因： 1. 2.	□ 无 □ 有，原因： 1. 2.
护士签名		

（三）患者表单

急性有机磷杀虫剂中毒临床路径患者表单

适用对象：第一诊断为急性有机磷杀虫剂中毒（ICD-10：T60.001）（无并发症患者）

患者姓名：	性别：　年龄：　住院号：	门诊号：
住院日期：　年　月　日	出院日期：　年　月　日	标准住院日：7~21 天

时间	入院	急性胆碱能危象期	发生中间期肌无力综合征
医患配合	□ 配合询问病史、收集资料，请务必详细告知有机磷接触史、既往史、用药史、过敏史等（昏迷患者由知情者协助） □ 配合进行体格检查 □ 配合皮肤、眼睛等洗消 □ 配合催吐、洗胃、导泻等 □ 有任何不适请告知医师	□ 配合完成各项检查化验：如采血、留尿、心电图、床旁 X 线胸片等 □ 配合各项治疗：血液灌流、机械通气等 □ 医师介绍病情及特殊治疗前谈话，配合签字（家属） □ 配合医师观察病情和疗效评估	□ 配合完善相关检查 □ 配合人工气道和呼吸机治疗 □ 医师介绍病情及特殊治疗前谈话，配合签字（家属） □ 配合医师观察病情和疗效评估
护患配合	□ 配合完成基础护理、专科护理和护理处置 □ 配合监测生命指征 □ 配合完成入院护理评估（简单询问病史、过敏史、用药史）（昏迷患者由知情者协助） □ 接受入院宣教（环境介绍、病室规定、订餐制度、贵重物品保管等） □ 配合执行探视和陪伴制度 □ 有任何不适请告知护士	□ 配合完成基础护理、专科护理和护理处置 □ 配合监测生命指征 □ 配合护理病情和疗效评估 □ 接受宣教 □ 配合执行探视和陪伴制度 □ 有任何不适请告知护士	□ 配合完成基础护理、专科护理和护理处置 □ 配合监测生命指征 □ 配合护理病情和疗效评估 □ 接受宣教 □ 配合执行探视和陪伴制度 □ 有任何不适请告知护士
饮食	□ 遵医嘱饮食 □ 昏迷患者需插胃管进食、水	□ 遵医嘱饮食 □ 昏迷患者需插胃管进食、水	□ 遵医嘱饮食 □ 昏迷患者需插胃管进食、水
排泄	□ 正常排尿便 □ 昏迷患者、有尿潴留者插尿管导尿	□ 昏迷患者、有尿潴留者插尿管导尿	□ 昏迷患者、有尿潴留者插尿管导尿
活动	□ 安静，卧床休息	□ 安静，卧床休息	□ 安静，卧床休息

时间	发生迟发性周围神经病变	出院
医患配合	□ 配合完善相关检查 □ 配合治疗 □ 配合医师观察病情和疗效评估 □ 医师介绍病情，配合签字（患者或家属）	□ 配合完善相关检查 □ 配合治疗 □ 配合医师观察病情和疗效评估 □ 接受出院前指导 □ 指导出院带药的用法、复查程序 □ 获取出院诊断书
护患配合	□ 配合完成基础护理、专科护理和护理处置 □ 配合监测生命指征 □ 配合护理病情和疗效评估 □ 每日询问大小便情况 □ 接受宣教 □ 配合执行探视和陪伴制度 □ 有任何不适请告知护士	□ 接受出院宣教 □ 办理出院手续 □ 获取出院带药 □ 指导药物服用方法、作用、注意事项 □ 指导复印病历程序
饮食	□ 遵医嘱饮食	□ 遵医嘱饮食
排泄	□ 正常排尿便	□ 正常排尿便
活动	□ 适度活动，肢体运动功能锻炼	□ 适度活动，发生迟发性周围神经病变者应进行肢体运动功能康复锻炼

第五章

慢性镉中毒临床路径释义

【医疗质量控制指标】（专家建议）

指标一、诊断需依据现行《职业性镉中毒的诊断》（GBZ 17）。

指标二、尿中镉、β_2 微球蛋白和尿视黄醇结合蛋白的测定易受尿液稀释度影响，故均需用尿肌酐校正。对肌酐浓度小于 0.3g/L 或大于 3.0g/L 的尿样应重新留尿检测，并注意排除饮水、发热、运动、肾功能损害等影响因素。

指标三、确诊病例应调离镉及其他有害作业。

指标四、无特殊解毒剂，主要根据肾功能改变情况给予相应对症支持处理。

指标五、整个病程进展缓慢，尤其是肾小管功能障碍，住院目的并非治疗，而在于全身状况复查，以更准确评估患者健康状况，更精准地指导患者的对症支持治疗，故复查完毕即可出院，而并非等待肾小管功能康复才能出院。

一、慢性镉中毒编码

1. 原编码

疾病名称及编码：职业性镉中毒（ICD-10：T56.301）

2. 修改编码

疾病名称及编码：职业性轻度镉中毒（ICD-10：T56.3 X49）

二、临床路径检索方法

T56.3 伴 X49

三、国家医疗保障疾病诊断相关分组（CHS-DRG）

MDC 编码：MDCV（创伤、中毒与药物毒性反应）

ADRG 编码：VZ1（其他损伤、中毒及毒性反应疾患）

四、慢性镉中毒临床路径标准住院流程

（一）适用对象

第一诊断为慢性镉中毒（ICD-10：T56.301），其中因职业活动接触镉引起的慢性中毒被专称为“职业性慢性镉中毒”。

（二）诊断依据

根据现行《职业性镉中毒的诊断》、（GBZ 17-2015），并参考《临床职业病学》（北京大学医学出版社，2017 年，第 3 版，赵金垣主编）和《中华职业医学》（人民卫生出版社，2018，第 2 版，李德鸿、赵金垣、李涛主编）。主要依据为如下几点：

1. 具有长期（至少 1 年以上）镉或其化合物密切的职业接触史。

2. 可有头晕、乏力、嗅觉障碍、腰背肢体疼痛等一般症状，并出现明确的尿镉升高（高于 5μmol/mol 肌酐，或 5μg/g 肌酐）。

3. 至少有如下一种实验室检查结果异常：

（1）尿 β_2 微球蛋白含量 ≥9.6μmol/mol 肌酐（1000μg/g 肌酐）。

（2）尿视黄醇结合蛋白含量 ≥5.1μmol/mol 肌酐（1000μg/g 肌酐）。

4. 劳动卫生学调查证实患者的工作过程确实存在过量镉接触，且同岗位工友发生过类似疾病。

5. 应排除汞、铅和铀等其他工业毒物和药物（如庆大霉素等氨基糖苷类抗菌药物）所致肾小管功能障碍，高血压和糖尿病肾病，各种原因所致肾小管酸中毒、间质性肾炎和慢性肾衰竭，以及肝豆状核变性、特发性范科尼综合征、营养不良性骨质疏松、骨软化、多发性骨髓瘤等。

释义

■ 本路径依据现行的《职业性镉中毒的诊断》（GBZ 17-2015）并参考国内权威专业书籍。

■ 长期密切的镉或其化合物的职业接触史是诊断本病的基本条件。患者工作期间工作场所职业病危害因素检测与评价资料可作为评估接触水平的重要参考。其镉接触时间原则上不应低于1年。职业接触机会主要见于金属镉及含镉合金冶炼、焊接、镍-镉或银-镉电池制造、颜料制造、金属表层镀镉、操作核反应堆的镉棒或覆盖镉的石墨棒作为中子吸收剂等过程。

■ 尿镉和尿微球蛋白水平是中毒诊断的重要依据：

1. 尿镉排出量与体内镉负荷量、肾皮质镉含量相关，且可提示肾功能异常的可能性，是慢性镉中毒的重要诊断指标；职业性镉接触工人尿镉达5~10μmol/mol 肌酐（5~10μg/g 肌酐）时，肾小管功能异常的罹患率可达5%~10%。

2. 尿中微球蛋白（如 $β_2$ 微球蛋白、视黄醇结合蛋白）增加是肾小管损伤的早期指标，也是诊断慢性镉中毒的重要依据。镉引起的肾功能异常虽可进展，但十分缓慢，严重肾功能衰竭极为罕见。

■ 诊断：根据一年以上接触镉及其化合物的职业史，出现以尿镉增高和肾脏损害为主的临床表现，参考实验室检测结果，结合现场职业卫生学调查，进行综合分析，排除其他原因引起的肾脏损害后，方可诊断。

■ 门诊或职业体检中如怀疑某些镉作业工人有慢性镉中毒可能，可作为“疑似职业病”安排门诊或住院，作进一步检查确诊；如各项检查指标未能达到“中毒”标准，则可排除职业性镉中毒，列为“镉接触观察对象”，作为今后关注重点。

（三）治疗方案的选择

根据现行国家标准《职业性镉中毒的诊断》（GBZ 17-2015）、《中华职业医学》（人民卫生出版社，2018）和《临床职业病学》（北京大学医学出版社，2017）治疗原则如下：

1. 积极医学干预。
2. 对症支持治疗。

释义

■ 本病确诊后除应调离镉接触作业外，还应脱离其他有害作业；轻度中毒患者可从事一般轻工作。

■ 目前尚无可靠药物可以有效驱排储存于肾脏的镉，故一般不主张驱镉治疗。氨羧类及巯基类络合剂驱排肾镉作用并不显著，且存在引起镉在体内重新分布而致肾镉蓄积量增加的风险，不宜使用；二硫代氨基甲酸酯衍生物虽经实验证实可以驱排肾镉，不良反应也较小，但尚未用于临床。

■ 治疗原则目前仍以对症支持为主，强调中西医结合治疗，包括药物治疗、中医外治、针刺、灸法及物理治疗等。

（四）标准住院日

7~30 天。

释义

■ 职业性慢性镉中毒患者入院后，即可进行尿镉及肾功能等检查，以评估体内镉负荷水平、靶器官受损情况及有无基础疾病等。而后可开始各种治疗，并观察临床症状及肾脏功能缓解情况、尿镉排泄变化以及有无不良反应等。总住院时间不超过 30 天符合本路径要求。

■ 较重镉中毒患者可出现明显低分子蛋白尿，甚或发生骨质疏松疼痛、慢性肾功能障碍等，但其进展甚慢，预后一般较好。但无论何种病情，需否转入其他专科处理，均非短期住院所能解决，皆属长期门诊治疗疾病。因此，这些临床症状不应成为延迟出院的理由；对于极少数病情严重、生活难以自理的患者，出院后，用人单位可安排专人照料，或转入疗养院继续康复治疗。

（五）进入路径标准

1. 第一诊断必须符合 ICD-10：T56.301 职业性慢性镉中毒疾病编码，及现行《职业性镉中毒诊断标准》（GBZ 17-2015）。
2. 作为“疑似职业病”被安排至门诊或住院作进一步检查确诊的镉的职业性密切接触者，如果经过检查，各项指标仍未达到“中毒”标准，则可排除“职业性慢性镉中毒”，更无进入本临床路径进一步诊治处理的必要。
3. 当患者同时存在其他疾病（合并症），但不需要其他专科特殊治疗处理，也不影响第一诊断的临床路径流程实施时，可以进入本路径。
4. 患者因合并症或并发症较为严重复杂，需要其他专科进行特殊处理时，可以退出本路径，转入其他专科的相应临床路径。
5. 非职业性慢性镉中毒可参照本路径执行。

释义

■ 患者进入路径的第一诊断为职业性慢性镉中毒，若其同时存在各种合并症或并发症，即便对进入本路径及嗣后的诊治处理无明显影响，但住院期间变异可能增多，也可能延长住院时间，增加费用，应充分考虑。

■ 凡第一诊断为职业性慢性镉中毒者，无论获准进入本临床路径，或转入其他专科相应临床路径，其各项住院医疗费用（包括并发症），均应按照国家职业病医保条例，由工伤保险或用人单位给予全部报销，检查期间仍享受各项劳保福利待遇。

■ 被职业病门诊或者职业性体检作为“疑似职业病”安排至门诊或住院，做进一步检查确诊的镉的密切接触者，如检查后相关指标未能达到“中毒”程度，可否定“职业性慢性镉中毒”，但其所作系统的医学观察、检查及鉴别诊断过程，仍属职业病诊断程序不可或缺的组成部分，按照国家《职业病防治法》规定，此类住院及医疗检查费用也应按照国家职业病医保条例，由工伤保险或用人单位给予全部报销，检查期间仍享受各项劳保福利待遇。

■ 虽然第一诊断为职业性慢性镉中毒者，但用于其合并症（同时伴有的基础疾病）的各种医疗费用（如药费、ICU 费、特殊护理费、手术费、特殊检查费、理疗费等），仍应按该种疾病的医疗报销规定处理，不得享受职业病待遇。

■ 非职业性慢性镉中毒患者入院治疗各项费用，须按该种普通疾病的相关规定报销，不得享受职业病有关待遇。

（六）住院期间检查项目

1. 必需检查项目：

（1）血常规+红细胞沉降率、尿常规、便常规+隐血试验。

（2）肝功能、肾功能、心肌酶、血清电解质、血糖、血尿酸、血脂。

（3）尿镉、尿视黄醇结合蛋白、尿 β_2 微球蛋白、尿肌酐。

（4）腹部 B 超、泌尿系 B 超、心电图、胸部 X 线平片、CT 及肺功能检查。

2. 特殊检查项目：

（1）24 小时尿蛋白、尿蛋白电泳分析、尿氨基酸、尿糖、尿钠、尿渗透压、肾图、血清胱抑素 C 等检查。

（2）感染性疾病筛查（乙型肝炎、丙型肝炎、梅毒、结核、艾滋病等）。

（3）甲状腺功能（血游离甲状腺素、血游离三碘甲状腺原氨酸、血促甲状腺激素等）检查等。

（4）鼻腔及嗅觉检查。

释义

■ 必需检查项目，是进入路径的患者必须完成的检查项目，大多属于常规检验项目（如三大常规、肝功能、肾功能、心电图、胸部 X 线平片、心肌酶、血糖、血电解质、凝血功能等），少数为与第一诊断疾病密切相关的检验项目（如尿镉、尿微球蛋白、尿肌酐检测，腹部和泌尿系 B 超等）。目的在于了解患者的基本健康状况、主要器官的功能状态、第一诊断疾病的严重程度等，并为疾病诊断和鉴别诊断提供初步客观数据，以帮助更好评估病情、指导合理用药，并估计大致住院时间、医疗费用及疾病预后等。

■ 特殊检查项目，主要为更深入地掌握病情（如感染性疾病筛查、甲状腺功能检查等），评估第一诊断疾病的病情进展、主要靶器官损伤严重程度及其并发症情况（如肾图、24 小时尿蛋白检测、泌尿系 B 超、尿氨基酸、尿糖、尿钠、尿渗透压等检查）、对机体其他器官和功能的影响程度（鼻腔及嗅觉检查、胸部 X 线检查等）开展的检查项目，以帮助对总体病情更深入、细致的了解和掌控，更科学地指导用药、更早期地实施干预、更精确地判断预后。

■ 尿 β_2 微球蛋白、尿视黄醇结合蛋白检查对肾小管损伤具有灵敏度和特异度较高的特点，但应注意当膀胱中尿 pH < 5.5 时会发生降解，产生假阴性。

尿中镉、β_2 微球蛋白和视黄醇结合蛋白的测定均易受尿液稀释度影响，故上述被测物的浓度均需用尿肌酐校正。GBZ 17-2015 规定，当肌酐浓度小于 0.3g/L 或大于 3.0g/L 的尿样应重新留尿检测，并注意排查相关影响因素。

■ 其他。如胸部 X 线平片、肺功能有助于及时发现肺纤维化、肺气肿、通气功能障碍等；嗅觉功能检测、前鼻镜检查可发现有无嗅觉障碍、鼻黏膜萎缩。

■ 此外，尚有尿蛋白电泳分析（尿蛋白阳性者可选做）、尿微量白蛋白、血清胱抑素 C（怀疑肾小球功能障碍者可选做，尤其是病程较长或尿镉≥20μmol/mol 肌酐者），以及骨密度、尿钙检测（怀疑骨质疏松者可选做），血清 β_2 微球蛋白（尿 β_2 微球蛋白≥9.6μmol/mol 肌酐者加做，因 IgA 肾病、恶性肿瘤、炎性疾病如肝炎/类风湿关节炎等可致 β_2 微球蛋白生成增多，若超出肾小管重吸收阈值，亦可出现尿 β_2 微球蛋白明显增多；只有血 β_2 微球蛋白< 5mg/L 时，尿 β_2 微球蛋白升高才反映肾小管损伤等。

（七）治疗方案与药物选择

1. 积极医学干预：主要包括调离接触镉及其他有害物质的作业、戒烟、戒酒，适当运动、培养饮茶习惯，以及适当补充蛋白质、含锌制剂、维生素 D 和钙质等。
2. 对症支持治疗，主要是保护肝、肾功能，维护血糖、血压、血脂、血尿酸等正常；慎用具有肝、肾毒性的药物；追踪骨痛、骨质疏松等表现，并给相应处理；中西医结合治疗改善肾小管功能；定期复查等。

释义

■ 除尽快终止镉接触外，还应积极调整生活方式，如戒烟、戒酒，经常运动、养成饮茶习惯、尽量避免感染等，且应注意合理调整饮食结构，增加营养，适当补充蛋白质、含锌制剂、维生素 D 和钙，避免使用肾毒性药物及易于诱发肾功能损害的药物（如氨基糖苷类抗菌药物、磺胺类、非甾体类抗炎药、含马兜铃酸类草药等）。

■ 迄今慢性镉中毒仍无特效药物，故仅能以对症支持治疗为主，并努力探索中西医结合治疗办法，重点在于改善肾脏血液循环、肾小管和肾脏总体功能，防治骨痛和骨质疏松。

（八）出院标准

1. 完成身体细致检查及对症支持治疗，全身状况稳定，除轻度尿镉、尿微球蛋白（β_2 微球蛋白、视黄醇结合蛋白等）增高外，各器官系统功能正常。
2. 完成身体复查及对症支持治疗，全身状况稳定，与上次住院检查比较，无明显变化，除轻度尿镉、尿微球蛋白（β_2 微球蛋白、视黄醇结合蛋白等）增高外，各器官系统功能正常。
3. 因发现新的症状、体征，住院进一步诊治后已明确具体情况，给予初步治疗处理，并提供进一步诊治意见，安排门诊或康复治疗。

4. 没有需要住院处理的合并症或并发症。

释义

■ 患者出院前应完成所有必需检查项目，接受适当的治疗安排，按要求留取生物样本；尿镉、尿 $β_2$ 微球蛋白或尿视黄醇结合蛋白检查结果稳定或好转，无明显药物相关不良反应。

■ 已经确诊的重度中毒患者，如因严重并发症生活无法自理，出院后应由用人单位派遣人员照顾，或安排入住疗养院继续康复治疗。

（九）变异及原因分析

1. 检查治疗过程中出现药物过敏反应或其他不良反应，或发现新的合并症，无法按时完成预定的诊治项目。

2. 患者因自身原因或用人单位干扰，无法按时完成路径规定的检查治疗。

3. 尿液留取不符合检测要求，或相关检查结果出现特殊异常，需要多次复查。

释义

■ 因客观原因贻误检查治疗，或因并发症、合并症，甚或未知的其他特殊情况影响正常检查治疗工作；此种情况下要否终止本路径流程，或转入其他专科处理，需根据本科及医院情况决定；但无论继续留在本路径治疗处理，还是转入其他专科诊治，上述情况均可能导致住院时间均延长，医疗费用增加等，医师需在表单中说明。

■ 患者自身拒绝或用人单位干扰实施临床路径（无论是本临床路径还是其他临床路径）进程，也均可能出现病情变化、住院时间均延长、医疗费用增加等情况，医师也需在表单中说明。

五、慢性镉中毒临床路径给药方案

（一）用药选择

1. 微量元素，主要为硒、锌、钙制剂，如硒酵母片、葡萄糖酸锌、钙片等。

2. 抗氧化剂，如维生素 C 和维生素 E，还原型谷胱甘肽、银杏叶片、β-胡萝卜素、洋参、辅酶 Q10 等。

3. 活血化瘀类药物，如三七制剂、丹参制剂、疏血通注射液、参芎注射液等中药，可通过抗氧化、改善肾脏血液循环、形成镉-金属硫蛋白复合物以及促进镉的排泄等途径预防和减轻镉的毒性作用。

4. 防治骨质疏松治疗，如维生素 D、钙剂、活络油、万花油、正红花油、骨通贴膏、云南白药等；还可辅助中医外治（中药封包、中药熏洗等）、针刺、穴灸及物理治疗等。

（二）药学提示及注意事项

1. 硒酵母片，用药相对安全：硒是人体必需的微量元素，适量摄入硒能够提高体内硒水平，使体内谷胱甘肽过氧化物酶活性增加，谷胱甘肽过氧化物酶在体内有保护细胞膜完整性、消除自由基、增强体内免疫功能等作用。

2. 锌剂，超量服用可导致中毒，表现为急性胃肠炎、恶心、呕吐、腹痛、腹泻，偶见严重者有胃肠道出血，为胃液中盐酸与锌剂生成有腐蚀作用的氯化锌引起；曾有引起肠穿孔的报道。

硒、锌制剂宜餐后服用以减少胃肠道刺激，不与其他药物同时使用；硒酵母片嚼碎后服用。

3. 还原型谷胱甘肽，偶见脸色苍白、血压下降、脉搏异常等类过敏症状，应立即停药；偶见皮疹等过敏反应，应停药；偶有食欲缺乏、恶心、呕吐、胃痛等胃肠道症状，停药后消失，唯注射局部轻度疼痛。此外，还原型谷胱甘肽不得与维生素 B_{12}、甲萘醌、泛酸钙、乳清酸、抗组胺制剂、磺胺药及四环素等混合使用。

4. 使用中草药类制剂时，要注意询问患者是否为过敏体质，使用过程中也要谨慎，注意防范，确保临床用药安全。

六、慢性镉中毒护理规范

1. 指导患者正确留取尿样标本，详细告知尿镉、尿视黄醇结合蛋白、尿 β_2 微球蛋白、尿肌酐检测样本留取方法和注意事项。

2. 观察患者有无头晕、乏力、嗅觉障碍、腰背及肢体痛等症状。

3. 观察药物疗效与不良反应。

4. 加强与患者的沟通，避免不良刺激，减轻其紧张、焦虑和恐惧等不良心理反应。

七、慢性镉中毒营养治疗规范

1. 注意饮食均衡和多样化，忌辛辣。

2. 宜进食富含优质蛋白（鱼、肉、鸡、蛋、牛奶、豆浆等），富含维生素及钙、铁、锌等矿物质的饮食。

3. 戒烟、戒酒，忌浓茶、咖啡。

4. 适当增加膳食纤维的摄入，保持大便通畅，避免用力排便。

八、慢性镉中毒患者健康宣教

1. 告知患者不得再从事镉及其他有害作业。

2. 保持良好的个人卫生习惯，戒烟、戒酒。

3. 注意劳逸结合，进行适当的体育活动，保持乐观情绪，避免不良事件刺激。

4. 告知患者优质蛋白、富含维生素饮食的重要性，指导其根据病情选择合适食物，保证蛋白质、热量和维生素充足供给。

5. 坚持遵医嘱用药，掌握药物服用方法、用药过程中的注意事项。尽量避免上呼吸道及其他部位感染，避免使用肾毒性药物及易于诱发肾损害药物，如氨基糖苷类抗菌药物、磺胺类、非固醇类消炎药、含马兜铃酸类草药等。

6. 告知患者病情变化的特点，及定期复查尿镉、肾损害指标的必要性。

九、推荐表单

（一）医师表单

慢性镉中毒临床路径医师表单

适用对象：第一诊断为慢性镉中毒（ICD-10：T56.301）

患者姓名：	性别： 年龄： 住院号：	门诊号：
住院日期： 年 月 日	出院日期： 年 月 日	标准住院日：7~30 天

时间	住院第 1~3 天	住院期间
主要诊疗工作	□ 询问病史及进行体格检查，完成病历书写 □ 初步评估病情，完善必要检查 □ 根据病情对症、支持治疗 □ 上级医师查房，制订诊疗计划 □ 完成三级查房记录 □ 签署相关通知书、同意书等 □ 向患者交代病情 □ 向患者单位交代病情	□ 上级医师定期查房，完善诊疗计划 □ 评估辅助检查的结果 □ 处理基础性疾病及对症治疗 □ 住院医师书写病程记录 □ 向患方交代病情 □ 向用人单位交代病情
重点医嘱	**长期医嘱：** □ 职业病科护理常规 □ 二/三级护理（根据病情） □ 饮食 □ 既往基础用药 **临时医嘱：** □ 对症治疗 □ 血常规、尿常规、便常规+隐血 □ 肝功能、肾功能、血电解质、血糖、血尿酸、血脂 □ 感染性疾病筛查 □ 尿镉（每日 1 次，共 3 次） □ 尿视黄醇结合蛋白、尿 β_2 微球蛋白、尿肌酐（每日 1 次，共 3 次） □ 心电图、胸部 X 线平片、肺功能 □ 腹部 B 超、泌尿系统 B 超 □ 嗅觉功能检测 □ 前鼻镜检查	**长期医嘱：** □ 职业病科护理常规 □ 二/三级护理（根据病情） □ 饮食 □ 药物治疗 □ 既往基础用药 **临时医嘱：** □ 对症治疗 □ 理疗（必要时） □ 血 β_2 微球蛋白（必要时） □ 异常指标复查 □ 其他检查（酌情）：内生肌酐清除率试验、尿 α_1 微球蛋白、尿 N-乙酰-β-葡萄糖苷酶、血清胱抑素 C、骨密度测定、尿钙、尿微量白蛋白测定、24 小时尿蛋白定量、尿蛋白电泳分析 □ 药物治疗 10~14 天后复查尿镉、尿视黄醇结合蛋白、尿 β_2 微球蛋白、尿肌酐（每日1次，共 3 次） □ 进行其他相关检查
病情变异记录	□ 无 □ 有，原因： 1. 2.	□ 无 □ 有，原因： 1. 2.
医师签名		

时间	出院前 1~3 天	住院第 21~30 天 （出院日）
主要诊疗工作	□ 上级医师查房 □ 评估患者病情及治疗效果 □ 确定出院日期及出院后治疗方案 □ 制订出院复查、随访计划 □ 对患者进行职业健康与中毒防治知识宣教 □ 出院前 1 天开具出院医嘱 □ 住院医师书写病程记录	□ 完成常规病程记录、上级医师查房记录、病案首页及出院小结等 □ 通知出院 □ 向患者交代出院后的注意事项 □ 预约随诊日期 □ 若患者不能出院，在病程记录中说明原因和继续治疗方案
重点医嘱	**长期医嘱：** □ 职业病科护理常规 □ 二/三级护理（根据病情） □ 饮食 □ 药物治疗 □ 既往基础用药 **临时医嘱：** □ 对症处理 □ 根据需要，复查相关检查项目	**出院医嘱：** □ 出院带药 □ 门诊随诊
病情变异记录	□ 无　□ 有，原因： 1. 2.	□ 无　□ 有，原因： 1. 2.
医师签名		

（二）护士表单

慢性镉中毒临床路径护士表单

适用对象：第一诊断为慢性镉中毒（ICD-10：T56.301）

患者姓名：	性别：　　年龄：　　住院号：		门诊号：
住院日期：　　年　月　日	出院日期：　　年　月　日		标准住院日：7~30 天

时间	住院第 1~3 天	住院期间
健康宣教	□ 入院宣教 □ 介绍主管医师、护士 □ 介绍环境及设施 □ 介绍住院注意事项、管理制度 □ 介绍探视和陪护制度、作息时间要求 □ 告知检查、治疗的意义及配合要点 □ 介绍尿镉、尿视黄醇结合蛋白、尿 $β_2$ 微球蛋白、尿肌酐检测样本留取方法和注意事项 □ 饮食宣教	□ 讲解慢性镉中毒疾病相关知识 □ 告知患者脱离接触镉及其他有害作业 □ 告知患者戒烟酒，劳逸结合，适当加强营养，尽量避免上呼吸道及其他部位感染 □ 告知患者避免使用肾毒性药物及易于诱发肾损害药物，如氨基糖苷类抗菌药物、磺胺类、非固醇类消炎药、含马兜铃酸类草药等 □ 告知患者药物的作用和不良反应 □ 讲解尿镉、尿 $β_2$ 微球蛋白、尿肌酐等检查正常值和意义 □ 饮食宣教 □ 解答患者及家属希望了解的问题
护理处置	□ 核对患者信息，佩戴腕带 □ 测量体重 □ 测量生命体征 □ 入院护理评估 □ 建立入院护理病历 □ 通知膳食科新入院订餐 □ 协助患者留取各项标本 □ 协助患者完成相关检查	□ 测量生命体征 □ 协助患者完成相关检查 □ 正确留取血、尿等标本
基础护理	□ 二/三级护理 □ 卫生处置：沐浴、更换病号服、修剪指（趾）甲、洗头等 □ 晨晚间护理 □ 排泄管理 □ 患者安全管理	□ 二/三级护理 □ 晨晚间护理 □ 排泄管理 □ 患者安全管理
专科护理	□ 执行职业性慢性镉中毒护理常规 □ 护理查体，完成入院护理记录单书写 □ 留取尿镉、尿视黄醇结合蛋白、尿 $β_2$ 微球蛋白、尿肌酐样本 □ 观察患者有无头晕、乏力、嗅觉障碍、腰背及肢体痛等症状 □ 观察疗效及药物不良反应 □ 正确落实各项治疗性护理措施 □ 确定饮食种类 □ 心理护理：与患者沟通，告知情绪稳定的重要性，使其保持良好的心理状态	□ 正确落实各项治疗性护理措施 □ 观察患者有无头晕、乏力、嗅觉障碍、腰背及肢体痛等症状 □ 观察疗效及药物不良反应 □ 心理护理：及时解答患者疑问，减轻焦虑 □ 评估患者对健康教育的需求和接受能力

续 表

时间	住院第 1~3 天	住院期间
重点医嘱	□ 详见医嘱执行单	□ 详见医嘱执行单
病情变异记录	□ 无 □ 有，原因： 1. 2.	□ 无 □ 有，原因： 1. 2.
护士签名		

时间	出院前 1~3 天	住院第 21~30 天 （出院日）
健康宣教	□ 解答患者及家属希望了解的问题 □ 评估患者对职业性慢性镉中毒疾病相关知识、治疗要点和用药注意事项的掌握程度，有重点向患者补充宣教 □ 再次告知患者避免使用肾毒性药物及易于诱发肾损害药物 □ 饮食宣教	□ 出院宣教 □ 饮食宣教 □ 讲解出院带药的药物名称、用法及注意事项 □ 建议出院后调离镉及其他有害作业 □ 建议定期复查、随访，及时发现并积极治疗并发症 □ 劳逸结合，适当体育活动，提高身体抵抗力 □ 鼓励患者保持乐观、稳定的情绪，避免精神焦虑、情绪抑郁 □ 指导患者办理出院手续
护理处置	□ 测量生命体征 □ 协助患者完成相关检查 □ 正确留取血、尿等样本	□ 停止各种医嘱 □ 协助患者办理出院手续 □ 做好护理文书整理，病历归档
基础护理	□ 二/三级护理 □ 晨晚间护理 □ 患者安全管理	□ 三级护理 □ 晨晚间护理 □ 患者安全管理
专科护理	□ 正确落实各项治疗性护理措施 □ 观察一般情况及疾病临床表现 □ 心理护理：慢性镉中毒往往是慢性过程，无特效解毒剂，患者易产生焦虑心理，因此，要安慰和鼓励患者，帮助其去除不良的心理因素，保持患者情绪稳定 □ 评估患者对健康教育的需求和接受能力	□ 发放出院带药和出院小结，并叮嘱按医嘱服药 □ 评估患者对出院宣教知识掌握程度 □ 向患者送爱心联系卡，留患者联系电话，出院 2~4 周责任护士电话回访，解答患者提出的问题，进行健康指导 □ 发满意度调查表，征求患者意见
重点医嘱	□ 详见医嘱执行单	□ 详见医嘱执行单
病情变异记录	□ 无 □ 有，原因： 1. 2.	□ 无 □ 有，原因： 1. 2.
护士签名		

（三）患者表单

慢性镉中毒临床路径患者表单

适用对象：第一诊断为慢性镉中毒（ICD-10：T56.301）

患者姓名：	**性别：　年龄：　住院号：**	**门诊号：**
住院日期：　年　月　日	**出院日期：**　年　月　日	**标准住院日：7～30 天**

时间	入院第 1 天	住院期间	出院日
医患配合	□ 配合询问病史、收集资料，请务必详细告知职业史、既往史、用药史、过敏史等 □ 配合进行体格检查 □ 医师介绍病情及特殊诊疗前谈话，患方及用人单位配合签字 □ 有任何不适请告知医师	□ 配合完善相关检查、化验，如采血、留尿、心电图、胸部 X 线平片等 □ 配合医师观察病情和疗效评估 □ 接受申请职业病诊断的基本流程宣教和指引 □ 有任何不适请告知医师	□ 接受出院前指导 □ 指导复查程序 □ 获取出院小结
护患配合	□ 配合测量体温、脉搏、呼吸、血压及体重 □ 配合完成入院护理评估 □ 接受入院宣教（环境介绍、病室规定、订餐制度、贵重物品保管制度等） □ 接受相关检查宣教 □ 接受饮食指导 □ 正确留取大小便样本 □ 接受辅助检查 □ 配合执行探视和陪伴制度 □ 有任何不适请告知护士	□ 配合测量体温、脉搏、呼吸 3 次，询问大便情况 1 次 □ 接受疾病相关知识宣教 □ 接受药物知识宣教 □ 正确留取小便样本 □ 接受辅助检查 □ 配合各项治疗和护理 □ 保持情绪稳定 □ 按护士指导合理膳食 □ 配合执行探视和陪伴制度 □ 有任何不适请告知护士	□ 接受办理出院流程指引 □ 接受出院宣教：用药知识、饮食指导、运动与休息 □ 接受满意度调查 □ 办理出院手续 □ 获取出院带药和出院小结 □ 接受指导服药方法、作用、注意事项 □ 获知复印病历程序
饮食	□ 遵医嘱饮食	□ 遵医嘱饮食	□ 遵医嘱饮食
排泄	□ 正常排尿便	□ 正常排尿便	□ 正常排尿便
活动	□ 正常活动	□ 正常活动	□ 正常活动

附：原表单（2016年版）

职业性慢性镉中毒临床路径表单

适用对象：第一诊断为职业性慢性轻度镉中毒（ICD-10：T56.301）

患者姓名：	性别：　年龄：　住院号：	门诊号：
住院日期：　年　月　日	出院日期：　年　月　日	标准住院日：21~30天

时间	住院第1~3天	住院期间
主要诊疗工作	□ 询问病史及进行体格检查 □ 初步评估病情 □ 完成病历书写 □ 完善必要检查 □ 根据病情对症、支持治疗 □ 上级医师查房，制订诊疗计划 □ 签署相关通知书、同意书等	□ 上级医师定期查房，完善诊疗计划 □ 评估辅助检查的结果 □ 处理基础性疾病及对症治疗 □ 住院医师书写病程记录 □ 向患方交代病情 □ 向厂方交代病情
重点医嘱	**长期医嘱：** □ 职业病科护理常规 □ 二/三级护理（根据病情） □ 饮食 □ 既往基础用药 **临时医嘱：** □ 对症治疗 □ 血常规、尿常规、便常规+隐血 □ 肝肾功能、血清电解质、血糖、血尿酸、血脂 □ 感染性疾病筛查 □ 尿镉（qd×3次） □ 尿RBP、尿β_2MG、尿肌酐（qd×3次） □ 心电图 □ 胸部X线平片 □ 肺功能 □ 腹部B超、泌尿系B超 □ 嗅觉功能检测 □ 前鼻镜检查 □ 血β_2MG（必要时）	**长期医嘱：** □ 职业病科护理常规 □ 二/三级护理（根据病情） □ 饮食 □ 药物治疗 □ 既往基础用药 **临时医嘱：** □ 对症治疗 □ 理疗（必要时） □ 异常指标复查 □ 内生肌酐清除率试验（必要时） □ 尿NAG（必要时） □ 尿α_1-MG（必要时） □ 骨密度测定（必要时） □ 尿钙（必要时） □ 尿微量白蛋白测定（必要时） □ 24小时尿蛋白定量（必要时） □ 尿蛋白电泳分析（必要时） □ 药物治疗14天后复查尿镉、尿RBP、尿β_2MG（含尿肌酐） □ 进行其他相关检查
主要护理工作	□ 介绍病房环境、设备设施和医院制度 □ 入院护理评估 □ 告知各项检查注意事项并协助患者完成 □ 指导留尿 □ 静脉取血 □ 入院健康宣教 □ 心理护理 □ 通知主管医师，通知饭堂新患者饮食 □ 完成护理记录书写 □ 执行医嘱，用药指导	□ 观察患者一般情况及病情变化 □ 检验、检查前的宣教 □ 做好住院期间的健康宣教 □ 正确落实各项治疗性护理措施 □ 指导留尿 □ 静脉取血 □ 护理安全措施到位 □ 给予正确的饮食指导 □ 了解患者心理需求，做好心理护理

续　表

时间	住院第 1~3 天	住院期间
病情变异记录	□无　□有，原因： 1. 2.	□无　□有，原因： 1. 2.
护士签名		
医师签名		

时间	出院前 1~3 天	住院第 21~30 天 （出院日）
主要诊疗工作	□ 上级医师查房 □ 评估患者病情及治疗效果 □ 确定出院日期及出院后治疗方案 □ 出院前一天开具出院医嘱 □ 住院医师书写病程记录	□ 完成常规病程记录、上级医师查房记录、病案首页及出院小结等 □ 向患者交代出院后的注意事项，预约随诊日期
重点医嘱	**长期医嘱：** □ 职业病科护理常规 □ 二/三级护理（根据病情） □ 饮食 □ 药物治疗 □ 既往基础用药 **临时医嘱：** □ 对症处理 □ 根据需要，复查相关检查项目	**出院医嘱：** □ 出院带药 □ 门诊随诊
主要护理工作	□ 观察患者一般情况及病情变化 □ 检验、检查前的宣教 □ 出院准备指导	□ 出院注意事项（戒烟、避免肾毒性药物及易于诱发肾功损害的药物、避免感染） □ 协助患者办理出院手续 □ 出院指导
病情变异记录	□ 无 □ 有，原因： 1. 2.	□ 无 □ 有，原因： 1. 2.
护士签名		
医师签名		

第六章

职业性肺尘埃沉着病合并社区获得性肺炎临床路径释义

【医疗质量控制指标】(专家建议)

指标一、职业性肺尘埃沉着病诊断主要依靠生产性矿物性粉尘接触史、X 射线高千伏或数字化摄影后前位胸片，比对标准片，排除其他表现相似疾病。

指标二、社区获得性肺炎诊断需结合社区发病、临床表现、胸部影像学检查结果综合考虑。

指标三、重症患者应尽早给予经验性抗感染治疗。

指标四、根据病原学检查结果调整用药方案。

指标五、实施中医治疗前需进行中医辨证论治，结合实际情况选用中药方剂或中成药。

一、职业性肺尘埃沉着病合并社区获得性肺炎编码

1. 原编码

疾病名称及编码：职业性肺尘埃沉着病（肺尘埃沉着病）（ICD-10：J64. X01）
社区获得性肺炎（ICD-10：J15. 901）

2. 修改编码

疾病名称及编码：职业性肺尘埃沉着病（肺尘埃沉着病）（ICD-10：J60-J64）
职业性肺尘埃沉着病（肺尘埃沉着病）（ICD-11：CA60）

疾病名称及编码：社区获得性肺炎（ICD-10：J15. 902/J15. 903）
社区获得性肺炎（ICD-11：L1-CA4）

二、临床路径检索方法

ICD-10：（J60-J64）伴（J15. 902/J15. 903）

ICD-11：（CA60）伴（L1-CA4）

三、国家医疗保障疾病诊断相关分组（CHS-DRG）

职业性肺尘埃沉着病：MDC 编码：MDCE（呼吸系统疾病及功能障碍）
ADRC 编码：ET1（肺间质性疾患）

社区获得性肺炎：MDC 编码：MDCE（呼吸系统疾病及功能障碍）
ADRC 编码：ES2（呼吸系统感染/炎症）

四、肺尘埃沉着病合并社区获得性肺炎临床路径标准住院流程

（一）适用对象

1. 第一诊断为肺尘埃沉着病患者（ICD-10：J60-J64），（ICD-11：CA60），其中因职业活动接触矿物性粉尘引起的肺尘埃沉着病被专称为“职业性肺尘埃沉着病”。依据我国现行《职业病分类和目录（2013）》，肺尘埃沉着病包括：矽肺（硅沉着病）、煤工肺尘埃沉着病、石墨肺尘埃沉着病、炭黑肺尘埃沉着病、石棉肺（石棉沉着病）、滑石肺尘埃沉着病、水泥肺尘埃沉着病、云母肺尘埃沉着病、陶工肺尘埃沉着病、铝肺尘埃沉着病、电焊工肺尘埃沉着病、铸工肺尘埃沉着病及依据《职业性肺尘埃沉着病的诊断（GBZ 70-2015）》和《职业性肺尘埃沉着病的病理诊断（GBZ 25-2014）》可以诊断的其他肺尘埃沉着病。

2. 第二诊断为社区获得性肺炎（ICD-10：J15. 902/J15. 903），（ICD-11：L1-CA4）。依据

《肺炎诊断（WS 382-2012）》、《中国成人社区获得性肺炎诊断和治疗指南（中华医学会呼吸病学分会，2016 年）》作出的诊断。

释义

■ 本路径适用对象为已确诊为职业性肺尘埃沉着病的患者同时合并肺部感染，并经临床诊断肺部感染符合社区获得性肺炎者。

■ 职业性肺尘埃沉着病合并肺结核或慢性阻塞性肺疾病、支气管扩张者，再合并社区获得性肺炎时不宜进入本路径。职业性肺尘埃沉着病合并社区获得性肺炎诊断应排除特发性肺间质纤维化、结节病、肺部肿瘤、非感染性肺间质性疾病、肺水肿、肺不张、肺栓塞、肺嗜酸性粒细胞浸润症、肺血管炎等。有严重或进行性基础疾病、多脏器损害等合并症者是否需进入其他相应路径，应由经治医师或科室负责人根据医院和科室具体情况决定。

（二）诊断依据

1. 以现行《职业性肺尘埃沉着病的诊断（GBZ 70-2015）》及《职业性肺尘埃沉着病的病理诊断（GBZ 25-2014）》为依据，具体为：

（1）有可靠生产性粉尘职业接触史。结合工作场所职业卫生学资料和职工职业健康监护资料等。

（2）X 射线高千伏或数字摄影后前位胸片表现符合肺尘埃沉着病影像改变，对照肺尘埃沉着病诊断标准片作出肺尘埃沉着病的诊断和 X 射线分期；或因其他原因外科肺叶切除标本并符合肺尘埃沉着病理诊断标准。

（3）患者临床表现和实验室检查支持本病诊断。

（4）排除其他表现相似的肺部疾病。

释义

■ 可靠的生产性粉尘接触史，包括工作单位、工种、工龄、工艺流程、接触粉尘的种类/性质、接触方式、接触时间、粉尘的浓度等。用人单位职业病危害控制评价资料、工作场所粉尘检测资料以及同工种职工职业健康监护资料等可作为参考依据，必要时对作业场所进行现场调查。

■ 肺尘埃沉着病诊断以技术质量合格的 X 射线高千伏或数字摄影后前位胸片为主要依据。肺部小阴影的大小、形态、密集度以标准片为准。肺尘埃沉着病影像表现具有特征性，但并不特异，所以需要进行动态观察，并与表现相似的疾病相鉴别。

■ 肺尘埃沉着病情可根据其胸部 X 线影像学表现分为 3 期，即一期、二期、三期。

■ 肺尘埃沉着病理诊断仅适用于尸体解剖和外科肺叶切除标本；小片活检可在肺组织观察到肺尘埃沉着病结节、尘性弥漫性纤维化、尘斑等病变，或偏光显微镜下观察到石英尘粒等，对肺尘埃沉着病诊断有支持作用。

■ 临床表现：单纯肺尘埃沉着病早期症状多不明显，出现并发症、合并症者可随病情加重出现不同程度的咳嗽、咳痰、气短、进行性劳力性呼吸困难，以及发绀、杵状指、桶状胸、干/湿啰音等体征；实验室检查可见低氧血症，肺功能障碍等，终末期可出现呼吸衰竭等表现。

■ 肺尘埃沉着病需与以下疾病鉴别：肺结核、肺部肿瘤、特发性肺间质纤维化、结节病、肺含铁血黄素沉着症、组织胞浆菌病、弥漫性泛细支气管炎、过敏性肺炎、肺泡微结石症等。

2. 社区获得性肺炎诊断依据：
根据依据《肺炎诊断（WS 382-2012）》《中国成人社区获得性肺炎诊断和治疗指南（中华医学会呼吸病学分会，2016 年）》《内科学第 9 版（全国高等学校教材）》，具有下列特点：
（1）社区发病。
（2）具有肺炎相关的临床表现和实验室检查结果。
（3）胸部影像学检查符合肺炎特点。

释义

■ 社区获得性肺炎临床诊断标准。主要有：

1. 社区发病，即在医院外罹患的感染性肺实质炎症，包括具有明确潜伏期的病原体感染在入院后于潜伏期内发病者。

2. 临床特点：①新近出现的咳嗽、咳痰或原有呼吸道症状加重并出现脓性痰，伴或不伴胸痛、呼吸困难及咯血；②发热；③肺实变体征和/或湿啰音；④外周血白细胞 $> 10\times10^9/L$ 或 $< 4\times10^9/L$，伴或不伴核左移。

3. 胸部影像学检查显示新出现斑片状浸润性影、叶或段实变影、磨玻璃影或间质性改变，伴或不伴胸腔积液。

符合 1、3 及 2 中任何 1 项，并排除肺结核、肺部肿瘤、非感染性肺间质性疾病、肺水肿、肺不张、肺栓塞、肺嗜酸性粒细胞浸润症、肺血管炎等疾病，可建立临床诊断。

社区获得性肺炎诊断成立后，还应对其病情严重程度进行评估，推断可能的病原体及耐药风险。

■ 社区获得性肺炎常见致病微生物。主要为：

肺炎链球菌、流感嗜血杆菌、呼吸道病毒、非典型病原体（肺炎支原体、肺炎衣原体、嗜肺军团菌）、金黄色葡萄球菌、卡他莫拉菌及其他革兰阴性杆菌等。

目前我国推荐使用 CURB-65 作为判断社区获得性肺炎患者是否需要住院治疗的标准。CURB-65 共五项指标：①意识障碍；②尿素氮 > 7mmol/L；③呼吸频率 ≥30 次/分；④收缩压 < 90 mmHg 或舒张压 ≤60mmHg；⑤年龄 ≥65 岁。满足 1 项得 1 分，评分 0~1 分，原则上门诊治疗即可，2 分建议住院或严格随访下的院外治疗；3~5 分应住院治疗。同时还应结合患者年龄、基础疾病、社会经济状况、胃肠功能、治疗依从性等进行综合判断。

■ 社区获得性肺炎符合下列 1 项主要标准或 ≥3 项次要标准者为重症肺炎，需积极救治，有条件时收住 ICU 治疗。

主要标准：①需要气管插管行机械通气治疗；②脓毒症休克经积极液体复苏后仍需要血管活性药物治疗。

次要标准：①呼吸频率≥30次/分；②氧合指数250mmHg（1mmHg=0.133kPa）；③多肺叶浸润；④意识障碍和/或定向障碍；⑤血尿素氮≥7.14mmoL/L；⑥收缩压<90mmHg，需要积极的液体复苏。

（三）治疗方案的选择

根据《职业性肺尘埃沉着病的诊断（GBZ 70-2015）》、《中国成人社区获得性肺炎诊断和治疗指南（中华医学会呼吸病学分会，2016）》、《肺尘埃沉着病治疗中国专家共识（2018版）》，参照“职业性肺尘埃沉着病合并社区获得性肺炎临床路径（2016）”和“社区获得性肺炎临床路径（2016）”。治疗原则如下：

1. 一般治疗：合理氧疗、营养支持、体位引流、休息、戒烟等。
2. 对症治疗：祛痰、平喘、镇咳、改善免疫功能等，以及针对肺尘埃沉着病其他合并症、并发症的治疗。
3. 病因治疗：针对致病病原体选用敏感抗菌药物，肺尘埃沉着病规范治疗。
4. 必要时进行呼吸支持治疗。
5. 处理各种并发症。
6. 中医治疗。
7. 康复治疗。

释义

■ 相对于单纯肺炎的治疗，肺尘埃沉着病合并肺炎的治疗要更困难，恢复期更长，根据病情的严重程度选择门诊或住院治疗。

■ 病因治疗主要是针对致病病原体选用敏感抗菌药物，这是社区获得性肺炎治疗的重点，在诊断明确并安排采样送病原学检查后，根据初步评估首先给予经验性抗感染治疗；再根据病原学及体外药敏试验结果进行针对性治疗。及时评估疗效并调整方案。

■ 由于肺尘埃沉着病基础病变影响，患者往往痰液排泄不畅，应注重祛痰治疗，注意体位引流、物理辅助排痰等，必要时支气管镜去除痰栓加局部治疗。尽量不用强力镇咳药。

■ 肺尘埃沉着病合并社区获得性肺炎患者一般免疫功能较差，可给予增强免疫的治疗。

■ 对肺尘埃沉着病合并重症肺炎患者，应尽早选用广谱而强效的抗菌药物治疗方案，有条件时收住ICU治疗，及时处理并发症。

■ 针对病情进行中医辨证论治，选用中药方剂或中成药。

■ 患者病情稳定后，尽快进入康复治疗，改善肺功能，提高生活质量。

（四）标准住院日

14~28日。

释义

■ 抗感染治疗一般可于热退2~3天且主要呼吸道症状明显改善后停药，但应视病情严重程度、缓解速度、并发症以及不同病原体而异，而不以肺部阴影吸收程度作为停用药物的指征。通常轻、中度社区获得性肺炎疗程5~7天，重者适当延长。非典型病原体疗程延长至10~14天。金黄色葡萄球菌、铜绿假单胞菌、克雷伯菌或厌氧菌等容易导致肺组织坏死，疗程可延长至14~21天。

■ 肺尘埃沉着病患者合并社区获得性肺炎病情往往复杂多变，特别是二、三期肺尘埃沉着病伴有明显肺功能减退患者，免疫力低下、耐药菌株增多，抗菌治疗的有效性和治愈率较一般患者有所降低，疗程适当延长，故提出标准住院日为14~28天。

■ 合并重症社区获得性肺炎者可能增加医疗费用和延长住院时间。

（五）进入路径标准

1. 第一诊断符合（ICD-10：J60-J64；ICD-11：CA60）肺尘埃沉着病编码，包括《职业病分类与目录》内所涉及的12种肺尘埃沉着病及根据《肺尘埃沉着病诊断标准》和《肺尘埃沉着病理诊断标准》可以诊断的其他肺尘埃沉着病。

2. 第二诊断为社区获得性肺炎（ICD-10：J15.902/J15.903；ICD-11：L1-CA4）。

3. 当患者同时合并其他疾病诊断，但在住院期间不需要特殊处理也不影响第一、第二诊断的临床路径流程实施时，可以进入本路径。

释义

■ 进入路径患者第一诊断为职业性肺尘埃沉着病，第二诊断为社区获得性肺炎，如患者同时诊断其他如支气管哮喘、冠心病、糖尿病等，需全面评估，如果对肺尘埃沉着病和社区性肺炎治疗无明显影响，可以进入路径，但住院期间变异可能增多，也可能延长住院时间，增加花费。

■ 凡因第一诊断、第二诊断疾病（包括其并发症），无论获准进入本临床路径，或转入其他专科相应临床路径，其医疗费用皆应由工伤保险或用人单位给予全部报销，并享受各项劳保福利待遇。

■ 第一诊断、第二诊断疾病住院的患者，其用于其合并症（系同时伴有的基础疾病）的各种医疗费用（如药费、ICU费、特殊护理费、手术费、特殊检查费、理疗费等），只能按该种疾病的医疗报销规定处理，不得享受职业病待遇。

■ 职业性肺尘埃沉着病患者如因合并症较严重，转入其他专科相应临床路径接受治疗处理，其各项医疗费用也应按该种疾病医疗费用报销规定给予报销，不得享受职业病待遇。

■ 非职业性肺尘埃沉着病（包括其并发症、合并症），入院治疗的各项费用均按该种疾病的相关规定报销，不得享受职业病有关待遇。

（六）住院期间的检查项目

1. 必需检查项目：

（1）血常规、尿常规、便常规。

（2）肝功能、肾功能、电解质、红细胞沉降率、C 反应蛋白，降钙素原；血液传染病筛查（结核、乙型肝炎、丙型肝炎、梅毒、艾滋病等）。

（3）呼吸道分泌物或血病原学检查及药敏试验（在医院实验室条件允许且患者可配合的情况下）。

（4）胸部正侧位片、心电图、腹部 B 超、肺功能（病情允许时）。

释义

■ 常规检查。血常规、尿常规、便常规为基本检查项目。血常规的白细胞计数升高，中性粒细胞多在80%以上，并有核左移。年老体弱、酗酒、免疫功能低下者的白细胞计数可不增高，但中性粒细胞百分比仍增高。病毒感染外周血白细胞总数一般不高或降低，重症病例淋巴细胞计数明显降低。血红细胞总数可能升高。血生化：可见低钾等电解质紊乱，红细胞沉降率、C 反应蛋白增高，降钙素原在严重细菌、真菌、寄生虫感染以及脓毒症和多脏器衰竭时升高，自身免疫、过敏、病毒感染时不高。

■ 病原学检查。主要有：

1. 除群聚性发病或初始经验性治疗无效外，在门诊接受治疗的轻症社区获得性肺炎患者不必常规进行病原学检查。

2. 住院患者通常需要进行病原学检查，病原学检查项目的选择应综合考虑患者的年龄、基础疾病、免疫状态、临床特点、病情严重程度以及先期的抗感染治疗情况等。当经验性抗感染疗效不佳需要进行调整时，合理的病原学检查尤为重要。

3. 呼吸道分泌物，包括痰、气管内吸出物、支气管肺泡灌洗液、防污染毛刷等下呼吸道标本的涂片检查应包括对细菌、真菌的检查，痰培养应同时进行细菌和真菌培养。血培养应包括需氧菌培养和厌氧菌培养。肺炎支原体、肺炎衣原体和军团菌筛查项目包括核酸检测（有条件时）及血清特异性抗体。呼吸道病毒筛查项目为呼吸道病毒核酸检测（有条件时）、抗原或血清特异性抗体。结核筛查首选痰涂片查抗酸杆菌，有条件者可进行痰分枝杆菌培养及核酸检测。在流感流行季节，对怀疑流感病毒感染的社区获得性肺炎患者，推荐常规进行流感病毒抗原或者核酸检查。

侵入性病原学标本采集技术仅选择性适用于以下患者：①肺炎合并胸腔积液，尤其是与肺部感染病灶同侧的胸腔积液，可通过胸腔穿刺抽液行胸腔积液病原学检查。②接受机械通气治疗的患者，可经支气管镜留取下呼吸道标本（包括气管内抽吸物、支气管肺泡灌洗液、防污染样本毛刷等）进行病原学检查。③经验性治疗无效、怀疑特殊病原体感染的社区获得性肺炎患者，采用常规方法获得的呼吸道标本无法明确致病原时，可经支气管镜留取下呼吸道标本（包括气管内抽吸物、支气管肺泡灌洗液、防污染样本毛刷等）或通过经皮肺穿刺活检留取肺组织标本进行病原学检查。④积极抗感染治疗后病情无好转，需要与非感染性肺部病变（如肺结核、肿瘤、血管炎、间质性疾病等）鉴别诊断者。

■ 胸片可见肺尘埃沉着病及社区获得性肺炎的双重影像，较单纯社区获得性肺炎难以诊断，一般需要加做肺部 CT 检查。

■ 肺尘埃沉着病患者常有肺功能受损，应检查其通气、换气功能。

2. 根据患者病情加做项目：胸部 CT、血气分析、凝血功能、D-二聚体、肿瘤标志物、心肌酶谱、肌钙蛋白、心钠素（BNP）、超声心动图、下肢静脉超声、T 细胞亚群、自身免疫相关指标等，必要时行支气管镜、肺穿刺等有创性检查。

释义

■ 肺尘埃沉着病合并社区获得性肺炎影像学表现为在弥漫分布的点状小阴影或大阴影基础上，肺内出现斑片状、磨玻璃影、多叶段渗出性病灶，进展迅速者可发展为双肺弥漫的渗出性病变或实变影，可见胸腔积液；需与肿瘤、风湿病及肺结核鉴别。

■ 伴心肌损伤时心肌酶谱、肌钙蛋白升高，心功能不全时心钠素（BNP）升高。

■ 肺尘埃沉着病患者长期慢性缺氧，血液黏稠，容易合并下肢静脉血栓，可行下肢静脉超声、凝血功能、D-二聚体检查。

■ 诊断不明确或疗效不佳者，可行支气管镜、肺穿刺活检，支气管镜局部治疗。

（七）治疗方案与药物选择

肺尘埃沉着病合并社区获得性肺炎一旦确诊，应尽早给予抗感染药物。评估患者和特定病原体感染的危险因素，根据《中国成人社区获得性肺炎诊断和治疗指南》（中华医学会呼吸病学分会，2016 年版），结合患者病情合理使用抗感染药物。

1. 肺尘埃沉着病合并轻、中度肺炎患者：

（1）口服或静脉注射 β-内酰胺类/β-内酰胺酶抑制剂（如阿莫西林/克拉维酸、氨苄西林/舒巴坦）、第二代头孢菌素（如头孢呋辛等）、头孢噻肟或头孢曲松单用或联用大环内酯类。

（2）口服或静脉注射呼吸喹诺酮类。

2. 肺尘埃沉着病合并重症肺炎患者：

（1）无铜绿假单胞菌感染危险因素时：①静脉注射 β-内酰胺类/β-内酰胺酶抑制剂（如阿莫西林/克拉维酸、氨苄西林/舒巴坦）或头孢曲松、头孢噻肟或厄他培南联合静脉注射大环内酯类；②静脉注射呼吸喹诺酮类联合氨基糖苷类。

（2）有铜绿假单胞菌感染危险因素时：①具有抗假单胞菌活性的 β-内酰胺类抗菌药物（如头孢他啶、头孢吡肟、哌拉西林/他唑巴坦、头孢哌酮/舒巴坦、亚胺培南、美罗培南等）联合静脉注射大环内酯类，必要时还可同时联用氨基糖苷类；②具有抗假单胞菌活性的 β-内酰胺类抗菌药物联合静脉注射喹诺酮类；③静脉注射环丙沙星或左旋氧氟沙星联合氨基糖苷类。

3. 初始治疗 2~3 天后进行临床评估，根据患者病情变化调整抗菌药物。

4. 对症支持治疗：合理氧疗、退热、镇咳、化痰、体位引流、休息、戒烟等，对高热、头痛者给予解热、镇痛等对症治疗。补液、保持水电解质平衡、营养支持，改善免疫功能，物理治疗等。

5. 必要时呼吸支持治疗，处理各种并发症，中医治疗及康复治疗。

释义

■ 抗感染治疗是肺尘埃沉着病合并社区获得性肺炎的病因治疗，一旦确诊，尽早给予。一般于热退2~3天且主要呼吸道症状明显改善后停药，但疗程应视病情严重程度、缓解速度、并发症以及不同病原体而异，不能单纯以肺部阴影吸收程度作为停药指征。肺尘埃沉着病合并社区获得性肺炎的疗程较单纯社区获得性肺炎要长，通常合并轻、中度肺炎患者疗程7~10天，重症以及伴有肺外并发症患者可适当延长抗感染疗程。非典型病原体感染、对治疗反应较慢者疗程延长至10~14天。金黄色葡萄球菌、铜绿假单胞菌、克雷伯菌属或厌氧菌等容易导致肺组织坏死，抗菌药物疗程可延长至14~21天。

■ 大多数患者在初始治疗后72小时临床症状改善，表现为体温下降，症状改善，临床状态稳定，白细胞、C反应蛋白和降钙素原逐渐降低或恢复正常，但影像学改善滞后于临床症状。应在初始治疗后72小时对病情进行评价，部分患者对治疗的反应相对较慢，只要临床表现无恶化，可以继续观察，不必急于更换抗感染药物。经治疗后达到临床稳定，可以认定为初始治疗有效。临床稳定标准需符合下列所有五项指标：①体温≤37.8℃；②心率≤100次/分；③呼吸频率≤24次/分；④收缩压≥90mmHg；⑤血氧饱和度≥90%（或者动脉血氧分压≥60mmHg，吸空气条件下）。对达到临床稳定且能接受口服药物治疗的患者，改用同类或抗菌谱相近、对致病菌敏感的口服制剂进行序贯治疗。

如72小时后症状无改善，其原因可能有：①药物未能覆盖致病菌或细菌耐药；②特殊病原体感染，如结核分枝杆菌、真菌、病毒等；③出现并发症或存在影响疗效的宿主因素（如免疫抑制）；④非感染性疾病误诊为肺炎；⑤药物热。需仔细分析，做必要的检查，进行相应处理。

■ 肺尘埃沉着病合并社区获得性肺炎患者常常痰液排泄不畅，故祛痰治疗是重要的对症治疗措施之一。可选用不同的祛痰药物或中药治疗，配合体位引流、震动排痰等，必要时纤维支气管镜局部取出痰栓。

■ 合理氧疗：当①患者动脉血氧分压<7.3kPa，或血氧饱和度<88%，伴或不伴高碳酸血症；②动脉血氧分压在7.3kPa和8.0kPa之间，伴有充血性心力衰竭或继发性红细胞增多症（红细胞比容>55%）即应给予氧疗。根据情况选择：①鼻导管给氧、②面罩给氧。血氧饱和度维持在88%~92%之间。

■ 机械通气：呼吸衰竭一般治疗不能纠正时，应给予机械辅助通气；首选无创机械通气，重度低氧社区获得性肺炎患者氧合指数<150mmHg不适合无创机械通气。应用无创机械通气1~2小时不能改善患者的呼吸频率和氧合状态，或不能降低初始高碳酸血症患者的血二氧化碳水平，应立即改为气管插管呼吸机辅助呼吸；急性呼吸窘迫综合征患者气管插管后宜采用小潮气量机械通气；重症患者合并急性呼吸窘迫综合征常规机械通气不能改善，可使用体外膜氧合器。

■ 控制心力衰竭，一般患者控制感染和对症治疗后，心力衰竭状况能得到改善，较重患者可适当选用利尿、强心或血管扩张药。

■ 心律失常可加重缺氧，增加呼吸循环衰竭的风险，应注意及时纠正。可根据心律失常的类型选用药物。

■ 肾上腺糖皮质激素能降低合并感染性休克社区获得性肺炎患者的病死率，有效控制感染性休克后应及时停药，疗程一般不超过7天。

■ 积极治疗水电酸碱平衡紊乱，防治消化道出血、休克、弥散性血管内凝血等并发症。

■ 中医治疗。从肺尘埃沉着病患者身体及症状特点入手，兼加外邪之风寒燥热或内伤杂症等来辨证论治。

■ 康复治疗。重视早期康复介入，针对患者呼吸功能、躯体功能以及心理障碍等，积极开展康复训练和干预，有条件者在康复师指导下进行。

（八）出院标准

1. 症状明显缓解，体温正常超过72小时。
2. 影像学提示肺部炎症病灶明显吸收。

释义

■ 症状缓解指患者呼吸道及全身症状、体征明显改善，体温正常超过72小时，呼吸频率、心率及血压、血氧饱和度基本恢复到发病前水平。

■ 肺部炎症明显吸收好转后可转用相应的口服药物治疗。

（九）变异及原因分析

患者其他疾病需治疗或出现相关并发症。

释义

■ 治疗无效或者病情进展，需复查病原学检查并调整抗菌药物，导致住院时间延长。

■ 伴有影响本病治疗效果的其他合并症，需要进行相关诊断和治疗，导致住院时间延长。

■ 病情严重，需要呼吸支持或并发慢性肺源性心脏病、心功能不全等归入其他路径。

五、肺尘埃沉着病合并社区获得性肺炎临床路径给药方案

（一）肺尘埃沉着病合并社区获得性肺炎药物选择

1. 初始经验性抗感染的用药选择。包括：

（1）肺尘埃沉着病合并轻症肺炎的患者：详见本临床路径中治疗方案与药物选择。

（2）肺尘埃沉着病合并重症肺炎患者：详见本临床路径中治疗方案与药物选择。

以上抗菌药物的具体用药方法详见“中国成人社区获得性肺炎诊断和治疗指南（2016年版）”。

2. 特殊类型的社区获得性肺炎。主要有：

（1）病毒性肺炎：流感病毒或人感染禽流感病毒：首选奥司他韦75mg po，2次/天×5天，肥胖患者奥司他韦剂量增至150mg，口服，2次/天；重症流感患者考虑大剂量（150mg，2

次/天）和长疗程治疗（如≥10天）；孕妇大剂量用药的安全性尚未确定；扎那米韦10mg（5毫克/喷），2次/天×5天。次选金刚烷胺、金刚乙胺。严重危及生命的患者可考虑使用帕拉米韦600mg静脉滴注，1次/天，至少5天。②腺病毒：首选西多福韦1mg/kg静脉滴注，1次/天×2周，每次输注前口服丙磺舒2g，然后分别在输注后2和8小时各服1g，监测肾功能。③呼吸道合胞病毒和中东呼吸综合征：目前无特效药物。可给予利巴韦林、聚乙二醇干扰素等治疗。

（2）真菌感染：①曲霉，首选伏立康唑第1天6mg/kg静脉滴注，12小时1次，后4mg/kg静脉滴注，每12小时1次或200mg口服，每12小时1次（体重≥40kg），或100mg口服，12小时1次（体重<40kg）；两性霉素B 0.75~1mg/（kg·d）静脉滴注（起始剂量1~5mg/d）；两性霉素B脂质体（L-AmB）3~5mg/（kg·d）静脉滴注或两性霉素B脂质复合物（ALBC）5mg/（kg·d）静脉滴注。次选伊曲康唑、卡泊芬净、米卡芬净、泊沙康唑等。②毛霉，两性霉素B 0.75~1mg/（kg·d）静脉滴注（起始剂量1~5mg/d）；两性霉素B脂质体（L-AmB）3~5mg/（kg·d）静脉滴注或两性霉素B脂质复合物5mg/（kg·d）静脉滴注。次选泊沙康唑。③人肺孢子菌肺炎：首选磺胺甲噁唑-甲氧苄啶（800/160mg剂型）2片口服，1次/8小时×21天，或氨苯砜100mg口服，1次/天+甲氧苄啶5mg/kg口服，3次/天×21天。次选克林霉素300~450mg口服，1次/6小时+伯氨喹啉15mg基质口服，1次/天治疗21天，或阿托伐醌悬浮剂750mg口服，2次/天，进餐时服用×21天。危重患者，动脉血氧分压<70mmHg时可使用糖皮质激素：开始泼尼松40mg口服，2次/天×5天，然后40mg口服，1次/天×5天，后20mg口服，1次/天×11天。

（3）肺炎支原体感染：多西环素首剂200mg口服，后100mg，口服，2次/天；米诺环素100mg，口服，2次/天；左氧氟沙星500mg，静脉滴注/口服，1次/天；莫西沙星400mg，静脉滴注/口服，1次/天。

（4）肺炎衣原体感染：阿奇霉素500mg，静脉滴注，每日1次；克拉霉素500mg，口服，每日2次；红霉素500mg，静脉滴注，每6小时1次；左氧氟沙星500mg，静脉滴注/口服，每日1次；莫西沙星400mg，静脉滴注/口服，每日1次。

（5）军团菌肺炎：国内军团菌肺炎在社区获得性肺炎中约占5%，但易发展为重症，住院者近50%需要住入ICU，病死率达5%~30%。对于免疫功能正常的轻、中度军团菌肺炎患者，可采用大环内酯类、喹诺酮类或多西环素单药治疗；对于重症病例、单药治疗失败、免疫功能低下者，建议喹诺酮类联合利福平或大环内酯类药物治疗。

3. 免疫治疗：免疫功能低下或缺陷者，应早期给予免疫球蛋白、胸腺肽、核糖核酸、胎盘多肽、匹多莫德等治疗。

4. 祛痰治疗：如①蛋白分解酶制剂，舍雷肽酶，口服1次，5~10mg，每日3次；②多糖纤维分解剂，使酸性糖蛋白纤维断裂，降低痰液黏稠度，同时有一定镇咳作用。氨溴索，口服每次30~60mg，每日3次。静脉注射，每次15mg，每日2~3次；③二硫键裂解剂。N-乙酰半胱氨酸，有片剂、颗粒剂、泡腾片等剂型，每次600mg，每日1~2次。羧甲司坦，每次口服500mg，每日3次；④新型黏痰溶解剂。强力稀化黏素（桃金娘油），每次口服300mg，每日3次；⑤具有化痰作用的中药。

5. 解痉平喘治疗：根据患者喘息症状、气道阻塞程度，选择雾化吸入平喘药物；也可口服或静滴使用茶碱类、激素类药物进行解痉平喘治疗。

6. 中医给药方案：均需辩证论治，方能精准用药。

释义

■ 中医治疗必需进行辨证论治，方能精准用药，以下方案仅供参考。

■ 实证类辨证论治给药方案：

1. 风热犯肺证

主症：温热病初起，咳嗽频剧，气粗或咳声嘶哑，喉燥咽痛，咳痰不爽，痰黏稠或黄，咳时汗出，常伴鼻流黄涕，口渴，头痛，身楚，或见恶风，身热等表征；舌苔薄黄，脉浮数或浮华。

治法：疏风清热，宣肺止咳。

方药：桑菊饮加减［桑叶 15g、菊花 10g、薄荷（后下）6g、连翘 12g、芦根 12g、杏仁 10g、桔梗 8g、甘草 10g］。水煎服，每剂水煎 400 毫升，每次口服 200 毫升，一日 2 次；必要时可日服 2 剂，每 6 小时口服 1 次，每次 200 毫升。

方药加减：肺热内盛，身热较著，恶风不显，口渴喜饮，加黄芩、知母；热邪上壅，咽痛，加射干、山豆根；热伤肺津，咽燥口干，舌质红，加南沙参、天花粉。

若温病热盛伴有较高发热，恶风，无汗或有汗不畅，鼻塞，鼻窍干热等，可以联合银翘散［金银花、连翘、炒苦杏仁、前胡、桑白皮、黄芩、芦根、牛蒡子、薄荷（后下）、桔梗、甘草］；头痛目赤者，加菊花、桑叶；喘促者，加麻黄，生石膏（先煎）；无汗者，加荆芥、防风；咽喉肿痛者，加山豆根、马勃；口渴者，加天花粉、玄参；胸痛明显者，加延胡索、瓜蒌。

也可以用中成药：①疏风解毒胶囊：口服，每次 4 粒，每日 3 次；②莲花清瘟胶囊（颗粒）。口服，每次 4 粒，每日 3 次。

2. 外寒内热证

主症：发热，恶寒，无汗，咳嗽；次症：痰黄，痰白干黏，咯痰不爽，咽干，咽痛，肢体酸痛；舌质红，舌苔黄或黄腻，脉数或浮数。

治法：疏风散寒，清肺化痰。

方药：麻杏石甘汤和清金化痰汤加减［炙麻黄 6g、荆芥 12g、防风 15g、生石膏（先煎）30g、炒苦杏仁 10g、知母 10g、瓜蒌 10g、栀子 10g、桑白皮 10g、黄芩 12g、桔梗 15g、陈皮 8g、炙甘草 10g］。水煎服，每剂水煎 400 毫升，每次口服 200 毫升，一日 2 次；必要时可日服 2 剂，每 6 小时口服 1 次，每次 200 毫升。

方药加减：恶寒无汗、肢体酸痛者，减荆芥、防风加羌活、独活；往来寒热不解、口苦者，加北柴胡。

中成药：根据表寒里热的不同偏重合理选择，如偏内热者，可参见痰热壅肺证内容；偏表寒者，可选通宣理肺丸［口服每次 7 克（水蜜丸）或 8~10 丸（浓缩丸），每日 2 次或 3 次］。

3. 痰热壅肺证

主症：咳嗽，痰多，痰黄，痰白干黏，胸痛；次症：发热，口渴，面红，尿黄，大便干结，腹胀；舌质红，舌苔黄或黄腻，脉数或滑数。

治法：清热解毒，宣肺化痰。

方药：贝母瓜蒌散合清金降火汤加减［瓜蒌 12g、浙贝母 15g、生石膏（先煎）30g、炒苦杏仁 10g、知母 10g、白头翁 10g、连翘 10g、鱼腥草 10g、黄芩 10g、炙甘草 10g］；水煎服，每剂水煎 400 毫升，每次口服 200 毫升，一日 2 次；必要时可日服 2 剂，口服，每 6 小时 1 次，每次 200 毫升。

方药加减：咳嗽带血者，加白茅根、侧柏叶；咯痰腥味者，加金荞麦根、薏苡仁、冬瓜仁；痰鸣喘息而不得平卧者，加葶苈子（包煎）、射干；胸痛明显者，加延胡索、赤芍、郁金；热盛心烦者，加金银花、栀子、黄连；热盛伤津者，加麦冬、生地黄、玄参；兼有气阴两虚者，加太子参、麦冬、沙参；大便秘结者，加酒大黄、枳实、桑白皮；兼血淤症，见口唇紫绀，舌有淤斑、淤点者，加地龙、赤芍。出现肺热喘咳证亦可采用泻白散（地骨皮、桑白皮、甘草）加减；出现痰热内蕴，风寒外束之哮喘可采用定喘汤（白果、麻黄、桑白皮、黄芩、杏仁、苏子、半夏、款冬花、甘草）。

中成药：①痰热清注射液，20~40毫升/次，静脉滴注，每日2次；有助缩短患者发热、咳嗽、咯痰时间。②清肺消炎丸，口服，每次6丸，每日3次；联合抗菌药物治疗能够提高痊愈率。③热毒宁注射液，20毫升/次，静脉滴注，每日1次；有助于提高痊愈率，缩短发热、咳嗽时间。

4. 痰淤阻肺证

主症：咳嗽，咳痰，痰白质黏，咯痰不爽，胸部疼痛，胸闷气短；舌质紫暗，有淤斑。苔白厚腻，脉弦涩或滑。

治法：止咳化痰、活血化淤。

方药：血府逐淤汤加减。或半夏厚朴汤合三子养亲汤加减（川芎10g、桃仁12g、红花12g、半夏12g、赤芍10g、柴胡6g、桔梗6g、枳壳10g、牛膝10g、当归10g、生地10g、黄芩10g、苦杏仁10g、甘草10g）；水煎服，每剂水煎400毫升，每次口服200毫升，一日2次；必要时可日服2剂，每6小时口服1次，每次200毫升。

方药加减：咳嗽剧烈者，可加紫菀、款冬花；淤血痹阻重症，胸痛剧烈，可加乳香、没药、郁金、降香、丹参等。

■ 虚证类辨证论治给药方案

1. 肺气亏虚证

主症：喘促短气，声怯声低，喉有鼾声，咳声低弱，痰吐稀薄，自汗畏风，或见咳呛，痰少质黏，烦热而渴，咽喉不利，面潮红；舌质淡红或有苔剥，脉软弱或细数。

治法：补肺益气养阴。

方药：生脉散合补肺汤加减。生脉散益气养阴，以气阴不足者为宜；补肺汤重在补肺益肾，适用于喘咳乏力，短气不足以息等肺肾气虚之证（人参15g、麦冬10g、五味子10g、黄芪10g、桑白皮10g、熟地黄10g、紫菀10g）；水煎服，每剂水煎400毫升，每次口服200毫升，一日2次；必要时可日服2剂，每6小时口服1次，每次200毫升。

方药加减：咳逆、咳痰稀薄者加苏子、钟乳石；偏阴虚者加沙参、麦冬；咳痰稠黏，加川贝母、百部、桑白皮。

2. 肺阴亏耗证

主症：干咳，咳声短促，痰少黏白，或痰中带血丝，或声音逐渐嘶哑，口干咽燥，或午后潮热，盗汗，日渐消瘦，神疲；舌质红少苔，脉细数。

治法：滋阴润肺，化痰止咳。

方药：沙参麦冬汤加减（沙参10g、麦冬10g、天花粉10g、玉竹10g、桑叶6g、白扁豆10g、甘草10g）；水煎服，每剂水煎400毫升，每次口服200毫升，一日2次；必要时可日服2剂，每6小时口服1次，每次200毫升。

方药加减：肺气不敛、咳而气促，加五味子、诃子；阴虚潮热，酌加青蒿、鳖甲；阴虚盗汗，加瘪桃干、浮小麦；肺热灼津、咯吐黄痰，加知母、黄芩；热伤血络、痰中带血，加牡丹皮、山栀、藕节。

3. 气阴两虚证

主症：咳嗽，无痰或少痰，气短，乏力；次症：咳痰不爽，口干或渴，自汗，盗汗，手足心热；舌体瘦小、舌质淡或红，舌苔薄少或花剥，脉沉细或细数。

治法：益气养阴，润肺化痰。

方药：生脉散合沙参麦冬汤加减（太子参 15g、沙参 10g、麦冬 10g、五味子 10g、川贝母 10g、百合 10g、山药 10g、玉竹 10g、桑叶 10g、天花粉 10g、地骨皮 10g、炙甘草 10g）；水煎服，每剂水煎 400 毫升，每次口服 200 毫升，一日 2 次；必要时可日服 2 剂，每 6 小时口服 1 次，每次 200 毫升。

方药加减：咳甚者，加百部、炙枇杷叶、炒苦杏仁；低热不退者，加北柴胡、白薇，亦可选用青蒿鳖甲汤加减；盗汗明显者，加煅牡蛎、糯稻根须；呃逆者，加竹茹、炙枇杷叶；纳差食少者，加炒麦芽、炒谷芽；腹胀者，加佛手、香橼皮；气阴两虚，余热未清，症见身热多汗、心烦、口干渴，舌红少苔、脉虚数者，可用竹叶石膏汤和麦门冬汤加减。

中成药：①生脉饮口服液：口服，每次 10ml，每日 3 次；②养阴清肺丸：口服，每次 9 克，每日 2 次。

4. 肾虚不纳证

主症：喘促日久，动则喘甚，呼多吸少，气不得续，形瘦神惫，跗肿，汗出肢冷，面青唇紫；或见喘咳，面红烦躁，口咽干燥，足冷，汗出如油；舌淡苔白或黑而润滑或舌红少津，脉微细或沉弱或细数。

治法：补肾纳气。

方药：金匮肾气丸合参蛤散加减。前方温补肾阳，用于喘息短气、形寒肢冷、跗肿；后方补气纳肾，用于喘咳乏力，动则为甚，吸气难降；前者偏于温阳，后者长于益气；前方用于久喘而势缓者，后方适用于喘重而势急者［附子（先煎）6g、桂枝 6g、干地黄 15g、山茱萸 15g、山药 15g、茯苓 10g、泽泻 10g、丹皮 10g、人参 15g、蛤蚧 10g］；水煎服，每剂水煎 400 毫升，每次口服 200 毫升，一日 2 次；必要时可日服 2 剂，每 6 小时口服 1 次，每次 200 毫升。

方药加减：若脐下筑筑跳动，气从少腹上冲胸咽，为肾失潜纳，加紫石英、磁石、沉香。

5. 肺脾气虚证

主症：气短声低，喉中时有轻度哮鸣，痰多质稀，色白，自汗，怕风，常易感冒，倦怠无力，食少便溏；舌质淡，苔白，脉细弱。

治法：健脾益气，补土生金。

方药：六君子汤加减（人参 15g、白术 10g、茯苓 10g、半夏 12g、陈皮 10g、炙甘草 10g）；水煎服，每剂水煎 400 毫升，每次口服 200 毫升，一日 2 次；必要时可日服 2 剂，每 6 小时口服 1 次，每次 200 毫升。

方药加减：表虚自汗加炙黄芪、浮小麦、大枣；畏寒，畏风，易感冒，加桂枝、白芍；痰多者，加前胡、杏仁。

6. 肺肾两虚证

主症：短气息促，动则为甚，吸气不利，咳痰质黏起沫，脑转耳鸣，腰酸腿软，心慌，不耐劳累。或五心烦热，口干，或畏寒肢冷，面色苍白；舌质红少苔或舌苔淡白质胖，脉细数或脉沉细。

治法：补肺益肾。

方药：生脉地黄汤合金水六君煎加减。前者以益气养阴为主，适用于肺、肾气阴两伤，后者以补肾化痰为主，适用于肾虚阴伤痰多（熟地 15g、山萸肉 10g、胡桃肉 10g、人参 10g、麦冬 10g、五味子 10g、茯苓 10g、甘草 10g、半夏 12g、陈皮 8g）；水煎服，每剂水煎 400 毫升，每次口服 200 毫升，一日 2 次；必要时可日服 2 剂，每 6 小时口服 1 次，每次 200 毫升。

方药加减：肺气阴两虚为主者加黄芪、沙参、百合；肾阳虚为主者，酌加补骨脂、仙灵脾、鹿角片、制附片（先煎）、肉桂；肾阴虚为主者，加生地、冬虫夏草。

7. 正虚喘脱证

主症：喘逆剧甚，张口抬肩，鼻扇气促，端坐不能平卧，稍动则咳喘欲绝，或有痰鸣，心慌动悸，烦躁不安，面青唇紫，汗出如珠，肢冷；脉浮大无根，或见歇止，或模糊不清。

治法：扶阳固脱，镇摄肾气。

方药：参附汤送服黑锡丹（加减）。前方扶阳固脱，后方用以镇摄肾气，而蛤蚧可温肾阳，散阴寒，降逆气，定虚喘（人参 15g、黄芪 10g、山茱萸 10g、冬虫夏草 0g、五味子 10g、蛤蚧 10g、龙骨 10g、牡蛎 10g、炙甘草 10g）；水煎服，每剂水煎 400 毫升，每次口服 200 毫升，一日 2 次；必要时可日服 2 剂，每 6 小时口服 1 次，每次 200 毫升。

方药加减：若阳虚甚，气息微弱，汗出肢冷，舌淡，脉沉细，加附子（先煎）、干姜；阴虚甚，气息急促，心烦内热，汗出粘手，口干舌红，脉沉细数，加麦冬、玉竹，人参改用西洋参；神昧不清，加丹参、远志、菖蒲；浮肿加茯苓、万年青根。

■ 危重症类辨证论治给药方案

1. 热陷心包证

主症：咳嗽甚则喘息、气促，身热夜甚，心烦不寐，神志异常；次症：高热，大便干结，尿黄；舌红甚至红绛，脉滑数或细数。

治法：清心凉营，豁痰开窍。

方药：清营汤合犀角地黄汤加减［水牛角（先煎）30g、生地黄 20g、玄参 10g、麦冬 10g、赤芍 10g、金银花 10g、连翘 10g、黄连 6g、栀子 10g、天竺黄 10g、丹参 10g、石菖蒲 10g］；水煎服，每剂水煎 400 毫升，每次口服 200 毫升，一日 2 次；必要时可日服 2 剂，每 6 小时口服 1 次，每次 200 毫升。

方药加减：谵语、烦躁不安者，加服安宫牛黄丸；抽搐者，加用钩藤、全蝎、地龙、羚羊角粉（冲服）；口唇紫绀，舌有淤斑、淤点者，加牡丹皮、紫草；腑气不通者，加生大黄（后下），或选用宣白承气汤加减。对于热陷心包以痰热偏甚者，可选清金化痰汤加减。

中成药：①醒脑静注射液：20 毫升/次，静脉滴注，每日 2 次。西医常规治疗基础上加用醒脑静注射液能有效缩短重症社区获得性肺炎患者发热、咳嗽、咳痰时间。②血必净注射液：50~100 毫升/次，静脉滴注，每日 2 次。西医常规治疗基础上加用血必净注射液能提高治愈率、缩短机械通气时间。

2. 邪陷正脱证

主症：呼吸短促，气短息弱，神志异常，面色苍白，大汗淋漓，四肢厥冷；次症：面色潮红，身热，烦躁；舌质淡或绛、少津，脉微细欲绝或疾促。

治法：益气救阴，回阳固脱。

方药：阴竭者以生脉散加味［生晒参（单煎）15g、麦冬 10g、五味子 10g、山萸肉 10g、煅龙骨 15g、煅牡蛎 15g］；阳脱者以四逆加人参汤加味［红参（单煎）15g、炮附子（先煎）10g、干姜 10g、煅龙骨 15g、煅牡蛎 15g、炙甘草 10g］；水煎服，每剂水煎 400 毫升，每次口服 200 毫升，一日 2 次；必要时可日服 2 剂，每 6 小时口服 1 次，每次 200 毫升。

中成药：①偏于阴竭者，可选用参麦注射液：20~60 毫升/次，静脉滴注，每日 2 次；有助于缩短患者发热时间。②偏于阳脱者，可选用参附注射液：20~60 毫升/次，静脉滴注，每日 2 次；有助于有效缓解炎症反应。

（二）药学提示

抗菌药物使用中主要的不良反应有：

1. 过敏反应：青霉素类药物易出现过敏反应，头孢菌素类与青霉素有部分交叉过敏现象。
2. 消化系统：恶心、呕吐、腹部不适、肝功能异常；几乎所有抗菌药物长期使用都可以引起非敏感性微生物过度生长，改变肠道正常菌群，诱发二重感染，尤其是假膜性肠炎。
3. 神经系统：头痛、失眠、眩晕、嗜睡、感觉异常，耳鸣、耳聋等。有报道亚胺培南等β-内酰胺类抗菌药物静脉滴注可引起肌痉挛，幻觉、癫痫发作或错乱状态等；喹诺酮类可诱发癫痫、烦躁不安、精神异常等，有些头孢菌素也与癫痫发作有关。
4. 心血管系统：胸痛、心悸、心律不齐；莫西沙星及其他喹诺酮类、大环内酯类在有些患者可延长 Q-T 间期。
5. 肾损害：血清尿素氮、肌酐增高；蛋白尿、少尿或多尿等。
6. 血液系统：头孢菌素类可引起白细胞减少、血小板减少、嗜酸性粒细胞增多、再生障碍性贫血、溶血等。
7. 喹诺酮类治疗过程中可能出现肌腱炎或肌腱断裂，特别是老年患者和使用激素治疗的患者中，每种药物不良反应和注意事项具体参见各自的药物说明书。

（三）注意事项

1. 青霉素类药物使用前必须做皮肤过敏试验。对青霉素类药物过敏者可能对头孢菌素过敏，对某种头孢菌素过敏者可能对其他头孢菌素发生交叉过敏，应予以注意。有青霉素过敏性休克或即刻反应者，不宜再选用头孢菌素类。
2. 长期使用抗菌药物类药物可致菌群失调，发生二重感染。
3. 抗菌药物肌内注射或静脉给药可引起局部疼痛、硬结，静脉炎或血栓性静脉炎。
4. 实施中医治疗前仍需进行中医辨证论治，辨明虚、实、寒、热、表、里、轻、重、是否有夹杂证等病情。依据病情加减用药，并结合实地情况可选用中药材或中成药。
5. 中药治疗妊娠期妇女发病时，治疗参考成人方案，避免使用妊娠禁忌药，治病与安胎并举，以防流产，并应注意剂量，中病即止。

六、职业性肺尘埃沉着病合并社区获得性肺炎护理规范

1. 观察病情变化：监测生命体征，观察病情变化如神志、面色、体温、发绀、呼吸形态、呼

吸困难程度，痰的颜色、性状、黏稠度、气味及量等，密切注意有无其他并发症。

2. 呼吸道隔离：病室加强通风，定时消毒。公共场所个人佩戴口罩，勤洗手。对患者呼吸道分泌物、个人用具进行消毒、杀菌处理，装过患者痰液的用具要消毒后丢弃。

3. 发热期护理：绝对卧床休息，定期监测体温，高热出现谵妄时加设床挡，防止坠床。鼓励患者多饮水，必要时静脉补充液体，防止电解质紊乱。物理降温后注意保暖，观察病情变化，防止体温骤降引起虚脱或休克。

4. 不适症状的护理：呼吸困难者采取半卧位，吸氧，保持呼吸道通畅，指导患者深呼吸及有效咳嗽排痰，遵医嘱使用祛痰剂或雾化吸入治疗。胸痛或咳嗽剧烈者，取患侧卧位，必要时给与镇咳药物。

5. 病房环境：每日开窗通风，保持室内空气新鲜，温湿度适宜，避免空调风直吹患者。

6. 基础护理：加强口腔护理，预防口腔感染，加强皮肤护理，及时擦干汗液，勤换衣物被服。

7. 饮食护理：多饮水，给予高热量、高蛋白、高维生素饮食，少量多餐，少吃产气食物。

8. 心理护理：疏导患者心理压力，积极配合治疗。

七、职业性肺尘埃沉着病合并社区获得性肺炎营养治疗规范

1. 发热期间：鼓励少量多次饮水，高热量、高蛋白、高维生素流质或半流质饮食。

2. 用药期间：饮食清淡，营养丰富，宜消化，忌食生冷、坚硬、辛辣、油腻、刺激性食物。

3. 饮食减少期间：少食多餐，充足的优质蛋白质、矿物质饮食。

4. 恢复期：可根据患者喜好给与普通饮食。

八、职业性肺尘埃沉着病合并社区获得性肺炎患者健康宣教

1. 日常生活健康宣教：戒烟、限酒；掌握咳嗽、咳痰正确方式；保持良好呼吸道卫生习惯：勤洗手，尽量少去人员密集的公共场合，如必须前往需做好个人防护。不与肺部感染人员密切接触，以免感染；保持生活环境清洁、通风；根据气候增减衣服；避免过劳，保证充足休息。

2. 职业健康宣教：脱离粉尘作业，避免接触粉尘、尘埃、烟雾及二手烟。

3. 用药健康宣教：正确服用药物，避免药物不良反应。

4. 功能锻炼：坚持呼吸功能锻炼及全身功能锻炼，改善呼吸功能，增强身体免疫力。

5. 饮食健康宣教：饮食宜新鲜、洁净，合理搭配，营养丰富、易消化。

6. 就医宣教：出现不适症状，及时就医，不可完全听信秘方、偏方或养生类讲座自我治疗，以免延误病情。

7. 合理食用补品：勿轻保健品宣传，应根据个人状况适当补充营养剂。

8. 保持良好情绪：积极、乐观心态面对疾病，保持良好情绪，融入家庭生活参与社会生活。

九、推荐表单

（一）医师表单

职业性肺尘埃沉着病合并社区获得性肺炎临床路径医师表单

适用对象：第一诊断为职业性肺尘埃沉着病（ICD-10：J60-J64；ICD-11：CA60），同时第二诊断为社区获得性肺炎（ICD-10：J15.902/J15.903；ICD-11：L1-CA4）

患者姓名：	性别：　　年龄：　　住院号：	门诊号：
住院日期：　　年　月　日	出院日期：　　年　月　日	标准住院日：14~28 天

时间	住院第 1~3 天	住院第 4~13 天	住院第 14~8 天（出院日）
主要诊疗工作	□ 询问病史及体格检查 □ 进行病情初步评估，病情严重程度分级 □ 上级医师查房 □ 明确诊断，决定诊治方案 □ 评估特定病原体的危险因素，进行初始经验性抗感染治疗 □ 开化验单 □ 完成病历书写 □ 抗感染治疗前留取痰等生物样本检测病原微生物及药敏试验	□ 上级医师查房 □ 评估辅助检查的结果 □ 病情评估，维持原有治疗或调整抗菌药物 □ 根据患者病情调整治疗方案，处理可能发生的并发症 □ 观察药物不良反应 □ 向家属交代病情 □ 完成上级医师查房记录及日常病历记录	□ 上级医师查房，评估治疗效果，确定患者可以出院 □ 完成上级医师查房记录、出院记录、出院证明书和病历首页的填写 □ 向患者交代出院注意事项及随诊时间及出院后治疗方案 □ 若患者不能出院，在病程记录中说明原因和继续治疗的方案 □ 通知出院 □ 预约复诊日期
重点医嘱	**长期医嘱：** □ 职业病科护理常规 □ 根据病情可陪住一人 □ 一级护理 □ 二级护理 □ 三级护理 □ 饮食 □ 清淡饮食 □ 流质饮食 □ 半流质饮食 □ 糖尿病饮食 □ 高蛋白饮食 □ 低脂低盐饮食 □ 禁食 □ 病危 □ 病重 □ 心电监测 □ 24 小时出入量 □ 跌倒风险评估 □ 血氧饱和度监测 □ 动态血压监测	**长期医嘱：** □ 职业病科护理常规 □ 根据病情可陪住一人 □ 一级护理 □ 二级护理 □ 三级护理 □ 饮食 □ 清淡饮食 □ 流质饮食 □ 半流质饮食 □ 糖尿病饮食 □ 高蛋白饮食 □ 低脂低盐饮食 □ 禁食 □ 病危 □ 病重 □ 心电监测 □ 24 小时出入量 □ 跌倒风险评估 □ 血氧饱和度监测 □ 动态血压监测	**出院医嘱：** □ 今日出院 □ 口服抗感染药物（必要时） □ 祛痰治疗 □ 平喘治疗 □ 改善肺循环治疗 □ 抗纤维化治疗 □ 免疫支持（必要时） □ 呼吸功能锻炼 □ 预防感冒 □ 定期复查 □ 不适随诊

续 表

时间	住院第 1~3 天	住院第 4~13 天	住院第 14~8 天（出院日）
重点医嘱	□ 控制性氧疗，呼吸支持治疗（必要时） □ 营养状况评估 □ 吸痰（必要时） □ 抗感染药物 □ 中医治疗 □ 祛痰、平喘，镇咳（必要时） □ 免疫支持（必要时） □ 糖皮质激素（必要时） □ 胃黏膜保护剂（必要时） **临时医嘱：** □ 结核菌素试验 □ 血常规、尿常规、便常规+隐血、凝血功能、肝功能、肾功能、心肌酶谱、肌钙蛋白、淀粉酶、电解质、C 反应蛋白、红细胞沉降率、结核抗体、肿瘤标志物、免疫功能、心电图 □ 生化、血气分析 □ HIV、梅毒、乙型肝炎丙型肝炎筛查、γ-干扰素试验、γ-干扰素试验（斑点法） □ 胸部 CT 平扫、肝胆脾胰腺彩超 □ 心脏彩超、双肾、输尿管、膀胱彩超（含前列腺） □ 胸水 B 超、心包积液 B 超、腹腔积液 B 超 □ 胸部增强 CT、高电压胸片 □ 胸部 CT 平扫+增强、腹部平片 □ 纤维支气管镜检查术、纤维支气管镜灌洗 □ 痰检查：痰抗酸杆菌检查 3 次、痰结核菌培养、痰细菌+真菌培养、痰涂片、痰真菌涂片、痰病理细胞检查、痰基因芯片 □ 支气管冲洗液检查：支气管冲洗液抗酸杆菌检查、支气管冲洗液结核菌培养、支气管冲洗液细菌+真菌培养、支气管冲洗液病理细胞检查、支气管冲洗液基因芯片。（无咯血患者）	□ 控制性氧疗，呼吸支持治疗（必要时） □ 营养状况评估 □ 吸痰（必要时） □ 抗纤维化药物 □ 抗感染药物 □ 中医治疗 □ 祛痰、平喘，镇咳（必要时） □ 免疫支持（必要时） □ 糖皮质激素（必要时） □ 胃黏膜保护剂（必要时） □ 其他对症治疗（必要时） □ 康复治疗（必要时） **临时医嘱：** □ 血常规、尿常规、便常规+隐血、心电图、凝血功能、肝功能、肾功能、心功能、电解质、C 反应蛋白、红细胞沉降率（复查） □ 生化、血气分析（复查） □ 胸部 CT 平扫、肝胆脾胰腺彩超（复查） □ 胸水 B 超、心包积液 B 超、腹腔积液 B 超（必要时复查） □ 痰检查：痰抗酸杆菌检查 3 次、痰结核菌培养、痰细菌+真菌培养、痰涂片、痰真菌涂片、痰病理细胞检查、痰基因芯片（复查） □ 肺功能测定（复查） □ 高热时物理降温，超高热时退热剂治疗 □ 血培养（需氧+厌氧）（复查）	

续　表

时间	住院第 1~3 天	住院第 4~13 天	住院第 14~8 天（出院日）
	□ 肺功能测定 □ 高热时物理降温，超高热时退热剂治疗 □ 血培养（需氧+厌氧）		
病情变异记录	□ 无　□ 有　原因： 1. 2.	□ 无　□ 有　原因： 1. 2.	□ 无　□ 有　原因： 1. 2.
医师签名			

（二）护士表单

职业性肺尘埃沉着病合并社区获得性肺炎临床路径护士表单

适用对象：第一诊断为职业性肺尘埃沉着病（ICD-10：J60-J64；ICD-11：CA60），同时第二诊断为社区获得性肺炎（ICD-10：J15.902/J15.903；ICD-11：L1-CA4）

患者姓名：	性别：　　年龄：　　住院号：	门诊号：
住院日期：　　年　月　日	出院日期：　　年　月　日	标准住院日 14~28 天

时间	住院第 1 天	住院第 2~13 天	住院第 14~28 天（出院日）
健康宣教	□ 入院宣教 □ 介绍主管医师、护士介绍病房环境、设施、设备 □ 介绍住院注意事项 □ 介绍探视和陪护制度 □ 介绍贵重物品管理制度 □ 介绍消毒隔离制度 □ 疾病相关的健康教育、戒烟、限酒建议 □ 自理能力评估及高危危险因素评估	□ 药物宣教 □ 饮食宣教 □ 职业健康宣教	□ 出院宣教（坚持康复锻炼、注意保暖、预防感冒） □ 职业宣教（脱离粉尘作业、避免有毒、有害物质接触、戒烟、避免烟尘吸入） □ 饮食宣教 □ 药物宣教 □ 个人防护宣教 □ 发放出院宣教单及健康联系卡 □ 指导患者办理出院手续
护理处置	□ 观察患者一般情况，核对患者信息，佩戴腕带 □ 建立入院护理病历 □ 协助患者留取各种标本（抗菌药物使用前痰标本采集） □ 测量生命体征、体重	□ 根据医嘱采集静脉/动脉血、协助患者完成相关检查 □ 根据医嘱发放相关药物	□ 办理出院手续 □ 协助领取出院带药 □ 其他出院指导
基础护理	□ 入院护理评估、级别护理（根据病情及自理能力评分） □ 晨晚间护理 □ 患者安全管理	□ 级别护理（根据病情及自理能力评分） □ 晨晚间护理 □ 患者安全管理	□ 级别护理 □ 晨晚间护理 □ 患者安全管理
专科护理	□ 护理查体 □ 病情观察 □ 指导氧疗、吸入疗法 □ 指导患者有效咳嗽、排痰方法 □ 物理排痰或指导陪护人员协助患者拍背排痰 □ 需要时，填写坠床、跌倒及压疮防范表 □ 需要时，请家属陪伴 □ 确定饮食种类 □ 进行职业健康宣教、戒烟建议和健康宣教、安全指导 □ 心理护理	□ 观察患者病情变化 □ 观察疗效及药物反应 □ 指导患者呼吸功能训练 □ 进行职业健康宣教、戒烟建议和健康宣教、安全指导 □ 心理护理	□ 指导患者办理出院手续 □ 指导复印病历程序 □ 其他出院指导

续　表

时间	住院第 1 天	住院第 2~13 天	住院第 14~28 天（出院日）
重点医嘱	□ 详见医嘱执行单	□ 详见医嘱执行单	□ 详见医嘱执行单
病情变异记录	□ 无　□ 有　原因： 1. 2.	□ 无　□ 有　原因： 1. 2.	□ 无 □ 有原因： 1. 2.
护士签名			

（三）患者表单

职业性肺尘埃沉着病合并社区获得性肺炎临床路径患者表单

适用对象：第一诊断为职业性肺尘埃沉着病（ICD-10：J60-J64；ICD-11：CA60），同时第二诊断为社区获得性肺炎（ICD-10：J15.902/J15.903；ICD-11：L1-CA4）

患者姓名：	性别：　　年龄：　　住院号：	门诊号：
住院日期：　　年　月　日	出院日期：　　年　月　日	标准住院日 14~28 天

时间	住院第 1 天	住院第 2-13 天	住院第 14-28 （出院日）
医患配合	□ 配合询问病史、收集资料，请务必详细告知既往史、用药史、过敏史 □ 配合进行体格检查 □ 有任何不适请告知医师	□ 配合完成相关检查、化验、如采血、留尿、心电图、X 线胸片、胸部 CT □ 医师与患者及家属介绍病情 □ 询问患者用药情况	□ 接受出院指导 □ 知道复查程序 □ 获取出院诊断书
护患配合	□ 配合测量体温、脉搏、呼吸、血压、体重 □ 配合完成入院护理评估（简单询问病史、过敏史、用药史） □ 接受入院宣教及安全宣教（环境介绍、病室规定、戒烟建议、订餐制度、贵重物品保管等） □ 配合执行探视和陪护制度 □ 配合留取痰样本 □ 配合完成各项检查和治疗，有任何不适请告知护士	□ 配合测量体温、脉搏、呼吸、询问大、小便次数 □ 接受肺尘埃沉着病合并肺炎治疗前宣教 □ 治疗期间有不良反应及时向医师护士反映 □ 配合药物治疗及其他治疗 □ 配合各种化验检查（血、尿、痰等）及辅助检查准备（B 超、CT 等） □ 配合执行消毒隔离制度 □ 陪护人员协助患者拍背排痰方法完成情况 □ 患者呼吸功能训练完成情况	□ 接受出院宣教 □ 接受职业宣教 □ 办理出院手续 □ 获取出院带药 □ 知道服药方法、作用、注意事项、康复锻炼等 □ 知道复印病历程序
饮食	□ 遵医嘱饮食	□ 遵医嘱饮食	□ 遵医嘱饮食
排泄	□ 正常排尿便	□ 正常排尿便	□ 正常排尿便
活动	□ 卧床休息	□ 逐渐恢复正常活动	□ 正常活动

第七章

急性氯气中毒临床路径释义

【医疗质量控制指标】（专家建议）

指标一、诊断需以短期内较大量氯气吸入史为基本依据，结合呼吸系统强烈刺激的临床特点、胸部影像学异常等资料综合分析，并排除其他病因引起的类似疾病，方可诊断。

指标二、患者应立即脱离接触，移至空气新鲜处救治，脱除污染衣物，清洗污染的皮肤和眼部，静卧保暖，并给对症处理、医学观察至少 12 小时。

指标三、合理氧疗，早期、足量、短程使用糖皮质激素，积极防治肺水肿并保持呼吸道通畅，及时对症支持处理是本病治疗抢救的主要原则。

指标四、要正确鉴别和处理急性化学性肺水肿和急性呼吸窘迫综合征，提升在此一领域的认识水平。

一、急性氯气中毒编码

1. 原编码

疾病名称及编码：急性氯气中毒（ICD-10：T59.4）

2. 修改编码

疾病名称及编码：急性氯气中毒（ICD-10：T59.401，ICD-11：XM0GT6）

二、临床路径检索方法

T59.4 伴 X47

三、国家医疗保障疾病诊断相关分组（CHS-DRG）

MDC 编码：MDCV（创伤、中毒及药物毒性反应）

ADRG 编码：VZ1（其他损伤、中毒及毒性反应）

四、急性氯气中毒临床路径标准住院流程

（一）适用对象

第一诊断为急性氯气中毒；其中因职业活动接触较高浓度氯气引起的急性中毒被专称为“职业性急性氯气中毒”。

释义

■ 适用对象编码 ICD-10；T59.401。

■ 本路径适用对象为临床诊断为“急性氯气中毒”的患者；重度中毒患者如出现各种并发症（如急性呼吸窘迫综合征、喉头水肿、窒息、气胸、纵膈气肿、肺部感染、应激性消化道溃疡出血、昏迷、脑水肿、休克等），或各种原有合并症者加重，可根据医院和科室条件继续在本路径完成诊治流程，也可转入其他专科救治，进入其他相应临床路径。

（二）诊断依据

主要依据现行《职业性急性氯气中毒诊断标准》（GBZ 65-2002，中国标准出版社），并参考《临床职业病学》（北京大学医学出版社，第3版，2017，赵金垣主编）、《中华职业医学》（人民卫生出版社，第2版，2018，李德鸿，赵金垣，李涛主编）、《临床诊疗指南-呼吸病学分册》（中华医学会编著，人民卫生出版社，2020）等权威参考书籍。诊断原则为：

1. 短期内吸入较大量氯气的接触史为诊断的必备条件；职业性急性氯气中毒需有明确的职业性较高浓度氯气的急性接触史。
2. 以呼吸系统症状为主的临床特点，如急性气管支气管炎、急性支气管肺炎、急性肺水肿、哮喘样发作、急性呼吸窘迫综合征，甚至出现窒息、气胸、纵膈气肿等。
3. 胸部X线检查证实上述临床表现存在。
4. 现场卫生学调查证实患者中毒场所确实存在较高浓度氯气，且同时在场者亦发生类似表现。
5. 综合分析及临床检查可以排除其他病因引起的类似疾病。

释义

■ 根据国家职业病诊断标准GBZ 65-2002，职业性急性氯气中毒的病情可分为轻度、中度、重度中毒3级。

■ 轻度中毒主要为急性气管-支气管炎表现；中度中毒主要为急性化学性肺炎表现，可伴有轻度发绀，个别患者表现为哮喘样发作，两肺满布哮鸣音，胸部X线可无明显异常；重度中毒主要表现为急性弥漫性肺泡性肺水肿或中央性肺水肿：咳大量粉红色泡沫样痰，胸部X线显示双肺弥漫分布的斑片状影，严重者呈“白肺”。

■ 吸入极高浓度的氯气可引起猝死，或诱发喉头水肿导致窒息死亡；重度中毒患者还易出现气胸、纵隔气肿、急性呼吸窘迫综合症等严重并发症。后者是急性氯气中毒最危重的并发症，患者极度呼吸困难，重度发绀，严重低氧血症，氧合指数≤300mmHg，肺毛细血管楔压≤18mmHg。

■ 为谨慎计，临床上一般将有职业性急性氯气接触史者（无论多少）一律留观，进行至少24小时医学观察，以确保安全。对于那些最后仅出现一过性眼和上呼吸道刺激症状，但肺部并无明显异常者，只能定为“氯气刺激反应“，由于其远未“氯气中毒”的程度，故不能列入法定职业病范畴。

（三）治疗方案的选择

根据《职业性急性氯气中毒诊断标准》（GBZ 65-2002，中国标准出版社）、《临床职业病学》（北京大学医学出版社，第3版，2017年，赵金垣主编）、《中华职业医学》（人民卫生出版社，第2版，2018年，李德鸿，赵金垣，李涛主编）、《临床诊疗指南·呼吸病学分册》（中华医学会编著，人民卫生出版社，2020年）、《突发群体性氯气泄漏事故现场卫生应急救援处置与临床救治专家共识（2017）》，确定如下治疗策略：

1. 尽速脱离毒物接触。
2. 合理给氧治疗。
3. 激素冲击疗法。
4. 确保呼吸道通畅。
5. 对症支持措施。

释义

■ 脱离接触是处理急性职业中毒的重要原则之一，如有皮肤污染，需立即清洗，并让患者静卧保暖，以利于症状缓解；如有眼部污染，可用生理盐水冲洗，然后交替用抗菌药物滴眼液和可的松滴眼液滴眼）。

■ 咳嗽、气喘、胸闷、气短、缺氧是中毒早期主要症状，给氧是重要对症治疗措施，也是安抚患者、缓解心理压力的有效措施。但应避免高浓度、高压力、有创性给氧方式，以免加重呼吸系统损伤。一般使用常规给氧方法即可达治疗目的，吸入氧浓度不宜超过60%，动脉血氧分压维持在8~10kPa，SaO_2> 90%即可。

■ 氯气中毒最重要的致病作用，是快速诱发肺水肿及气道化学性炎症；糖皮质激素具有强大的抗炎、抗水肿作用，正好是化学性肺水肿和呼吸系统化学性损伤最有力的克星。

■ 重度急性氯气中毒很易诱发急性呼吸窘迫综合征，值得注意的是，急性化学性肺水肿表现虽与目前急性呼吸窘迫综合征的诊断标准大致符合，但两者有本质差别：前者发病潜伏期极短（数十分钟至数小时），对激素和氧疗反映良好，救治困难相对较小，死亡率多在10%以下；后者对激素和氧疗几无反应，低氧血症难以纠正，死亡率迄今仍在40%以上！国际已对急性呼吸窘迫综合征形成如下共识：它属于全身性炎症反应的爆发点，但原发病灶可不在肺，从原发病发展到急性呼吸窘迫综合征的时间较长（至少24~48小时）。值得进一步总结，以便更精准地掌控治疗。

■ 氯气强烈的刺激性也会引起整个气道损伤，使咳嗽、喘息、大量黏痰堵塞气道成为患者最突出的临床症状。因此，消泡沫剂（二甲基硅油、乙醇蒸汽等）、支气管解痉剂、祛痰剂、镇咳剂、糖皮质激素、抗菌药物等也成为救治急性氯气中毒最基本、最实用的对症药物。

■ 氯气中毒者由于存在广泛性的气道和肺实质损伤，兼有大量液体渗出，故很易发生肺和气道感染、缺氧、水和电解质平衡紊乱、休克、酸中毒等并发症。因此，合理使用抗菌药物、防治休克、纠正酸中毒、维持电解质平衡、保护心/脑/肝/肾等重要脏器功能，以及营养支持等成为氯气中毒患者最关键的对症支持措施。

■ 轻度眼和皮肤损伤，可仍按本临床路径按照化学性眼和皮肤化学灼伤处理原则进行处理；重者需退出本路径，转入其他相关专科治疗处理。

（四）标准住院日

7~21天。

释义

■ 轻度急性氯气中毒标准住院日数一般为5~7天，中度中毒住院天数约为7~14天，重度中毒并发症较为复杂严重，住院天数可稍长，但一般不超过21天。

（五）进入路径标准

1. 第一诊断为“职业性急性氯气中毒”者可以进入本路径，其必须符合国家《职业性急性氯气中毒诊断标准》。

2. “氯气刺激反应”者，因病情轻微，远未达到“光气急性氯气中毒”程度，因此。也无进入本临床路径进一步诊治处理的必要。
3. 患者同时患有其他基础疾病（合并症），或因急性氯气中毒引起的并发症，如不需要其他专科特殊处理，也不影响第一诊断临床路径流程实施时，也可以进入本路径。
4. 患者的合并症或并发症较为严重，需要其他专科进行特殊处理时，是否退出本路径，进入其他专科的相应临床路径，由经治医师或科室负责人根据所在医院和科室具体情况决定。
5. 非职业性急性氯气中毒可参照本路径执行。

释义

■“氯气刺激反应”者，虽因病情轻微被排出“职业性急性氯气中毒”范畴，但其按“疑似职业病”进行系统医学观察及病情鉴别过程，仍属职业病诊断程序不可或缺的组成部分，按照国家《职业病防治法》规定，其住院及医疗费用仍应按照国家职业病医保条例由工伤保险或用人单位给予全部报销，并享受各项劳保福利待遇。

■凡以职业性急性氯气中毒为第一诊断的患者，无论获准进入本临床路径，或因病情严重、复杂转入其他专科诊治，其医疗费用（包括并发症）均应按照国家规定的职业病医保条例由工伤保险或用人单位给予全部报销，并享受各项劳保福利待遇。

■虽以职业性氯气中毒为第一诊断疾病，无论在本临床路径或已转入其他临床路径，其用于合并症（同时伴有的基础疾病）的各种医疗费用（如药费、ICU费、特殊手术费和护理费、特殊检查费、特殊理疗费等），均按该种疾病的医疗报销规定处理，不得享受职业病待遇。

■非职业性急性氯气中毒患者，其入院治疗各项费用均按一般疾病的相关规定报销，不得享受职业病相关待遇。

（六）住院期间检查项目

1. 必需检查项目：
（1）血常规+红细胞沉降率、尿常规、便常规+隐血。
（2）肝功能、肾功能、心肌酶谱、血糖。
（3）电解质、C反应蛋白、动脉血气分析、凝血功能。
（4）胸部X线平片或CT检查、心电图。
2. 特殊检查项目：
（1）感染性疾病筛查（乙型肝炎、丙型肝炎、梅毒、结核、艾滋病等）。
（2）腹部超声检查、肺功能、超声心动图、头颅彩超。
（3）细菌培养及药敏试验。

释义

■必须检查项目是进入路径的患者必须完成的检查项目，大多属于常规检验项目（如三大常规、肝功能、肾功能、心电图、心肌酶谱、血糖、血电解质、凝血），少数为与第一诊断疾病密切相关的检验项目（如胸部X线检查、动脉血气分析等）。目的在于了解患者的基本健康状况、主要器官的功能状态、第一诊断疾病的严重程度等，并为疾病诊断和鉴别诊断提供初步客观数据，以助于更好评估病情、指导合理用药（如抗菌药物、糖皮质激素等），估计大致住院时间、医疗费用及疾病预后等。

■特殊检查项目主要为更深入地掌握病情（如感染性疾病筛查）、评估第一诊断疾病的病情进展（如肺功能）、主要靶器官损伤严重程度及其并发症情况（如头颅彩超、肺功能、腹部彩超）、对机体其他器官和功能的影响程度（同前），以助对总体病情能有更为深入、细致的了解和掌控，更科学地指导用药、更早期地实施干预、更精确地判断预后。

（七）治疗方案与药物选择

1. 脱离接触：主要是尽速救离中毒现场，脱除污染衣物，清洗污染皮肤及眼部，静卧保暖，必要时给予对症处理。
2. 合理氧疗：一般情况下多使用常规方法给氧，动脉血氧分压维持在8kPa以上即可，不必追求过高氧分压；如发生严重肺水肿或急性呼吸窘迫综合征，可以实施更积极地给氧，但由于氯气会引起气道广泛性损伤，不宜使用高压氧。
3. 糖皮质激素：该类药物是化学性呼吸系损伤最有效的药物，但应牢记其“早期、足量、短程”的用药原则，严防药物的不良反应发生。
4. 主要是尽速救离中毒现场，脱除污染衣物，清洗污染皮肤及眼部，静卧保暖，必要时给予对症处理。确保呼吸道通畅。是氯气中毒临床救治最核心的任务。实践证明，以防治肺水肿（包括急性呼吸窘迫综合征）为中心，合理实施脱水利尿、动态管控水和电解质平衡，同时辅以去泡沫剂、祛痰剂、支气管解痉剂、抗菌药物等，以及早期给予抗氧化剂、碱性药物等早期进行干预，是氯气中毒呼吸道通畅的有力保障。
5. 对症支持措施：氯气中毒无特异性解毒剂，故对症支持措施尤显重要。根据其损伤机制，早期给予抗氧化剂和碱性药物、动态管控液体出入量、合理应用脱水利尿剂、及时纠正酸碱和电解质平衡紊乱、重视营养支持、加强中医疗法等，已证明是行之有效的对症干预措施。

释义

■氯气具有很强吸附性，凡疑有大量氯气吸入者，应立即脱除原有衣物，清洗皮肤，静卧保暖；眼灼伤者，应立即以大量流动清水或生理盐水冲洗眼部15分钟以上，然后交替用抗菌药物和可的松滴眼液滴眼；有明显咳喘者，可对症处理，如雾化或气溶胶吸入含碳酸氢钠、糖皮质激素、抗菌药物的溶液等。此类患者均需留观12~24小时。

■急性氯气中毒患者为低张性缺氧，一般采用鼻塞或面罩给氧，使动脉血氧分压维持在8kPa以上即可，不必追求过高。但重症患者仍需积极给氧，如果吸入气氧浓度>0.5，而动脉血氧分压仍低于60mmHg时，应尽早进行机械通气，最常用间歇指令通气加适度呼气末正压通气，或低潮气量通气加适度呼气末正压通气，呼气末正压通气水平为一般为5~15cmH_2O。

■肾上腺糖皮质激素能够有力地抑制炎症风暴形成和组织的炎症反应，降低毛细血管壁通透性，减少水肿形成，还具有抗毒、抗休克作用，尤其适合化学性肺水肿的治疗应用，但必须坚持早期、足量、短程原则，以求安全有效；尤以雾化或气溶胶吸入方式最佳，不仅可以大限度地发挥治疗作用，减少不良反应，且可节省用量。

■ 氯气强烈的刺激性除易引起肺水肿（甚至急性呼吸窘迫综合征）、各级呼吸道化学性损伤外，病程后期还可能引发反应性气道功能障碍综合征、阻塞性细支气管炎、喘息性支气管炎或哮喘等。治疗应以肺水肿防治为核心环节，因其主要措施同样也对呼吸系统其他损伤有效。此外，还需辅以给氧、糖皮质激素、去泡沫剂如二甲基硅油、祛痰剂、支气管解痉剂等。因化学刺激、渗出或痰堵塞而导致的喉头水肿、肺不张等，可行纤维支气管镜吸痰、药物灌洗，甚或气管切开术。抗菌药物使用需严格遵循指南，切忌滥用，因生物因素并非肺内炎性主要致病因素。

■ 由于氯气在呼吸道内遇水迅速生成盐酸和次氯酸，进而再分解为氯化氢和新生态氧，所有这些物质均是强烈的氧化剂，损伤性极强。故近年对于氯气中毒的对症处理，除原有的水/电解质管控、脱水利尿、维持酸碱平衡、营养支持等之外，更主张呼吸道吸入给药，尤其是早期给予抗氧化剂和碱性药物雾化或气溶胶吸入，更具有事半功倍的效果。具体如布地奈德（8mg）、乙酰半胱氨酸（10%雾化吸入液20ml）、氨茶碱（0.5g）、5%碳酸氢钠（40ml）加入生理盐水至100ml，首日每4小时一次，每次吸入15ml，吸入后需用清水漱口，以避免诱发真菌感染；仅供急性氯气中毒首日使用；呼吸道吸入和全身性用药联合使用，可以显著加强疗效。目前尚无可靠的、供雾化吸入的抗菌药物——因其注射剂型均含有防腐剂，并不适合作吸入剂使用。

■ 近期研究表明，发生急性化学性肺损伤时，随血浆外渗，肺循环血液逐渐浓缩，导致血液黏度增加，血流淤滞，右心负荷加重。此时给予脱水治疗不能有效脱除肺泡水分，却会使肺循环血液更为浓缩，故肺水肿情况下并不宜过分“利尿脱水”，只宜“适当脱水”，可行“边利尿、边输液”的动态调控，使液体出入大致平衡，肺动脉楔压不超过18cmH_2O即可，既可降低血液黏滞度，又可减轻心脏负担，改善肺内循环，得从根本上改善全身缺氧状态。

■ 中医“柴黄参祛毒固本汤”（柴胡、黄芩、大黄、赤芍、玄参、丹参、生地、金银花、连翘、枳壳、栀子、甘草等）有助于缓解肺水肿后可能出现的肺纤维化等效应，该方具有表里双解、气血同治、清热解毒、扶正固本、通经活脉作用，具体用法为每天1剂，连续服用28剂为1个疗程，可供临床参考。

（八）出院标准

1. 患者症状基本消失，体温正常，生命体征和实验室相关指标均在正常范围，病情稳定至少3天以上。
2. 胸部X线影像学检查显示，肺部病灶大部吸收。
3. 没有需要继续住院治疗处理的并发症和合并症。

释义

■ 急性氯气中毒的主要靶器官为肺，但胸部X线影像学表现常常滞后于临床实际，往往在患者症状体征完全消失、精神体力基本恢复正常时，胸部X线检查仍可见吸收未尽的炎性阴影，故出院标准，不能完全依据X线胸片检查结果，其只能作为参考。

（九）变异及原因分析

1. 患者吸入氯气量较大，且初诊单位条件较差，早期治疗措施不到位；或在边远地区，运送患者来院路途较远，耽误治疗。

2. 患者合并症（基础疾病、合并其他有害气体吸入）或并发症（尤其是急性呼吸窘迫综合征）较为复杂严重，需转入其他专科救治，妨碍本路径治疗处理措施实施。

3. 医院所在地区自然环境或天气状况恶劣（如高原、酷暑）；或患者吸入氯气后未能得到休息、静卧，心肺持续高负荷等。

释义

■ 因客观原因贻误抢救时机或因病情严重，造成诊治较困难复杂者，是否终止在本路径治疗、转入其他专科诊治，需根据本科及医院情况决定。但无论继续留在本路径治疗处理，还是转入其他专科诊治，均可能出现住院时间均延长，医疗费用增加等情况，并需在表单中说明。

■ 患者自身拒绝实施临床路径（无论是本临床路径还是其他临床路径），也均可能出现病情恶化、住院时间均延长、医疗费用增加等情况，亦需在表单中说明。

五、急性氯气中毒临床路径给药方案

（一）用药选择

1. 肾上腺糖皮质激素：具有强大的抗炎、抗渗出、抗过敏等功效，对急性氯气中毒引起的肺水肿有明显疗效，应早期、足量、短程应用。治疗方案应综合考虑病情严重程度、并发症及基础疾病状况，并充分结合其他对症、支持治疗以及糖皮质激素本身药理特点。临床最常用如下 2 种：

（1）甲泼尼龙：轻度氯气中毒可 100~400mg/d，中度中毒可 400~700mg/d，重度中毒可 700~1000mg/d，溶于 5%葡萄糖溶液中分次静脉滴注（4~6 次/日），首次剂量需稍大，用药第 3 天开始剂量逐日减半，5 天后停药（也可采应用等效剂量地塞米松、氢化可的松）。

（2）地塞米松：根据大量临床调查资料，世卫组织 2020 年表示，地塞米松可使需要呼吸机维持生命的重症新冠肺炎患者死亡率降低约 1/3，是新冠肺炎重症患者唯一有效的药物，且价格低廉。轻度氯气中毒可 20~40mg/d，中度以上中毒可 40~60mg/d，重度中毒可 60~80mg/d，溶于 5%葡萄糖溶液中分次静脉滴注（每日 4~6 次），首次剂量需稍大，用药第 3 天开始剂量逐日减半，用药 5 天后停药。

2. 抗氧化剂：炎症的现代概念认为炎症即是一种典型的“氧化损伤”，是炎性细胞被相关病因激活后产生出大量炎性因子和活性氧诱发的“氧化反应”造成了组织损伤，故抗炎治疗的核心环节，是及时早期给予积极的抗氧化治疗。常用品种多达数百种，适合急性呼吸道损伤、可以静脉滴注的常用抗氧化剂主要有：维生素 C、还原型谷胱甘肽、糖皮质激素等。

3. 抗凝溶栓剂：研究表明，肺内血流淤滞、微血栓形成引起的循环功能障碍乃是导致急性呼吸窘迫综合征发生低氧血症的关键环节，即急性呼吸窘迫综合征的关键问题不是在“气”，而是在“血”。抗凝溶栓、活血化淤治疗则可有力改善肺循环，有助于逆转急性呼吸窘迫综合征引起的低氧血症。常用药物如硝普钠、硝酸异山梨酯、酚妥拉明、山莨菪碱，蝮蛇抗栓酶、链激酶、乌司他丁等，以及一些活血化淤类药物，如云南白药、三七、血塞通、舒血宁、丁洛地尔、桂哌齐特等。

（二）药学提示和注意事项

1. 肾上腺糖皮质激素：长期或大剂量应用，可诱发代谢紊乱（水、电解质、血糖、血脂）、血压异常、消化性溃疡出血、骨质疏松、股骨头坏死、感染等。大剂量（如甲泼尼龙大于0.5g）静脉滴注过快有可能引起心律失常甚至循环衰竭；活动性肺结核等未控制感染的患者，需密切观察病情，并同时应用相应抗菌药物治疗；对此类药物有过敏史者禁用。本病虽采用高剂量疗法，但坚持早期、短时使用，可望获得最佳疗效，而不良反应得以减至最低。

2. 抗氧化剂：此类药物尚未见明显不良反应报告，尤其是短期用药，理应更为安全；静脉注射药物须注意药物说明书的细致介绍，严格遵循禁用和慎用要求。

3. 抗凝溶栓剂：临床已应用多年，相对也较安全。但由于多系静脉注射药物，故仍须注意各药物说明书上细致介绍，遵循禁用和慎用要求，发生过敏反应者应立即停药。

六、急性氯气中毒护理规范

1. 入院后应安静休息，取平卧位或半卧位。
2. 密切观察病情变化，测量生命体征及血氧饱和度，记录24小时液体出入量。
3. 观察患者的呼吸频率、节律，合理进行氧疗，吸入氧浓度不应超过60%。对有咳嗽、咳痰等患者，定时给予翻身叩背，促进痰液排出。
4. 遵医嘱应用糖皮质激素、支气管扩张剂、抗菌药物等药物，控制液体滴速，观察药物的不良反应。
5. 根据病情给予眼部、口腔、皮肤护理。
6. 心理护理：对患者进行心理疏导，耐心倾听患者倾述，加强与患者沟通交流，取得患者信任，稳定情绪，使患者能积极配合治疗。
7. 康复期进行呼吸功能训练，增强肺功能。

七、急性氯气中毒营养治疗规范

1. 对意识障碍者，给予插胃管，鼻饲饮食，每次注入量不超过200ml，间隔时间为2小时。
2. 患者意识清醒后能进食时，给予高热量、高蛋白、低脂肪、易消化饮食，少量多餐，补充足够水分，维持水电解质平衡。

八、急性氯气中毒患者健康宣教

1. 保持安静、充分休息，避免过度耗氧，诱发肺水肿。
2. 介绍吸氧、雾化吸入及检查治疗的目的、方法、注意事项。
3. 指导呼吸康复的目的和方法，如腹式呼吸、缩唇呼吸等。
4. 向患者及其家属讲解氯气中毒病情特点及预后，保证患者情绪稳定，配合治疗。
5. 养成良好的生活习惯，如生活起居规律、增强体质、戒烟、戒酒等。
6. 提高自我防护意识，生产、贮存运输过程中，按规程操作，佩戴防护用具，定期检查设备状况。如果出现泄露向上风方向撤离，有明显不适症状到医院就诊。

九、推荐表单

（一）医师表单

急性氯气中毒临床路径医师表单

适用对象：第一诊断为急性氯气中毒（ICD-10：T59.4）

患者姓名：	性别：　　年龄：　　住院号：		门诊号：
住院日期：　　年　月　日	出院日期：　　年　月　日		标准住院日：7~21 天

时间	住院第 1 天	住院第 2 天	住院第 3 天
主要诊疗工作	□ 询问病史及体格检查 □ 进行病情初步评估，病情严重度分级 □ 明确诊断，决定诊治方案 □ 向患方交代病情，各种特殊检查、治疗告知，并在知情同意书上签字 □ 完善相关化验等检查 □ 观察病情，评估辅助检查结果，随时调整治疗方案 □ 完成首次病程记录和入院记录	□ 进一步完善相关检查和化验 □ 密切注意患者呼吸系统症状、体征 □ 评估辅助检查结果 □ 病情及并发症评估 □ 疗效评估 □ 上级医师查房 □ 明确下一步诊疗计划 □ 完成上级医师查房记录	□ 上级医师查房 □ 完成三级查房记录 □ 观察病情，密切注意患者呼吸系统症状、体征 □ 观察疗效和药物不良反应 □ 并发症评估 □ 住院医师书写病程记录
重点医嘱	**长期医嘱：** □ 职业病科护理常规 □ 特级/一/二级护理（根据病情） □ 禁食/流质/半流质饮食/软食（根据情况） □ 病危/病重（根据情况） □ 记 24 小时出入水量（必要时） □ 心电、呼吸、血压、血氧监测（必要时） □ 卧床休息（根据情况） □ 合理给氧（根据情况） □ 糖皮质激素：根据病情选定品种、剂量、给药方式 □ 纠正水电、酸碱失衡（必要时） □ 雾化吸入（必要时） □ 保护胃黏膜抑酸治疗（必要时） □ 脱水、利尿剂（必要时） □ 改善循环治疗（必要时） □ 防治感染治疗（必要时）	**长期医嘱：** □ 职业病科护理常规 □ 特级/一/二级护理（根据病情） □ 禁食/流质/半流质饮食/软食（根据情况） □ 病危/病重（根据情况） □ 记 24 小时出入水量（必要时） □ 卧床休息（根据情况） □ 心电、呼吸、血压、血氧监测（必要时） □ 合理给氧（根据情况） □ 糖皮质激素：根据病情调整用量 □ 纠正水电、酸碱平衡紊乱（必要时） □ 雾化吸入（必要时） □ 保护胃黏膜抑酸治疗（必要时） □ 脱水、利尿剂（必要时） □ 改善循环治疗（必要时） □ 防治感染（必要时）	**长期医嘱：** □ 职业病科护理常规 □ 特级/一/二级护理（根据病情） □ 禁食/流质/半流质饮食/软食（根据情况） □ 病危/病重（根据情况） □ 记 24 小时出入水量（必要时） □ 心电、呼吸、血压、血氧监测（必要时） □ 卧床休息（根据情况） □ 合理给氧（根据情况） □ 糖皮质激素：根据病情调整用量 □ 纠正水电、酸碱失衡（必要时） □ 雾化吸入（必要时） □ 保护胃黏膜抑酸治疗（必要时） □ 脱水、利尿剂（必要时） □ 改善循环治疗（必要时） □ 防治感染（必要时）

续　表

时间	住院第1天	住院第2天	住院第3天
重点医嘱	□ 机械通气（必要时） **临时医嘱** □ 大/中/小抢救（根据情况） □ 眼和/或皮肤生理盐水冲洗（必要时） □ 吸痰、清除呼吸道分泌物。 □ 糖皮质激素立即静脉注射（必要时） □ 脱水、利尿剂立即静脉注射（必要时） □ 维持水、电解质、酸碱平衡（必要时） □ 地西泮 10mg 肌内注射（必要时） □ 血常规、尿常规、便常规 □ 电解质、肝功能、肾功能、血糖、动脉血气分析、感染性疾病筛查、心肌酶谱、C反应蛋白、凝血功能、D-二聚体 □ X线胸片、心电图、（必要时） □ 肺CT（必要时） □ 痰培养+药敏试验（必要时） □ 其他临时治疗 □ 根据病情请相关科室会诊及相应处置（必要时）	□ 机械通气（必要时） □ **临时医嘱：** □ 大/中/小抢救（根据情况） □ 吸痰、清除呼吸道分泌物 □ 维持水、电解质、酸碱平衡（必要时） □ 血常规、电解质、动脉血气分析、心肌酶谱（必要时） □ 痰培养+药敏试验（必要时） □ 其他临时治疗 □ 根据病情请相关科室会诊及相应处置（必要时）	□ 机械通气（必要时） **临时医嘱：** □ 大/中/小抢救（根据情况） □ 吸痰、清除呼吸道分泌物（必要时） □ 维持水、电解质、酸碱平衡（必要时） □ 血常规、电解质、动脉血气分析、心肌酶谱（必要时） □ 痰培养+药敏试验（必要时） □ 其他临时治疗 □ 根据病情请相关科室会诊及相应处置（必要时）
病情变异记录	□ 无　□ 有，原因： 1. 2.	□ 无　□ 有，原因： 1. 2.	□ 无　□ 有，原因： 1. 2.
医师签名			

时间	住院第 4~7 天	住院第 8~21 天	出院日
主要诊疗工作	□ 上级医师查房 □ 评估病情和疗效，调整治疗方案 □ 并发症评估 □ 观察药物不良反应 □ 住院医师书写病程记录。	□ 上级医师查房 □ 评估病情和疗效，调整治疗方案 □ 并发症评估 □ 观察药物不良反应 □ 完善相关检查和化验 □ 评估辅助检查结果 □ 评估是否可出院，达到出院条件通知患者及家属准备出院 □ 职业病诊断会诊 □ 对患者进行职业健康与中毒防治知识宣教 □ 完成病程记录	□ 办理出院事宜 □ 向患者及家属交代出院后注意事项 □ 出院后对休息、工作的安排建议 □ 预约复诊、随访时间 □ 如果患者不能出院，在病程记录中说明原因和继续治疗的方案 □ 完成出院小结及出院记录
重点医嘱	**长期医嘱：** □ 职业病科护理常规 □ 一/二级护理（根据病情） □ 流质/半流质饮食/普食（根据情况） □ 病危/病重（根据情况） □ 心电、血氧监测（必要时） □ 合理给氧（根据情况） □ 糖皮质激素：根据病情减量或停药 □ 纠正水电、酸碱失衡（必要时） □ 保护胃黏膜抑酸治疗（必要时） □ 抗感染治疗（必要时）根据痰培养+药敏试验结果指导用药 □ 机械通气（必要时） □ 临时医嘱 □ 吸痰（必要时） □ 复查血常规、尿常规、电解质、肝功能、肾功能、血糖、血气分析、感染性疾病筛查、心肌酶谱等（必要时） □ X 线胸片、心电图（必要时） □ 肺 CT（必要时） □ 痰培养+药敏（必要时） □ 其他临时治疗	**长期医嘱：** □ 职业病科护理常规 □ 二/三级护理，根据病情 □ 软食/普食 □ 合理给氧（根据情况） □ 心电、血氧监测（必要时） □ 糖皮质激素：根据病情减量或停药 □ 纠正水电、酸碱平衡紊乱（必要时） □ 改善循环治疗（必要时） □ 抗感染治疗（必要时） □ 根据痰培养+药敏试验结果指导用药 **临时医嘱：** □ 复查血常规、电解质、动脉血气分析、心肌酶谱（必要时） □ X 线胸片、心电图（必要时） □ 痰培养+药敏试验（必要时） □ 其他临时治疗	**长期医嘱：** □ 职业病科护理常规 □ 二/三级护理，根据病情 □ 普食对症治疗 **临时医嘱：** □ 出院 □ 出院带药 □ 门诊随诊

续 表

时间	住院第 4~7 天	住院第 8~21 天	出院日
病情变异记录	□ 无 □ 有，原因： 1. 2.	□ 无 □ 有，原因： 1. 2.	□ 无 □ 有，原因： 1. 2.
医师签名			

（二）护士表单

急性氯气中毒临床路径护士表单

适用对象：第一诊断为急性氯气中毒（ICD-10：T59.4）

患者姓名：	性别：　年龄：　住院号：	门诊号：
住院日期：　年　月　日	出院日期：　年　月　日	标准住院日：7~21 天

时间	住院第 1 天	住院第 2 天	住院第 3 天
健康宣教	□ 入院宣教 □ 介绍主管医师、护士 □ 介绍环境、设施 □ 介绍住院注意事项 □ 介绍探视和陪伴制度 □ 介绍贵重物品管理制度 □ 药物宣教 □ 宣教糖皮质激素的作用、不良反应及表现 □ 应用人工气道及机械辅助通气治疗宣教	□ 药物宣教 □ 应用人工气道及机械辅助通气治疗宣教 □ 告知气管插管或切开、呼吸机治疗中可能出现的情况及应对方式 □ 给予患者及家属心理支持	□ 告知气管插管或切开、呼吸机治疗中可能出现的情况及应对方式 □ 给予患者及家属心理支持
护理处置	□ 核对患者，佩戴腕带 □ 建立静脉通道，遵医嘱给药、补液 □ 协助清洗皮肤、眼睛等 □ 协助医师完成人工气道、机械通气治疗（必要时） □ 协助患者留取各种样本	□ 遵医嘱给药、补液 □ 协助医师完成人工气道、机械通气治疗（必要时） □ 协助患者留取各种样本	□ 遵医嘱给药、补液 □ 协助医师完成人工气道、机械通气治疗（必要时） □ 协助患者留取各种样本
基础护理	□ 职业病科护理常规 □ 特级/一/二级护理（根据病情） □ 晨晚间护理 □ 排泄管理 □ 患者安全管理	□ 职业病科护理常规 □ 特级/一/二级护理（根据病情） □ 晨晚间护理 □ 排泄管理 □ 患者安全管理	□ 职业病科护理常规 □ 一/二/三级护理（根据病情） □ 晨晚间护理 □ 排泄管理 □ 患者安全管理
专科护理	□ 入院评估 □ 监测生命体征 □ 护理查体 □ 观察病情、疗效及药物不良反应 □ 需要时，填写压疮防范表 □ 需要时，请家属陪伴 □ 根据饮食种类，协助饮食 □ 心理护理	□ 护理查体 □ 监测生命体征 □ 观察病情、疗效及药物不良反应 □ 需要时，填写压疮防范表 □ 需要时，请家属陪伴 □ 协助饮食 □ 心理护理	□ 护理查体 □ 监测生命体征 □ 观察病情、疗效及药物不良反应 □ 需要时，填写压疮防范表 □ 需要时，请家属陪伴 □ 协助饮食 □ 心理护理

续　表

时间	住院第1天	住院第2天	住院第3天
重点医嘱	□ 详见医嘱执行单	□ 详见医嘱执行单	□ 详见医嘱执行单
病情变异记录	□ 无　□ 有，原因： 1. 2.	□ 无　□ 有，原因： 1. 2.	□ 无　□ 有，原因： 1. 2.
护士签名			

时间	住院第4~7天	住院第8~21天	出院日
健康宣教	□ 药物宣教，指导患方协助早期发现药物不良反应 □ 给予患者及家属心理支持 □ 探视陪伴须知 □ 饮食、活动指导	□ 药物宣教 □ 饮食、活动指导 □ 恢复期心理辅导 □ 探视陪伴须知 □ 职业卫生宣教 □ 预防急性氯气中毒宣教	□ 出院宣教 □ 出院带药及服药方法、注意事项宣教 □ 告知复诊时间 □ 告知随访事宜 □ 指导办理出院手续
护理处置	□ 遵医嘱给药、补液 □ 协助医师完成各项治疗（必要时） □ 协助患者留取各种样本	□ 遵医嘱给药、补液 □ 协助医师完成各项治疗（必要时） □ 协助患者留取各种样本	□ 办理出院手续
基础护理	□ 职业病科护理常规 □ 一/二级护理（根据病情） □ 晨晚间护理 □ 排泄管理 □ 患者安全管理	□ 职业病科护理常规 □ 二/三级护理（根据病情） □ 晨晚间护理 □ 排泄管理 □ 患者安全管理	□ 职业病科护理常规 □ 二/三级护理（根据病情） □ 晨晚间护理 □ 排泄管理 □ 患者安全管理
专科护理	□ 监测生命体征 □ 护理查体 □ 观察病情、疗效及药物不良反应 □ 需要时，填写压疮防范表 □ 需要时，请家属陪伴 □ 根据饮食种类，协助饮食 □ 心理护理	□ 观察患者一般情况 □ 护理查体 □ 观察病情、疗效及药物不良反应 □ 需要时，填写压疮防范表 □ 协助饮食 □ 恢复期生活和心理护理 □ 出院前准备指导	□ 观察患者一般情况 □ 心理护理
重点医嘱	□ 详见医嘱执行单	□ 详见医嘱执行单	□ 详见医嘱执行单
病情变异记录	□ 无　□ 有，原因： 1. 2.	□ 无　□ 有，原因： 1. 2.	□ 无　□ 有，原因： 1. 2.
护士签名			

（三）患者表单

急性氯气中毒临床路径患者表单

适用对象：第一诊断为急性氯气中毒（ICD-10：T59.4）

患者姓名：	性别： 年龄： 住院号：		门诊号：
住院日期： 年 月 日	出院日期： 年 月 日		标准住院日：7~21天

时间	入院第1天	第2~6天	第7~14天（出院日）
医患配合	□ 配合询问病史、收集资料，请务必详细告知氯气接触情况、既往史、用药史、过敏史等（昏迷患者由知情者协助） □ 配合进行体格检查 □ 配合皮肤、眼睛等洗消 □ 医师介绍病情及特殊治疗前谈话，配合签字（家属） □ 配合医师观察病情和疗效评估 □ 有任何不适告知医师	□ 配合完成各项检查化验：如采血、留尿、心电图、床旁拍片等 □ 配合各项治疗：如人工气道、机械通气等 □ 医师介绍病情及特殊治疗前谈话，配合签字（家属） □ 配合医师观察病情和疗效评估 □ 有任何不适告知医师	□ 了解出院时病情 □ 知悉出院时带药的用法、注意事项 □ 知悉出院后对休息、工作的安排 □ 知悉复查、随访时间
护患配合	□ 配合完成基础护理、专科护理和护理处置 □ 配合监测生命指证 □ 配合完成入院护理评估（简单询问病史、过敏史、用药史）（昏迷患者由知情者协助） □ 接受入院宣教（环境介绍、病室规定、订餐制度、贵重物品保管等） □ 配合执行探视和陪伴制度 □ 有任何不适告知护士	□ 配合完成基础护理、专科护理和护理处置 □ 配合监测生命指证 □ 配合护理病情和疗效评估 □ 接受宣教 □ 配合执行探视和陪伴制度 □ 有任何不适告知护士	□ 接受出院宣教 □ 办理出院手续 □ 获取出院带药 □ 知悉服药方法、作用、注意事项 □ 知悉复印病历程序
饮食	□ 遵医嘱饮食（昏迷患者需插胃管进食、水）	□ 遵医嘱饮食（昏迷患者需插胃管进食、水）	□ 遵医嘱饮食
排泄	□ 正常排尿便 □ 插尿管导尿（必要时）	□ 正常排尿便 □ 插尿管导尿（必要时）	□ 正常排尿便
活动	□ 安静，休息	□ 安静，休息	□ 安静，适当活动

附：原表单（2016年版）

职业性急性氯气中毒临床路径表单

适用对象：第一诊断为急性氯气中毒（ICD-10：T59.4）

患者姓名：	性别：　　年龄：　　住院号：	门诊号：
住院日期：　　年　　月　　日	出院日期：　　年　　月　　日	标准住院日：7~14天

时间	住院第1天	
主要诊疗工作	□ 询问病史及体格检查 □ 进行病情初步评估，病情严重度分级 □ 上级医师查房 □ 明确诊断，决定诊治方案 □ 开化验单及相关检查单 □ 交代病情及各种协议书签字及告知 □ 完成首次病程记录和入院记录	
重点医嘱	**长期医嘱** □ 内科护理常规 □ 一/二级护理（根据病情） □ 饮食（依病情） □ 记24小时尿量或24小时出入水量（必要时） □ 心电、呼吸、血压、血氧监测（必要时） □ 吸氧或机械通气（必要时） □ 雾化吸入（必要时） □ 吸痰（必要时） □ 糖皮质激素 □ 化痰（必要时） □ 保护胃黏膜抑酸治疗（必要时） □ 防治肺和/或脑水肿治疗（必要时） □ 营养神经治疗（必要时） □ 改善循环治疗（必要时） □ 维持水、电解质及酸碱平衡治疗（必要时） □ 防治感染治疗（必要时） **临时医嘱** □ 眼和/或皮肤生理盐水冲洗（必要时） □ 血常规、尿常规、便常规 □ 电解质、肝功能、肾功能、血糖、动脉血气分析、感染性疾病筛查、心肌酶谱、C反应蛋白、凝血功能、D-二聚体 □ X线胸片、心电图、胸部超声（必要时） □ 肺CT（必要时） □ 肾上腺皮质激素立即静脉注射（必要时） □ 脱水、利尿剂立即静脉注射（必要时） □ 维持水、电解质、酸碱平衡（必要时） □ 根据病情请相关科室会诊及相应处置（必要时）	

续 表

时间	住院第 1 天	
主要护理工作	□ 介绍病房环境、设施和设备 □ 入院护理评估，护理计划 □ 观察患者情况、监测生命体征 □ 指导氧疗、吸入治疗 □ 观察各种药物疗效和不良反应 □ 静脉取血，用药指导（必要时）	
主要诊疗工作	□ 上级医师查房 □ 评估辅助检查的结果 □ 病情评估，根据患者病情调整激素用量及治疗方案 □ 观察药物不良反应 □ 确认有无并发症 □ 住院医师书写病程记录	□ 评估辅助检查的结果 □ 病情评估，根据患者病情调整激素用量及治疗方案 □ 观察药物不良反应 □ 确认有无并发症 □ 住院医师书写病程记录
重点医嘱	**长期医嘱** □ 内科护理常规 □ 一/二级护理（根据病情） □ 饮食（依病情） □ 心电、呼吸、血压、血氧监测（必要时） □ 吸氧或机械通气（同前） □ 雾化吸入（同前） □ 吸痰（必要时） □ 防治肺和/或脑水肿治疗（同前或减量） □ 糖皮质激素 □ 胃黏膜保护剂（同前） □ 抗菌药物（同前） □ 化痰治疗（同前） □ 营养神经治疗（同前） □ 改善循环治疗（同前） □ 维持水、电解质及酸碱平衡治疗（同前或减量或停用） □ 眼科或皮肤科治疗（必要时） □ 根据病情调整药物 **临时医嘱** □ 防治肺水肿、对症治疗（必要时） □ 异常指标复查（必要时） □ 根据病情请相关科室会诊（必要时）	**长期医嘱** □ 内科护理常规 □ 一/二级护理（根据病情） □ 饮食（依病情） □ 心电、呼吸、血压、血氧监测（必要时） □ 吸氧或机械通气（同前） □ 雾化吸入（同前或减量） □ 吸痰（必要时） □ 防治肺和/或脑水肿治疗（同前或减量或停用） □ 糖皮质激素（同前或减量） □ 胃黏膜保护剂（同前） □ 抗菌药物（同前） □ 化痰治疗（同前） □ 营养神经治疗（同前） □ 改善循环治疗（同前） □ 维持水、电解质及酸碱平衡治疗（同前或减量或停用） □ 眼科或皮肤科治疗（同前） □ 根据病情调整药物 **临时医嘱** □ 对症治疗（必要时） □ 异常指标复查（必要时） □ 根据病情请相关科室会诊（必要时）
主要护理工作	□ 观察患者一般情况及病情变化 □ 疾病相关健康教育 □ 正确执行医嘱	□ 观察患者一般情况及病情变化 □ 疾病相关健康教育 □ 正确执行医嘱

续　表

时间	住院第 1 天	
病情变异记录	□ 无　□ 有，原因： 1. 2.	□ 无　□ 有，原因： 1. 2.
护士签名		
医师签名		

时间	住院第7~13天	住院第8~14天（出院日）
主要诊疗工作	□ 评估治疗效果，预约出院，确定出院后治疗方案（达到出院标准者） □ 未达到出院标准，根据病情调整激素用量及治疗方案 □ 防治并发症及继发症 □ 观察药物不良反应 □ 住院医师书写病程记录 □ 如申请职业病诊断，请诊断组会诊	□ 完成出院小结 □ 向患者交待出院后注意事项 □ 预约复诊日期
重点医嘱	**长期医嘱** □ 内科护理常规 □ 一/三级护理（根据病情） □ 饮食（依病情） □ 心电、呼吸、血压、血氧监测（必要时） □ 吸氧或机械通气（同前） □ 雾化吸入（同前或减量或停用） □ 吸痰（必要时） □ 根据病情调整药物使用（未出院者） **临时医嘱** □ 对症治疗（必要时） □ 异常指标复查，如胸片或肺CT（必要时） □ 根据病情请相关科室会诊（必要时）	**出院医嘱：** □ 出院带药 □ 门诊随诊
主要护理工作	□ 观察患者一般情况 □ 观察疗效、各种药物作用和不良反应 □ 恢复期生活和心理护理 □ 出院准备指导	□ 告知复诊计划，就医指导 □ 帮助患者办理出院手续 □ 出院指导
病情变异记录	□ 无 □ 有，原因： 1. 2.	□ 无 □ 有，原因： 1. 2.
护士签名		
医师签名		

第八章

慢性正己烷中毒临床路径释义

【医疗质量控制指标】（专家建议）

指标一、诊断及诊断分级需主要依据《职业性慢性正己烷中毒的诊断》（GBZ 84-2017）的原则执行。

指标二、神经-肌电图检查是确诊正己烷中毒性周围神经病最重要的检查手段，其结果对于诊断、鉴别诊断、诊断分级及病情评估均有重要价值。

指标三、确诊病例应尽早脱离正己烷接触。

指标四、本病无特殊解毒剂，可按周围神经病治疗原则治疗处理，证实有效。

指标五、神经生长因子有一定疗效；糖皮质激素和高压氧疗法均未见确切疗效。

指标六、正己烷引起的中毒性周围神经病预后良好，但恢复尚需一定时日，非短期住院所能解决，宜在门诊检查治疗；生活无法自理的重症患者可由用人单位安排专人照顾，定期门诊，或转入疗养单位康复治疗。

一、慢性正己烷中毒编码

1. 原编码：

疾病名称及编码：职业性慢性正己烷中毒（ICD-10：T52.900）

2. 修改编码：

疾病名称及编码：职业性慢性正己烷中毒（ICD-10：T52.201 X46）

二、临床路径检索方法

T52.201 伴 X46

三、国家医疗保障疾病诊断相关分组（CHS-DRG）

MDC 编码：MDCV（创伤、中毒及药物毒性反应）

ADRG 编码：VZ1（其他损伤、中毒及毒性反应疾患）

四、慢性正己烷中毒临床路径标准住院流程

（一）适用对象

第一诊断为慢性正己烷中毒（ICD-10：T52.900）；其中因职业活动接触正己烷引起的慢性中毒被专称为“职业性慢性正己烷中毒”。

（二）诊断依据

主要根据《职业性慢性正己烷中毒的诊断》（GBZ 84-2017），参考《中华职业医学》（人民卫生出版社，2019，第2版，李德鸿、赵金垣、李涛主编）和《临床职业病学》（北京大学医学出版社，2017，第3版，赵金垣主编）。具体内容为：

1. 接触史：诊断职业性中毒者需有较长时间的正己烷职业接触史。

2. 临床表现：出现以周围神经病为主的临床表现，如肢体远端麻木、疼痛，下肢沉重感，可伴有手足发凉、多汗、食欲减退、体重减轻、头晕、头痛等全身症状；查体可见四肢对称性的深/浅感觉减退或消失，腱反射减弱或消失，可有肌力减退，还可伴有不同程度的肌肉萎缩。

3. 神经-肌电图检查：呈神经源性损害表现。

4. 尿2，5-已二酮检测可见增高。

释义

■ 本路径的制订主要参考现行《职业性慢性正己烷中毒的诊断》（GBZ 84-2017）及国内权威性专业参考书籍。

■ 较长时间正己烷的接触史是诊断慢性正己烷中毒的基本条件；职业性慢性正己烷中毒则需有明确的、较长时间的正己烷职业接触史。患者工作场所职业危害因素检测与评价资料可作为评估接触水平的重要参考资料。依据《职业性慢性正己烷中毒的诊断》（GBZ 84-2017），较长时间接触正己烷是指至少接触3个月以上，但部分患者在有报告接触较高浓度正己烷1个月以上即可引起周围神经病；虽然发病时间似为“亚急性”，但临床仍将其归类为慢性中毒。

正己烷主要除用作有机稀释剂、去污剂、粗油浸出剂、花精萃取剂外，还被作为汽油添加剂以提高其辛烷值，某些化工产品如白电油、石油醚、开油水、汽油胶、粉胶、清漆、开胶水、去渍油、120号汽油、天那水等也都有可能含有正己烷，其接触机会之广泛可见一斑。

■ 病史和临床表现是诊断慢性正己烷中毒的基本依据，职业中毒者所在单位常可见类似病例，且与患者属同一车间或班组；但工种、工龄相同者，中毒程度并不一定一致。本病起病隐匿，患者一般在接触正己烷数月后发病，潜伏期多见为3~10个月，甚至有报道最短仅1个月即发病。

周围神经病是本病的主要临床表现，且为感觉、运动和自主神经纤维共同受累，呈对称性分布，由肢体远端向近端扩展，病程3个月至年余不等，个别可更长；不少病例发现患病时病情已达高峰，不少病例在脱离接触后数月内（3~6个月）病情仍在进展；疾病预后一般良好。

近年有报道，部分患者在康复期可出现频繁肌肉颤动抽搐，严重时出现持续性肌肉僵硬，伴有乏力、失眠、手足多汗等周围神经兴奋表现；给予膜稳定剂（钙通道抑制剂）可以明显缓解症状。

■ 神经-肌电图检查对本病早期诊断有重要意义。慢性正己烷中毒以神经轴索损害为主，可伴脱髓鞘性病变，故应重点检查四肢远端肌肉的肌电图，以及感觉、运动神经传导速度。检查可见运动和感觉神经传导速度减慢、波幅降低，以及运动神经远端潜伏期延长等；肌电图则显示神经源性改变，表现为安静状态下出现自发电位（以复合重复放电为主，纤颤电位和正锐波较少），小力收缩时运动单位动作电位平均时限延长、波幅增高、多相波增多，大力收缩时募集电位多呈单纯相；且两侧病变基本对称，轴索损害与脱髓鞘性病变共存；感觉神经和运动神经共同受损。神经-肌电图检查方法及其结果判断基准可参见现行《职业性慢性化学物中毒性周围神经病的诊断》（GBZ/T 247-2013）。

■ 2，5-已二酮是正己烷在体内最重要的代谢产物，与正己烷接触水平密切相关，主要从尿中排出，但脱离接触3~4天即恢复正常，故仅宜作为正己烷近期接触指标。其水平与慢性正己烷中毒程度也不平行，不能用作中毒确诊依据。

■ 诊断主要根据较长时间正己烷的职业接触史，出现以周围神经损害为主的临床表现，结合神经-肌电图检查结果及工作场所职业卫生学资料，经综合分析，并排除其他原因所致类似疾病后，方可诊断。诊断分级应以病情最严重时的症状体征和神经-肌电图检查结果为依据，一般分为三级：①轻度中毒；②中度中毒；③重度中毒。

门诊或体检过程中怀疑职业性长期正己烷密切接触者存在慢性中毒可能，可将其作为“疑似职业病”安排住院作进一步检查确诊。但如各项检查指标，尤其是神经-肌电图检查仍未达到“中毒”标准，只能定为“正己烷接触观察对象”，不能列入职业病范畴。

■ 鉴别诊断的主要病种是某些其他原因引起的周围神经病，如急性脊髓炎、急性脊髓灰质炎、弛缓性瘫痪、免疫介导性周围神经病（如吉兰-巴雷综合征、结缔组织病等）、感染性周围神经病（如艾滋性、梅毒性等）、代谢营养性周围神经病（如糖尿病、痛风、甲状腺功能减退、B族维生素缺乏、恶病质等）、副肿瘤性周围神经病、遗传性周围神经病、药物过量（如呋喃类、异烟肼等），以及其他化学物（砷、铅、二硫化碳、氯丙烯、有机磷、丙烯酰胺、磷酸三邻甲苯酯等）引起的周围神经病等。

（三）治疗方案的选择

根据现行的《职业性慢性正己烷中毒的诊断》（GBZ 84-2017）、《中华职业医学》（人民卫生出版社，2019，李德鸿，赵金垣，李涛主编）和《临床职业病学》（北京大学医学出版社，2017，赵金垣主编），主要治疗策略为：

1. 脱离接触。
2. 对症支持。
3. 神经康复。
4. 功能复健。

释义

■ 确诊后即应尽早脱离正己烷接触，这也是所有中毒性疾患抢救治疗的铁律之一。

■ 本病迄今尚无特效解毒剂，也无特效疗法，故对症支持治疗为其最基本的治疗措施，包括解除痛苦，营养支持、运动协助、躯体护理，以及心理辅导等。

■ 慢性正己烷中毒主要表现为对称性周围神经病，病理改变主要是周围神经节段性脱髓鞘、轴索变性和淋巴细胞浸润（提示有炎症存在）。因此，改善外周循环、改善神经营养及促进神经修复乃是治疗关键。实践证实，中西医结合的神经康复治疗确具疗效。

■ 康复治疗是正己烷中毒后期争取康复的重要措施，不可忽视。主要是在医学训练疗法的基础上，辅以物理治疗、中医康复疗法，以获取事半功倍的效果。

（四）标准住院日

轻度中毒14~21天，中度中毒21~45天，重度中毒45~90天。

释义

■ 慢性正己烷中毒恢复缓慢，病程较长，尤其是重度中毒患者，其周围神经系统损伤完全康复常需数月甚至年余之久，故出院时间不宜以周围神经系统完全康复为标准；一旦神经系统病情稳定，不再进展，即可安排出院，在门诊或疗养院进行周围神经的康复治疗。

■ 感觉障碍恢复一般先于运动障碍，症状体征恢复也先于神经-肌电图表现改善，故评估可否出院时，应充分考虑上述特点，以症状体征改善为主要指标更为切合实际。

■ 轻度中毒患者生活能力基本不受影响，出院后可休假1~2周，安排轻工作6~9个月，定期门诊治疗；中度中毒患者如有行动不便，出院后可由用人单位安排专人照料，直至生活可以自理，并定期门诊治疗，继续康复锻炼；重度中毒患者出院建议转入康复科或疗养院继续康复治疗。职业性慢性正己烷中毒患者门诊和疗养期间各项医疗费用仍按住院相关规定予以报销，并享受职业病相关福利待遇。

（五）进入路径标准

1. 第一诊断为“职业性慢性正己烷中毒”者，且必须符合国家现行《职业性慢性正己烷中毒的诊断》相关条件。
2. 已被确定为“正己烷接触观察对象”者，提示病情较轻，远未达到“慢性正己烷中毒”的程度，因此，也无进入本临床路径进一步诊治处理的必要。
3. 患者同时患有其他基础疾病（合并症），或发生慢性正己烷中毒相关并发症者，如不需其他专科特殊处理，也不影响第一诊断临床路径流程实施时，仍可进入本路径。
4. 患者的合并症或并发症较为严重，需要其他专科进行特殊处理时，应当退出本路径，进入其他专科的相应临床路径。
5. 非职业性慢性正己烷中毒可参照本路径执行。

释义

■ 凡以职业性慢性正己烷中毒为第一诊断疾病的患者，无论进入本临床路径或转入其他专科相应临床路径诊治，其医疗费用（包括其并发症）均按国家规定的职业病医疗保险相关规定，由工伤保险或用人单位给予全部报销，并享受各项劳保福利待遇。

■ 被诊断为“正己烷接触观察对象”者虽被否定为职业病，是按“疑似职业病”进行的系统医学观察、检查，以及鉴别诊断，均属于职业病诊断程序不可或缺的组成部分，按照国家《职业病防治法》规定，此类住院及医疗检查费用也应按照国家职业病医保条例，由工伤保险或用人单位给予全部报销，检查期间仍享受各项劳保福利待遇。

■ 职业性慢性正己烷中毒为第一诊断疾病患者，无论在本路径，或是转入其他临床路径，其用于合并症（即同时伴有的基础疾病）的各种医疗费用（如药费、ICU 费、特殊护理费、手术费、特殊检查费、理疗费等），皆应按照该种疾病的医疗报销规定处理，不得享受职业病待遇。

■ 非职业性慢性正己烷中毒患者入院治疗各项费用须按该种疾病的相关规定报销，不得享受职业病有关待遇。

（六）住院期间检查项目

1. 必需检查项目：

（1）血常规、尿常规、红细胞沉降率、便常规+隐血试验。

（2）肝功能、肾功能、心肌酶谱、电解质、血脂、血糖、血尿酸、免疫五项、甲状腺功能三项、感染性疾病筛查。

（3）胸部 X 线平片、心电图、腹部 B 超、泌尿系统 B 超。

（4）尿 2，5-己二酮。

（5）神经-肌电图。

2. 特殊检查项目：

（1）眼科会诊+常规检查（视力、视野、辨色力、眼底检查等）。

（2）肿瘤三项（甲胎蛋白、癌胚抗原、糖类抗原 19-9）、动脉血气分析。

（3）头颅和/或脊髓 CT/MRI 检查、脑电图。

（4）腰椎穿刺检查：脑脊液常规、生化、涂片细菌检查，脑脊液免疫球蛋白检查、穿刺细胞学病理检查。

（5）诱发电位（视觉诱发电位、听觉诱发电位、体感诱发电位）；神经组织病理学检查（有条件者可进行）。

（6）鉴别诊断所需其他相关检查。

释义

■ 必检项目目的在于准确评价患者中毒病情严重程度、本身健康状况、有无重大基础疾病（合并症），不仅有助于疾病的准确诊断和主要的鉴别诊断，亦为治疗抢救策略提供重要基础。

■ 尿 2，5-己二酮是反映正己烷接触程度的生物标志物，正常人尿中 2，5-己二酮浓度约为 0.45±0.20mg/L，接触正己烷工人以班后尿中 2，5-己二酮浓度为其正己烷的生物接触限值，其值为 35.0μmol/L（4.0mg/L）。

■ 神经-肌电图检查对于慢性正己烷中毒周围神经病的早期诊断及鉴别诊断具有重要意义，不仅可提供失神经支配和神经再支配的信息、鉴别神经源性损害和肌源性损害、反映病变的程度、范围，以及发现亚临床周围神经损害，更可反映周围神经的功能状态，有助于鉴别周围神经损害的性质及程度，其结果对于诊断、鉴别诊断、诊断分级及评估病情转归均有无可替代的价值。

■ 特殊检查项目则是根据毒物的靶器官和病情发生发展规律，展开的进一步医学检查，旨在更有针对性地开展治疗，争取最佳转归。如眼科检查有助于细致了解正己烷对眼睛的损害范围及程度；脑脊液、头颅和/或脊髓 CT/MRI 检查、神经组织病理学检查及神经电生理检查等可以明确与神经系统炎症性疾病相鉴别；血清肿瘤标志物则有助于排除副肿瘤性神经病等；神经组织病理学检查更是可为周围神经病的性质和程度提供直接证据。

（七）治疗方案与药物选择

1. 脱离正己烷接触：包括尽速脱离正己烷接触，脱除污染工作服，安排入院检查治疗等。

2. 对症支持措施：主要包括缓解症状，照料生活，防摔防伤、营养支持、知识宣教，心理治疗等。

3. 神经康复治疗：主要包括给予神经营养生长因子、改善血液循环、活血化淤和通经活络等中西医治疗，并防治肌肉萎缩、肌肉疼痛等措施。

4. 功能复健训练：主要包括医学训练疗法、中医疗法以及各种物理治疗，协助机体康复。

释义

■ 对症支持。包括防治知识宣教、针对性心理辅导，随时伴行搀扶、防摔、防伤，细心的躯体护理（维持功能位、肢体按摩、被动运动；肢体瘫痪严重者还需注意防止压疮及肌萎缩，出现垂手、垂足时使用夹板或支架固定于功能位置等），以提升生活质量，增强康复信心，改善疾病转归。

■ 慢性正己烷中毒无特殊解毒剂，主要依据周围神经病治疗原则，以中西医结合方式积极实施康复治疗。

■ 神经康复治疗。国内外临床已积累不少经验，主要是给予：①神经营养生长因子（如B族维生素、能量合剂、鼠源性神经生长因子、加兰他敏等）；②改善血液循环，主要给予盐酸丁咯地尔、桂哌齐特、地巴唑等；③活血化淤、通经活络，主要为中药，如舒血宁注射液、大活络丸等；④防治肌肉萎缩、肌肉疼痛，使用各类外用中药制剂（如活络油、红花油、正万花油、骨通贴膏等）以及针灸、按摩、推拿、理疗等。

■ 小牛血去蛋白提取物注射液治疗周围神经病为新鲜小牛血或血清去蛋白并经超滤透析后的产物，仅含有无机物及小分子有机物，主要用于脑外伤、老年痴呆、循环障碍引起的外周神经、肌肉、皮肤病变；其无菌水溶液20~30ml稀释于250ml的5%葡萄糖或0.9%氯化钠注射液中，静脉缓慢滴注，每天1次，2周为一疗程，但用于治疗正己烷中毒尚缺乏成熟经验，故不作正式推荐。

■ 功能复健治疗主要以医学训练疗法为主，它是一套规范、系统的康复体系，以当今先进的运动科学和临床医学为理论基础，在运动康复师指导下，运用各种运动康复方法（器械或者不需器械）对患者进行有计划、系统性、个体化的主动练习，目的在于通过激活患者功能和形态的适应进程，加快机体功能的康复。此外，还采用中医疗法（如中药熏洗、针刺、灸疗、推拿、按摩），以及各种物理治疗（低中频理疗、电针、蜡疗等），协助机体康复。实践证明，在避免关节韧带损伤的前提下，及早开始四肢锻炼（被动和主动）和物理治疗，有助于促进肌肉康复、缩短病程，减少后遗症。

康复期间如发生肌肉剧痛，可行按摩和热敷镇痛，必要时可适当使用药物对症处理。

■ 中药治疗。有助于促进神经、肌肉及全身功能恢复，但中医讲究医师亲临患者，望闻问切，进行辩证论治，方能做到方准病除，故本路径不推荐以下方剂为通用处方，仅供作临床参考：

1. 湿热浸淫证

主证：起病较缓，逐渐出现肢体困重，痿软无力，尤以下肢或两足痿弱为甚，兼见微肿，手足麻木，扪及微热，喜凉恶热，胸脘痞闷，小便赤涩热痛；舌质红，舌苔黄腻，脉濡数或滑数。

证机概要：湿热浸渍，壅遏经脉，营卫受阻；治法：清热利湿，通利经脉。

基本方——加味二妙散加减；本方清利湿热，补肾通脉，用于湿热内盛，兼见虚火之痿证：黄柏15g，苍术15g。

加减：若湿邪偏盛，加厚朴、茯苓、枳壳、陈皮以理气化湿；热邪偏盛，身热肢重，加忍冬藤、连翘、蒲公英、赤小豆清热解毒利湿。

2. 脾胃虚弱证

主证：起病缓慢，肢体软弱无力逐渐加重，神疲肢倦，肌肉萎缩，少气懒言，纳呆便溏，面色㿠白或萎黄无华，面浮；舌淡体胖大，苔薄白，脉细弱。

证机概要：脾虚不健，生化乏源，气血亏虚，筋脉失养；治法：补中益气，健脾升。

基本方——参苓白术散合补中益气汤加减；参苓白术散健脾益气利湿，用于脾胃虚弱，健运失常，水湿内盛者；补中益气汤健脾益气养血，用于脾胃虚弱，中气不足，气血亏虚者：黄芪15g，人参（党参）15g，白术10g，炙甘草15g，当归10g，陈皮6g，升麻6g，柴胡12g，生姜9片，大枣6枚。

加减：若食积不运，加谷麦芽、山楂、神曲；兼见食欲减退、口干咽干较甚，加石斛、薏苡仁；肥人痰多或脾虚湿盛，可用六君子汤加减。

3. 肝肾亏损证

主证：起病缓慢，渐见肢体痿软无力，尤以下肢明显，腰膝酸软，不能久立，甚至步履全废，腿胫大肉渐脱，或伴有眩晕耳鸣，舌咽干燥，遗精或遗尿，或妇女月经不调；舌红少苔，脉沉细数。

证机概要：肝肾亏虚，阴精不足，筋脉失养；治法：补益肝肾，滋阴清热。

基本方——虎潜丸加减；本方滋阴降火，强壮筋骨，用于治疗肝肾阴亏有热之痿证：虎骨10g，牛膝20g，陈皮20g，熟地30g，锁阳12g，龟板30g，干姜10g，当归12g，知母30g，黄柏30g，白芍20g。

加减：若气血亏虚严重者，加党参、首乌、龙眼肉、当归以补气养血；肾虚骨弱者，加续断、补骨脂、狗脊补肾壮腰。

4. 脉络淤阻证

主证：久病体虚，四肢痿弱，肌肉瘦削，手足麻木不仁，四肢青筋显露，可伴有肌肉活动时隐痛不适。舌痿不能伸缩；舌质暗淡或有淤点、淤斑，苔薄白，脉细涩。

证机概要：气虚血淤，阻滞经络，筋脉失养；治法：益气养营，活血行淤。

基本方——圣愈汤合补阳还五汤加减。圣愈汤益气养血，用于气血亏虚，血行滞阻证：生地20g，熟地20g，白芍15g，川芎8g，党参20g，当归15g，黄芪18g，赤芍5g，地龙3g，红花3g，桃仁3g。

加减：若半身不遂以上肢为主者，可加桑枝、桂枝以引药上行，温经通络；下肢为主者，加牛膝、杜仲以引药下行，补益肝肾；日久效果不显著者，加水蛭、虻虫以破淤通络；脾胃虚弱者，加党参、白术以补气健脾。

（八）出院标准

1. 全身症状基本消失，精神食欲及二便正常，生命体征和一般实验室指标均在正常范围。
2. 轻度中毒患者仅余轻度感觉障碍、肌力轻度减退，生活可以自理，且无进一步发展，病情稳定至少 14 天以上。

3. 中、重度中毒患者仍可遗有较明显周围神经症状体征，但至少有 2 项指标（主要包括异常感觉、深/浅感觉，深/浅反射、震颤、精细动作、日常行为、肌力、肌张力、肌萎缩等），持续见好，改善趋势至少保持 14 天以上。

4. 没有需要继续住院治疗处理的并发症或合并症。

释义

■ 慢性正己烷中毒患者预后多较好，但其神经、肌肉受损表现常可持续较长时间，而用药治疗之关键期则在中毒后头 2~3 月，而后的康复则主要依赖于康复训练。故轻度或中重度中毒患者，一旦病情稳定，即可出院，在门诊或疗养院专业人员指导下进行康复训练，同时辅以药物治疗。

■ 患者感觉障碍恢复一般先于运动障碍，临床症状体征恢复先于神经-肌电图；周围神经损伤以下肢远端最重，恢复最晚，跟腱反射恢复正常，提示远端神经损害已经恢复；肌力恢复至 4 级以上，运动功能已基本不受影响。

■ 神经-肌电图检查也是临床康复的客观指标，但远远迟于临床症状和体征的改善，故不宜用作出院指征。

（九）变异及原因分析

1. 患者摄入正己烷剂量较大（时间较长、浓度较高），病情较重，且未能得到及时诊治，或治疗不到位，贻误病情。

2. 患者年龄较大、合并症较为复杂严重（糖尿病、高血压、营养不良），或不良嗜好（长期过量饮酒、吸烟等）、妨碍本路径治疗处理措施实施。

3. 患者治疗过程中发生较严重并发症，如深静脉血栓形成，或严重压疮、跌伤、烫伤等，需终止本路径，转入其他专科相应流程诊治。

释义

■ 患者进入路径后，在诊治过程中发现特殊合并存，影响本路径诊治工作的实施，需要中止执行路径或延长治疗时间，并可能增加治疗费用时，医师需在表单中明确说明；因患者方面主观原因导致执行路径出现变异，也需医师在表单中予以说明。

五、慢性正己烷中毒临床路径给药方案

（一）用药选择

1. 营养神经，促进神经修复的药物。

（1）鼠源性神经生长因子注射剂：2ml 肌内注射，每日 1 次，4 周为 1 个疗程，疗程间隔为 1 周，疗程数需视病情而定；3 个疗程后，可改为 2~3 天注射 1 次，疗程间隔为 2 周。

（2）B 族维生素：如维生素 B_{12}、维生素 B_1、维生素 B_6 等，可三药混合肌内注射（$VitB_1$ 100mg+$VitB_6$100mg+$VitB_{12}$1.5mg），每日 1 次，2 周为一疗程，间隔为 1 周，3 个疗程后可改为口服（也可静脉滴注甚至穴位注射，依据具体药物类别及治疗方案决定）。

（3）其他，如能量合剂（三磷酸腺苷、辅酶 A、胰岛素、胞磷胆碱、肌苷、维生素 B_6、维

生素C等加入5%葡萄糖氯化钠溶液中）静脉滴注，每日1次，2周为1个疗程，间隔为1周，主要用于病程初期。

2. 改善血液循环的药物。主要给予：

（1）盐酸丁咯地尔：其可抑制α肾上腺素受体、抑制血小板聚集、增强红细胞变形能力，并有非特异性钙拮抗作用等，从而有助于改善缺血组织供血营养，主要用于外周血管性疾病。可每次200mg加入葡萄糖或生理盐水中静脉缓慢滴注，14日为一疗程，而后可片剂口服 每次100mg，一日3次；主要用于病程初期。

（2）马来酸桂哌齐特：为钙离子通道阻滞剂，可使外周血管扩张，增加血流量，它还能抑制环腺苷酸磷酸二酯酶，使环腺苷酸数量增加，降低血液黏性，改善微循环，改善细胞营养，主要应用于血管疾病的治疗。可每次4支注射液（320mg）溶于10%葡萄糖注射液或生理盐水500ml中静脉缓慢滴注，2周为一疗程；主要用于病程初期。

3. 活血化瘀、通经活络的药物。

（1）舒血宁注射液，为银杏叶提取物，具有促进血液循环、扩张血管、增加血流量、增加神经递质的含量，减少神经细胞损伤，抑制细胞膜脂质过氧化等作用。可肌内注射，一次10ml，一日1次，10日为一疗程；主要用于病程初期。

（2）大活络丸，为多味中草药制成，可生血培本，扶正祛邪，散在表之风邪，逐在里之冷湿，通络止痛，活血散淤，舒筋止痛，理气和中，畅通气血，通经达络，共奏调理气血、祛风除湿、活络止痛、化痰熄风之功，为攻补兼施之剂。可口服一丸，每日2次，10日为1疗程；主要用于病程初期，不可久服。

（二）药学提示与注意事项

1. 鼠源性神经生长因子：用药相对安全，偶有不良反应，主要有：①注射部位痛或注射侧下肢疼痛，一般不需处理，个别症状较重者，口服镇痛剂即可缓解；②头晕、失眠（偶见）；③荨麻疹（偶见），可自行恢复或给予抗过敏治疗。

2. 盐酸丁咯地尔：偶见消化道不适、头痛、四肢烫热刺痛、急性心肌梗塞、心绞痛、甲状腺功能亢进、阵发性心动过速等；近期内有大量失血的患者及产妇慎用。

3. 马来酸桂哌齐特：偶有发热、头痛、腹泻、腹痛、便秘、神经衰弱、皮疹、白细胞减少、转氨酶升高等；脑内出血、白细胞减少，以及对本品过敏者禁用。

4. 舒血宁注射液：极少见过敏反应，多可自行消失，如皮肤过敏反应、心悸、胸闷、血压升高、胃肠道不适、头晕、失眠、静脉炎、血尿等。

5. 大活络丹：偶见见以下不良反应：头晕、恶心、呕吐、胃肠不适、腹痛、腹泻、胸闷、心悸、皮肤瘙痒等；孕妇及过敏者忌用。

6. 使用中草药类制剂时，要注意询问患者是否为过敏体质，使用过程中也要谨慎，注意防范，确保临床用药安全。

六、慢性正己烷中毒护理规范

1. 做好患者防跌倒、防压疮、防烫伤、日常生活自我护理能力的评估并做好相关护理。

2. 观察患者的生命体征、精神状态、四肢肌力、肌张力和活动能力等。

3. 正确落实各项治疗性护理措施。

4. 与医师、康复科治疗师制定以医学训练疗法为主的康复治疗和功能锻炼计划。

5. 做好康复功能锻炼，逐渐增加活动量，配合理疗、针灸、穴位注射和中药熏洗等治疗，促进四肢末梢神经康复。

6. 心理护理：向患者讲解疾病知识及转归过程，使其树立战胜疾病的信心。

七、慢性正己烷中毒营养治疗规范

1. 高营养、易消化、富含维生素和纤维素的饮食，尤其可多进食富含维生素B族和纤维素高的食物。如绿叶蔬菜、新鲜水果、豆类、蛋、瘦肉、肝等，保证营养均衡，微量元素充足。

2. 进食少者可适量给予肠道外营养。

3. 避免食用刺激、生冷、辛辣的食物。

八、慢性正己烷中毒患者健康宣教

1. 做好患者和家属预防跌倒的安全教育，介绍病房防跌倒设施、辅助步行工具使用方法。

2. 做好患者和家属防烫伤安全教育。

3. 指导家属或陪人做好防压疮护理。

4. 指导患者或家属做好生活护理或协助生活护理。

5. 饮食指导：进食高营养、易消化、富含维生素和纤维素的饮食，如多食瘦肉、鱼、豆制品、新鲜蔬菜和水果等。

6. 讲解职业性慢性正己烷中毒疾病相关知识、治疗方案、康复训练计划和方法，包括理疗、针灸、按摩、中药熏洗、医学训练疗法等的作用、注意事项和配合要点。

7. 向患者讲解出院后可结合日常生活和工作继续配合功能锻炼，促进肌力恢复。

九、推荐表单

（一）医师表单

慢性正己烷中毒临床路径医师表单

适用对象：第一诊断为慢性正己烷中毒（ICD-11：T52.900）

患者姓名：	性别：　　年龄：　　住院号：	门诊号：
住院日期：　　年　月　日	出院日期：　　年　月　日	标准住院日：轻度中毒14~21天，中度中毒21~45天，重度中毒45~90天

时间	住院第1~3天	住院期间
诊疗工作	□ 询问病史及进行体格检查，完成病历书写 □ 初步评估病情，完善必要检查 □ 根据病情对症支持治疗 □ 上级医师查房，制定诊疗计划 □ 完成三级查房记录 □ 请康复治疗师会诊，确定康复治疗方案 □ 请中医师会诊，确定中医治疗方案 □ 请理疗科医师会诊，确定理疗方案 □ 签署相关通知书、同意书等 □ 向患方交代病情 □ 向用人单位交代病情	□ 上级医师定期查房，完善诊疗计划 □ 评估辅助检查的结果 □ 观察疗效和药物不良反应 □ 处理基础性疾病及对症支持治疗 □ 营养神经，促进神经修复、再生 □ 中医中药辨证施治 □ 中医外治与针灸 □ 物理与康复治疗 □ 定期进行治疗阶段总结 □ 住院医师书写病程记录 □ 向患方交代病情 □ 向用人单位交代病情
重点医嘱	**长期医嘱：** □ 职业病科护理常规 □ 一/二/三级护理（根据病情） □ 饮食 □ 防压疮护理 □ 防跌倒、扭伤、烫伤 □ 既往基础用药 **临时医嘱：** □ 对症治疗 □ 血常规、尿常规、便常规+隐血试验 □ 肝功能、肾功能、心功能、血电解质、血尿酸、血脂、血糖 □ 血清维生素 B_{12} 测定 □ 红细胞沉降率、免疫五项、风湿三项 □ 血游离三碘甲状腺原氨酸、游离甲状腺素、促甲状腺素 □ 感染性疾病筛查 □ 尿2，5-己二酮 □ 神经-肌电图 □ 心电图、X线胸片、腹部B超、泌尿系B超	**长期医嘱：** □ 职业病科护理常规 □ 一/二/三级护理（根据病情） □ 饮食 □ 防压疮护理 □ 防跌倒、扭伤、烫伤 □ 既往基础用药 □ 鼠源性神经生长因子：具体疗程数根据病情而定 □ B族维生素 □ 能量合剂 □ 活血化瘀的药物 □ 通经活络的药物 □ 扶正补肾的药物 □ 支持治疗（加强营养等） □ 其他医嘱 **临时医嘱：** □ 对症治疗 □ 中医外治 □ 针灸疗法

续 表

时间	住院第 1~3 天	住院期间
重点医嘱	□ 眼科检查（视力、视野、辨色力、眼底检查） □ 诱发电位（必要时） □ 神经活检（必要时） □ 头颅 CT/MRI 检查（必要时） □ 脊髓 CT/MRI 检查（必要时） □ 脑电图（必要时） □ 腰椎穿刺+脑脊液检查（脑脊液常规、生化、涂片细菌检查，脑脊液免疫球蛋白检查、穿刺细胞学病理检查）（必要时）	□ 物理治疗 □ 康复锻炼 □ 中医中药辨证施治 □ 神经-肌电图：每 1~2 个月进行复查 □ 其他异常指标复查 □ 进行其他相关检查
病情变异记录	□ 无 □ 有，原因： 1. 2.	□ 无 □ 有，原因： 1. 2.
医师签名		

时间	出院前 1~3 天	出院日 （轻度中毒 14~21 天，中度中毒 21~45 天，重度中毒 45~90 天）
诊疗工作	□ 上级医师查房 □ 评估患者病情及治疗效果 □ 确定出院日期及出院后治疗方案 □ 制订出院复查、随访计划 □ 对患者进行职业健康与中毒防治知识宣教 □ 出院前 1 天开具出院医嘱 □ 住院医师书写病程记录	□ 完成常规病程记录、上级医师查房记录、病案首页及出院小结等 □ 通知出院 □ 向患者及家属交代出院后的注意事项 □ 预约随诊日期 □ 若患者不能出院，在病程记录中说明原因和继续治疗方案
重点医嘱	**长期医嘱：** □ 职业病科护理常规 □ 二/三级护理（根据病情） □ 饮食 □ 既往基础用药 □ 其他医嘱 **临时医嘱：** □ 对症处理 □ 根据需要，复查相关检查项目	**出院医嘱：** □ 出院带药 □ 门诊随诊
病情变异记录	□ 无 □ 有，原因： 1. 2.	□ 无 □ 有，原因： 1. 2.
医师签名		

（二）护士表单

慢性正己烷中毒临床路径护士表单

适用对象：第一诊断为慢性正己烷中毒（ICD-11：T52.900）

患者姓名：	性别： 年龄： 住院号：	门诊号：
住院日期： 年 月 日	出院日期： 年 月 日	标准住院日：轻度中毒14～21天，中度中毒21～45天，重度中毒45～90天

时间	住院第1～3天	住院期间
健康宣教	□ 入院宣教 □ 介绍主管医师、护士 □ 介绍环境及设施 □ 介绍住院注意事项、管理制度 □ 介绍探视和陪护制度、作息时间要求 □ 告知检查、治疗的意义及配合要点 □ 介绍尿2，5-己二酮检查样本留取方法和注意事项 □ 讲解慢性正己烷中毒疾病相关知识，治疗方法及预后，介绍成功案例，树立患者治愈信心 □ 做好患者和家属预防跌倒的安全教育，介绍防跌倒设施、辅助步行工具使用方法 □ 做好患者和家属防烫伤安全教育 □ 指导家属或陪护做好防压疮护理 □ 指导患者和家属做好生活护理或协助生活护理 □ 饮食指导：进食高营养、易消化、富含维生素和纤维素的饮食，如多食瘦肉、鱼、豆制品、新鲜蔬菜和水果等	□ 讲解疾病相关知识、治疗方案及康复训练的重要性 □ 告知患者所用药物的名称、作用和不良反应 □ 告知患者理疗、针灸、按摩、中药熏洗、中医封包等中医与物理治疗作用和注意事项 □ 讲解辅助检查的意义和配合要点 □ 评估患者和家属预防跌倒、压疮和烫伤的安全知识掌握情况，补充宣教 □ 饮食宣教 □ 解答患者及家属希望了解的问题
护理处置	□ 核对患者信息，佩戴腕带 □ 测量体重 □ 测量生命体征 □ 入院护理评估 □ 建立入院护理病历 □ 通知膳食科新入院订餐 □ 协助患者留取各项标本 □ 协助患者完成相关检查	□ 测量生命体征 □ 协助患者完成相关检查 □ 正确留取血、尿等样本
基础护理	□ 一/二/三级护理 □ 卫生处置：沐浴、更换病号服、修剪指（趾）甲、洗头等 □ 晨晚间护理 □ 排泄管理 □ 患者安全管理	□ 一/二/三级护理 □ 晨晚间护理 □ 排泄管理 □ 患者安全管理

续 表

时间	住院第 1~3 天	住院期间
专科护理	□ 执行职业性慢性正己烷中毒护理常规 □ 护理查体，完成入院护理记录单书写 □ 做好患者防跌倒、防压疮、日常生活自我护理能力评估，并做好相关护理 □ 观察患者的生命体征、精神状态、四肢肌力、肌张力和活动能力等 □ 留取尿 2，5-己二酮样本 □ 告知神经-肌电图检查的意义及配合要点 □ 观察疗效及药物不良反应 □ 正确落实各项治疗性护理措施 □ 与医师、康复科治疗师制订康复治疗和功能锻炼计划 □ 需要时，请家属陪护 □ 确定饮食种类 □ 心理护理：向患者讲解疾病知识及转归过程，使其树立战胜疾病的信心	□ 执行职业性慢性正己烷中毒护理常规 □ 防压疮、防跌倒、防烫伤护理 □ 观察患者的生命体征、精神状态、四肢肌力、肌张力和活动能力等 □ 观察疗效及药物不良反应 □ 正确落实各项治疗性护理措施 □ 继续做好康复功能锻炼，逐渐增加活动量，配合理疗、针灸、穴位注射、中药熏洗、中医封包、按摩等治疗，促进四肢末梢神经康复 □ 需要时，请家属陪护 □ 心理护理：及时解答患者疑问，减轻焦虑 □ 评估患者对健康教育的需求和接受能力
重点医嘱	□ 详见医嘱执行单	□ 详见医嘱执行单
病情变异记录	□ 无 □ 有，原因： 1. 2.	□ 无 □ 有，原因： 1. 2.
护士签名		

时间	出院前 1~3 天	出院日 （轻度中毒 14~21 天，中度中毒 21~45 天，重度中毒 45~90 天）
健康宣教	□ 解答患者及家属希望了解的问题 □ 评估患者对职业性慢性正己烷中毒疾病相关知识、四肢功能训练方法和用药注意事项的掌握程度，有侧重性地向患者补充宣教 □ 饮食宣教	□ 出院宣教 □ 饮食宣教 □ 讲解出院带药的药物名称、用法及注意事项 □ 建议出院后调离正己烷作业 □ 告知复诊时间 □ 告知随访事宜 □ 建议患者出院后结合日常生活和工作继续配合功能锻炼，促进肌力恢复 □ 指导患者办理出院手续
护理处置	□ 测量生命体征 □ 协助患者完成相关检查 □ 正确留取血、尿等样本	□ 停止各种医嘱 □ 协助患者办理出院手续 □ 做好护理文书整理，病历归档
基础护理	□ 二/三级护理 □ 晨晚间护理 □ 患者安全管理	□ 二/三级护理 □ 晨晚间护理 □ 患者安全管理
专科护理	□ 正确落实各项治疗性护理措施 □ 观察和评估患者疾病改善情况 □ 观察患者的临床表现、四肢肌力、肌张力和活动能力恢复情况等 □ 继续做好康复功能锻炼，不宜劳累过度 □ 心理护理：及时解答患者疑问，保持患者情绪稳定 □ 评估患者对健康教育的需求和接受能力	□ 发放出院带药和出院小结，并叮嘱按医嘱服药 □ 评估患者对出院宣教知识掌握程度 □ 向患者送爱心联系卡，留患者联系电话，出院 2~4 周责任护士电话回访，解答患者提出问题，进行健康指导 □ 发放满意度调查表，征求患者意见
重点医嘱	□ 详见医嘱执行单	□ 详见医嘱执行单
病情变异记录	□ 无 □ 有，原因： 1. 2.	□ 无 □ 有，原因： 1. 2.
护士签名		

（三）患者表单

慢性正己烷中毒临床路径患者表单

适用对象：第一诊断为慢性正己烷中毒（ICD-11：T52.900）

患者姓名：	性别：　　年龄：　　住院号：	门诊号：
住院日期：　　年　月　日	出院日期：　　年　月　日	标准住院日：轻度中毒14~21天，中度中毒21~45天，重度中毒45~90天

时间	入院	住院期间	出院
医患配合	□ 配合询问病史、收集资料，请务必详细告知职业史、既往史、用药史、过敏史等 □ 配合进行体格检查 □ 医师介绍病情及特殊诊疗前谈话，患方及厂方配合签字 □ 有任何不适请告知医师	□ 配合完善相关检查、化验，如采血、留尿、神经-肌电图等 □ 配合会诊 □ 配合各项治疗 □ 配合医师观察病情和疗效评估 □ 接受申请职业病诊断的基本流程宣教和指引 □ 有任何不适请告知医师	□ 接受出院前指导 □ 指导复查程序 □ 获取出院小结
护患配合	□ 配合测量体温、脉搏、呼吸、血压及体重 □ 配合完成入院护理评估 □ 接受入院宣教（环境介绍、病室规定、订餐制度、贵重物品保管制度等） □ 配合执行探视和陪伴制度 □ 接受相关检查宣教 □ 接受饮食指导 □ 正确留取大小便样本 □ 接受辅助检查 □ 接受防止跌倒、扭伤、烫伤等安全教育和防压疮护理知识 □ 患者或家属接受生活自我护理或协助生活护理知识 □ 与医师、护士和康复科治疗师制订康复治疗和功能锻炼计划 □ 接受关于职业性慢性正己烷中毒的相关疾病知识、治疗方法及预后的宣教 □ 接受心理辅导 □ 有任何不适请告知护士	□ 配合测量体温、脉搏、呼吸3次，询问大便情况1次 □ 接受疾病相关知识宣教：康复训练的重要性，理疗、针灸、按摩、中药熏洗、中医封包等中医与物理治疗作用和注意事项等 □ 接受药物知识宣教 □ 接受辅助检查 □ 配合理疗、针灸、穴位注射、按摩、中药熏洗、中医封包等治疗，促进四肢末梢神经康复 □ 保持情绪稳定 □ 接受饮食指导 □ 配合执行探视和陪伴制度 □ 继续做好四肢康复功能锻炼，逐渐增加活动量 □ 谨记防跌倒、扭伤、坠床、烫伤和压疮 □ 接受心理辅导 □ 有任何不适请告知护士	□ 接受办理出院流程指引 □ 接受出院宣教：用药知识、饮食指导、运动与休息 □ 接受满意度调查 □ 办理出院手续 □ 领取出院带药和出院小结 □ 接受指导服药方法、作用、注意事项 □ 知悉复印病历程序

续 表

时间	入院	住院期间	出院
饮食	□ 遵医嘱饮食。加强营养，平衡膳食，促进神经康复	□ 遵医嘱饮食。加强营养，平衡膳食，促进神经康复	□ 遵医嘱饮食
排泄	□ 正常排尿便	□ 正常排尿便	□ 正常排尿便
活动	□ 正常适度活动，避免疲劳 □ 防止跌倒、扭伤、烫伤等 □ 肢体瘫痪严重者，注意维持肢体功能位置	□ 正常适度活动，避免疲劳 □ 防止跌倒、扭伤、烫伤等 □ 肢体瘫痪严重者，注意维持肢体功能位置	□ 正常活动

附：原表单（2016）年版

职业性慢性正己烷中毒临床路径表单

适用对象：第一诊断为职业性慢性正己烷中毒（ICD-11：T52.900）

患者姓名：	性别： 年龄： 住院号：	门诊号：
住院日期： 年 月 日	出院日期： 年 月 日	标准住院日：轻度中毒 90～180 天，中度中毒 180～360 天，重度中毒 360～540 天

时间	住院第 1～3 天	住院期间
主要诊疗工作	□ 询问病史及进行体格检查 □ 初步评估病情 □ 完成病历书写 □ 完善必要检查 □ 根据病情对症治疗 □ 上级医师查房，制订诊疗计划 □ 请康复治疗师会诊，确定康复治疗方案 □ 请中医师会诊，确定中医治疗方案 □ 请理疗科医师会诊，确定理疗方案 □ 签署相关通知书、同意书等 □ 向患方交代病情 □ 向患者单位交代病情	□ 上级医师定期查房，完善诊疗计划 □ 评估辅助检查的结果 □ 处理基础性疾病及对症支持治疗 □ 营养神经，促进神经修复、再生 □ 中医中药辨证施治 □ 中医外治及针灸 □ 物理及康复治疗 □ 住院医师书写病程记录
重点医嘱	**长期医嘱：** □ 职业病科护理常规 □ 一/二/三级护理（根据病情） □ 饮食 □ 防压疮护理 □ 防跌倒、扭伤、烫伤 □ 既往基础用药 **临时医嘱：** □ 对症治疗 □ 血常规、尿常规、便常规+隐血 □ 肝肾心功能、血电解质、血尿酸、血脂、血糖 □ 血清维生素 B_{12}测定 □ 红细胞沉降率、免疫五项+风湿三项 □ 血 FT_3、FT_4、TSH □ 感染性疾病筛查 □ 尿 2，5-己二酮 □ 神经-肌电图 □ 心电图、X 线胸片 □ 腹部 B 超、泌尿系 B 超 □ 眼科检查（视力、视野、辨色力、眼底检查） □ 诱发电位（必要时）	**长期医嘱：** □ 职业病科护理常规 □ 一/二/三级护理（根据病情） □ 饮食 □ 防压疮护理 □ 防跌倒、扭伤、烫伤 □ 既往基础用药 □ 神经生长因子：具体疗程数根据病情而定 □ B 族维生素 □ 能量合剂 □ 活血化瘀的药物 □ 通经活络的药物 □ 扶正补肾的药物 □ 支持治疗（加强营养） □ 其他医嘱 **临时医嘱：** □ 对症治疗 □ 中医外治 □ 针灸 □ 物理治疗 □ 康复锻炼

续 表

时间	住院第1~3天	住院期间
重点医嘱	□ 神经活检（必要时） □ 头颅CT/MRI+强化（必要时） □ 脑电图（必要时） □ 腰穿（脑脊液常规、生化、涂片找细菌、脑脊液免疫球蛋白检查、穿刺细胞学病理检查）（必要时）	□ 中医中药辨证施治 □ 神经-肌电图：每1~2个月复查 □ 其他异常指标复查 □ 进行其他相关检查
主要护理工作	□ 病房环境、医院制度及医护人员介绍 □ 入院护理评估 □ 告知各项检查注意事项并协助患者完成 □ 指导康复锻炼 □ 指导留尿 □ 静脉取血 □ 入院健康宣教 □ 心理护理 □ 通知主管医师，通知饭堂新患者饮食 □ 完成护理记录书写 □ 执行医嘱，用药指导 □ 告知患者注意防止跌倒、扭伤、烫伤 □ 肢体瘫痪严重者，注意维持肢体功能位置，并 □ 加强防压疮护理	□ 观察患者一般情况及病情变化 □ 检验、检查前的宣教 □ 做好住院期间的健康宣教 □ 指导康复锻炼 □ 正确落实各项治疗性护理措施 □ 护理安全措施到位，防止跌倒、扭伤、烫伤 □ 给予正确的饮食指导 □ 指导留尿 □ 静脉取血 □ 了解患者心理需求和变化，做好心理护理 □ 肢体瘫痪严重者，注意维持肢体功能位置，并加强防压疮护理
病情变异记录	□ 无 □ 有，原因： 1. 2.	□ 无 □ 有，原因： 1. 2.
护士签名		
医师签名		

时间	出院前 1~3 天	出院日 （轻度中毒 90~180 天，中度中毒 180~360 天，重度中毒 360~540 天）
主要诊疗工作	□ 上级医师查房 □ 评估患者病情及治疗效果 □ 确定出院日期及出院后治疗方案 □ 出院前一天开具出院医嘱 □ 住院医师书写病程记录	□ 完成常规病程记录、上级医师查房记录、病案首页及出院小结等 □ 向患者交代出院后的注意事项 □ 预约随诊日期
重点医嘱	**长期医嘱：** □ 职业病科护理常规 □ 二/三级护理（根据病情） □ 饮食 □ 既往基础用药 □ 其他医嘱 **临时医嘱：** □ 对症处理 □ 根据需要，复查相关检查项目	**出院医嘱：** □ 出院带药 □ 门诊随诊
主要护理工作	□ 观察患者一般情况及病情变化 □ 检验、检查前的宣教 □ 出院准备指导	□ 出院注意事项 □ 协助患者办理出院手续 □ 出院指导
病情变异记录	□ 无　□ 有，原因： 1. 2.	□ 无　□ 有，原因： 1. 2.
护士签名		
医师签名		

第九章

慢性铅中毒临床路径释义

【医疗质量控制指标】（专家建议）

指标一、长期密切的职业性铅接触史是铅中毒诊断的必备条件，诊断还需结合现场劳动卫生学调查结果、临床表现和实验室检测结果综合考虑，并排除其他病因可以引起的类似疾病。临床已经确诊的病例应尽早脱离铅作业环境。

指标二、血铅为职业性铅接触的首选指标，主要反映近期接触铅量和软组织中铅含量，并与铅的生物效应如血红蛋白游离原卟啉、血红蛋白锌原卟啉、尿δ-氨基-γ-酮戊酸、周围神经传导速度和神经行为学等改变存在一定相关关系；但血铅在停止铅接触后35~40天即见大幅下降，且受吸烟影响，实践中需要注意综合分析。我国20世纪90年代对正常成人的调查显示，血铅正常值范围为0.05~1.61μmol/L（10~322 μg/L），几何均值为0.405 μmol/L（81μg/L），95 %容许上限为0.935 μmol/L（187 μg/L）。其职业接触限值为1.9 μmol/L（400 μg/L），诊断值为2.9 μmol/L（600 μg/L）。

指标三、尿铅也为反映近期铅吸收量指标。因受液体摄入量和肾功能等因素的影响，尿铅浓度比血铅波动范围要大，特别需要注意尿液稀释度的影响，尿肌酐小于0.3g/L或大于3.0g/L时，应重新留尿检测，并排除饮水、运动、发热、肾脏疾病等因素的干扰。目前尿铅尚未采用尿肌酐校正，多采用24小时尿检测，但也可在一定程度上消除尿液稀释度的影响。

铅作业工人在工作场所接触尚可耐受的剂量时，铅排泄量并不立刻明显增高，约有10天的延迟期，在接触1个月后方达到相应水平；当血铅浓度为2.5 μmol/L（500μg/L）时，尿铅约为82.5 μmol/mol肌酐（150 μg/g肌酐）。其职业接触限值为0.34 μmol/L（70μg/L），诊断值为0.58 μmol/L（120μg/L）。

指标四、对于已经脱离铅作业较长时间、近期接铅量减少者，或临床出现铅的毒性表现而尿铅不高者，可以进行药物驱铅试验，一般采用依地酸钙钠1.0g，加入25%葡萄糖溶液内缓慢静脉注射或5%葡萄糖溶液内静脉滴注，收集24小时尿，检测铅含量，如其值＞3.86 μmol/L（800μg/L）或＞4.82 μmol/24h（1000μg/24h）即为阳性。

指标五、血液中血红蛋白锌原卟啉与体内铅负荷量的关系比血铅及尿铅密切，可以反映既往的铅接触水平，常用作铅接触筛检指标。无铅接触者血血红蛋白锌原卟啉上限值多在0.72~1.60μmol/L（450~1000μg/L）；其铅中毒的诊断值为2.91μmol/L（13μg/Hb）。

尿δ-氨基-γ-酮戊酸排出量增加是铅抑制δ-氨基-γ-酮戊酸脱水酶后，过多δ-氨基-γ-酮戊酸从组织排出的结果，反映了铅对血红素合成的干扰作用，是铅的毒性效应指标之一。铅作业工人血铅＞2.0 μmol/L时，尿δ-氨基-γ-酮戊酸即开始增高，两者密切相关。其特异性较尿粪卟啉高，但敏感性低于血红蛋白锌原卟啉；当尿δ-氨基-γ-酮戊酸为63 μmol/mol Cr（10 mg/g Cr）时，相应的血铅均数为3.0 μmol/L。其正常值为22.9~45.8 μmol/L（3~6 mg/L）；铅中毒的诊断值为61 μmol/L（8 mg/L）。

指标六、慢性铅中毒主要症状随驱铅治疗的进展多逐渐好转消失，故慢性铅中毒住院的主要目的是细致了解患者病情，从而可以安全有效的进行驱铅治疗。预定的疗程结束，即可出院；轻度患者可短期休息后上班，重度患者可休息（或转入疗养院康复治疗）数月后进行下一阶段的驱铅治疗。

指标七、慢性轻度、中度铅中毒治愈后可恢复原工作；重度中毒者必须调离铅作业，并根据病情给予一定时间休息或疗养。

一、职业性慢性铅中毒编码

1. 原编码：
疾病名称及编码：职业性慢性铅中毒（ICD-10：T56.001）
2. 修改编码：
疾病名称及编码：慢性铅中毒（ICD-10：T56.0 X49）

二、临床路径检索方法

T56.0 伴 X49

三、国家医疗保障疾病诊断相关分组（CHS-DRG）

MDC 编码：MDCV（创伤、中毒及药物毒性反应）
ADRC 编码：无

四、慢性铅中毒临床路径标准住院流程

（一）适用对象

第一诊断为慢性铅中毒（ICD-10：T56.001），其中因职业活动接触铅引起的慢性中毒被专称为“职业性慢性铅中毒”。

释义

■ 适用对象编码：ICD-10：T56.001，参见第一部分。

■ 本路径适用对象为依据现行《职业性慢性铅中毒的诊断标准》（GBZ 37-2015）诊断的慢性铅中毒，更适合职业性慢性铅中毒。

■ 慢性铅中毒患者若发现合并症或并发症较为严重复杂，可否继续留在本路径继续完成诊治流程，或是转入其他专科进入其他相应临床路径，需根据医院和科室具体情况由主管医师和科室主任作出决定。

■ 非职业性铅中毒可参照上述情况执行。

（二）诊断依据

根据现行《职业性慢性铅中毒的诊断标准》（GBZ 37-2015），并参考《临床职业病学》（北京大学医学出版社，2017 年，第 3 版，赵金垣主编）、《中华职业医学》（人民卫生出版社，2019，第 2 版，李德鸿、赵金垣、李涛主编）等国内权威专业参考书，其主要诊断依据如下：
1. 具有确切的、较长时期间的铅烟或铅尘接触史；职业性铅中毒需有较长时间职业性铅接触史。
2. 以神经、消化、造血系统损害为主的临床表现，符合慢性铅中毒的临床特征；必要时可行驱铅试验。
3. 有关慢性铅中毒的实验室指标（血铅、尿铅、血红蛋白游离原卟啉、尿 δ-氨基-γ-酮戊酸）至少有一项阳性。
4. 现场劳动卫生学调查证实，职业性慢性铅中毒患者的工作过程确实存在过量铅接触，且同岗位工友也发生过类似疾病。
5. 排除其他病因引起的类似疾病，如腹部绞痛，应与阑尾炎、胆道蛔虫症、胆石症、胃穿孔、肠梗阻、输尿管结石、血卟啉病等鉴别；贫血应与缺铁性贫血和溶血性贫血鉴别；周围

神经病要除外药物性、其他化学物中毒、糖尿病，以及感染性周围神经病；铅性脑病应与脑炎、脑肿瘤和其他化学物引起的中毒性脑病相鉴别等。

释义

■ 国家已颁布《职业性慢性铅中毒的诊断标准》（GBZ 37-2015），其现行版本是本病诊断的主要依据，此外，尚参考了《临床职业病学（第3版）》（赵金垣主编）、《中华职业医学（第2版）》（李德鸿，赵金垣，李涛主编）等国内权威参考书籍和其他相关国家职业卫生标准。

■ 按照现行《职业性慢性铅中毒的诊断标准》（GBZ 37-2015），职业性慢性铅中毒病情分为三度：①轻度中毒，指血铅稍高，但伴有一项铅接触指标偏高或出现腹部症状；或驱铅试验阳性。②中度中毒，指在前述基础上，出现腹绞痛，或贫血，或周围神经病。③重度中毒，指在中度中毒表现的基础上，出现铅麻痹，或中毒性脑病。

■ 血铅或尿铅检验是本病诊断的客观指标，检验方法和设备必须符合《血铅临床检验技术规范》（卫医发［2006］10号），按尿中铅的石墨炉原子吸收光谱测定方法（WS/T 18-1996）操作。

（三）治疗方案的选择

根据现行版《职业性慢性铅中毒的诊断标准》（GBZ 37-2015），并参考赵金垣主编《临床职业病学》（第3版，北京大学医学出版社，2017）、李德鸿、赵金垣等主编《中华职业医学》（第2版，人民卫生出版社，2019），治疗方案为：

1. 驱铅治疗。
2. 对症支持。
3. 促进康复。

释义

■ 本病确诊后即应开始以驱铅治疗为主的综合性治疗，驱铅是最直接的病因疗法，也是最有效的治标疗法，可以显著改善症状。临床常用金属络合剂依地酸钙钠；近二三十年也开始使用二巯丁二酸，疗效肯定，不良反应小。

■ 对症治疗的重点是腹部绞痛、贫血和周围神经病，都是铅毒性损伤的主要表现，前两者经驱铅治疗后多可有效缓解，后者病程稍长，还需辅用其他治疗措施。铅中毒时还可能出现肝功能损伤，应予关注。

■ 康复治疗主要是针对铅中毒性周围神经病、铅中毒性脑病；驱铅过度引起的“过络合综合征”也是康复要点，应注意补充微量元素，尤其是锌、铁等。

（四）标准住院日

7~45天。

释义

■ 患者入院后，应完成各项必要检查，评估基础疾病情况，进行鉴别诊断，初步作出中毒诊断及分级，估算大致住院时间及医疗费用等。

■ 使用金属络合剂进行驱铅治疗，一般用药3天，间隔5~7天；驱铅期间需逐日检测尿铅排出情况、症状缓解程度、不良反应情况等，并根据病情需要同时监测其他相关治标；以前4~5疗程效果最佳。

■ 一般患者经2~4疗程驱铅治疗后，尿铅多可恢复正常，全身症状明显改善，30~40天即可出院。较重患者经4疗程驱铅治疗后，为防止“过络合综合征”发生、确保最佳疗效，也须在40~45天出院；如有再次驱铅治疗必要，可休息45天之后再行入院驱铅，直至尿铅回复正常，症状改善。

■ 慢性铅中毒住院的主要目的是驱铅治疗，对于铅中毒的某些相关并发症如铅麻痹、中毒性脑病等而言，完全恢复需要相当时日，并非短期住院所能解决，多需较长时间的门诊治疗或疗养康复，因此，决不应成为延迟出院的理由。对于病情较为严重、生活难以自理的慢性铅中毒患者，出院后，用人单位应安排专人照料，或转入疗养院继续康复治疗。

（五）进入路径标准

1. 凡属慢性铅中毒患者，皆可进入本临床路径；但第一诊断为“职业性慢性铅中毒”者，须符合国家《职业性慢性铅中毒的诊断标准》（GBZ 37-2015）要求。
2. 作为“疑似职业病”被安排至门诊或住院作进一步检查确诊的铅接触者，如果经检查后，各项指标仍未达到“中毒”标准，则可排除“职业性慢性铅中毒”，同时也无进入本临床路径进一步诊治处理的必要。
3. 第一诊断为“职业性慢性铅中毒”患者，同时患有其他疾病（合并症），或慢性铅中毒相关并发症，如不需要其他专科特殊处理，也不影响第一诊断临床路径流程实施时，也可进入本路径。
4. 进入本路径的患者如其合并症或并法发症较为复杂严重，需否转入其他专科进行特殊处理，应当根据本科和本院情况，由经治医师和科室负责人决定。
5. 非职业性慢性铅中毒可参照本路径执行。

释义

■ 以职业性慢性铅中毒为第一诊断疾病者，无论获准进入本临床路径，或因病情严重复杂转入其他专科临床路径治疗处理，其医疗费用（包括慢性铅中毒并发症）均应按照国家规定的职业病医保条例，由工伤保险或用人单位给予全部报销，并享受各项劳保福利待遇。

■ 被安排至门诊或者住院，做进一步检查确诊的“疑似铅中毒”患者，如检查指标未能达到“中毒”程度，即可否定为“职业性慢性铅中毒”；但其进行系统医学观察、检查以及鉴别诊断过程，仍属职业病诊断程序不可或缺的组成部分，按照国家《职业病防治法》规定，此类住院及医疗检查费用，也应按照国家职业病医保条例，由工伤保险或用人单位给予全部报销，检查期间仍享受各项劳保福利待遇。

■ 虽以职业性慢性铅中毒为第一诊断疾病，但其用于合并症（同时伴有的基础疾病）的各种医疗检查费用（如药费、ICU费、特殊护理费、手术费、特殊检查费、理疗费等），皆应按照该种疾病的医疗报销规定处理，不得享受职业病待遇。

■ 非职业性慢性铅中毒患者入院治疗各项费用须按该种疾病的相关规定报销，不得享受职业病有关待遇。

（六）住院期间的检查项目

1. 必需的检查项目：

（1）血常规+红细胞沉降率、尿常规、便常规+隐血试验。

（2）肝功能、肾功能、心肌酶谱、血糖、血脂、血电解质、血尿酸等。

（3）血铅、尿铅、网织红细胞计数、红细胞锌原卟啉、尿δ-氨基-γ-酮戊酸、尿肌酐等。

（4）胸部X线平片、心电图、腹部超声等。

2. 特殊检查项目：

（1）血清铁、总铁结合力、血清铁蛋白、转铁蛋白饱和度、叶酸、维生素 B_{12}，以及骨髓穿刺与活检等。

（2）感染性疾病筛查（乙型肝炎、丙型肝炎、脑炎、梅毒、艾滋病等）、C反应蛋白、D-二聚体、肿瘤标志物等。

（3）脑电图、脑CT/MRI、脑彩超等。

（4）24小时尿蛋白检测，肾图、泌尿系统B超，肾、输尿管及膀胱平片等检查。

（5）神经科检查、神经-肌电图检查。

释义

■ 必需检查项目，是进入路径的患者必须完成的检查项目，大多属于常规检验项目（如三大常规、肝功能、肾功能、心电图、胸部X线平片、心肌酶谱、血糖、血电解质、凝血），少数为与第一诊断疾病密切相关的检验项目（如尿铅、血红细胞锌原卟啉、尿δ-氨基-γ-酮戊酸等）。目的在于了解患者的基本健康状况、主要器官的功能状态、第一诊断疾病的严重程度等，并为疾病诊断和鉴别诊断提供初步客观数据，以助更好评估病情、指导合理用药（如金属络合剂用法、用量、疗程等），并估计大致住院时间、医疗费用及疾病预后等。

■ 特殊检查项目，主要为更深入地掌握病情（如感染性疾病筛查），评估第一诊断疾病的病情进展及必要的鉴别诊断（如血清铁、总铁结合力、血清铁蛋白、转铁蛋白饱和度，以及叶酸、维生素 B_{12}、骨髓穿刺与活检等）、主要靶器官损伤严重程度及其并发症情况（如肾图、24小时尿蛋白检测、泌尿系B超、脑CT/MRI、脑彩超等等）、对机体其他器官和功能的影响程度（神经-肌电图、神经科检查等）开展的检查项目，以帮助对总体病情更深入、细致的了解和掌控，更科学地指导用药、更早期地实施干预、更精确地判断预后。

■ 铅绞痛需与其他引起上腹痛的疾病相鉴别，除血常规、肝功能外，应行腹部超声、CT或MRI；不能除外胰腺炎者，应行血淀粉酶/脂肪酶以及腹部CT、MRI检查（立位腹平片可以协助诊断消化道梗阻、穿孔）。

■ 铅中毒引起的贫血应与缺铁性贫血和溶血性贫血相鉴别：必要时骨髓穿刺检查可鉴别。驱铅治疗后贫血可改善、恢复也是与其他原因所致贫血的鉴别要点。

■ 神经-肌电图检查对慢性中毒性周围神经病的早期诊断以及鉴别诊断有重要意义，不仅有助于鉴别神经源性损害和肌源性损害，还可以明确病变程度、范围、病情变化及疗效；感觉神经传导速度测定更可反映周围神经功能状态，有助于鉴别周围神经髓鞘损害或轴索损害，以及损害的程度。

■ 铅性脑病应与脑肿瘤、脑炎和其他化学物引起的中毒性脑病相鉴别，故需依据患者情况进行D-二聚体、肿瘤标志物、脑电图等检查。

（七）治疗方案与药物选择

1. 驱铅治疗，首选络合剂依地酸钙钠，其次为二巯丁二酸；驱铅时要密切监测血铅、尿铅变化，由此决定需否下一疗程及具体间隔。
2. 对症支持，主要是提升神经活力、治疗贫血、保护肝/肾功能、改善消化不良等。
3. 促进康复，主要是利用其他辅助治疗方法，如补充微量元素，改善外周循环、中医中药疗法，以及心理、运动、物理等治疗，以促进全身康复。

释义

■ 驱铅治疗。常用药物为依地酸钙钠和二巯丁二钠或二巯丁二酸。

■ 儿童发生严重铅中毒也可选用二巯丁二酸口服；但对仅有血铅、尿铅增高，并无明显铅中毒症状的儿童，多不主张使用金属络合剂，以防发生过络合综合征，给少年儿童带来更大危害。研究和实践均证明，B族维生素（尤其是维生素B_1）、维生素C，以及硒、锌、钙、镁、铁等元素都具有一定排铅功能，最适合少年儿童应用。

■ 轻度铅中毒驱铅治疗约需1~3个疗程，中度铅中毒多为3~5个疗程，为确保最佳疗效，消除不良反应，目前多主张连续驱铅不超过4个疗程。对铅中毒患者而言，住院主要目的是驱铅治疗，因此规定住院最长时间不超过45天；对于需要继续驱铅治疗者，可出院休息至少45天，再重新入院开始下一阶段驱铅。

■ 铅绞痛的治疗：及早驱铅治疗是缓解铅绞痛的最有效方法，一般给予1~2个疗程驱铅即可明显缓解，而无需其他措施。解痉剂如阿托品或消旋山莨菪碱、10%葡萄糖酸钙溶液等，反可能造成肠蠕动缓慢，加重腹胀、便秘等症状，甚至诱发麻痹性肠梗阻，故不建议使用。

■ 中毒性周围神经病的治疗：排铅仍是根本性治疗措施；鼠源性神经生长因子、含硫氨基酸、B族维生素、改善微循环药物，以及物理治疗、中医中药、针灸、推拿、按摩等，也有助于促进神经修复，可以用作辅助治疗。

■ 铅性贫血主要是铅对于血红素合成过程的直接抑制所致，故驱铅为最有效的治疗措施；如患者尚有缺铁等其他致贫血因素，也可在驱铅同时，予以纠正，如补充铁剂等。

■ 肾小管功能障碍、中毒性脑病也主要由铅的毒性所致，但为慢性过程，即使完成驱铅治疗，其完全康复也需较长过程，需要其他措施如物理疗法、活血化瘀药物、运动健体、心理辅导、中医中药等辅助治疗，促进康复。

■ 中医治疗。中医讲究辩证论治，医师必须亲临把脉诊舌，方能准确下方。故下列方剂仅供参考，不作统一药方推荐：

1. 肠热腑实证。主症：腹满硬痛拒按，便秘；舌红，苔黄厚燥或焦黑起刺，脉沉数（或迟）有力。治法：导滞通下、清化湿热。

基本方药：枳实导滞汤：生大黄（酒洗）5g，槟榔5g，川厚朴5g，连翘5g，黄连2g，木通3g，枳实6g，神曲10g，紫草10g，山楂肉10g，生甘草2g。水煎服，每剂水煎400毫升，每次口服200毫升，一日2次，必要时可日服2剂，每6小时口服1次，每次200毫升。

加减：腹胀胁涨满明显时加香附12g、郁金15g、佛手15g。

2. 肠燥津亏证。主症：大便燥结，排便困难；舌红少津，苔黄燥，脉细涩。治法：养阴清热、润肠行气通便。

基本方药：增液麻子五仁汤加减：玄参12g，生地15g，麦冬15g，麻子仁15g，白芍20g，枳实12g，杏仁12g，郁李仁12g，桃仁12g，厚朴12g，大黄10g，柏子仁15g，柴胡12g，甘草6g。水煎服，每剂水煎400毫升，每次口服200毫升，一日2次，必要时可日服2剂，每6小时口服1次，每次200毫升。

加减：便后乏力加黄芪30g、白术15g；若面色无华，加当归20g、熟地15g、枸杞子15g；若四肢不温、腹中冷痛加肉苁蓉12g、牛膝30g、锁阳12g；若大便干结，或欲便不得出，或便而不爽，腹中胀痛，加木香12g、槟榔9g、香附15g。

（八）出院标准

1. 血铅、尿铅回复正常，全身症状改善，病情稳定。
2. 驱铅治疗已满4个疗程（含驱铅试验），但尿铅仍偏高；或血铅、尿铅虽已回复正常，仍考虑有进一步复查必要；为防止各种不良反应发生，仍需依规按时出院，可于45天后返回医院复查，决定是否需要下一阶段驱铅治疗。
3. 没有需要住院处理的合并症和/或并发症。

释义

■ 诊断明确，驱铅治疗后，患者病情渐趋好转，腹痛、腹胀等消化道症状基本消失，贫血、神经衰弱、周围神经症状等均见好转，血铅正常，尿铅正常或接近正常。

■ 重度中毒患者，如因各种并发症生活无法自理，出院后应由用人单位派遣人员照顾，或安排入住疗养院继续康复治疗。

（九）变异及原因分析

1. 治疗过程中严重出现药物过敏反应或其他不良反应，或并发症、合并症等加重，无法按时完成预定的驱铅疗程。
2. 患者因自身原因不能配合驱铅治疗，难以按预定计划完成治疗任务；或用人单位干预诊治过程，难以按计划完成诊治任务。
3. 生物样本留取不符合检测要求，或相关检查结果出现特殊异常，需要多次复查。

释义

■ 因各种客观原因贻误驱铅疗程，或因并发症、合并症，甚或未知的其他特殊情况等，影响正常治疗工作开展；此种情势下要否终止本路径治疗、转入其他专科诊治，需根据本科及医院情况决定。但无论继续留在本路径治疗处理，还是转入其他专科诊治，上述情况均可能导致住院时间均延长，医疗费用增加等，医师需在表单中说明。

■ 患者自身拒绝按计划实施临床路径（无论是本路径还是其他临床路径），也均可能出现病情恶化、住院时间均延长、医疗费用增加等情况，医师也需在表单中说明。

五、慢性铅中毒临床路径给药方案

（一）驱铅治疗用药选择

驱铅治疗是铅中毒唯一有效的治疗方法，一旦确诊，即应尽早使用金属络合剂，以及时排出体内的铅，中止其毒性作用，改善临床症状。驱铅常用的金属络合剂为依地酸钙钠、二巯丁二酸钠注射液，以及口服用二巯基丁二酸胶囊。

1. 依地酸钙钠：该药可动员骨和细胞外的铅，由于口服给药的胃肠吸收率太低（不足5%），而肌内注射又较疼痛，所以多用静脉给药，用法为1.0g加入5%葡萄糖注射液250~500ml内静脉滴注，每日1次，3天为1个疗程，间隔5~7天再开始下一疗程。

注意其治疗较重铅中毒时会出现一过性症状加重现象，可能为骨铅向脑等软组织重新分布所致，建议与二巯丁二钠或二巯丁二酸联合应用，以防止此现象发生：即先使用二巯丁二钠或二巯丁二酸，经4~5小时且出现排尿后，再使用依地酸钙钠。

儿童铅中毒患者按《儿童高铅血症和铅中毒预防指南》及《儿童高铅血症和铅中毒分级和处理原则（试行）》执行。

2. 二巯丁二钠：此类药物选择性较强，吸收较慢，见效也慢。一般为量为1.0g，用5%葡萄糖溶液或生理盐水配成5%~10%浓度静脉注射，1次/天，连用3天，间隔5~7天为1个疗程。

3. 二巯丁二酸胶囊：络合谱较广，能通过血脑脊液屏障，给药方便，口服剂量为0.25~0.5g，3次/天，连用3天，停药5~7天为1个疗程。

（二）药学提示及注意事项

1. 依地酸钙钠用药相对安全，不良反应包括为头晕、乏力、关节酸痛等，还可能引起肾损害，导致肾小管细胞变性。该药在排铅的同时也络合排出体内的锌、钙、锰、铁、铜、钴等元素，造成体内必需微量元素的平衡失调，引起“过络合综合征”，可采用“小剂量、长间距”的方案给药，以减少此类不良反应发生。

该药主要经肾脏排出，1小时可排出50%，24小时可排出90%以上。所以必须在有充分尿量的情况下使用；驱排治疗期间嘱咐患者多饮水（日饮水量不少于3000ml）。

2. 二巯丁二钠，选择性较强，对锌、锰、铁等微量元素的影响不大，很少引起过络合综合征，毒性较低，不引起肾脏损害。唯由消化系统症状是其主要不良反应，如上中腹胀痛、口中异味、恶心、呕吐、腹泻等，个别尚有头痛、乏力、四肢酸痛等反应；注射速度越快反应越重，但可于数小时内自行消失。偶见皮疹（约4%成人）、血清氨基转移酶一过性升高（6%~10%）、中性粒细胞减少。

注意：口服用二巯丁二酸胶囊不适合治疗消化道吸收引起的铅中毒，因其可与消化道中食物、饮料中的微量铅络合成为易于吸收的水溶性铅络合物，从而将消化道中的铅转移到血液中，加重中毒；重度肝功能障碍和妊娠妇女禁用。

3. 络合剂应单独使用，不宜添加其他药物；注射剂打开后立即使用，不可久置。此外，用量较大、使用较久时，可引起肾脏等器官损伤、中性粒细胞减少等不良反应，故应定期复查血常规、肝功能、肾功能、电解质、微量元素（铜铁锌）等指标。一般连用3~5个疗程后需停药一段时间，以确保安全。

六、慢性铅中毒护理规范

1. 驱铅治疗护理：治疗过程中严密观察病情变化及用药后疗效，向患者解释用药后不良反应及护理措施，嘱患者多饮水，促进毒物排泄。

2. 腹绞痛、腹胀及便秘护理：在遵医嘱给予驱铅治疗的基础上，加强运动锻炼，合理饮食调整，可按摩脐周以加强肠蠕动。

3. 口腔护理：嘱患者注意口腔卫生，早晚刷牙，必要时可用稀醋酸溶液与生理盐水配合漱口，避免铅的重吸收。

4. 心理护理：恰当的心理疏导和科学的防病治病知识，消除患者心理问题。

七、慢性铅中毒营养治疗规范

1. 按时进食，少吃油腻食物。

2. 增加钙、锌、铁等营养素。多食乳制品、豆制品和动物骨骼、肉类和海产品。

3. 多饮水，每天约2500ml，多食新鲜水果、蔬菜等。

4. 多食抗铅食品，如牛奶、大蒜、海参、海带、麦麸、乌龙茶、猕猴桃等。

八、慢性铅中毒患者健康宣教

1. 铅危害基本常识。

2. 严格遵守企业职业卫生管理。

3. 加强个人防护，正确使用防护用品，班后洗澡、更衣等，避免有毒物质继续吸收。

九、推荐表单

（一）医师表单

慢性铅中毒临床路径医师表单

适用对象：第一诊断为慢性铅中毒（ICD-10：T56.001）

患者姓名：	**性别：　　年龄：　　住院号：**	**门诊号：**
住院日期：　　年　月　日	**出院日期：**　　年　月　日	**标准住院日：7~45 天**

时间	住院第 1~3 天	住院期间
主要诊疗工作	□ 询问职业史、既往史、饮酒史、病史等 □ 体格检查 □ 进行病情初步评估，病情严重度分级 □ 明确诊断，决定诊治方案 □ 完成三级查房记录 □ 向患方交代病情，签署知情同意书 □ 完善相关化验、特殊检查 □ 评估并发症及基础疾病 □ 请相关学科会诊（如神经科、中医科、理疗科、康复科等）（必要时） □ 完成首次病程记录和入院记录	□ 上级医师定期查房，完善诊疗计划 □ 完成三级查房记录 □ 观察疗效和药物不良反应 □ 评估尿铅、肌电图等辅助检查的结果 □ 营养神经，促进神经修复、再生 □ 根据病情评估，及时调整治疗方案 □ 及时进行临床路径变异分析 □ 职业病诊断会诊
重点医嘱	**长期医嘱：** □ 职业病科护理常规 □ 一/二/三级护理（根据病情） □ 对症治疗 □ 营养神经药物 □ 改善贫血药物 □ 腹绞痛治疗 □ 改善神经衰弱，中医中药，其他对症治疗 **临时医嘱：** □ 络合剂驱铅：5%葡萄糖注射液 250ml 或生理盐水 250ml +依地酸钙钠 1.0g，静脉滴注，每日 1 次，共 3 天（从入院第二天开始驱铅治疗。其他可选择的药物及用法见临床路径相关部分） □ 留 24 小时尿，尿铅测定共 3 天（与驱铅同步进行） □ 血常规、红细胞沉降率、尿常规、便常规 □ 肝功能、肾功能、电解质、血糖、血铅、尿铅、网织红细胞计数、血清铁、总铁结合力、铁蛋白、维生素 B_{12}、叶酸检测。 □ 血铅和尿铅（驱铅时密切监测尿铅变化） □ 胸部 X 线平片、心电图、腹部超声 □ 驱铅实验（必要时） □ 红细胞锌原卟啉或尿 δ-氨基-γ-酮戊酸（必要时） □ 根据患者情况进行：D -二聚体、肿瘤标志物、超声心动图、骨髓穿刺和活检（必要时） □ 神经肌电图、脑电图（必要时） □ 对症处理	**长期医嘱：** □ 职业病科护理常规 □ 一/二/三级护理（根据病情） □ 对症治疗 □ 营养神经药物 □ 改善贫血药物 □ 改善神经衰弱，中医中药，以及对症治疗 **临时医嘱：** □ 络合剂驱铅 根据驱铅后尿铅水平决定驱铅治疗的疗程及疗程间隔。 □ 对症处理 □ 复查血常规、肝功能、肾功能 □ 血铅和尿铅（驱铅时密切监测尿铅变化） □ 异常指标复查 □ 增加微量元素检测

续 表

时间	住院第 1~3 天	住院期间
病情变异记录	□ 无 □ 有，原因： 1. 2.	□ 无 □ 有，原因： 1. 2.
医师签名		

时间	出院前 1~3 天	出院日
主要诊疗工作	□ 上级医师查房 □ 评估治疗效果 □ 确定出院后治疗方案 □ 确定出院日期及出院后治疗方案 □ 制订出院复查、随访计划 □ 对患者进行职业健康与中毒防治知识宣教 □ 完成上级医师查房记录	□ 完成出院小结 □ 向患者交代出院后注意事项 □ 预约复诊日期、随访时间 □ 办理出院事宜 □ 出院带药（必要时） □ 出院后对休息、工作的安排建议
重点医嘱	**长期医嘱：** □ 职业病科护理常规 □ 二/三级护理（根据病情） □ 对症治疗 □ 营养神经药物 □ 改善贫血药物（必要时） □ 改善神经衰弱，中医中药，其他对症治疗 **临时医嘱：** □ 复查血常规、肝功能、肾功能 □ 复查血铅和尿铅（必要时） □ 根据需要，复查有关检查	**出院医嘱：** □ 门诊随诊
病情变异记录	□ 无　□ 有，原因： 1. 2.	□ 无　□ 有，原因： 1. 2.
医师签名		

（二）护士表单

慢性铅中毒临床路径护士表单

适用对象：第一诊断为慢性铅中毒（ICD-10：T56.001）

患者姓名：	性别： 年龄： 住院号：	门诊号：
住院日期： 年 月 日	出院日期： 年 月 日	标准住院日：7~45 天

时间	住院第 1 天	住院期间	出院日
健康宣教	□ 入院宣教 □ 介绍主管医师、护士 □ 介绍环境、设施 □ 介绍住院注意事项 □ 介绍探视和陪伴制度 □ 介绍贵重物品管理制度 □ 告知检查、治疗的意义及配合要点 □ 介绍 24 小时尿铅标本留取方法及注意事项	□ 观察患者一般情况 □ 络合剂用药宣教 □ 饮食指导 □ 铅中毒健康教育 □ 进行戒烟、戒酒的建议和教育	□ 观察患者一般情况 □ 用药指导 □ 进行铅工作防护培训和健康宣教
护理处置	□ 核对患者信息，佩戴腕带 □ 建立入院护理病历 □ 测量体重 □ 协助患者完成实验室检查及辅助检查	□ 观察患者及病情变化 □ 观察疗效及药物反应 □ 观察络合剂的不良反应	□ 出院注意事项（根据病情坚持康复锻炼、加强营养） □ 帮助患者办理出院手续 □ 出院指导
基础护理	□ 二/三级护理 □ 晨晚间护理 □ 患者安全管理	□ 二/三级护理 □ 晨晚间护理 □ 患者安全管理	□ 二/三级护理 □ 晨晚间护理 □ 患者安全管理
专科护理	□ 护理查体 □ 病情观察 □ 确定饮食种类 □ 协助患者正确留取铅及相关检测项目样本 □ 心理护理	□ 病情观察 □ 遵医嘱予补液 □ 观察络合剂疗效、作用和不良反应 □ 记录 24 小时尿量 □ 心理护理	□ 观察患者一般情况 □ 指导康复训练（根据需要） □ 恢复期心理与生活护理 □ 出院准备指导 □ 复查的时间
重点医嘱	□ 详见医嘱执行单	□ 详见医嘱执行单	□ 详见医嘱执行单
病情变异记录	□ 无 □ 有，原因： 1. 2.	□ 无 □ 有，原因： 1. 2.	□ 无 □ 有，原因： 1. 2.
护士签名			

（三）患者表单

慢性铅中毒临床路径患者表单

适用对象：第一诊断为慢性铅中毒（ICD-10：T56.001）

患者姓名：	**性别：　年龄：　住院号：**	**门诊号：**
住院日期：　年　月　日	**出院日期：**　年　月　日	**标准住院日：7~45 天**

时间	住院第 1 天	住院期间	出院日
医患配合	□ 配合询问铅的职业接触史 □ 配合询问病史、收集资料，请务必详细告知既往史、用药史、过敏史 □ 配合进行体格检查 □ 有任何不适请告知医师	□ 配合完善相关检查如采血、留尿等 □ 配合医师摆好检查体位 □ 医师与患者及家属介绍病情谈话签字	□ 接受出院前指导 □ 指导复查程序 □ 获取出院诊断书
护患配合	□ 配合测量体温、脉搏、呼吸、血压、体重 □ 配合完成入院护理评估 □ 询问铅的职业接触史、病史、过敏史、用药史 □ 接受入院宣教（环境介绍、病室规定、贵重物品保管等） □ 有任何不适请告知护士	□ 配合测量体温、脉搏、呼吸，询问大、小便情况 □ 接受络合剂用药的宣教 □ 配合留取 24 小时尿量 □ 有任何不适请告知护士	□ 接受出院宣教 □ 办理出院手续 □ 获取出院带药 □ 知悉服药方法、作用、注意事项 □ 知悉复印病历程序
饮食	□ 遵医嘱饮食	□ 遵医嘱饮食	□ 遵医嘱饮食
排泄	□ 正常排尿便	□ 正常排尿便	□ 正常排尿便
活动	□ 正常活动	□ 正常活动	□ 正常活动
患者签名			

附：原表单（2016年版）

职业性慢性铅中毒临床路径表单

适用对象：第一诊断为职业性慢性铅中毒（ICD-10：T56.001）

患者姓名：	**性别：** **年龄：** **住院号：**		**门诊号：**
住院日期： 年 月 日	**出院日期：** 年 月 日		**标准住院日：14~35天**

时间	住院第1~3天	住院期间
主要诊疗工作	□ 询问病史及体格检查 □ 进行病情初步评估 □ 上级医师查房 □ 开化验单，完成病历书写	□ 上级医师查房 □ 核查辅助检查的结果是否有异常 □ 观察药物不良反应 □ 住院医师书写病程记录
重点医嘱	**长期医嘱：** □ 职业病科护理常规 □ 一/二/三级护理（根据病情） □ 对症治疗 □ 络合剂驱铅 □ 5%葡萄糖250ml+依地酸钙钠1.0g，静脉点滴 □ 生理盐水250ml+依地酸钙钠1.0g，静脉点滴 □ 营养神经药物 □ 改善贫血药物 □ 腹绞痛者需解痉、补钙等对症治疗 □ 改善神经衰弱，中医中药，以及对症治疗 **临时医嘱：** □ 血常规、红细胞沉降率、尿常规、便常规 □ 肝肾功能、电解质、血糖、血铅、尿铅、网织红细胞计数、铁三项、维生素B_{12}、叶酸 □ 血铅和尿铅（驱铅时密切监测尿铅变化） □ 胸正侧位片、心电图、腹部超声 □ 驱铅实验（必要时） □ 红细胞锌原卟啉或尿δ-氨基-γ-酮戊酸（必要时） □ 根据患者情况进行：D-二聚体、肿瘤标志物、超声心动图、骨髓穿刺和活检 □ 神经肌电图、脑电图（必要时） □ 对症处理	**长期医嘱：** □ 职业病科护理常规 □ 一/二/三级护理（根据病情） □ 对症治疗 □ 驱铅药物 □ 5%葡萄糖250ml+依地酸钙钠1.0g，静脉点滴 □ 生理盐水250ml+依地酸钙钠1.0g，静脉点滴 □ 营养神经药物 □ 改善贫血药物 □ 改善神经衰弱，中医中药，以及对症治疗 **临时医嘱：** □ 对症处理 □ 复查血常规、肝肾功能 □ 血铅和尿铅（驱铅时密切监测尿铅变化） □ 异常指标复查
主要护理工作	□ 介绍病房环境、设施和设备 □ 入院护理评估、护理计划 □ 随时观察患者情况 □ 静脉取血、用药指导 □ 进行戒烟、戒酒的建议和教育 □ 协助患者完成实验室检查及辅助检查	□ 观察患者一般情况及病情变化 □ 观察治疗效果及药物反应 □ 疾病相关健康教育

续　表

时间	住院第 1~3 天	住院期间
病情变异记录	□ 无　□ 有，原因： 1. 2.	□ 无　□ 有，原因： 1. 2.
护士签名		
医师签名		

时间	出院前 1～3 天	出院日
主要诊疗工作	□ 上级医师查房 □ 评估治疗效果 □ 确定出院后治疗方案 □ 完成上级医师查房记录	□ 完成出院小结 □ 向患者交代出院后注意事项 □ 预约复诊日期
重点医嘱	**长期医嘱：** □ 职业病科护理常规 □ 二/三级护理（根据病情） □ 对症治疗 □ 营养神经药物 □ 改善贫血药物（必要时） □ 改善神经衰弱，中医中药，以及对症治疗 **临时医嘱：** □ 复查血常规、肝肾功能 □ 复查血铅和尿铅（必要时） □ 根据需要，复查有关检查	**出院医嘱：** □ 门诊随诊
主要护理工作	□ 观察患者一般情况 □ 观察疗效、各种药物作用和不良反应 □ 恢复期生活和心理护理 □ 出院准备指导	□ 帮助患者办理出院手续 □ 出院指导
病情变异记录	□ 无 □ 有，原因： 1. 2.	□ 无 □ 有，原因： 1. 2.
护士签名		
医师签名		

第十章

慢性汞中毒临床路径释义

【医疗质量控制指标】（专家建议）

指标一、诊断需在确切的金属汞或其化合物职业接触史基础上，结合特异性临床表现及实验室检查结果，参考职业卫生学调查资料，并排除其他病因所致的类似疾病后，方可诊断。

指标二、尿汞需用尿肌酐校正；如尿肌酐小于 0.3g/L 或大于 3.0g/L，应重新留尿检测，并注意排除饮水、发热、肾脏疾病等因素干扰。

指标三、尿汞和空气中汞蒸汽浓度、血汞浓度均有良好的相关性，是汞接触水平和体内蓄积水平较可靠的生物标志物，但与临床表现并不完全一致，仅能供作诊断及治疗的参考。

指标四、确诊为汞中毒的病例可进行驱汞治疗，并同时监测 24 小时尿汞动态变化情况，以为下一疗程提供参考。

指标五、存在肾脏损害时，不宜使用驱汞治疗；但必要时可在血液透析配合下实施药物驱汞。

指标六、慢性汞中毒主要症状随驱汞治疗的进展多能逐渐好转或消失，慢性汞中毒住院的主要目的是细致了解患者病情，以安全有效地实施驱汞治疗，疗程结束，即可出院。轻度患者短期休息后即可上班；较重病人如病情需要，可于休息（或转入疗养院康复治疗）45 日后重新入院，进行下一阶段的驱汞治疗。

指标七、慢性轻度、中度汞中毒患者治愈后可以恢复原工作；重度中毒患者者出院后，应调离汞作业，并根据病情安排一定时间的休息或疗养。

一、慢性汞中毒编码

1. 原编码：

疾病名称及编码：职业性慢性汞中毒（ICD-10：T56.101）

2. 修改编码：

疾病名称及编码：慢性汞中毒（ICD-10：T56.1 X49）

二、临床路径检索方法

T56.1 伴 X49

三、国家医疗保障疾病诊断相关分组（CHS-DRG）

MDC 编码：MCDV（创伤、中毒与药物毒性反应）

ADRG 编码：VZ1（其他损伤、中毒及毒性反应疾患）

四、慢性汞中毒临床路径标准住院流程

（一）适用对象

第一诊断为慢性汞中毒（ICD-10：T56.X49）者，其中因职业活动长期接触一定剂量的汞而引起的慢性汞中毒被专称为“职业性慢性汞中毒”。

释义

■ 本路径适用于职业性慢性汞中毒。重度患者可能发生精神性格改变，粗大震颤，明显肾脏损害、小脑共济失调，甚或精神障碍等严重并发症，其可否继续留在本路径完成诊治流程，或是转入其他专科进入其他相应临床路径，需根据医院和科室具体情况由主管医师和科室主任决定。

■ 非职业性汞中毒可参照上述情况执行。

（二）诊断依据

根据现行国家职业卫生标准《职业性汞中毒诊断标准》（GBZ 89），并参考《中华职业医学》（人民卫生出版社，2019，第2版，李德鸿、赵金垣、李涛主编）和《临床职业病学》（北京大学医学出版社，2017年，第3版，赵金垣主编）等国内权威专业参考书，其主要诊断依据如下：

1. 具有有长期、密切的金属汞或其化合物的职业接触史。
2. 具有慢性汞中毒特征性临床表现。
3. 尿汞增高。
4. 现场劳动卫生学调查证实患者在工作过程中确实存在过量汞接触，且同岗位工友也发生过类似疾病。
5. 需排除其他类似疾病，如帕金森病、脑血管疾病、慢性锰中毒、慢性酒精中毒、甲状腺功能亢进、口腔疾病、慢性精神疾病等。

释义

■ 现行的《职业性汞中毒诊断标准》（GBZ 89）是本病诊断的主要依据，上述5点即是慢性汞中毒诊断的基本条件。

■ 长期、密切的汞接触史是诊断慢性汞中毒的必备前提。对于职业性汞中毒者，其长期的职业性汞接触史更需进行认真的调查核实；工作场所职业病危害因素检测与评价资料可作为评估接触水平的重要参考。

■ 现行《职业性汞中毒诊断标准》（GBZ 89），将慢性汞中毒病情分为三度：①轻度中毒，指具备下列表现之3项者：脑衰弱综合征、口腔-牙龈炎、眼/舌或手指震颤、尿汞增高；②中度中毒，指具备下列表现之2项者：精神性格改变，粗大震颤，明显肾脏损害；③重度中毒，指具备任一下列表现者：小脑共济失调，精神障碍。

■ 如在汞作业体检过程中疑有慢性汞中毒可能，可作为“疑似职业病”安排至门诊或住院作进一步检查或进行“驱汞试验”，以助确诊；各项检查指标未能达到“中毒”标准者，可以排除职业性汞中毒的诊断。

■ 尿汞为反映近期汞接触水平的指标。我国无汞接触史正常成人的尿汞平均值≤2. 25μmol/mol 肌酐（4μg/g 肌酐），此值也被称为尿汞的“正常值；长期从事汞作业劳动者的尿汞平均值被称为汞的“生物接触限值”，我国的汞“生物接触限值”为 28μmol/mol 肌酐（50μg/g 肌酐），与国外基本一致。

■ 对于尿汞正常而临床仍怀疑存在慢性汞中毒可能者，可进行“驱汞试验”，即肌内注射5%二巯丙磺钠 5ml 后，留取 24 小时尿液，如尿汞总量>45μg/d，则提示体内存有过量汞，对诊断有重要参考意义。

（三）治疗方案的选择

根据最新版《职业性汞中毒诊断标准》（GBZ 89-2007），并参考赵金垣主编《临床职业病学》（第3版，北京大学医学出版社，2017）、李德鸿、赵金垣、李涛主编《中华职业医学》（第2版，人民卫生出版社，2018），治疗方案为：

1. 药物驱汞治疗。
2. 对症支持措施。

释义

■ 驱汞治疗主要使用巯基螯合剂，以往多用二巯丙磺钠，20世纪末开始，也使用二巯丁二酸进行驱汞治疗。

■ 对症支持措施，重点如：①汞中毒性口腔-牙龈炎，除注意口腔卫生外，可给予2%碳酸氢钠溶液、0.02%氯己定漱口液或盐水等含漱，有助于改善症状；②汞性肾损伤，预后较好，脱离汞接触并给予驱汞治疗后多能逐渐康复；③神经衰弱及精神症状，主要使用镇静安神、健脑补肾、维生素类、硒类微量元素、脑代谢促进剂等药物；适当运动及中医中药辨证施治，也有助于改善、促进康复；一旦出现中毒性脑病，治疗相对较为困难。

（四）标准住院日

10~45天。

释义

■ 患者入院经全身检查评估后，即开始以驱汞为主的综合治疗。多使用巯基螯合剂，3天为一疗程，间隔5~7天；驱汞期间需逐日检测尿汞排出情况、症状缓解程度，并注意有无不良反应发生；一般以前3~4疗程效果最佳。

■ 一般患者经2~4疗程驱汞治疗后，尿汞多可回复正常，全身症状（口腔炎需由口腔科配合处理）明显改善，30~40天即可出院；较重患者经4疗程驱汞治疗后，如尿汞或全身症状尚未完全恢复，但为防止“过络合综合征”发生，确保最佳治疗时段，也须在40~45天出院，休息30~45天后再行入院驱汞，直至尿汞恢复正常。

■ 患者因汞中毒引起的各种慢性并发症（如性格异常、震颤、肾脏损害、共济失调、精神障碍等）预后一般均较良好，但无论归于哪一科处理，皆非短期住院所能解决，皆属需长期门诊治疗的疾病，因此，它不应成为短期驱汞治疗延迟出院的理由。对于那些病情较为严重、生活难以自理的慢性汞中毒患者，出院后，用人单位应安排专人照料，或转入疗养院继续康复治疗。

（五）进入路径标准

1. 第一诊断为“职业性慢性轻度汞中毒”者，须符合ICD-10：T56.101诊断编码及最新版《职业性汞中毒诊断标准》（GBZ 89-2007）的要求。
2. 作为“疑似职业病”被安排至门诊或住院作进一步检查确诊的“可疑汞中毒”患者，如果经检查后各项指标仍未达到“中毒”标准，则可排除“职业性慢性汞中毒”，无进入本临床路径进一步诊治处理的必要。

3. 患者同时患有其他疾病（合并症），或发生慢性汞中毒相关的并发症，如不需要其他专科特殊处理，也不影响第一诊断临床路径流程实施时，可以进入本路径。
4. 当患者的合并症或中毒并发症较为严重复杂，需要其他专科进行特殊处理时，应当退出本路径，进入其他专科的相应临床路径。
5. 非职业性慢性轻度汞中毒可参照本路径执行。

释义

■ 以职业性慢性汞中毒为第一诊断疾病者，无论获准进入本临床路径，或因病情严重复杂转入其他专科临床路径治疗处理，其医疗费用（包括慢性汞中毒并发症）均应按照国家规定的职业病医保条例，由工伤保险或用人单位给予全部报销，并享受各项劳保福利待遇。

■ 被安排至门诊或者住院，做进一步检查确诊的“疑似慢性汞中毒”患者，如检查指标未能达到“中毒”程度，虽被否定“职业性慢性汞中毒”，但其医学观察、检查及鉴别诊断过程，仍属职业病诊断程序不可或缺的组成部分，按照国家《职业病防治法》规定，此类住院及医疗检查费用也应按照国家职业病医保条例，由工伤保险或用人单位给予全部报销，检查期间仍享受各项劳保福利待遇。

■ 虽以职业性慢性汞中毒为第一诊断疾病，无论在本路径或转入其他路径，其用于合并症（同时伴有的基础疾病）的各种医疗检查费用（如药费、ICU费、特殊护理费、手术费、特殊检查费、理疗费等），均应按该种疾病的医疗报销规定处理，不得享受职业病待遇。

■ 非职业性慢性汞中毒患者入院治疗各项费用须按一般疾病的相关规定报销，不得享受职业病有关待遇。

（六）住院期间检查项目

1. 必须检查项目：
（1）血常规+红细胞沉降率、尿常规、便常规+隐血试验。
（2）肝功能、肾功能、心肌酶谱、血清电解质、血脂、血糖、血尿酸、尿肌酐检测。
（3）一次性尿汞浓度检测、心电图、胸部X线平片、口腔科检查。
2. 特殊检查项目：
（1）24小时尿汞、尿蛋白检测，肾图检查。
（2）尿 β_2 微球蛋白、尿视黄醇结合蛋白、尿 α_1 微球蛋白检测。
（3）感染性疾病筛查（乙型肝炎、丙型肝炎、梅毒、结核、艾滋病等）。
（4）腹部B超、泌尿系B超、神经-肌电图检查、脑电图、头颅CT/MRI。
（5）精神科检查、甲状腺功能（血游离甲状腺素、血游离三碘甲状腺原氨酸、血促甲状腺素等）检查。

释义

■ 必需检查项目，是进入路径的患者必须完成的检查项目，大多属于常规检验项目（如三大常规、肝功能、肾功能、心电图、胸部X线平片、心肌酶谱、血糖、血电解质、凝血），少数为与第一诊断疾病密切相关的检验项目（如一次性尿汞、尿肌酐检测，口腔科检查等）。目的在于了解患者的基本健康状况、主要器官的功能状态、第一诊断疾病的严重程度等，并为疾病诊断和鉴别诊断提供初步客观数据，以助更好评估病情、指导合理用药（如巯基螯合剂用法、用量、疗程等），并估计大致住院时间、医疗费用及疾病预后等。

■ 特殊检查项目，主要为更深入地掌握病情（如感染性疾病筛查），评估第一诊断疾病的病情进展（如尿微球蛋白、24 小时尿汞检测等）、主要靶器官损伤严重程度及其并发症情况（如肾图、24 小时尿蛋白检测、泌尿系统 B 超等）、对机体其他器官和功能的影响程度（神经-肌电图、精神科检查等）开展的检查项目，以帮助对总体病情更深入、细致的了解和掌控，更科学地指导用药、更早期地实施干预、更精确地判断预后。

■ 例如尿低分子量蛋白、尿常规、肾图、泌尿系 B 超检查等主要用于细致评估肾脏损害程度，其中尿微球蛋白对于肾小管损伤具有较高的灵敏度和特异度，但应注意当膀胱中尿 pH 值< 5.5 时微球蛋白可能发生降解，从而产生假阴性。

■ 尿汞检测目前多采用冷原子吸收光谱法，可用于评估近期汞接触水平，有助于病因学诊断。所谓“一次性尿汞浓度检测”是指在非驱汞情况下，随机留取一次性尿样检测尿中汞的浓度，采用“点采样”样本，优点是留取尿样方便，但易受尿液稀释度影响，故需以尿肌酐进行校正。24 小时尿汞总量检测可以更精确地观察尿汞排出情况，为病因判断及驱汞效果评估提供更可靠资料。

■ 尿肌酐检测目前多采用分光光度测定方法（WS/T 97-1996）或反相高效液相色谱测定方法（WS/T 98-1996），主要用于一次性尿汞浓度校正，有助于消除尿液稀释度对结果的影响。

（七）治疗方案与药物选择

1. 药物驱汞治疗：目前主要采用巯基螯合剂进行驱汞治疗。
2. 对症支持治疗：重点是：改善口腔状况、保护肝/肾功能、促进神经康复。

释义

■ 驱汞治疗。巯基螯合剂中以二巯丙磺钠最为常用，驱汞效果良好，但不良反应稍大，且易发生“过络合综合征”。50 多年前，北医三院王世俊教授发现二巯丁二酸钠也有良好驱汞效果，不良反应也更小，现已用于汞中毒治疗，效果可靠；其钠盐制成胶囊口服，尤其适合慢性汞中毒的治疗。

■ 驱汞治疗时，需留取 24 小时尿样逐日检测尿中汞排出量，24 小时尿汞总量> 45μg/d，方有继续下一疗程的价值；治疗过程中还需定期复查血常规、尿常规、肝功能、肾功能、血清电解质及微量元素（铜铁锌）等。但连续驱汞的疗程数一般不宜超过 4 个（含驱汞试验），以防“过络合综合征”及其他不良作用发生，

■ 对于慢性汞中毒而言，二巯丙磺钠驱汞效果虽好，但一些患者可发生过敏性药疹，偶而尚可见更为严重的急性大疱性过敏性反应、过敏性休克；此类患者，可以试用口服剂型二巯丁二酸驱汞。

二巯丁二酸胶囊应用方便、有效，且不良反应小，有研究表明，二巯丁二酸（0.5g，一日 3 次，口服）与二巯丙磺钠（0.25g，1 次/日，肌内注射）相比，驱汞效果，并无明显差异。

■ 对症支持治疗以营养神经、改善循环、防治口腔炎及保护肝、肾功能为主要环节，并加强中医中药综合治疗。如①口腔-牙龈炎，除改善口腔卫生措施外，可给予2%碳酸氢钠溶液、0.02%氯己定漱口液或淡盐水等含漱。②神经衰弱症状，可使用镇静安神、健脑补肾、维生素类、硒类微量元素、脑代谢促进剂（如胞磷胆碱、脑蛋白水解物、吡拉西坦、吡硫醇、银杏叶提取物、肌苷）、自由基清除剂（硒化合物、谷胱甘肽、辅酶Q10等）等药物，并鼓励适当运动，开展中医中药疗法（针灸、按摩、药浴、穴位注射，以及西洋参、三七、丹参等药物）。③营养支持治疗，如B族维生素、维生素C、微量元素类药物，有助于改善症状、维持营养均衡、防治过络合综合征。

■ 中医治疗。由于中医讲究辩证论治，医师需亲临把脉诊舌，方能准确下方，故下列方剂仅供参考，不作统一药方推荐：

1. 脾虚少气。主症：头晕、心悸、体倦乏力、少气懒言、食欲缺乏、二便可；舌红苔白，脉弦细。治法：治宜益气健脾，利尿排毒。

基本方药：黄芪30g，太子参12g，云苓20g，炒白术10g，山药15g，扁豆15g，车前子15g，白茅根15g，蒲公英30g，枳壳12g，甘草6g，败酱草30g。水煎分2次服，1剂/天。

2. 肾虚血亏。主症：头晕，面色少华，肢软乏力，纳呆，时心悸，失眠多梦，小便量少；舌淡，脉细数。治法：治宜养血活血，益肾排毒。

基本方药：二地各10g，当归10g，川芎6g，党参12g，白术10g，云苓20g，枸杞12g，黄芪30g，首乌15g，龙眼肉15g，阿胶（烊化）15g，川楝子12g，山萸肉12g，丹皮12g，竹叶10g，六一散30g，蒲公英30g。水煎分2次服，1剂/天。

（八）出院标准

1. 尿汞回复正常，全身症状改善，病情稳定。
2. 驱汞已满4个疗程（含驱汞试验），尿汞仍> 45μg/d，但为防止各种不良反应发生，仍应依规定及时出院，45天后返回医院复查。
3. 驱汞已满4个疗程（含驱汞试验），尿汞虽已≤45μg/d，如考虑仍有进一步复查必要，并避免不良不良反应，也应依规定按时出院，1个月后返回医院复查。
4. 没有需要住院处理的合并症和/或并发症。

释义

■ 诊断明确，驱汞治疗后病情稳定，口腔-牙龈炎、神经衰弱、震颤等症状减轻或好转，尿汞趋于正常。

■ 巯基类药物属于金属螯合剂，除可络合汞、砷等有害元素排出外，也可排出体内某些有益微量元素，如锌、铜、钙、镁等。若持续进行多疗程驱汞治疗，可能会增加包括过络合综合征在内不良反应的发生，故连续驱汞的总疗程数不宜超过4次，相关患者可出院休息1个月后，再次返回医院复查治疗。

■ 已经确诊的重度中毒患者，如因各种并发症生活无法自理，出院后应由用人单位派遣人员照顾，或安排入住疗养院继续康复治疗。

(九) 变异及原因分析

1. 治疗过程中严重出现药物过敏反应或其他不良反应，以及并发症、合并症等，无法按时完成预定的驱汞疗程。
2. 患者因自身原因不能配合驱汞治疗，难以按预定计划完成治疗任务；或用人单位要求终止治疗。
3. 尿液留取样本不符合检测要求，或相关检查结果出现特殊异常，需要多次复查。

释义

■ 因客观原因贻误驱汞疗程，或因并发症、合并症，甚或未知的其他特殊情况等，影响正常治疗工作开展；此种情势下要否中止本路径治疗、转入其他专科诊治，需根据本科及医院情况决定；但无论继续留在本路径治疗处理，还是转入其他专科诊治，上述情况均可能导致住院时间均延长、医疗费用增加等，医师需在表单中说明。

■ 患者自身拒绝实施临床路径（无论是本临床路径还是其他临床路径），也均可能出现病情恶化、住院时间均延长、医疗费用增加等情况，医师也需在表单中说明。

五、慢性汞中毒临床路径给药方案

(一) 驱汞用药选择

1. 巯基螯合剂：

(1) 二巯丙磺钠，又名二巯基丙磺酸钠，结构与二巯基丙醇相似，但作用更强，毒性明显降低。二巯丙磺钠含有两个巯基可以与金属络合，从而可与原来结合在体内某些蛋白质上的金属螯合并脱开，形成不易离解的低毒性络合物由尿排出；其除对汞中毒有较好疗效外，也可用于治疗砷、铬、铋、铅、铜、锑等中毒。二巯丙磺钠能较快达到血浓度高峰，5~6 小时后血中仅剩微量，24 小时则从血中完全消失；以第 1 和第 2 疗程尿汞排出最多，其后各疗程尿汞水平逐渐下降，趋于平缓，故连续驱汞以 3~4 疗程内的效果最佳。

对于慢性汞中毒，一般以 0.25g 肌内注射或静脉滴注，每日 1 次，连续 3 天为一疗程，间隔 5~7 天再行下一疗程。

(2) 二巯丁二酸，最初仅用以治疗锑中毒，1960 年代起我国开始将之引入砷、铅、汞、铜、镍、镉等中毒的临床治疗，显示良好效果，不良反应较少，已渐为国际认可。急性中毒时，可 0.5~1g 静脉注射，1~2 次/日，连用 3~5 天；慢性中毒时，可每日静脉注射 0.25~0.50g，连用 3 天为一疗程，5~7 天后再开始下一疗程。

后又有口服用二巯丁二酸胶囊问世，药理作用二巯丁二钠相同，使用更为方便。如慢性汞中毒，可 0.25~0.50g 口服，每日 3 次，连服 3 天为一疗程，间隔 5~7 天再行下一疗程。

2. 其他疗法：少年儿童如果因环境、食物污染等难以预测的因素，引起体内过量汞蓄积，导致血汞、尿汞偏高，药物驱汞决非最佳选择，除非摄入的大剂量汞已引起明显器官系统损伤。此类少年儿童人群应立即脱离汞源接触，洗浴更衣，集中管理，给予富含维生素 B、维生素 C、硒、钙、锌、镁、铜、铁、硫或巯基类食物（如全麦食品、各类粗粮、水果、新鲜蔬菜、肉类、辣椒、大蒜等），甚至辅以口服药物补充上述物质。一般经过 6~9 个月，可以获得类似驱汞的效果，但远不会产生包括“过络合综合征”之类的不良后果，对于发育成长中的少年儿童，无疑是最好的爱护。

（二）药学提示及注意事项

1. 二巯丙磺钠：不良反应较少，偶见恶心、头晕、口唇麻木、心悸、皮疹等，停药后可消失；个别可出现过敏反应，如皮疹、寒战、发热，甚至过敏性休克、剥脱性皮炎。建议治疗前应仔细询问患者的药物过敏史；过敏史阳性者，可进行二巯丙磺钠皮试；用药后需常规观察 1 小时，一旦发生不良反应，应立即停药，并给予对症处理。

此外，肌内注射时应严格遵守无菌操作，采用深部肌内注射、双侧交替注射等办法，注射时速度宜均匀、缓慢，以减少患者疼痛。。

2. 二巯丁二酸类：不良反应更小，偶有头晕、心悸、恶心、乏力、呕吐等，多在数小时内消失。也有报道可出现蛋白尿和管型尿、肝功能异常等，但停药后即可恢复。

3. 螯合剂可在体内与敏感的配体竞争金属，使用不当可因有益金属，如锌、镁、钙、铁等排出过多，引起“过络合综合征”。但施用螯合剂期间不宜补充微量元素，以免降低疗效，只宜在治疗间歇期补充。

4. 对驱汞治疗有不良反应，肾功能不良或身体较弱患者，可采用“低剂量”用药，或延长疗程间隔的方法进行驱汞治疗。近年有报道小剂量螯合剂也可获得满意驱汞效果，如二巯丙磺钠单次剂量用 0.125g，或二巯丁二酸每次 0.25g，每日 2 次，连用 3 日为 1 个疗程；疗程间隔可延长，如 10~14 天等。

5. 驱汞治疗一般不超 5 个疗程，以 3~4 个疗程为宜。有研究发现，二巯丙磺钠药疹以第 4、5 个疗程发病率最高，故建议连续驱汞 3~4 疗程为宜，并可适当延长疗程间隔，以降低药疹发生率。但对巯基螯合剂过敏者、严重肾功能不全者皆应慎用（尤其尿量在 400ml/d 以下者）。

六、慢性汞中毒护理规范

1. 观察患者生命体征，尤其是血压、心率和心律的变化；监测患者尿量及肾功能变化。

2. 指导患者正确留取尿样样本。详细告知患者尿汞、尿视黄醇结合蛋白、尿 β_2 微球蛋白、尿 α_1 微球蛋白、尿肌酐等的留尿方法和相关注意事项。尿液使用非金属的、清洁的专用容器盛放，注射二巯丙磺钠后开始留尿至 24 小时，所排尿液全部留置在专用容器内并混匀，取 50ml 及时送检。

3. 用药护理，输液前注意观察患者的精神状态，询问患者的饮食情况及病情变化。由于二巯丙磺钠刺激性较强，避免在同一部位连续穿刺给药。严格无菌操作，以免引起静脉炎，密切观察输液过程，防止药物外渗。向患者及家属讲明用药目的、方法及滴速，取得合作，防止随意调节滴速。嘱患者在治疗过程中多饮水，促进毒物排泄，注意休息。

4. 观察药物疗效及不良反应。观察患者精神、震颤、疼痛、皮肤黏膜、饮食与排泄等情况，问询患者头痛、失眠、健忘等神经症状有无改善等，了解治疗效果。告知患者驱汞期间，可能会出现头晕、心悸、乏力、恶心、呕吐、皮疹等反应，停药数天后症状多会消失，向患者做好宣教。观察络合反应及有无过敏情况，出现头痛、恶心、肌肉痉挛、心率加快、血压升高、视物模糊等反应立即通知医师。

5. 饮食护理，给予高热量、高蛋白、高维生素、低脂肪、易消化的食物。多补充富含维生素 C的水果和蔬菜，如猕猴桃、洋葱等，有助于去除体内的汞，忌饮酒和浓茶。必要时补充微量元素，配合能量合剂静脉输液辅助支持治疗。

6. 口腔护理，保持口腔清洁，防止炎症发生。已出现口腔溃疡，牙龈肿胀/溢血/溃烂者，按时作口腔护理，嘱患者饭后睡前漱口，用氯已定含漱剂含漱，疼痛难忍者可用 1%普鲁卡因溶液含漱，进食流质。

7. 严重皮疹者加强皮肤护理，作好皮肤清洁卫生，穿全棉衣服，防止继发感染。皮肤出现红肿、瘙痒时，酌情湿冷敷，尽量避免搔抓。

8. 心理护理，做好患者及家属的解释工作，避免不良刺激，减轻其紧张、焦虑和恐惧等不良心理反应。提高了患者对疾病的认识，树立战胜疾病的信心，积极配合治疗。由于职业病诊断涉及到的治疗、疗养和福利等问题，会造成复杂的心理活动，让患者正确对待职业病的诊断，避免产生不良后果。

七、慢性汞中毒营养治疗规范

1. 劝导患者戒烟、戒酒。忌浓茶、咖啡等。

2. 宜进食高热量、高蛋白（鱼、肉、鸡、蛋、牛奶、豆浆等）、多食新鲜水果、蔬菜等富含维生素饮食。驱汞治疗期间多饮水，每天3000ml。

3. 出现口腔-牙龈炎者，避免进食过硬、过热、刺激性食物，并给予高热量、高蛋白、高维生素、半流质或流质饮食。

4. 严重肾功能损害者，进食低盐、易消化、少刺激食物，限制钠、水、蛋白质摄入。

八、慢性汞中毒患者健康宣教

1. 注意休息，避免劳累，同时适当活动，保持乐观情绪，避免不良事件刺激。

2. 告知患者优质蛋白、高热量、富含维生素饮食的重要性，指导患者根据病情选择合适食物，保证热量和维生素充足供给。

3. 坚持遵医嘱用药，掌握药物服用方法和注意事项。尽量避免使用肾毒性药物及易于诱发肾功能损害药物，如氨基糖苷类抗菌药物、磺胺类、非甾体抗炎药、含马兜铃酸类草药等。

4. 汞中毒可以起口腔-牙龈炎症，如口腔溃疡、牙龈肿胀，易出血，流涎、口臭，牙龈萎缩、牙齿松动等，应保持口腔卫生。

5. 汞中毒可引起红色皮疹，伴瘙痒，应保持皮肤清洁卫生，不宜抓挠，减少或避免继发性感染。

6. 告诉患者返回工作岗位后加强个人防护，使用防毒口罩、防护服、工作鞋等。勿在车间进食、吸烟，要勤洗手，以免汞烟、汞蒸气进入消化道或呼吸道而吸收。下班后要沐浴、换下工作服。定期参加职业健康检查。

九、推荐表单

（一）医师表单

慢性汞中毒临床路径医师表单

适用对象：第一诊断为慢性汞中毒（ICD-10：T56.101）

患者姓名：	性别：　　年龄：　　住院号：		门诊号：
住院日期：　　年　月　日	出院日期：　　年　月　日		标准住院日：10~45 天

时间	住院第 1 天	住院第 2~4 天
主要诊疗工作	□ 完成询问病史和体格检查，按要求完成病历首页及首次病程记录 □ 评估病情 □ 完善必要检查 □ 根据病情对症支持治疗 □ 签署相关通知书、同意书等	□ 上级医师查房，完善诊疗计划 □ 处理基础性疾病及对症支持治疗 □ 完成上级医师查房记录 □ 住院医师书写病程记录 □ 驱汞试验 □ 观察不良反应 □ 评估辅助检查结果
重点医嘱	**长期医嘱：** □ 职业病科护理常规 □ 二/三级护理（依据病情） □ 饮食 □ 既往基础疾病用药 □ 对症支持治疗 **临时医嘱：** □ 血常规、尿常规、便常规+隐血、红细胞沉降率 □ 肝功能、肾功能、电解质、血糖、血脂、肾脏浓缩功能试验（必要时）、凝血功能（必要时） □ 尿 β_2 微球蛋白、尿视黄醇结合蛋白、尿 α_1 微球蛋白 □ 24 小时尿汞 □ 尿肌酐 □ 尿 N-乙酰-β-葡萄糖苷酶（必要时） □ 腹部超声 □ 泌尿系统超声 □ 心电图、胸部 X 线平片 □ 口腔科会诊	**长期医嘱：** □ 职业病科护理常规 □ 二/三级护理（依据病情） □ 饮食 □ 既往基础疾病用药 □ 对症支持治疗 **临时医嘱：** □ 驱汞试验：二巯基丙酸钠 0.25g，深部肌内注射，每日 1 次（其他可选择的药物及用法，见临床路径相关部分） □ 驱汞试验后检查 24 小时尿汞（每日 1 次，1 天） □ 尿肌酐 □ 血游离甲状腺素、游离三碘甲状腺原氨酸、促甲状腺素（必要时） □ 神经肌电图检查（必要时） □ 脑电图检查（必要时） □ 头颅 MRI（必要时） □ 感染性疾病筛查（必要时） □ 对症处理
病情变异记录	□ 无　□ 有，原因： 1. 2.	□ 无　□ 有，原因： 1. 2.
医师签名		

时间	住院期间	出院前 1~3 日	出院日
主要诊疗工作	□ 上级医师查房 □ 完成三级查房记录 □ 评估驱汞试验结果，确定是否进行驱汞疗程治疗 □ 多疗程治疗时，再次评估用药剂量和用药间隔 □ 评估有无药物不良反应 □ 评估其他辅助检查结果 □ 处理基础性疾病及对症支持治疗 □ 向患方交代病情 □ 对患者进行职业健康与中毒防治知识宣教	□ 上级医师查房 □ 完成三级查房记录 □ 评估患者病情及治疗效果 □ 确定出院日期及出院后治疗方案 □ 制订出院复查、随访计划 □ 对患者进行职业健康与中毒防治知识宣教 □ 出院前 1 天开具出院医嘱 □ 通知患者及家属准备出院	□ 通知出院处 □ 通知患者及家属结账出院 □ 向患者及家属交代出院后注意事项，随访项目及其他建议 □ 如遇特殊情况不能出院，在病程记录中说明原因和继续治疗的方案 □ 预约随诊日期
重点医嘱	**长期医嘱：** □ 职业病科护理常规 □ 二/三级护理（依据病情） □ 饮食 □ 对症治疗 □ 依据各种化验、检查结果调整用药或做进一步的检查 **临时医嘱：** □ 驱汞治疗：二巯丙磺钠或二巯丁二酸。一般用 3 天、停 4~7 天为一疗程，依据尿汞结果及患者总体情况决定驱汞疗程，建议不超过 5 个疗程 □ 24 小时尿汞总量（需与驱汞治疗同步进行） □ 对症处理 □ 异常指标复查（必要时） □ 定期复查血常规、尿常规、肝功能、肾功能、血清电解质 □ 微量元素检测	**长期医嘱：** □ 职业病科护理常规 □ 三级护理（依据病情） □ 饮食 □ 对症治疗 **临时医嘱：** □ 对症处理 □ 根据需要复查相关检查项目	**临时医嘱：** □ 出院带药（根据情况） □ 门诊随诊
病情变异记录	□ 无　□ 有，原因： 1. 2.	□ 无　□ 有，原因： 1. 2.	□ 无　□ 有，原因： 1. 2.
医师签名			

（二）护士表单

慢性汞中毒临床路径护士表单

适用对象：第一诊断为慢性汞中毒（ICD-10：T56.101）

患者姓名：	性别：　年龄：　住院号：	门诊号：
住院日期：　年　月　日	出院日期：　年　月　日	标准住院日：10~45 天

时间	住院第 1 天	住院第 2~4 天
健康宣教	□ 入院宣教 □ 介绍主管医师、责任护士 □ 介绍环境、设施 □ 介绍住院注意事项 □ 介绍探视、陪伴制度、作息时间要求 □ 介绍贵重物品管理制度 □ 告知检查、治疗的意义及配合要点 □ 介绍一次性尿汞、尿视黄醇结合蛋白、尿 β_2 微球蛋白、尿 α_1 微球蛋白、尿肌酐检测样本留取方法和注意事项 □ 饮食宣教	□ 讲解慢性汞中毒相关知识 □ 告知患者戒烟酒，劳逸结合，适当运动和加强营养 □ 告知患者避免使用肾毒性药物及易于诱发肾损害药物 □ 告知患者巯基螯合剂的作用和不良反应 □ 介绍 24 小时尿汞总量的留取方法和注意事项 □ 饮食宣教 □ 解答患者及家属希望了解的问题
护理处置	□ 核对患者信息，佩戴腕带 □ 测量体重 □ 测量生命体征 □ 入院护理评估 □ 建立入院护理病历 □ 通知膳食科新入院订餐 □ 协助患者留取各项样本 □ 协助患者完成相关检查	□ 测量生命体征 □ 协助患者完成相关检查 □ 正确留取血、尿等样本
基础护理	□ 二/三级护理 □ 卫生处置：沐浴、更换病号服、修剪指（趾）甲、洗头等 □ 晨晚间护理 □ 排泄管理 □ 患者安全管理	□ 二/三级护理 □ 晨晚间护理 □ 排泄管理 □ 患者安全管理
专科护理	□ 执行职业性慢性汞中毒护理常规 □ 护理查房，完成入院护理记录单书写 □ 通知营养食堂新患者饮食 □ 通知主管医师接收新患者 □ 病情观察 □ 指导留尿及其他检查的注意事项 □ 静脉取血 □ 心理护理 □ 执行医嘱 □ 配发药品、用药指导	□ 病情观察：患者神经衰弱、口腔-牙龈炎、震颤等症状 □ 遵医嘱完成相关检查 □ 落实各项治疗性护理措施 □ 留取合格的 24 小时尿样 □ 驱汞治疗期间药物不良反应观察 □ 驱排药物过敏性皮试（必要时） □ 心理护理：及时解答患者疑问，减轻焦虑

续 表

时间	住院第 1 天	住院第 2~4 天
重点医嘱	□ 详见医嘱执行单	□ 详见医嘱执行单
病情变异记录	□ 无 □ 有，原因： 1. 2.	□ 无 □ 有，原因： 1. 2.
护士签名		

时间	住院期间	出院前1~3天	出院日
健康宣教	□ 讲解慢性汞中毒相关知识，注意口腔卫生的重要性 □ 告知患者药物的用法、作用和不良反应 □ 巯基螯合剂用药宣教 □ 介绍24小时尿汞总量检测样本的留取方法和注意事项 □ 饮食宣教 □ 解答患者及家属想要了解的问题	□ 解答患者及家属想要了解的问题 □ 评估患者对职业性慢性汞中毒相关知识、治疗要点和用药注意事项的掌握程度，有侧重性得向患者补充宣教 □ 再次告知患者注意口腔卫生，避免使用肾毒性药物及易于诱发肾损害药物 □ 饮食宣教	□ 出院宣教 □ 饮食宣教 □ 讲解出院带药的药物名称、用法及注意事项 □ 进行汞中毒防护培训和健康宣教 □ 劳逸结合，适当体育活动，提高身体抵抗力 □ 鼓励患者保持乐观、稳定的情绪，避免精神焦虑、情绪抑郁 □ 指导患者办理出院手续
护理处置	□ 测量生命体征 □ 协助患者完成相关检查 □ 正确留取血、尿等样本	□ 测量生命体征 □ 协助患者完成相关检查 □ 正确留取血、尿等样本	□ 停止各种医嘱 □ 协助患者办理出院手续 □ 做好护理文书整理，病历归档
基础护理	□ 二/三级护理 □ 晨晚间护理 □ 患者安全管理	□ 二/三级护理 □ 晨晚间护理 □ 患者安全管理	□ 三级护理 □ 晨晚间护理 □ 排泄管理 □ 患者安全管理
专科护理	□ 病情观察，患者神经衰弱、口腔-牙龈炎、震颤等症状 □ 正确落实各项治疗性护理措施 □ 正确留取24小时尿样 □ 记录24小时尿量 □ 观察金属螯合剂不良反应 □ 观察疗效及不良反应 □ 心理护理 □ 评估患者对健康教育的需求和接受能力	□ 正确落实各项治疗性护理措施 □ 观察一般情况及疾病临床表现 □ 完成护理记录书写 □ 心理护理 □ 评估患者对健康教育的需求和接受能力 □ 出院准备指导	□ 发放出院带药和出院小结 □ 出院带药服用指导 □ 指导办理出院手续 □ 指导复印病历程序 □ 出院指导 □ 发放满意度调查表，征求患者意见
重点医嘱	□ 详见医嘱执行单	□ 详见医嘱执行单	□ 详见医嘱执行单
病情变异记录	□ 无 □ 有，原因： 1. 2.	□ 无 □ 有，原因： 1. 2.	□ 无 □ 有，原因： 1. 2.
护士签名			

（三）患者表单

慢性汞中毒临床路径患者表单

适用对象：第一诊断为慢性汞中毒（ICD-10：T56.101）

患者姓名：	性别：　　年龄：　　住院号：	门诊号：
住院日期：　　年　月　日	出院日期：　　年　月　日	标准住院日：10~45 天

时间	入院第 1 天	住院期间	出院日
医患配合	□ 配合询问病史、收集资料，请务必详细告知职业史、既往史、用药史、过敏史等 □ 配合进行体格检查 □ 医师介绍病情及特殊诊疗前谈话，患方及用人单位配合签字 □ 有任何不适请告知医师	□ 配合完善相关检查、化验，如采血、留尿、心电图、胸片等 □ 配合医师观察病情和疗效评估 □ 接受申请职业病诊断的基本流程宣教和指引 □ 有任何不适请告知医师	□ 接受出院前指导 □ 接受复查程序指导 □ 获取出院小结
护患配合	□ 配合测量体温、脉搏、呼吸、血压及体重 □ 配合完成入院护理评估 □ 接受入院宣教（环境介绍、病室规定、订餐制度、贵重物品保管制度等） □ 接受相关检查宣教 □ 接受饮食指导 □ 正确留取大小便样本 □ 接受辅助检查 □ 配合执行探视和陪伴制度 □ 有任何不适请告知护士	□ 配合测量体温、脉搏、呼吸及询问大便次数 □ 接受汞中毒疾病相关知识宣教 □ 接受巯基螯合剂等药物知识宣教 □ 配合采血、留尿及（口服或肌注或静滴）用药 □ 配合各项治疗和护理 □ 配合执行探视和陪伴制度 □ 保持情绪稳定 □ 接受饮食指导 □ 有任何不适请告知护士	□ 接受办理出院流程指引 □ 接受出院宣教：用药知识、饮食指导、运动与休息建议 □ 接受满意度调查 □ 办理出院手续 □ 获取出院带药和出院小结 □ 接受服药方法、作用、注意事项指导 □ 获知复印病历程序 □ 接受个人职业防护指导
饮食	□ 遵医嘱饮食	□ 遵医嘱饮食	□ 遵医嘱饮食
排泄	□ 正常排尿便	□ 正常排尿便	□ 正常排尿便
活动	□ 正常活动	□ 正常活动	□ 正常活动

附：原表单（2016年版）

职业性慢性轻度汞中毒临床路径表单

适用对象：职业性慢性轻度汞中毒（ICD-10：T56.001）（无并发症患者）

患者姓名：	性别：　　年龄：　　住院号：	门诊号：
住院日期：　　年　月　日	出院日期：　　年　月　日	标准住院日：7~35天

时间	住院第1天	住院第2~4天	住院第5~7天
主要诊疗工作	□ 询问病史及体格检查 □ 完成病历书写 □ 初步评估病情 □ 完善必要检查 □ 根据病情对症支持治疗 □ 签署相关通知书、同意书等	□ 上级医师查房，完善诊疗计划 □ 处理基础性疾病及对症支持治疗 □ 住院医师书写病程记录 □ 驱汞试验 □ 观察药物不良反应	□ 上级医师定期查房，完善诊疗计划 □ 评估辅助检查的结果。根据驱汞试验的24小时尿汞总量结果，确定是否需驱汞治疗 □ 处理基础性疾病及对症支持治疗 □ 住院医师书写病程记录 □ 观察药物不良反应 □ 向患方交代病情 □ 向患者单位交代病情
重点医嘱	**长期医嘱：** □ 职业病科护理常规 □ 二/三级护理（根据病情） □ 饮食 □ 既往基础用药 **临时医嘱：** □ 对症支持治疗 □ 血常规、尿常规、便常规+隐血 □ 肝肾心功能、血清电解质、血脂、血糖、血尿酸 □ 感染性疾病筛查 □ 一次性尿汞（尿肌酐校正） □ 尿 β_2-MG、尿RBP、尿 α_1-MG、尿肌酐 □ 尿NAG（必要时） □ 腹部超声、泌尿系超声 □ 胸部X线平片、心电图 □ 口腔科会诊	**长期医嘱：** □ 职业病科护理常规 □ 二/三级护理（根据病情） □ 饮食 □ 既往基础用药 □ 其他医嘱 **临时医嘱：** □ 驱汞试验：二巯丙磺钠5ml，肌内注射，qd×3天 □ 24小时尿汞总量：qd×3天 □ 对症支持治疗 □ 脑电图（必要时） □ 血 FT_4、FT_3、TSH（必要时） □ 神经-肌电图（必要时） □ 头颅CT/MR（必要时） □ 进行其他相关检查	**长期医嘱：** □ 职业病科护理常规 □ 二/三级护理（根据病情） □ 饮食 □ 既往基础用药 □ 其他医嘱 **临时医嘱：** □ 对症支持治疗 □ 异常指标复查

续 表

时间	住院第 1 天	住院第 2~4 天	住院第 5~7 天
主要护理工作	□ 介绍病房环境、设备设施和医院制度 □ 入院护理评估 □ 告知各项检查注意事项，协助患者完成 □ 指导留尿 □ 静脉取血 □ 入院健康宣传教育 □ 心理护理 □ 通知主管医师，通知饭堂新患者饮食 □ 完成护理记录书写 □ 执行医嘱，用药指导	□ 观察患者一般情况及病情变化 □ 检验、检查前的宣传教育 □ 做好住院期间的健康宣传教育 □ 正确落实各项治疗性护理措施 □ 指导留尿 □ 静脉取血 □ 护理安全措施到位 □ 给予正确的饮食指导 □ 了解患者心理需求，做好心理护理	□ 继续观察患者一般情况及病情变化 □ 做好住院期间的健康宣传教育 □ 正确落实各项治疗性护理措施 □ 护理安全措施到位 □ 给予正确的饮食指导 □ 了解患者心理需求，做好心理护理
病情变异记录	□ 无 □ 有，原因： 1. 2.	□ 无 □ 有，原因： 1. 2.	□ 无 □ 有，原因： 1. 2.
护士签名			
医师签名			

时间	住院期间	出院前 1-3 天	出院日
主要诊疗工作	□ 上级医师查房 □ 处理基础性疾病及继续对症支持治疗 □ 完成上级医师查房记录等病历书写 □ 驱汞治疗，并根据驱汞治疗的 24 小时尿汞总量及相关检查结果，确定是否继续下一疗程驱汞治疗 □ 观察药物不良反应	□ 上级医师查房 □ 评估患者病情及治疗效果 □ 确定出院日期及出院后治疗方案 □ 出院前一天开具出院医嘱 □ 住院医师书写病程记录	□ 完成常规病程记录、上级医师查房记录、病案首页及出院小结等 □ 向患者交代出院后的注意事项
重点医嘱	**长期医嘱：** □ 职业病科护理常规 □ 二/三级护理（根据病情） □ 饮食 □ 既往基础用药 □ 其他医嘱 **临时医嘱：** □ 对症支持治疗 □ 驱汞治疗（一般 1~4 个疗程，具体根据病情确定） □ 24 小时尿汞总量 qd×3d（每 1 个疗程驱汞治疗时） □ 根据需要，复查其他相关检查项目	**长期医嘱：** □ 职业病科护理常规 □ 二/三级护理（根据病情） □ 饮食 □ 既往基础用药 □ 其他医嘱 **临时医嘱：** □ 对症处理 □ 根据需要，复查相关检查项目	**出院医嘱：** □ 出院带药 □ 门诊随诊
护理工作	□ 观察患者一般情况及病情变化 □ 检验、检查前的宣教 □ 做好住院期间的健康宣教 □ 正确落实各项治疗性护理措施 □ 指导留尿 □ 静脉取血 □ 护理安全措施到位 □ 给予正确的饮食指导 □ 了解患者心理需求，做好心理护理	□ 观察患者一般情况及病情变化 □ 检验、检查前的宣教 □ 出院准备指导	□ 出院注意事项 □ 协助患者办理出院手续 □ 出院指导
病情变异记录	□ 无 □ 有，原因： 1. 2.	□ 无 □ 有，原因： 1. 2.	□ 无 □ 有，原因： 1. 2.
护士签名			
医师签名			

第十一章

急性光气中毒临床路径释义

【医疗质量控制指标】（专家建议）

指标一、诊断需以短期内较大量光气吸入史为基础，结合现场劳动卫生学调查结果、临床表现和医学影像学改变等进行综合分析，并需排除其他病因引起的类似疾病。

指标二、注意其迟发特性，凡疑有光气接触的病例，皆应使之尽早脱离事故现场，并进行医学观察至少 48 小时。

指标三、中毒患者应尽早投用抗氧化剂清除光气在体内产生的活性氧，并足量、短期使用其“特效治疗”药物——糖皮质激素作冲击治疗，常可有效减轻组织损伤，增强治疗效果。

指标四、密切观察病情变化，重症病例尽早给予生命支持等综合治疗。

一、急性光气中毒编码

1. 原编码：

疾病名称及编码：职业性急性光气中毒（ICD-10：T59.807）

2. 修改编码：

疾病名称及编码：急性光气中毒（ICD-10：T59.804 X47 ）

二、临床路径检索方法

T59.804 伴 X47

三、国家医疗保障疾病诊断相关分组（CHS-DRG）

MDC 编码：MDCE（呼吸系统疾病及功能障碍）、MDCV（创伤、中毒及药物毒性反应）

ADRC 编码：EV1（呼吸系统症状、体征）、VZ1（其他损伤、中毒及毒性反应疾患）

四、急性光气中毒临床路径标准住院流程

（一）适用对象

第一诊断为急性光气中毒（ICD-10：T59.804 X47）者；其中因职业活动接触较高浓度光气引起的急性中毒被专称为“职业性急性光气中毒”。

释义

■ 本路径适用于职业性急性光气中毒。重度患者可能发生急性呼吸窘迫综合征、窒息、气胸、纵膈气肿、休克、昏迷等严重并发症，其可否继续留在本路径完成诊治流程，或是转入其他专科进入其他相应临床路径救治，需根据医院和科室具体情况由主管医师和科室主任决定。

■ 非职业性光气中毒可参照上述情况执行。

（二）诊断依据

依据国家现行职业卫生标准：《职业性急性光气中毒的诊断》（GBZ 29-2011），并参考《临

床职业病学》(北京大学医学出版社，第3版，2017，赵金垣主编)、《中华职业医学》(人民卫生出版社，第2版，2018，李德鸿，赵金垣，李涛主编)等权威参考书籍。诊断原则为：

1. 短时间内较大剂量光气接触史是诊断的必备条件；职业性急性光气中毒需有明确的较高浓度光气的急性接触史。
2. 光气虽以急性呼吸系统损害为主要毒性，但因水溶性较低，故低浓度接触时，尤其是早期(即刻反应期)，呼吸系统症状并不明显，仅有头晕、乏力、胸闷等全身症状；继而出现咳嗽、血痰、气促、发绀及眼部灼痛、咽喉干热等症状。一过潜伏期(最快也需数十分钟，一般为48~72小时)，则可能爆发严重肺水肿，很快导致呼吸、循环衰竭。
3. X线表现初为急性气管-支气管炎，继则表现为间质性肺水肿，最终出现严重肺泡性肺水肿。
4. 现场卫生学调查证实中毒场所确实存在较高浓度光气，且同时在场者亦发生类似表现。
5. 综合分析及临床检查可以排除其他病因引起的类似疾病。

释义

■ 国家已颁布《职业性急性光气中毒的诊断》(GBZ 29)国家标准，其最新版本是本病诊断的主要依据。

■ 在诊断急性光气中毒时，确切的光气接触史是诊断的必备前提，需予以调查落实；对于职业性光气中毒案例，其职业性急性光气接触史更需进行认真的调查核实。

■ 国家诊断标准将急性光气中毒的病情分为三度：①轻度中毒，主要为急性支气管炎或支气管周围炎表现；②中度中毒，病情已进展为急性支气管炎甚或间质性肺水肿，并得到胸部X线检查证实，血气分析提示有轻度或中度低氧血症；③重度中毒，表明已出现肺泡性肺水肿甚或各种严重并发症(如急性呼吸窘迫综合征、窒息、气胸、纵隔气肿、心肌损害、休克、昏迷等)。

这些表现虽然不具特异性，但其与光气接触剂量、时序的相关性十分明显，对确诊具有提示作用。流行病学调查也有助于明确诊断；多人同时发病具有重要的参考价值。

■ 为谨慎计，临床上一般将有职业性急性光气接触史者(无论多少)一律留观，进行至少48小时医学观察，以确保安全。对于那些最后仅出现一过性眼和上呼吸道刺激症状，但肺部并无异常发现者，定为“光气接触反应“，因其并未达到“光气中毒”程度，故未列入法定职业病范畴。

(三)治疗方案的选择

主要参考李德鸿、赵金垣、李涛主编，《中华职业医学》(第2版)，人民卫生出版社，2018；赵金垣主编，《临床职业病学》(第3版)，北京大学医学出版社，2017。治疗方案为：

1. 阻断毒物继续吸收。
2. 早期阻断损伤环节。
3. 积极防治肺水肿。
4. 对症支持治疗。

释义

■ 阻断毒物继续吸收，是急性中毒临床救治的重要原则之一。凡疑有光气接触者均应迅速脱离事故现场到新鲜空气处，用清水冲洗皮肤、毛发、眼睛，更换清洁衣服，绝对卧床休息，并进行医学观察（精神状态、生命指征、心肺功能等）至少48小时，必要时可给吸氧、镇静药、镇咳剂等对症处理。

■ 光气具有很强腐蚀性，但其水溶性较小，从而也明显延迟刺激作用的发挥，常由于患者不知不觉间大量吸入到呼吸道深部，诱发严重的肺水肿，具有更大危险性，故需尽早采取措施，阻遏其损伤环节，以便有效地防控病情发展。

■ 重度急性光气中毒很易诱发急性呼吸窘迫综合征，值得注意的是，急性化学性肺水肿（尤其是光气）表现与目前急性呼吸窘迫综合征的诊断标准十分相似，但两者存在本质差别：前者发病潜伏期偏短（最短仅数十分钟），对激素和氧疗反应良好，救治困难相对较小，死亡率多在10%以下；后者对激素和氧疗几乎无反应，低氧血症难以纠正，死亡率迄今仍在40%以上。国际上已对急性呼吸窘迫综合征形成如下共识：它属于全身性炎症反应的爆发点，且原发病灶可不在肺；从原发病发展到急性呼吸窘迫综合征，时间一般较长（至少24~48小时），需要认真鉴别。

■ 由于光气能引起较强烈的气道和肺实质损伤，致大量液体渗出，易诱发肺内感染、缺氧、水和电解质失衡、休克、酸中毒等并发症。因此，须注意合理使用抗菌药物，积极防治休克、纠正酸中毒，维持电解质平衡，保护好重要脏器功能，并加强营养支持。

（四）标准住院日

7~28天。

释义

■ 轻度急性光气中毒标准住院日数一般为7~10天，中度中毒住院天数约为10~20天，重度光气中毒由于并发症较为复杂严重，住院天数可稍长，但一般不超过28天。患者住院后需完成各项相关检查及化验项目，以便对病情进行准确评估。

■ 住院期间，除一般常规治疗及氧疗外，气道雾化或气溶胶吸入治疗对于本病似有更为重要价值治疗措施。

■ 动态观察胸部X线平片或CT改变，以准确掌握病情变化，正确指导治疗，患者须做好配合。

（五）进入路径标准

1. 第一诊断为“职业性急性光气中毒”者，必须符合国家《职业性急性光气中毒的诊断》的相关标准。
2. 定为“光气接触反应”者，病情轻微，远未达到“光气中毒”程度，因此并无进入本临床路径进一步诊治处理的必要。
3. 患者同时患有其他疾病（合并症）或急性光气中毒引发的并发症，如不需要其他专科特殊处理，也不影响第一诊断临床路径流程实施时，可以进入本路径。

4. 患者的合并症或并发症较为严重，如需要其他专科进行特殊治疗处理时，应当退出本路径，进入其他专科的相应临床路径。
5. 非职业性急性光气中毒可参照本路径执行。

释义

■“光气接触反应”虽因病情轻微，已被排除“急性光气中毒”诊断，但其进行医学观察及病情鉴别过程，仍属职业病诊断程序不可或缺的组成部分，按照国家《职业病防治法》规定，其住院医疗费用仍应按照国家职业病医保条例，由工伤保险或用人单位给予全部报销，并享受各项劳保福利待遇。

■凡以职业性急性光气中毒为第一诊断疾病患者，无论获准进入本临床路径，或因病情严重复杂转入其他专科的临床路径处理，其医疗费用（包括各种并发症）均应按照国家规定的职业病医保条例，由工伤保险或用人单位给予全部报销，并享受各项劳保福利待遇。

■以职业性氯气中毒为第一诊断疾病者，无论在本临床路径或已转入其他临床路径，其用于合并症（即患者原有的基础疾病）的各种医疗费用（如药费、ICU费、手术费、护理费、检查费、理疗费等），应按该种疾病的医疗报销规定处理，不得享受职业病待遇。

■非职业性急性氯气中毒患者，其入院治疗各项费用均按一般疾病的相关规定报销，不得享受职业病相关待遇。

（六）住院期间的检查项目

1. 必须检查项目：
（1）血常规+红细胞沉降率、尿常规、便常规+隐血。
（2）肝功能、肾功能、心肌酶谱、血糖、电解质。
（3）凝血功能、动脉血气分析、C反应蛋白。
（4）心电图、胸部X线平片或CT检查。
2. 特殊检查项目：
（1）感染性疾病筛查（乙型肝炎、丙型肝炎、梅毒、结核、艾滋病等）。
（2）腹部超声检查、肺功能、超声心动、头颅彩超。
（3）D-二聚体、降钙素原、细菌培养及药敏试验等。

释义

■必需检查项目，是进入路径的患者必须完成的检查项目，大多属于常规检验项目（如三大常规、肝功能、肾功能、心电图、心肌酶谱、血糖、血电解质、凝血），少数为与第一诊断疾病密切相关的检验项目（如胸部X线检查、动脉血气分析等）。目的在于了解患者的基本健康状况、主要器官的功能状态、第一诊断疾病的严重程度等，并为疾病诊断和鉴别诊断提供初步客观数据，以助于更好评估病情、指导合理用药（如抗菌药物、糖皮质激素等），估计大致住院时间、医疗费用及疾病预后等。

■ 特殊检查项目，主要为更深入地掌握病情（如感染性疾病筛查、D-二聚体、降钙素原等）、评估第一诊断疾病的病情进展（如肺功能）、主要靶器官损伤严重程度及其并发症情况（如头颅彩超、肺功能、腹部彩超）、对机体其他器官和功能的影响程度（同前）开展的项目，以助对总体病情能有更为深入、细致的了解和掌控，更科学地指导用药、更早期地实施干预、更精确地判断预后。

（七）治疗方案与药物选择

1. 阻断毒物继续吸收：主要包括尽速救离中毒现场，脱除污染衣物，清洗污染皮肤及眼部，静卧保暖，必要时给予对症处理。
2. 早期阻断损伤环节：主要包括尽快施用抗氧化剂、碱性药物、糖皮质激素等，以抑制炎症反应、对抗活性氧和酸性分解产物的损伤作用，阻遏化学性肺水肿的爆发。
3. 积极防治肺水肿：主要包括合理氧疗，给予糖皮质激素、脱水利尿剂、止咳祛痰平喘药物等。
4. 对症支持治疗：光气中毒无特异性解毒剂，对症支持措施尤显重要。根据其损伤机制，早期给予抗氧化剂和碱性药物、动态管控液体出入量、合理应用脱水利尿剂、及时纠正酸碱和电解质平衡紊乱、重视营养支持、加强中医疗法等，已证明行之有效。

释义

■ 光气具有很强吸附性，凡疑有大量光气接触者，应立即脱除原有衣物，清洗皮肤、眼睛，静卧保暖；眼灼伤者，应立即以大量流动清水或生理盐水冲洗眼部 15 分钟以上，然后交替用抗菌药物和可的松滴眼液滴眼；有明显咳喘者，可对症处理，如雾化或气溶胶吸入含碳酸氢钠、糖皮质激素、抗菌药物的溶液等。此类患者均需留观至少 48 小时。

■ 光气具有很强氧化性，遇水可生成氯化氢，更具腐蚀性，但光气水溶性较低，使得其刺激性的出现大为延迟，从而更易于不知不觉间大量进入呼吸道深部，诱发严重的肺水肿爆发，故具更大危险性。这一病情“静默期”也为早期阻断损伤环节（使用抗氧化剂、碱性药物雾化或气溶胶吸入）、及时给予特效治疗（糖皮质激素等）提供了宝贵的“窗口时间”，务须抓紧，“早上”“快治”。

■ 急性光气中毒患者为低张性缺氧，一般采用鼻塞或面罩给氧，使动脉血氧分压维持在 8kPa 以上即可，不必追求过高。但重症患者仍需积极给氧，如果吸入气氧浓度>0.5，而动脉血氧分压仍低于 60mmHg 时，则应尽早进行机械通气，最常用间歇指令通气加适度呼气末正压通气，或低潮气量通气加适度呼气末正压通气；呼气末正压通气水平一般为 5~15cmH_2O。

■ 肾上腺糖皮质激素能够有力地抑制炎症风暴形成和组织炎症反应，降低毛细血管壁通透性和水肿形成，还具有抗毒、抗休克作用，尤其适合化学性肺水肿的治疗应用，但必须坚持早期、足量、短程原则，以求安全有效；尤以雾化或气溶胶吸入方式最佳，不仅可以大限度地发挥治疗作用，减少不良反应，且可节省用量。

■ 急性光气中毒患者常伴有明显的肺渗出性病变，起初为化学性肺炎，但随着病程进展，加之大剂量糖皮质激素的使用，易出现继发性肺部细菌、真菌感染。故在病情恢复过程中一旦出现咳痰增加、喘息加重，应及时进行细菌、真菌涂片及培养，根据药敏情况，及时给予抗菌药物治疗。但目前尚无可靠的、供雾化吸入的抗菌药物——因其注射剂型均含有防腐剂，并不适合作吸入剂使用。

■ 中医治疗。因需察舌辨脉，辩证施治，不可百人一方，不分症候，故仅供参考，不作统一推荐。

1. 燥热伤肺证：主症：干咳，咽喉口鼻干燥，痰黏不易咳出，身热等；舌质干红少津，脉浮数。治法：疏风清肺，润燥止咳。

基本方药：桑杏汤（桑叶6g，杏仁9g，沙参12g，象贝母6g，香豉6g，栀皮6g，梨皮6g。服法：水煎服，每剂水煎400毫升，每次口服200毫升，一日2次，必要时可日服2剂，每6小时口服1次，每次200毫升。

2. 气阴两虚证。主症：咳嗽、咳痰、气急等；舌红少津，苔黄燥，脉细涩。

治法：补益肺气，化痰养阴。

基本方药：升陷汤合生脉散加减（生黄芪18g，知母9g，柴胡4.5g，升麻3g，桔梗4.5g，党参9g，麦冬9g，五味子6g，紫苑10g，百部10g，浙贝母12g，海浮石3钱）。服法：水煎服，每剂水煎400毫升，每次口服200毫升，一日2次，必要时可日服2剂，每6小时口服1次，每次200毫升。

加减：虚热加桑白皮9g、地骨皮9g；若口干加沙参15g、花粉15g、枸杞子10g；若痰黏稠加生苡仁5g、冬瓜子9g。

3. 肺气壅塞证。主症：痰涎壅盛，喘咳胸满胀痛等；舌黄腻，脉滑数。治法：清热泻肺，下气平喘。

基本方药：葶苈大枣泻肺汤（葶苈子9g，大枣8g）。服法：水煎服，先以水3000毫升，煮枣2000毫升，纳葶苈煮取1升，顿服，每日服1剂。

4. 阳气暴脱证。主症：喘逆巨甚气急、喘促、端坐不能平卧，张口抬肩，或有痰鸣，心慌悸动，烦躁不安；脉浮大无根。治法：扶阳固脱，镇摄正气。

基本方药：参附汤送服黑锡丹，配合蛤蚧粉（人参15g，黑锡60g，炮附子30g，硫磺60g，川楝子30g，葫芦巴30g，木香30g，沉香30g，阳起石（研细，水飞）30g，肉桂（去皮）15g，蛤蚧粉3g）。服法：每服30~40粒，空腹时用姜、盐汤或枣汤送下，妇人用艾、醋汤送下。

（八）出院标准

1. 患者症状基本消失，体温正常，生命体征和实验室相关指标均在正常范围，病情稳定至少3天以上。
2. 胸部X线影像学检查显示，肺部病灶大部分吸收。
3. 没有需要继续住院治疗处理的并发症和合并症。

释义

■ 由于急性光气中毒具有较长的潜伏期（一般约在48~72小时），因此，即使患者一般情况良好，最早出院时间至少应距光气接触72小时以上。

■ 急性光气中毒的主要靶器官为肺，但胸部X线影像学的康复状况常滞后于临床实际，往往在患者症状体征完全消失、精神体力基本恢复正常后，胸部X线检查仍可见吸收未尽的炎性阴影，故出院标准不能完全依据X线胸片，只能将其作为参考。

（九）变异及原因分析

1. 患者接触较大量光气，而初诊单位条件较差，早期治疗措施不到位；或事故在边远地区，运送患者来院路途较远，耽误治疗。
2. 患者合并症、并发症（尤其是急性呼吸窘迫综合征，甚至同时吸入其他有害气体）较为复杂严重，需转入其他专科救治，妨碍本路径治疗处理措施实施。
3. 医院所在地区自然环境或天气状况恶劣（如高原、酷暑）；或患者吸入光气后未能得到休息、静卧，心肺持续高负荷等。

释义

■ 因客观原因贻误抢救时机，或因病情严重造成诊治较困难复杂者，需否中止在本路径治疗、转入其他专科诊治，需根据本科及医院情况决定。但无论继续留在本路径治疗处理，还是转入其他专科诊治，上述情况均可能出现住院时间均延长，医疗费用增加等；医师需在表单中说明。

■ 患者自身拒绝实施临床路径（无论是本临床路径还是其他临床路径），也均可能出现病情恶化、住院时间均延长、医疗费用增加等情况，医师也需在表单中说明。

五、急性光气中毒给药方案

（一）用药选择

1. 糖皮质激素：凡疑有光气接触者，应尽早给予抗氧化剂、碱性药物、糖皮质激素混合剂吸入（雾化或气溶胶），如布地奈德（8mg）、乙酰半胱氨酸（10%雾化吸入液20ml）、氨茶碱（0.5g）、5%碳酸氢钠溶液（40ml）加入生理盐水至100ml，首日每4小时1次，每次吸入15ml，吸入后需用清水漱口，以避免诱发霉菌感染。吸入疗法仅供急性光气中毒初期（前2日）使用；和全身性用药联合使用，可明显加强疗效。

如有胸闷、气促、喘息等症状，可给予支气管解痉剂（如硫酸沙丁胺醇、丙酸倍氯米松、硫酸特布他林等气雾剂吸入），如采用布地奈德混悬液1mg+生理盐水4ml雾化吸入，与前述吸入剂交替使用。

对于已经确诊为光气中毒者，可同时给予糖皮质激素全身疗法，以加强效果。对于轻症患者，可用地塞米松20mg加入50%葡萄糖注射液静脉注射，或加入5%葡萄糖溶液500ml静脉滴注，每日1~2次。直至病情稳定，停药观察。出现肺水肿时，常用地塞米松60~80mg/d，分4~6次静脉注射或滴注，第3日起，剂量逐日减半，5日后停药。亦可选用甲泼尼龙、泼尼松龙、琥珀酸泼尼松龙治疗，如轻度中毒可给予甲泼尼龙150~200mg/d，分4~6次用药1~3天；重度中毒可采用短期冲击治疗，甲泼尼龙600mg~1000mg/d，分4~6次用药，连续3~4天。

2. 抗氧化剂：炎症的现代概念认为炎症即是一种典型的“氧化损伤”，炎性细胞被相关病因激活后产生出大量炎性因子和活性氧诱发的“氧化反应”造成组织损伤，故抗炎治疗的核心环节是及时、早期给予积极的抗氧化治疗。常用药物多达数百种，适用于治疗急性呼吸道损伤、可以静脉滴注的常用抗氧化剂主要有：维生素C、还原型谷胱甘肽、糖皮质激素等。

3. 抗凝溶栓剂：研究表明，肺内血流淤滞、微血栓形成引起的循环功能障碍乃是导致急性呼吸窘迫综合征发生低氧血症的关键环节，亦即急性呼吸窘迫综合征的关键问题不是在“气”，而是在“血”。抗凝溶栓、活血化瘀治疗则可有效改善肺循环，有助于逆转急性呼吸窘迫综合征引起的低氧血症。常用药物如硝普钠、硝酸异山梨酯，酚妥拉明、山莨菪碱，蝮蛇抗栓酶、链激酶、乌司他丁等，以及一些活血化瘀类药物，如云南白药、三七、血塞通、舒血宁、丁洛地尔、桂哌齐特等。

（二）药学提示

1. 糖皮质激素具有保护毛细血管内皮细胞、降低毛细血管通透性、保护肺表面Ⅱ型细胞分泌活性物质的作用，以及非特异性抗炎、抗纤维化、抗支气管痉挛的作用。

2. 为了迅速达到血药浓度，一般均采用静脉给药的方式。待病情稳定后，可改为口服用药。

3. 为了维持一定的血药浓度，在急性光气中毒时，采用分次给药的方式效果更为可靠。

（三）注意事项

1. 使用大剂量糖皮质激素治疗时，应该注意防止电解质平衡紊乱（低钾血症、低钙血症），适当补充氯化钾。应采用质子泵抑制剂，预防消化道溃疡、出血的发生。适当补充钙制剂及活性维生素D_3，注意发现早期无菌性股骨头坏死。对糖皮质激素制剂过敏者不应使用，如救治需要，无其他替代药物时，应在密切观察下谨慎使用非同一品种制剂。

2. 抗氧化剂：此类药物尚未见明显不良反应报告，尤其是短期用药，理应更为安全；静脉注射药物须注意药物说明书的细致介绍，严格遵循禁用和慎用要求。

3. 抗凝溶栓剂：临床已应用多年，相对也较安全。但由于多系静脉注射药物，故仍须注意各药物说明书的细致介绍，遵循禁用和慎用要求，有过敏反应者，应立即停药。

六、急性光气中毒护理规范

1. 保持安静、注意保暖，绝对卧床休息。
2. 密切观察病情变化，测量生命体征及血氧饱和度。
3. 基础护理，指导患者及家属正确的疾病观，合理饮食、睡眠。
4. 遵医嘱应用糖皮质激素、支气管扩张剂、抗菌药物等药物，控制液体滴速，观察药物的不良反应。
5. 心理护理，采取相应心理疏导，消除患者不良情绪。
6. 康复期指导肺康复、呼吸功能训练。

七、急性光气中毒营养治疗规范

1. 给予营养丰富、易消化食物，少量多餐。
2. 避免油炸、辛辣等刺激性食物，以免加重咳嗽、咳痰及咽部刺激等症状。

八、急性光气中毒患者健康宣教

1. 光气危害及中毒的基本常识。
2. 光气中毒预防及中毒后自我现场应急救援措施。
3. 指导自我监测病情，如痰液的颜色、量，及时发现肺部感染。监测胸痛的部位、性质、程度，及时发现自发性气胸。
4. 指导呼吸康复的目的和方法，如腹式呼吸、缩唇呼吸等。
5. 良好生活习惯，如生活起居规律、加强康复锻炼、戒烟戒酒等。
6. 日常工作中现场职业病卫生管理。

九、推荐表单

（一）医师表单

急性光气中毒临床路径医师表单

适用对象：第一诊断为急性光气轻、中度中毒（ICD-10：T59.807）

患者姓名：	性别：　　年龄：　　住院号：	门诊号：
住院日期：　　年　月　日	出院日期：　　年　月　日	标准住院日 7~28 天

时间	住院第 1 天	住院第 2 天	住院第 3 天
主要诊疗工作	□ 完成询问病史和体格检查 □ 进行病情初步评估、严重程度分级 □ 上级医师查房 □ 明确诊断，拟定初步诊疗方案 □ 向患方进行有关宣教，交代病情，各种特殊检查、治疗告知，并在知情同意书上签字 □ 开化验单和辅助检查项目 □ 完成病历及首次病程记录	□ 上级医师查房 □ 明确下一步诊疗计划 □ 完成上级医师查房记录 □ 密切注意患者呼吸系统症状、体征 □ 根据系统症状体征变化，住院期间可按需进行肺 CT 或床旁 X 线胸片动态随访 □ 观察病情，评估辅助检查结果，随时调整治疗方案 □ 对患者进行疾病相关宣教	□ 上级医师查房 □ 完成三级查房记录 □ 密切注意患者呼吸系统症状、体征，注意发现继发呼吸系统感染，必要时采用预防性抗菌药物治疗 □ 必要时随访动脉血气分析
重点医嘱	**长期医嘱：** □ 职业病科护理常规 □ 一/二级护理，较重患者一级护理 □ 软食 □ 记 24 小时出入水量（必要时） □ 心电、呼吸、血压、血氧监测（必要时） □ 卧床休息或绝对卧床休息（根据情况） □ 合理给氧（根据情况） □ 糖皮质激素：根据病情选定品种、剂量、给药方式 □ 纠正水电、酸碱失衡（必要时） □ 雾化吸入（必要时） □ 保护胃黏膜、抑酸治疗（必要时） □ 脱水、利尿剂（必要时） □ 改善循环治疗（必要时） □ 防治感染治疗（必要时） □ 机械通气（必要时）	**长期医嘱：** □ 职业病科护理常规 □ 一/二级护理，较重者一级护理 □ 软食 □ 记 24 小时出入水量（必要时） □ 心电、呼吸、血压、血氧监测（必要时） □ 卧床休息或绝对卧床休息（根据情况）合理给氧（根据情况） □ 糖皮质激素：根据病情选定品种、剂量、给药方式 □ 纠正水、电解质、酸碱平衡紊乱（必要时） □ 雾化吸入（必要时） □ 保护胃黏膜、抑酸治疗（必要时） □ 脱水、利尿剂（必要时） □ 改善循环治疗（必要时） □ 防治感染治疗（必要时） □ 机械通气（必要时）	**长期医嘱：** □ 职业病科护理常规 □ 一/二级护理 □ 软食 □ 记 24 小时出入水量（必要时） □ 心电图、呼吸、血压、血氧监测（必要时） □ 卧床休息 □ 合理给氧（根据情况） □ 糖皮质激素：根据病情选定品种、剂量、给药方式 □ 纠正水、电解质、酸碱平衡紊乱（必要时） □ 雾化吸入（必要时） □ 保护胃黏膜、抑酸治疗（必要时） □ 脱水、利尿剂（必要时） □ 改善循环治疗（必要时） □ 防治感染治疗（必要时） □ 机械通气（必要时） **临时医嘱：** □ 复查血常规

续 表

时间	住院第 1 天	住院第 2 天	住院第 3 天
重点医嘱	**临时医嘱：** □ 大/中/小抢救（根据情况） □ 眼和/或皮肤生理盐水冲洗（必要时） □ 血常规、尿常规、便常规、肝功能、肾功能、血糖、电解质、凝血功能、心肌酶谱、动脉血气分析等 □ D-二聚体、红细胞沉降率、C 反应蛋白、感染性疾病筛查（乙型肝炎、丙型肝炎、梅毒、艾滋病等） □ 心电图、肺部高分辨率 CT 或床旁胸片 □ 吸痰、清除呼吸道泌物， □ 雾化吸入（必要时） □ 糖皮质激素静脉注射或滴注（地塞米松或甲强龙） □ 有肺水肿者呋塞米 20mg 静脉注射，山莨菪碱 10mg，静脉滴注	**临时医嘱：** □ 必要时随访动脉血气分析 □ 及时调整糖皮质激素用量 □ 继续雾化吸入治疗 □ 根据病情需要给予利尿剂（呋塞米）及血管扩张药物（山莨菪碱）	□ 必要时予抗菌药物预防感染，有明显继发感染征象者行痰培养检查 □ 调整糖皮质激素用量 □ 根据病情需要给予利尿剂（呋塞米）及血管扩张药物（山莨菪碱）
病情变异记录	□ 无 □ 有，原因： 1. 2.	□ 无 □ 有，原因： 1. 2.	□ 无 □ 有，原因： 1. 2.
医师签名			

时间	住院第4~6天	住院第7~14天	出院日
主要诊疗工作	□ 上级医师查房及诊疗评估 □ 完成查房记录 □ 评估患者呼吸系统受累情况。肺部病变改善、加重还是恶化，有无继发感染出现 □ 并发症评估 □ 观察药物不良反应	□ 上级医师查房，确定能否出院 □ 评估病情和疗效，调整治疗方案 □ 并发症评估 □ 观察药物不良反应 □ 评估是否可出院，达到出院条件通知患者及家属准备出院 □ 职业病会诊 □ 对患者进行职业健康与中毒防治知识宣教 □ 完成病程记录 □ 如果疾病未达出院标准，继续糖皮质激素治疗或抗感染治疗，或其他对症治疗	□ 办理出院事宜 □ 向患者及家属交代出院后注意事项 □ 出院后对休息、工作的安排建议 □ 预约复诊、随访时间 □ 如果患者不能出院，在病程记录中说明原因和继续治疗的方案 □ 完成出院小结及出院记录
重点医嘱	**长期医嘱：** □ 职业病科护理常规 □ 二/三级护理 □ 软食 □ 调整糖皮质激素用量、用法，依病情减量或停用。 □ 必要时使用抗菌药物 □ 必要时中医治疗 **临时医嘱** □ 吸痰（必要时） □ 复查血常规、尿常规、电解质、肝功能、肾功能、血糖、动脉血气分析、感染性疾病筛查、心肌酶谱等（必要时） □ 复查胸片或肺CT、心电图（必要时） □ 痰培养+药敏试验（必要时） □ 其他临时治疗	**长期医嘱：** □ 职业病科护理常规 □ 二/三级护理，根据病情 □ 软食/普食 □ 合理给氧（根据情况） □ 心电图、血氧监测（必要时） □ 糖皮质激素减量或停药 □ 纠正水、电解质、酸碱平衡紊乱（必要时） □ 改善循环治疗（必要时） □ 抗感染治疗（必要时）根据痰培养+药敏试验结果指导用药 **临时医嘱：** □ 复查血常规、电解质、血气分析、心肌酶谱（必要时） □ X线胸片、心电图（必要时） □ 痰培养+药敏试验（必要时） □ 其他临时治疗 □ 肺康复、呼吸训练	**长期医嘱：** □ 职业病科护理常规 □ 二/三级护理，根据病情 □ 普食 □ 对症治疗 **临时医嘱：** □ 出院 □ 出院带药（对症治疗药物，如镇咳、化痰、解痉药物） □ 门诊随诊
病情变异记录	□ 无　□ 有，原因： 1. 2.	□ 无　□ 有，原因： 1. 2.	□ 无　□ 有，原因： 1. 2.
医师签名			

（二）护士表单

急性光气中毒临床路径护士表单

适用对象：第一诊断为急性光气轻、中度中毒（ICD-10：T59.807）

患者姓名：	性别：　年龄：　住院号：		门诊号：
住院日期：　年　月　日	出院日期：　年　月　日		标准住院日：7~28天

时间	住院第1天	住院第2天	住院第3天
健康宣教	□ 入院宣教 □ 介绍主管医师、护士 □ 介绍环境、设施 □ 介绍住院注意事项 □ 介绍探视和陪伴制度 □ 介绍贵重物品管理制度 □ 医学观察期卧床休息意义宣教 □ 药物宣教 □ 宣教糖皮质激素的作用、不良反应及表现 □ 应用人工气道及机械辅助通气治疗宣教	□ 继发感染预防宣教 □ 药物宣教 □ 给予患者及家属心理支持	□ 生活起居宣讲，告知注意静养休息，必要时减少活动，卧床
护理处置	□ 核对患者信息，佩戴腕带 □ 建立入院护理病历 □ 建立静脉通道，遵医嘱给药、补液 □ 协助患者留取各种样本 □ 协助医师完成人工气道、机械通气治疗（必要时）	□ 遵医嘱给药、补液 □ 协助医师完成人工气道、机械通气治疗（必要时） □ 协助患者留取各种样本	□ 遵医嘱给药、补液 □ 协助医师完成人工气道、机械通气治疗（必要时） □ 协助患者留取各种样本
基础护理	□ 视病情需要一/二级护理 □ 晨晚间护理 □ 排泄管理 □ 患者安全管理	□ 一/二级护理（视病情需要） □ 晨晚间护理 □ 排泄管理 □ 患者安全管理	□ 一/二级护理（视病情需要） □ 晨晚间护理 □ 排泄管理 □ 患者安全管理
专科护理	□ 护理查体 □ 病情观察，尤其是呼吸系统症状、体征 □ 观察疗效及药物不良反应 □ 需要时，填写跌倒及压疮防范表 □ 需要时，请家属陪伴 □ 确定饮食种类 □ 心理护理 □ 雾化吸入方法宣教 □ 动脉血气检查后护理 □ 鼻导管吸氧、面罩吸氧护理	□ 护理查体 □ 病情观察 □ 疗效及药物不良反应观察 □ 心理护理 □ 鼻导管吸氧、面罩吸氧护理	□ 护理查体 □ 病情观察 □ 心理护理 □ 鼻导管吸氧、面罩吸氧护理

续　表

时间	住院第 1 天	住院第 2 天	住院第 3 天
重点医嘱	□ 详见医嘱执行单	□ 详见医嘱执行单	□ 详见医嘱执行单
病情变异记录	□ 无　□ 有，原因： 1. 2.	□ 无　□ 有，原因： 1. 2.	□ 无　□ 有，原因： 1. 2.
护士签名			

时间	住院第 4~6 天	住院第 7~14 天	出院日
健康宣教	□ 药物宣教，指导患方协助早期发现药物不良反应 □ 给予患者及家属心理支持 □ 探视陪伴须知 □ 饮食、活动指导 □ 肺康复、呼吸训练指导	□ 药物宣教 □ 心理支持 □ 探视陪伴须知 □ 饮食、活动指导 □ 肺康复、呼吸训练指导 □ 职业卫生宣教	□ 出院宣教 □ 出院带药及服药方法、注意事项宣教 □ 告知复诊时间 □ 告知随访事宜 □ 指导办理出院手续
护理处置	□ 遵医嘱完成相关检查 □ 协助医师完成各项治疗（必要时） □ 协助患者留取各种样本	□ 遵医嘱完成相关检查 □ 协助医师完成各项治疗（必要时） □ 协助患者留取各种样本	□ 办理出院手续
基础护理	□ 二/三级护理（视病情需要） □ 晨晚间护理 □ 排泄管理 □ 患者安全管理	□ 三级护理 □ 晨晚间护理 □ 协助或指导活动 □ 患者安全管理	□ 职业病科护理常规 □ 二/三级护理（根据病情） □ 晨晚间护理 □ 排泄管理 □ 患者安全管理
专科护理	□ 病情、疗效及药物不良反应观察、 □ 监测生命体征 □ 重点呼吸系统症状、体征 □ 心理护理	□ 病情观察 □ 监测生命体征 □ 呼吸系统症状体征 □ 心理护理 □ 出院前准备指导	□ 观察患者一般情况 □ 心理护理
重点医嘱	□ 详见医嘱执行单	□ 详见医嘱执行单	□ 详见医嘱执行单
病情变异记录	□ 无 □ 有，原因： 1. 2.	□ 无 □ 有，原因： 1. 2.	□ 无 □ 有，原因： 1. 2.
护士签名			

（三）患者表单

急性光气中毒临床路径患者表单

适用对象：第一诊断为急性光气轻、中度中毒（ICD-10：T59.807），非职业性急性光气中毒可以参照

患者姓名：	性别：　年龄：　住院号：	门诊号：
住院日期：　年　月　日	出院日期：　年　月　日	标准住院日：7~28 天

时间	入院第 1 天	第 2~13 天	出院日
医患配合	□ 配合询问病史、收集资料，请务必详细告知既往史、用药史、过敏史 □ 配合进行体格检查 □ 配合皮肤、眼睛等洗消 □ 医师介绍病情及特殊治疗前谈话，配合签字（家属） □ 配合医师观察病情和疗效评估 □ 有任何不适请告知医师	□ 配合完成相关检查、化验，如采血、留尿、心电图、肺 CT 检查或 X 线胸片 □ 配合各项治疗：如人工气道、机械通气等 □ 医师介绍病情及特殊治疗前谈话，配合签字（家属） □ 配合医师观察病情和疗效评估 □ 有任何不适告知医师	□ 接受出院前指导 □ 知悉复查程序 □ 获取出院诊断书
护患配合	□ 配合测量体温、脉搏、呼吸 3 次、血压、体重 1 次 □ 配合完成入院护理评估（简单询问病史、过敏史、用药史） □ 接受入院宣教（环境介绍、病室规定、订餐制度、贵重物品保管等） □ 配合执行探视和陪伴制度 □ 有任何不适请告知护士	□ 配合测量体温、脉搏、呼吸 3 次，询问大便情况 1 次 □ 接受饮食宣教 □ 接受药物宣教 □ 肺康复、呼吸训练宣教 □ 有任何不适告知护士	□ 接受出院宣教 □ 办理出院手续 □ 获取出院带药 □ 知悉服药方法、作用、注意事项 □ 知悉复印病历程序
饮食	□ 遵医嘱饮食	□ 遵医嘱饮食	□ 遵医嘱饮食
排泄	□ 正常排尿便	□ 正常排尿便	□ 正常排尿便
活动	□ 安静，休息	□ 安静，休息	□ 正常适度活动，避免疲劳

第十二章

肺尘埃沉着（尘肺）病临床路径释义

【医疗质量控制指标】（专家建议）

指标一、大量临床实践证明，肺尘埃沉着（尘肺）病也是可治之症，并非“不可治”的绝症，不仅可以“临床好转”，也可和其他内科疾病一样，达到“临床治愈”。

指标二、中医传统的治则强调对症施治、总体治疗，这是本病治疗的理论指导。因此，本路径，尤其在目前情况下，不宜追求“特效”治疗，而应脚踏实地，坚持“标本兼顾”“对症固本”的方针。

指标三、肺尘埃沉着（尘肺）病的治疗是医学领域的世界性难题，更应开阔胸怀，不拘一格地汲取已为临床实践所充分证实的那些“确实有效、安全可靠、医师信任、患者欢迎”的疗法，以求获得快速突破，造福广大患者。

指标四、本路径虽然总结了一套治疗策略，推荐了一些治疗方法和技术，如中西医结合整体疗法、盐粒气溶胶吸入疗法、肺脏灌洗疗法等，但这不应成为束缚医师手脚的枷锁，希望在今后的临床实践中能继续补充新的有效疗法，不断充实肺尘埃沉着（尘肺）病的临床宝库。

指标五、本路径主要致力于肺尘埃沉着（尘肺）病各种并发症急性加重期的对症治疗。但本病为慢性疾病，故住院只能以“临床好转”或“临床治愈”为目的，患者症状得以改善，即可出院；一旦复发，可再入院。

一、临床路径疾病编码

1. 原编码：

疾病名称及编码：煤炭工肺尘埃沉着病（ICD-10：J60）

石棉和其他矿物纤维引起的肺尘埃沉着病（ICD-10：J61）

含硅［矽］粉尘引起的肺尘埃沉着病（ICD-10：J62）

其他无机粉尘引起的肺尘埃沉着病（ICD-10：J63）

未特指的肺尘埃沉着病（ICD-10：J64）

2. 修改编码：

疾病名称及编码：煤炭工肺尘埃沉着病（ICD-10：J60）

石棉和其他矿物纤维引起的肺尘埃沉着病（ICD-10：J61）

含硅［矽］粉尘引起的肺尘埃沉着病（ICD-10：J62）

其他无机粉尘引起的肺尘埃沉着病（ICD-10：J63）

未特指的肺尘埃沉着病（ICD-10：J64）

疾病名称及编码：滑石肺尘埃沉着（尘肺）病（ICD-11：CA60.00）

其他特指的含硅［矽］粉尘引起的肺尘埃沉着（尘肺）病（ICD-11：CA60.0Y）

含硅［矽］粉尘引起的肺尘埃沉着（尘肺）病，未特指的（ICD-11：CA60.0Z）

煤工肺尘埃沉着（尘肺）病（ICD-11：CA60.1）

矿物纤维（包括石棉）引起的肺尘埃沉着（尘肺）病（ICD-11：CA60.2）

二、临床路径检索方法

J60-J64/CA60

三、国家医疗保障疾病诊断相关分组（CHS-DRG）

MDC 编码：MDCE（呼吸系统疾病及功能障碍）

ADRG 编码：ET1（肺间质性疾患）、EV1（呼吸系统症状、体征）

四、肺尘埃沉着（尘肺）病临床路径标准住院流程

（一）适用对象

第一诊断为肺尘埃沉着（尘肺）病（ICD-10：J60-J64/ICD-11：CA60），包括“职业性肺尘埃沉着（尘肺）病”“临床诊断肺尘埃沉着（尘肺）病”和“非职业性肺尘埃沉着（尘肺）病”。

释义

■ 肺尘埃沉着（尘肺）病的临床定义是长期吸入一定含量的某些矿物粉尘并在肺内潴留而引起的呼吸系统慢性炎症，是以肺纤维化和心肺功能障碍为临床特点的全身性疾病（以下简称“尘肺”）。我国 2013 年修订颁布的《职业病分类和目录》将那些因职业活动而引起的肺尘埃沉着（尘肺）病专门命名为“职业性肺尘埃沉着（尘肺）病”，仅该类患者可以享受职业病及工伤保险相关待遇。目前，我国的“职业性肺尘埃沉着病”共有矽肺、煤工肺尘埃沉着（尘肺）病、石墨肺尘埃沉着病、炭黑肺尘埃沉着（尘肺）病、石棉肺、滑石肺尘埃沉着（尘肺）病、水泥肺尘埃沉着（尘肺）病、云母肺尘埃沉着（尘肺）病、陶工肺尘埃沉着（尘肺）病、铝肺尘埃沉着（尘肺）病、电焊工肺尘埃沉着（尘肺）病、铸工肺尘埃沉着（尘肺）病及其他肺尘埃沉着（尘肺）病等十三类（见《职业病分类和目录》）。

■ 由于用人单位破产或解散，或缺少有效证件难以证实雇佣单位的肺尘埃沉着（尘肺）病患者，暂称为“临床诊断肺尘埃沉着（尘肺）病”。非职业性粉尘接触（如长期生活在风沙地区、矿区等）引起的肺尘埃沉着（尘肺）病称为“非职业性肺尘埃沉着（尘肺）病”，也可简称为“尘肺”。

（二）诊断依据

1. 可靠的矿物粉尘长期接触史是诊断“肺尘埃沉着（尘肺）病”的基本条件；而具有生产性粉尘的职业接触史则是诊断“职业性肺尘埃沉着（尘肺）病”的必备条件；工作场所职业卫生学、职业流行病学调查结果和职业健康监护资料亦符合其发病特点。

2. 早期症状可不明显，而后则顺序出现一系列以肺脏损害为主的临床表现，构成肺尘埃沉着（尘肺）病最富特征的症候群：最初仅有咳嗽、咳痰、胸闷、气短，而后则逐渐出现杵状指、发绀、劳力性呼吸困难等，并不断加重；临床检查可渐次发现小气道病、肺大疱、肺不张、气胸、慢性支气管炎、肺气肿、支气管扩张、COPD、胸膜增生肥厚、肺循环高压，以及心功能障碍、通气和换气功能障碍、低氧血症、呼吸衰竭、肺纤维化等并发症。

3. X 线胸片及 CT 检查，在病程初期仅见肺纹理增粗、紊乱，以及肺不张、肺大疱、气胸；而后逐渐出现支气管扩张、肺气肿、胸膜增生肥厚、局灶或弥漫性肺纤维化等改变；病程后期，肺部出现圆形、类圆形纤维结节阴影及其融合灶等典型肺尘埃沉着（尘肺）病病变，构成其临床诊断分期的主要依据。

4. 需排除其他类似疾病，如肺结核、肺癌、胸膜间皮瘤、特发性肺间质纤维化、结节病、肺含铁血黄素沉着症、肺泡微石症、肺血管性疾病、肺部过敏性疾病和感染性疾病、铍肺、肺部金属粉尘沉着症等。

5. 肺尘埃沉着（尘肺）病患者需否入院治疗及具体临床路径，并不取决于其诊断期别，而

是依据其入院时的临床表现以及各项检查结果进行的病情分级确定。

释义

■ 落实职业性矿物粉尘详细接触情况，对于“职业性肺尘埃沉着（尘肺）病”的诊断至关重要，包括用人单位、具体工种、生产性粉尘的具体名称、接触水平及起止时间等。

■ 肺尘埃沉着（尘肺）病的呼吸系统症状和体征，虽与胸部X线影像学表现并不完全平行，但却是肺尘埃沉着（尘肺）病一整套特色鲜明临床表现不可或缺的组成部分，也是判定肺尘埃沉着（尘肺）病严重程度、是否需要住院、进入何种临床路径的重要基础。

■ 肺尘埃沉着（尘肺）病严重程度临床分级

1. 一级：病情较重。患者出现较明显的呼吸、循环系统症状，如频繁咳嗽、咳痰，持续胸闷、气短、劳力性呼吸困难等；常见于呼吸道或肺部感染、气胸、呼吸衰竭等。此类患者应该入院进入本路径进行医疗干预。

2. 二级：病情严重。患者出现较严重呼吸、循环系统症状，如剧烈咳嗽、大量咳痰、呼吸急促、咯血、发绀、高热、晕厥等。常见于肺内严重感染、COPD急性加重、较严重气胸、明显肺动脉高压、右心功能不全、明显呼吸衰竭等。此类患者需要尽快入院进入本临床路径进行医疗干预，尚不需其他专科协助处置。

3. 三级：病情危重。患者在前述呼吸、循环系统症状基础上，病情（包括各种并发症和合并症）急重，出现呼吸困难、明显发绀、意识障碍、血压下降、大量咯血、水肿、少尿等表现。此类患者需要紧急入院处置，如需其他专科给予治疗抢救，须退出本路径，转入其他专科相应临床路径。

（三）治疗方案

根据肺尘埃沉着（尘肺）病发病机制、病理学变化和临床特点，其系统治疗必须与康复相结合，且是一长期过程，具体内容主要由二大部分组成：

1. 预防性干预：是以“群医学”概念为指导，集“防、控、诊、治、康”于一体的治疗康复措施。

2. 临床治疗策略：主要指肺尘埃沉着（尘肺）病急性加重期的治疗，包括：

（1）积极的对症处理。

（2）科学的给氧原则。

（3）持续的抗炎治疗。

（4）改善肺循环措施。

（5）全面康复训练。

释义

■ 上述策略的主要根据是国家颁布的职业卫生标准GBZ70-2015《职业性肺尘埃沉着（尘肺）病的诊断》（中华人民共和国国家卫生和计划生育委员会），并参考各类权威性专业论著，如《临床职业病学（第3版）》（北京大学医学出版社，2017，赵金垣主编），《中华职业医学（第2版）》（人民卫生出版社，2019，李德鸿，赵金垣，李涛主编），《呼吸病学（第二版）》（人民卫生出版社，2018，钟南山），《中国慢阻肺诊治指南（2021年）》（中华医学会呼吸学会慢阻肺学组，中国医师学会慢阻肺工作委员会），《慢性阻塞性肺病诊断、治疗和预防全球策略（DOLD 2021

版）》（慢性阻塞性肺病全球倡议组织）等。

■ 肺尘埃沉着（尘肺）病的预防性干预。主要指对肺尘埃沉着（尘肺）病病情稳定期患者的医学处置，该病慢性复杂的病程提示，日常医学管理在其治疗康复中具有无可替代的重要地位。病因明确，靶器官清楚，故将王辰院士“群医学”（population medicine）理念作为对其开展医学干预的指导方针，此种“防、控、诊、治、康”的一体化手段，既是一种“源头控制”，也是现代治疗学的重要原则，有望产生“事半功倍”的效果。

■ 肺尘埃沉着（尘肺）病的治疗策略。是肺尘埃沉着（尘肺）病急性加重时之针对性治疗处理措施，主要包括：

1. 对症治疗：肺尘埃沉着（尘肺）病是以呼吸、循环功能障碍为病理基础的全身性疾病，症状繁多、持久，严重影响患者生活质量和工作能力，故为肺尘埃沉着（尘肺）病治疗的重点目标；主要包括保持呼吸道通畅、镇咳、祛痰、给氧、防治感染等。

2. 给氧治疗：给氧是肺尘埃沉着（尘肺）病患者重要治疗手段之一，但由于肺内和呼吸道持续炎症，导致胶原增生、循环阻滞、通气不良、CO_2潴留，极易发生感染导致病情急性加重，故此类患者之氧疗也需紧密结合病情随时调整，需谨慎斟酌。

3. 抗炎治疗：肺尘埃沉着（尘肺）病的本质是肺间质的慢性炎症，但非狭义的感染，而是进入肺内的粉尘激活肺巨噬细胞诱发的持续性炎症风暴，其可产生大量炎性介质和活性氧（ROS），导致“氧化性损伤”及过度修复，故坚持抗炎是肺尘埃沉着（尘肺）病治疗不可或缺的基础。

4. 改善肺循环：肺尘埃沉着（尘肺）病的最终结果是肺组织重构、肺内血流淤滞、氧合效率下降，由此导致的全身缺氧，仅靠改善通气和给氧很难纠正，唯有纾解肺间质淤滞，改善肺内循环和氧合能力，才是克服缺氧的关键所在。

5. 肺尘埃沉着（尘肺）病的康复训练：肺尘埃沉着（尘肺）病虽是以心肺功能障碍为主的慢性疾病，但由于长期缺氧，机体各主要器官功能也均明显减退，只有坚持全面康复训练，提升全身抵抗力和主要器官功能，才能巩固心肺康复疗效，争取良好的临床转归。

（四）标准住院日

为4~6周。

释义

■ 患者入院时应立即完成各种检查，明确肺尘埃沉着（尘肺）病病情及其合并症、并发症等，确定是否符合本临床路径准入标准。

■ 一级病情、二级病情和部分三级病情患者（不需要其他专科给予诊治者），均可进入本路径，在本科进行治疗处理；住院天数不超过4~6周。

■ 部分三级病情患者如因其合并症、并发症较为严重，需其他专科给予特殊治疗处理，则需退出本路径，转入其他专科相应临床路径，其住院天数需按转入之路径规定执行。

（五）进入路径标准

1. 第一诊断必须符合疾病编码 ICD-10：J60-J64/ICD-11：CA60 和《职业性肺尘埃沉着

（尘肺）病的诊断》GBZ-70 的要求。

2. 患者出现肺尘埃沉着（尘肺）病并发症，或同时存在其他基础疾病（合并症），但程度较轻，不需要特殊治疗处理，也不影响第一诊断疾病的临床路径流程实施者，可以进入本路径。

3. 患者肺尘埃沉着（尘肺）病临床症状较重，或其并发症、合并症较为复杂严重，需要其他专科给予特殊治疗处理时，均需退出第一诊断疾病的临床路径，转入其他专科相应临床路径。

4. 非职业性肺尘埃沉着（尘肺）病可以参考上述原则执行。

释义

■ 进入本路径第一诊断为“职业性肺尘埃沉着（尘肺）病”，包括国家《职业病分类和目录》中所列的 13 种肺尘埃沉着（尘肺）病，其医疗费用（包括各种病发症的处理产生的费用）应按照国家规定的职业病医保条例由工伤保险或用人单位给予全部报销，并享受各项劳保福利待遇。

■“临床诊断肺尘埃沉着（尘肺）病”患者，目前尚无法享受职业病待遇，其医疗费用报销只能按照国家及地方政府现行有关规定执行。

■ 职业性肺尘埃沉着（尘肺）病患者因各种并发症（如呼吸系统感染、气胸、肺不张、肺结核、胸膜炎、慢性阻塞性肺疾病、肺循环高压、慢性肺源性心脏病、呼吸衰竭等）病情较重，需要其他专科给予治疗处理时，需退出本路径转入其他专科相应临床路径，其医疗费用仍由工伤保险或用人单位给予全部报销，并享受各项劳保福利待遇。

■ 职业性肺尘埃沉着（尘肺）病患者无论在本路径后，或转入其他专科相关路径，用于其合并症（如高血压、糖尿病、冠状动脉粥样硬化性心脏病、胃肠炎、肾炎、肝炎、贫血、骨关节和肌肉疾病、皮肤疾病等）的各项费用（包括住院费，ICU、特护、药物、检查、治疗、手术、操作、理疗及特殊饮食等）均应按照该种疾病医疗保险有关规定处理，不得享受“职业病”的待遇。

■ 非职业性肺尘埃沉着（尘肺）病不得享受职业病待遇，其医疗费用可按其临床表现最为突出的并发症医疗保险的有关规定处理。

（六）住院期间检查项目

1. 常规必检项目：

（1）血常规、尿常规、便常规。

（2）肝肾功能、心肌酶谱、血糖、血脂、电解质、红细胞沉降率、C 反应蛋白（CRP）、血气分析、凝血功能、D-二聚体、同型半胱氨酸。

（3）感染性疾病筛查（乙型肝炎、丙型肝炎、梅毒、艾滋病等）。

（4）胸部高分辨 CT 及胸部 DR 检查、眼底、心电图、腹部超声、颈部超声、双下肢静脉彩超、超声心动图。

（5）肺功能（病情允许时）包括通气功能、换气功能和小气道功能。

2. 特殊检查项目：为进一步明确诊断或鉴别诊断，需要选做其他项目，如肿瘤标志物、风湿病相关检查、生物病原学检查、结核病有关检查、心功能检查、经颅彩色多普勒超声（TCD）、头颅 CT 或 MRI 检查、支气管镜、肺活检、支气管舒张试验等。

释义

■ 常规检查项目不仅可以及时明确患者病情及并发症状况，如肺部感染、支气管扩张、气胸、胸腔积液、低氧血症、肺心病、呼吸衰竭、酸碱平衡失衡等；也有助于早期发现患者并发的基础疾病，如糖尿病、哮喘、肾病、血液病、溃疡病、高血压病、动脉硬化、冠心病等合并症，从而得以及时采取干预措施。

■ 特殊检查项目主要用于明确诊断或鉴别诊断、常规必查项目难以满足的项目，如肿瘤标志物（肿瘤的诊断及鉴别）、头颅 CT 或 MRI 加经颅 TCD 检查（脑动脉硬化）等。

（七）治疗方案的实施

1. 预防性医学干预是肺尘埃沉着（尘肺）病日常医学管理和住院治疗时均应遵循的原则，总体目的是阻遏疾病进展，减轻全身症状，提升患者抵抗力，降低肺内感染风险，具体如：

（1）开展健康教育。

（2）告诫并监督患者脱离粉尘环境。

（3）告诫并监督患者戒烟并避免吸入其他有害烟雾。

（4）组织患者定期接种流感或肺炎球菌疫苗。

（5）监督患者参加肺尘埃沉着（尘肺）病康复站活动，包括个体心肺功能评估、制订个体化康复方案、交流各项康复锻炼技术、复查健康情况、定期安排接尘工人进行全肺清理等。

2. 临床医学干预：指病情急性加重时的救治措施，主要包括：

（1）临床对症治疗：最迫切的任务是：①消痰，包括排痰（体位、拍背、振动、雾化吸入、盐粒气溶胶吸入）、吸痰（气管镜吸取痰栓、肺段灌洗）、祛痰药等；②镇咳，可用镇咳剂、中医疗法（针灸、拔罐等）；③平喘，可给予润肺（雾化吸入、盐粒气溶胶吸入等）、中医疗法（针灸、拔罐等）、解痉剂等；④抗感染；⑤全肺灌洗。

（2）给氧治疗：病情急性加重时，可以加大给氧力度；但仍不宜采用高压氧治疗，因较长时间使用高压氧可能增加氧中毒风险，临床亦未见高压氧治疗对此类患者有何切实疗效。

（3）抗炎治疗：肺尘埃沉着病的本质属于肺间质慢性炎症，必须坚持长期抗炎治疗，主要采用：①非甾体类抗炎药；②抗氧化剂；③其他抗炎药。

（4）改善肺循环。关键是消解肺间质胶原，扩张肺血管，以有效改善肺内循环和氧合功能，扭转缺氧状态。

具体治疗：如①钙通道阻滞剂。②肺血管舒张剂。③活血化瘀类中药。

（5）肺尘埃沉着（尘肺）病的康复训练：在个体化康复方案基础上，开展包括心肺功能锻炼在内的全面训练，甚至物理疗法、中医疗法、氧疗、心理治疗；饮食疗法等。

释义

■ 关于预防性干预。其目的在于减少肺内粉尘吸入量和蓄积量，减轻肺内炎症反应和纤维化进程，属于“一级预防”范畴，不容忽视。其中，健康教育对于提高患者对各项防治措施的依从性、改善心理状态具有重要意义；脱离粉尘接触、严格戒烟、避免接触其他有害气体、接种肺炎疫苗、全肺灌洗，以及对于祛痰剂、解痉剂、抗菌药物等日常应用的指导，均有助于改善症状、减少病情急性加重风险，不可忽视。

■ 关于对症治疗。肺尘埃沉着（尘肺）病最突出的临床问题是咳、痰、喘及频发的肺内感染，其关键是痰液黏滞堵塞气道，故稀化黏痰、排出痰液为治疗的重中之重；必要时可实施肺灌洗。

■ 关于抗感染治疗。感染是肺尘埃沉着（尘肺）病最常见的并发症，最多见于痰液堵塞引起的呼吸道感染（以COPD患者最为常见），其次是患者抵抗力低下诱发的肺内感染；治疗关键是尽速排出痰液，再配合敏感抗菌药物方能奏效，而非一味强调抗感染。

■ 关于给氧治疗。肺尘埃沉着（尘肺）病稳定期不宜鼓励吸氧，轻度低氧血症发生，须遵循低流量、间断给氧原则。但病情加重或危急情况下，则应采用较积极的给氧措施，如高流量或高频通气；仍不宜使用高压氧。

■ 关于抗炎治疗。炎症的现代概念即是“氧化损伤”，故需给予抗氧化剂配合抗炎药物，以有效阻遏纤维化进程。由于需长期用药，而肺尘埃沉着（尘肺）病患者抵抗力极差，极易发生感染（包括肺结核），故不宜长期使用糖皮质激素。

■ 关于改善肺循环。肺尘埃沉着（尘肺）病的病理特点提示，改善肺内循环才是提升肺脏氧合能力的关键；临床实践进而证实，在持续抗炎基础上，配伍用钙通道阻滞剂、肺血管扩张剂及活血化瘀类中药，不仅可有效改善肺内循环、提升氧合功能，且有助于消解肺内胶原沉积。

■ 心肺功能康复训练。由于患者长期患病，全身状况均不佳，故首先应评估患者健康水平，制订个体化方案，开展全面康复训练。具体如①全身运动训练，包括上下肢功能锻炼及肌力训练、步行、慢跑、太极拳、八段锦、体操、瑜珈、游泳、踏车、运动平板等；②物理及中医疗法，包括膈肌起搏器、岩盐气溶胶疗法、中医定向透化、激光、超短波、水疗、日光浴、热疗、电磁疗、针灸、按摩、熏熥等；③氧疗，主要采取间断、低流量吸氧方式；④呼吸功能训练，如腹式呼吸、缩唇呼吸、胸部扩张运动训练、呼吸肌训练、“三位一体”呼吸操等；⑤气道廓清技术，包括自主循环呼吸、体位引流、叩背排痰，以及药物雾化吸入、盐粒气溶胶吸入等；⑥心理治疗，如心理辅导、音乐欣赏、曲艺欣赏、茶道讲座、书法讲座、美术讲座、烹调讲座、集体娱乐、冥想疗法等；⑦饮食疗法：提高饮食质量，开展中医食疗等。

（八）出院标准

1. 导致病情加重的因素得到有效控制，影像学检查提示气胸或炎症病灶明显吸收，化验和其他检查提示生命指征、尿量、心肺和其他重要器官功能基本正常。
2. 症状明显好转，体温正常，病情稳定72小时以上。
3. 并发症、合并症基本控制，治疗转变为长期维持治疗方案。

释义

■ 鉴于各地工作生活环境、医疗资源等差异，以及疾病严重程度、并发症、合并症等众多因素影响，以上指标仅作参考。

■ 住院期间需视具体情况给予心理辅导或治疗，以稳定情绪，增强治疗和生活信心，提升治疗的依从性。

（九）变异及原因分析

1. 并发症严重，需要其他专科协助治疗处理，甚至退出本路径，转入其他相应临床路径。

2. 合并症较多，且较复杂严重，需要其他专科协助诊断治疗，甚至退出本路径，转入其他相应临床路径。

释义

■ 患者进入路径后，发现新的合并症，或存在事先未知、对本路径治疗可能产生干扰的情况，需要中止路径进程，或延长治疗时间、增加治疗费用。

■ 严重的合并症或并发症，导致机体其他器官功能发生障碍，需其他专科给予特殊治疗处理，从而需退出本路径，转入相应路径，延长治疗时间、增加治疗费用。

五、肺尘埃沉着（尘肺）病给药方案

（一）用药选择

1. 盐粒气溶胶吸入：吸入浓度> $15mg/m^3$，每天 1~2 次，每次 30~50 分钟，每疗程为 21 天（可在盐疗室集体吸入，也可使用小型岩盐气溶胶治疗仪单独治疗）。

2. 肺灌洗（lung lavage）：对清除肺内异物而言，是一种安全有效方法，通常采用大容量全肺灌洗（large volume whole lung lavage），清除肺内沉积的粉尘；亦可使用肺叶灌洗（lobar lavage）或肺段灌洗术（lung segment lavage）治疗局部炎症、清除分泌物。

3. 抗感染治疗：感染是肺尘埃沉着（尘肺）病最常见的并发症，病因复杂多变，约 90% 源于社区，尤其多见于痰液堵塞情况下（COPD 患者最为常见），治疗关键是尽速排出痰液，短期使用敏感的抗菌药物。

4. 平喘治疗：常用①β_2受体激动剂，分为短效 β_2受体激动剂（SABA，如沙丁胺醇、左沙丁胺醇、特布他林等）和长效 β_2受体激动剂（LABA，如沙美特罗、福莫特罗、印达特罗、维兰特罗、奥达特罗等）；②抗胆碱能药物，亦分为短效抗胆碱能药物（SAMA，如异丙托溴铵等）和长效抗胆碱能药物（LAMA，如噻托溴铵、格隆溴铵、阿地溴铵、乌地溴铵等）；③茶碱类，如氨茶碱、舒弗美、多索茶碱。

实践证明，SABA 和 SAMA（尤其是两者组合）对迅速改善 FEV1、减轻症状效果明显；而 LABA 和 LAMA（尤其是两者组合）对改善症状、降低急性加重风险有良好效果，两者可配合应用。

5. 祛痰治疗：常用①多糖纤维分解剂，如溴己新、氨溴索等；②二硫键裂解剂，如 N-乙酰半胱氨酸、厄多司坦、羧甲司坦等；③蛋白分解酶制剂，如舍雷肽酶；④新型黏痰溶解剂，为挥发性植物油，如强力稀化黏素（桃金娘油）等；⑤中药，如密炼川贝枇杷膏、急支糖浆等；⑥盐粒气溶胶吸入。

6. 镇咳治疗：常用①中枢性镇咳药，如可待因、右美沙芬、喷托维林等；②外周性镇咳药，如那可丁、苯丙哌林等；③复方制剂（与祛痰、抗过敏药物混配），如复方甲氧那明、可愈糖浆等；④中药，如强力枇杷露、蜜炼川贝枇杷膏、紫贝止咳颗粒等。剧烈咳嗽或合并支气管扩张等疾病患者可见咯血，血量较少时可不给止血药，积极止咳对症即可；出血量较大时则须给予止血剂。

7. 给氧治疗：可间断给予经鼻高流量氧疗或高频喷射通气等。

8. 抗炎治疗：因需长期服用，故首选安全性较高的抗氧化类药物；其次为非甾体类抗炎药（如肠溶阿斯匹林）；还可辅用汉防己甲素以及磷酸二酯酶 4 抑制剂如罗氟司特（roflumilast）等。吸入性糖皮质激素虽有助于减轻症状，但有增加肺内感染（包括肺结核）风险，不宜常规使用。

9. 改善肺循环治疗：在持续抗炎基础上，给予消解间质胶原的活血化瘀类中药；其次是给予扩血管治疗，如钙通道阻滞剂（如盐酸地尔硫卓、硝苯地平、氨氯地平等）、肺血管扩张剂（如单硝酸异山梨酯）、磷酸二酯酶抑制剂［如西洛他唑（cilostazol）、西地那非（sildenafil）、罗氟司特等］、茶碱类［如氨茶碱；前列环素类如伊洛前列素（iloprost）等］，临床效果明显。

释义

■ 关于盐粒气溶胶吸入。其可有效消退气道黏膜水肿、促进排尘排痰，且具杀菌、抑菌、增强气道免疫功能等作用，曾用于新冠肺炎防治，颇受医患欢迎；实验研究显示，尚可提高呼吸道对粉尘清除能力，减轻染尘动物肺部炎症反应，延缓矽肺的进展，值得在肺尘埃沉着（尘肺）病临床实践中进一步检验、探索。

■ 关于全肺肺灌洗。研究显示，一次单侧大容量肺灌洗可清除3~5g粉尘及大量炎性产物，故可有效减轻肺内炎症、改善症状，是一种兼具预防合治疗功能的医疗措施，其安全性也较高。如北戴河煤炭工人疗养院开展此项技术20余年，2.5万多患者在该院接受过全肺灌洗，无一例事故发生，受到医师和患者共同欢迎。因此，长期接触致病性粉尘者，皆适合全肺灌洗，但不宜过勤，间隔期不宜小于3~5年。

■ 关于抗感染治疗。各种呼吸道病毒（如流感病毒，腺病毒、呼吸道合胞病毒、副流感病毒、鼻病毒等）为其最常见病因，但大多具有自限性，无需专门处理。其继发的细菌感染（如肺炎链球菌、流感嗜血杆菌、支原体、衣原体、百日咳杆菌等）则常是病情加重和延续的重要原因，治疗关键是尽速排出痰液，及时使用敏感抗菌药物，使用时间不宜过长，一般应控制在5~7天之内，以免发生真菌感染（如曲霉菌、毛霉菌、念珠菌等条件致病菌，组织胞浆菌、球孢子菌等致病菌），尤其在患者合并糖尿病、呼吸衰竭，或较长时间使用抗菌药物、糖皮质激素、机械通气等情况下更是如此。

停用抗菌药物宜以病情改善为依据，胸部影像学改变仅作参考，因其常滞后于症状改善；肺部啰音不宜用作感染控制之标志，因COPD患者，肺内啰音常持续存在，很难完全消失。

■ 关于对症治疗。肺尘埃沉着（尘肺）病最主要的临床症状是咳、痰、喘，其关键在于2个环节，首先，需解决痰液黏稠难排堵塞呼吸道问题，故治疗重点之一为“祛痰”，在此基础“平喘”方有效果；过度镇咳不利于排痰，故宜谨慎。临床常用降解、稀化痰液的祛痰剂及一些中药剂型，近年更推荐乙酰半胱氨酸等二硫键裂解剂，因其还是抗氧化剂，并有助于防治COPD，可以长期服用。位置较为表浅的痰块堵塞难以咯出时，不妨使用纤维气管镜直接取出，常有立竿见影效果。

平喘药物以β_2受体激动剂（SABA，LABA）、抗胆碱能药物（SAMA，LAMA）效果较好，较为常用。近年国际上还推崇磷酸二酯酶4抑制剂如罗氟司特（roflumilast），兼具平喘、抗炎作用，值得在实践中积累经验。

■ 关于给氧治疗。肺尘埃沉着（尘肺）病急性加重时第二个临床关键问题是缺氧，由于患者大多并发高碳酸血症、肺性脑病，故不宜持续性高流量给氧；目前多推崇间断性无创正压通气（non-invasive positive pressure ventilation，NPPV），如经鼻高流量氧疗或高频喷射通气等，临床效果较好。高压氧舱并不适合COPD，长期应用尚存在氧中毒风险；此外，普遍存在的重度支气管阻塞，亦使高压氧疗无法起到任何治疗作用。

■ 关于抗炎治疗。肺尘埃沉着（尘肺）病的辅助治疗药物汉防己甲素，是一种非特异抗炎药，主要用于抗风湿、抗过敏、高血压、心绞痛、肝硬化等治疗；其高剂量时会诱发肾上腺糖皮质激素生成，停药时易引起病情反跳，故在使用中应避免剂量过高。

■ 关于改善肺循环治疗。实践显示，采用活血化瘀剂、钙通道阻滞剂、肺血管扩张剂等中西合璧治则，临床效果明显。临床还使用其他一些中医中药手段，如参麦注射液、川芎嗪注射液、补肺活血胶囊、金水宝、黄芪、丹参等，以及拔火罐、穴位敷贴等，均望在不断实践中总结归纳，裨使肺尘埃沉着（尘肺）病的临床治疗得以更上层楼。

关于其他治疗。如：

1. 外科肺减容手术，目的是切除过度膨胀、无功能的肺组织，使余下相对健康的肺组织膨胀，以增加通气量。但此种疗法出血较多、死亡率较高、术后并发症多、恢复慢，且对晚期 COPD 治疗效果不佳，有效期短（仅3~5年）。

2. 肺移植，此疗法5年生存率平均约50%，患者需终生服用免疫抑制剂，治疗费用高昂，且供体肺获取困难，仅极少数患者能够使用。

3. 支气管内活瓣肺减容术，系通过支气管镜在病变肺叶支气管开口处植入膨胀式镍钛记忆合金支架，中间为单向活瓣，呼气时打开、吸气时闭合，可使需要治疗区域逐渐萎陷，达到肺减容的目的，较为安全有效，值得关注。

（二）药学提示

1. 给氧治疗：间断给予经鼻高流量氧疗（high- flow nosal cannula，HFNC）20~30L/min，或给予高频喷射通气（HFJV），皆为20分钟/次，4~6次/日，有助于改善通气及高碳酸血症。此类患者的氧疗目标不必太高，$PaO_2 > 60mmHg$ 即可。

2. 抗感染治疗：主要原则是选用敏感抗菌药物，及时停药（用药5~7天），以免诱发致病微生物的耐药性。大环内酯类为肺尘埃沉着（尘肺）病肺内感染时最常使用的抗菌药物，兼具抗菌、抗炎、抗病毒、免疫调节等功用，并有助于改善气道功能。常用如：

（1）红霉素，抗菌谱较广，为肺尘埃沉着（尘肺）病肺内感染首选抗菌药物，口服量每次0.25g，一日3次（也可静脉滴注每次0.5g，一日2次）4~6日。

（2）阿奇霉素，也是肺尘埃沉着（尘肺）病肺内感染常用抗菌药物之一，口服量为每次0.2g，一日1次，共3~6天（也可每次0.5g，于500ml生理盐水中静脉滴注，一日1次，3天，再改用口服剂型维持3天）。

（3）地红霉素（dirithromycin），一般为0.5克/次，1次/日，服用5~7日。

3. 平喘治疗：主要措施是：

（1）支气管扩张剂吸入。病情加重初始阶段，可用短效 β_2 激动剂（SABA）如沙丁胺醇、左沙丁胺醇、特布他林等），或用短效抗胆碱能药（SAMA）如异丙托溴铵等，以加强效果；两者联用效果更佳。病情稳定后，则改用长效 β_2 激动剂（LABA）如沙美特罗、福莫特罗、印达特罗、维兰特罗、奥达特罗等维持治疗，但痰液较多者宜选用长效抗胆碱能药（LAMA）如噻托溴铵、格隆溴铵、阿地溴铵、乌地溴铵等或两者联用。极重情况下，可以辅用吸入性糖皮质激素（inhaled corticosteoids，ICS），如丙酸倍氯米松（BDP）、布地奈德（BUD）和氟替卡松（FP）等，但使用时间需短（控制在5天之内），以免诱发感染。
(2) 甲基黄嘌呤类：如氨茶碱片每次0.1克，一日3次；茶碱缓释片舒弗美，每次0.1~0.2克，一日2次，或多索茶碱每次0.2g，一日2次；与LABA类药物如沙美特罗联用，效果更为显著。
4. 祛痰治疗：各种祛痰药均可使用；目前多推荐二硫键裂解剂类，因其不仅具有抗氧化作用，还有助于降低COPD急性加重风险。常用如：
(1) 乙酰半胱氨酸，片剂可每次0.6克，一日2次；胶囊剂可每次0.2克，一日3次；喷雾剂可每次2ml，一日3次；泡腾片可每次0.6克温水溶解后服用，一日2次。
(2) 厄多司坦，胶囊或片剂均可每次0.3g，一日2次。
5. 镇咳治疗：镇咳之关键在于抗感染、排痰、解痉，必要时还需利尿。肺尘埃沉着（尘肺）病患者多并发慢性支气管炎、COPD、肺气肿，痰液不易咳出，一般不宜使用强力镇咳剂。如咳嗽主要因气道或咽喉刺激引起，可用外周性镇咳药，如那可丁片，20毫克/次，一日3次，或苯丙哌林片，每次30mg，一日3次；咳嗽剧烈难忍，或有咯血情况，可以短期使用中枢性镇咳剂，如右美沙芬类药物（普西兰片，30毫克/次，3次/日，或美酚伪麻片，一次1~2片，一日2~3次。
少量咯血时可给予三七粉（每次2g，温水送下，一日3次），或云南白药（口服胶囊2粒或散剂每次0.5g，一日4次），或安络血（口服片剂每次5mg，一日3~6次，或肌注每次10毫克，一日4~6次）等；中至大量咯血可给予垂体后叶素（每次5~10U，加入5%葡萄糖盐水500ml中静脉脉缓慢点滴）。
6. 抗炎治疗。常使用：
(1) 抗氧化药物，常用品种多达数百，常用维生素C、维生素E、辅酶Q10、乙酰半胱氨酸、银杏叶片等，3月为一疗程，疗程间隔期1个月，可以长期服用。
(2) 非甾体类抗炎药，如肠溶阿斯匹林，剂量控制在75~100毫克/日左右，3月为一疗程，疗程间隔期1月，可以长期服用。
(3) 磷酸二酯酶4抑制剂，除抗炎作用外，尚可舒张支气管，尤其适合肺尘埃沉着（尘肺）病之治疗，国外多推荐罗氟司特，剂量为每次0.5mg口服，一日1次。
(4) 汉防己甲素：用量不可过大，以免诱使内源性糖皮质激素生成，可20毫克/次，3次/日，3月为一疗程，疗程间隔期为1个月。
7. 改善肺循环治疗。主要措施：
(1) 消解肺内胶原沉积，主要为活血化瘀类中药，可单用或2~3种联用。如丹参（1粒/次，一日3次）、三七、血塞通（胶囊，0.1克/次，一日3次）、通心络（胶囊，3粒/次，一日3次）、云南白药等；3个月为一疗程，疗程间隔为1个月。
(2) 扩张肺血管：①钙通道阻滞剂，但仅是肺血管急性扩张试验阳性者使用此类药物方有较好效果。其中心律较慢者可选用硝苯地平（每次10mg，一日1~3次）或氨氯地平（每次5~10mg，一日1次），心律较快者可选用地尔硫卓（30毫克/次，一日3次）；②肺血管扩张剂，如单硝酸异山梨酯，可根据患者耐受情况，给予10~20毫克/次，一日2~3次；③磷酸二酯酶抑制剂，如西洛他唑（50毫克/次，一日3次）、西地那非（20毫克/次，一日3次）、伐他那非（每次5mg，一日1~2次）、罗氟司特等，疗效均较显著。④前列环素类，如伊洛前列素（吸入，每次10μg，一日6次）等。

（三）注意事项

1. 大容量全肺灌洗术，与其他治疗一样，也须严格掌握禁忌证，如①严重气管及支气管畸形；②活动性肺结核；③胸膜下肺大疱、气胸；④重度肺气肿；⑤重度肺功能低下；⑥主要脏器严重功能障碍；⑦凝血机能障碍；⑧恶性肿瘤或免疫功能低下；⑨年龄过大等；⑩麻醉等药物注意事项可参见各自药物说明书。实践证实，该技术十分安全，仅少数患者有一过性低氧血症、支气管痉挛、低钾血症、咽痛、低热等反应，发生率一般在1.7%以下。

2. 各种药物的不良作用或使用禁忌均如其他临床应用一样，需要严格遵守，认真执行，尤须注意下列几类药物，如：

(1) 抗菌药物：使用过程中可能会引起一些胃肠道反应，尤其是口服给药；少数人用药过程中可能会出现过敏反应，如皮疹，瘙痒，药物热，甚至过敏性休克（青霉素类药物比较多见）。青霉素类、氨基糖苷类抗菌药物可能会引起肾功能损害；抗真菌、抗结核、大环内酯类药物可能会出现肝脏功能损害，后者还可能具有心脏、血液毒性。长期使用抗菌药物药尤须警惕引起二重感染及耐药现象。

(2) 平喘剂：①β_2受体激动剂可能引起肌肉震颤、窦性心动过速等，高血压、冠心病、糖尿病、心功能不全、甲状腺功能亢进及妊娠初期慎用；②抗胆碱能药物可见少数患者出现口干、咽部刺激感、恶心和咳嗽，青光眼和前列腺肥大患者慎用。

(3) 镇咳剂：应用中需注意，部分中枢性药物（如可待因等）具有成瘾性和依赖性，不宜长期使用。

(4) 祛痰剂：尤其是刺激性和半胱氨酸类祛痰药，常具较强胃肠刺激性，尤其是后者，尚可损害肝肾功能，故胃肠疾病、肝肾疾患者需慎用。

(5) 止血剂：①安络血，含水杨酸，长期应用可产生水杨酸反应（头晕、头痛、耳鸣、视力减退等），有癫痫史及精神病史者亦应慎用。本品如变为棕红色，也不能再用。②垂体后叶素，少数患者可出现头痛、出汗、心悸、胸闷、腹痛、便意、血压升高等反应，可减慢静滴速度；患有高血压、冠心病、动脉硬化、肺源性心脏病、心力衰竭以及妊娠患者，均应慎用或不用。③云南白药一般无不良作用，但过量使用可有头晕、头痛、心悸、恶心、胸闷、胸痛、舌肢麻木、血压下降、心律失常、传导阻滞、溶血、尿血、急性肾功损害、药疹、腹痛等。④三七粉，一般无明显不良反应；经期、孕期、低血压者宜慎用。

(6) 抗炎药：①抗氧化剂，规范应用一般无明显不良作用，乙酰半胱氨酸类对胃肠道有一定刺激作用，个别人尚可能发生肝肾损害作用；辅酶Q10长期应用时可能有胃部不适、厌食、恶心、腹泻、心悸等，偶见皮疹；②非甾体类抗炎药，少数人可有上腹不适、隐痛、恶心、饱胀等症状，长期大剂量服用时可能诱发消化性溃疡，甚至出血或穿孔；阿斯匹林类尚可影响凝血功能；③磷酸二酯酶4抑制剂罗氟司特，可能引起体重减轻，对中枢神经系统也有一定影响，故有抑郁症或自杀史者需慎用；强效CYP酶诱导剂（如利福平、苯巴比妥、卡马西平、苯妥英）会增强罗氟司特的代谢而降低疗效，而CYP3A4抑制剂或CYP3A4和CYP1A2双重抑制剂（如红霉素、酮康唑、氟伏沙明、依诺沙星、西咪替丁）以及含孕二烯酮或炔雌醇的口服避孕药则可能减弱罗氟司特的代谢，而导致不良反应加重，合用时需权衡利弊；④汉防己甲素，少数患者服药后出现轻度嗜睡、乏力、恶心、腹泻；患有肝、肾等疾患、孕妇及过敏者禁用。

(7) 改善肺循环药物：①活血化瘀类中药，大多不适合妇女经期、孕期服用，通心络对胃肠道有轻微刺激性。②钙通道阻滞剂类，如双氢吡啶类可见心动过速、头痛、颜面潮红、多尿、便秘、踝部水肿等反应，并不严重；非双氢吡啶类钙拮抗剂可有心动过缓或传导阻滞，故此类药物不宜与β受体阻断剂合用。对于心力衰竭患者，不推荐使用任何钙拮抗剂。③单硝酸异山梨酯，可有口干、恶心、头痛、视物模糊、面部潮红、皮疹、血压降低、心动过缓、晕厥等表现；而对有机硝酸酯类药过敏者、青光眼。低血压、休克、低充盈压性急性心肌梗死或心衰、休克，以及缩窄性心肌病和心包炎，心包压塞等均属禁忌证。④磷酸二酯酶抑制剂，如西洛他唑、西地那非等，可出现各个器官系统甚至五官的不良反应，甚至还可出现休克、乏力、寒战、过敏等全身反应；伐他那非、罗氟司特等不良发反应与之类似，但程度较轻；但对上列药物过敏者均不宜应用。⑤前列环素类，如伊洛前列素，可有发热和头痛，其次为胃肠道反应，这些反应的个体差异很大，且与剂量相关；停药后，不良反应迅即缓解。

六、肺尘埃沉着（尘肺）病护理常规

1. 按职业病科护理常规。

2. 病情观察：密切观察患者生命体征及指脉氧饱和度，观察呼吸的频率、深度、节律及发绀等变化以及患者咳嗽、咳痰、呼吸困难、胸痛、咯血等症状。

3. 饮食护理：给予高蛋白、高热量、含丰富维生素、无刺激、易消化的饮食，不宜过咸，避免油腻。痰液黏稠者适度饮水以促进痰液稀释。

4. 休息和体位：急性期卧床休息，病情稳定者应鼓励下床适量活动，呼吸困难明显者取半坐卧位或端坐位，保持呼吸道通畅。

5. 生活护理：卧床患者定时翻身拍背，做好皮肤护理和口腔护理等，预防跌倒、坠床、压疮等并发症发生。

6. 大容量全肺灌洗术护理：详见大容量全肺灌洗术护士表单附录。

7. 用药护理：使用祛痰药物应观察咳嗽咳痰情况，勤翻身拍背，指导有效咳嗽排痰方法，必要时吸痰，合理安排用药时间；使用吸入性激素必须教会正确使用方法，用后清水漱口，观察有无声音嘶哑、口腔念珠菌感染等；应用氧气雾化吸入疗法平喘治疗时，观察呼吸频率、面色及口唇发绀情况，呼吸困难加重、气喘明显者应停止雾化，予以吸氧。

8. 肺康复护理：对患者进行综合评估，结合患者自身状况制订呼吸康复计划，指导患者进行呼吸、运动训练，进行自我管理教育。

9. 安全护理：活动自理能力差及行动不便的患者要防止跌倒、坠床，确保安全；压疮风险评估为高风险的患者注意勤翻身、更换卧位，预防压疮发生。

10. 氧疗：对有低氧血症者遵医嘱给予鼻导管或面罩吸氧，低氧血症伴高碳酸血症患者结合患者通气功能予以控制性氧疗。

11. 心理护理：关心、尊重患者，加强对患者及家属的心理咨询和健康教育，减轻心理压力。

七、肺尘埃沉着（尘肺）病营养治疗规范

肺尘埃沉着（尘肺）病患者大多体质消瘦、抵抗力低下，营养支持的目的在于控制患者体重下降和减少机体蛋白质分解，逐步纠正患者的营养不良及机体负氮平衡，减轻呼吸肌疲劳，改善营养不良引起的免疫功能低下，减少呼吸道感染发生的机会。

1. 高蛋白、高热量、含丰富维生素、无刺激、易消化的饮食。

2. 不宜过咸，避免油腻。

3. 注意碳水化合物、脂肪、蛋白质的适当配比。

4. 多吃新鲜蔬菜和水果。

5. 条件许可者可坚持服用冬虫夏草、人参、蛤蚧、核桃仁、党参、苡米，茯苓、山药等补益脾肺、止咳定喘的药膳。

八、肺尘埃沉着（尘肺）病患者及家属健康宣教

1. 疾病预防：进行职业健康教育及控烟教育，纠正患者不良的行为与生活方式或不健康的观念。

2. 健康教育内容：包括疾病相关知识、治疗护理知识、改变不良生活习惯、生活保健等多方面内容，避免上呼吸道感染，保持呼吸道通畅，指导有效呼吸、咳嗽和咳痰方法，合理氧

疗等。

3. 呼吸康复训练：告知患者及家属呼吸康复的知识、呼吸功能锻炼的方法以及依从性的重要性，坚持呼吸康复训练及日常生活活动，提高自我管理意识。

4. 心理指导：加强对患者及家属的心理咨询和宣教，引导患者以积极的心态对待疾病，积极配合治疗。

5. 出院指导：遵医嘱正确使用药物，合理家庭氧疗，坚持呼吸康复训练，定期复查。

九、推荐表单一

（一）医师表单

肺尘埃沉着（尘肺）病临床路径医师表单

适用对象：第一诊断为肺尘埃沉着（尘肺）病（ICD-10：J60-J64），包括职业性肺尘埃沉着（尘肺）病（《职业病分类和目录》内所涉及的13种肺尘埃沉着（尘肺）病）及临床诊断肺尘埃沉着（尘肺）病

患者姓名：	性别：　　年龄：　　门诊号：	住院号：
住院日期：　　年　月　日	出院日期：　　年　月　日	标准住院日：4~6周

时间	住院第1天	住院第2~4天	住院期间
主要诊疗工作	□ 询问粉尘接触史、病史与体格检查 □ 完成首次病程记录 □ 完成住院病历 □ 开具常规检查、化验单 □ 确定诊断和治疗方案 □ 向患者及家属交代病情，签署“入院时医患知情谈话记录”	□ 上级医师查房 □ 住院医师书写病程记录 □ 完善诊断和治疗方案 □ 完成上级医师查房记录 □ 完成所有必检项目 □ 收集实验室结果 □ 有并发症时评估是否进入路径，必要时请相关科室会诊 □ 签署自费项目协议书	□ 进一步完成所需检查 □ 上级医师查房与疗效评估 □ 完成上级医师查房记录 □ 住院医师书写病程记录 □ 观察药物不良反应 □ 确定下一步治疗方案
重点医嘱	**长期医嘱：** □ 职业病科护理常规 □ 一/二/三级护理常规（根据病情） □ 饮食（普食/流食/糖尿病饮食/低盐低脂饮食） □ 抗肺纤维化 □ 解痉平喘药物 □ 镇咳祛痰药物 □ 改善微循环 □ 中医中药 □ 吸氧（必要时） **临时医嘱：** □ 血常规 □ 尿常规 □ 便常规 □ 凝血功能 □ 红细胞沉降率 □ 生化全项 □ C反应蛋白 □ D-二聚体 □ 心肌酶学 □ 感染性疾病筛查 □ 血气分析 □ 胸部高千伏X线片或胸部DR片、胸部CT □ 心电图 □ 腹部超声检查 □ 超声心动图 □ 双下肢静脉彩超 □ 肺功能测定	**长期医嘱：** □ 职业病科护理常规 □ 一/二/三级护理常规（根据病情） □ 饮食（普食/流食/糖尿病饮食/低盐低脂饮食） □ 抗肺纤维化 □ 解痉平喘药物 □ 镇咳祛痰药物 □ 改善微循环 □ 中医中药 □ 吸氧 □ 岩盐气溶胶疗法 □ 肺康复治疗 □ 运动疗法 □ 呼吸训练 □ 有氧训练 □ 平衡功能训练 □ 作业疗法 □ 机械辅助排痰 □ 吞咽功能障碍训练 □ 神经肌肉电刺激 □ 低频脉冲电治疗 □ 无创辅助通气	**长期医嘱：** □ 职业病科护理常规 □ 一/二/三级护理常规（根据病情） □ 饮食（普食/流食/糖尿病饮食/低盐低脂饮食） □ 抗肺纤维化 □ 解痉平喘药物 □ 镇咳祛痰药物 □ 改善微循环 □ 中医中药 □ 吸氧 □ 岩盐气溶胶疗法 □ 肺康复治疗 □ 运动疗法 □ 呼吸训练 □ 有氧训练 □ 平衡功能训练 □ 作业疗法 □ 机械辅助排痰 □ 吞咽功能障碍训练 □ 神经肌肉电刺激 □ 低频脉冲电治疗 □ 无创辅助通气

续 表

时间	住院第 1 天	住院第 2~4 天	住院期间
病情变异记录	□ 无 □ 有，原因： 1. 2.	□ 无 □ 有，原因： 1. 2.	□ 无 □ 有，原因： 1. 2.
医师签名			

时间	出院前 1～3 日	出院日
主要诊疗工作	□ 上级医师查房 □ 完成上级医师查房记录 □ 必要的异常化验、X 线胸片等项目进行复查 □ 住院医师书写病程记录 □ 出院前一天完成病程记录、病案首页及出院总结 □ 出院前一天开具出院医嘱及出院通知单 □ 通知患者及家属准备出院	□ 通知出院处 □ 通知患者及家属结账出院 □ 向患者交代出院注意事项及复查日期 □ 如果患者不能出院请在病程记录中说明原因和继续治疗方案
重点医嘱	**长期医嘱：** □ 职业病科护理常规 □ 一/二/三级护理常规（根据病情） □ 饮食（普食/流食/糖尿病饮食/低盐低脂饮食） □ 抗肺纤维化 □ 解痉平喘药物 □ 镇咳化痰药物 □ 改善微循环 □ 中医中药 □ 吸氧 **临时医嘱：** □ 通知出院	**临时医嘱：** □ 通知出院 □ 出院带药 □ 门诊随诊
病情变异记录	□ 无 □ 有，原因： 1. 2.	□ 无 □ 有，原因： 1. 2.
医师签名		

（二）护士表单

肺尘埃沉着（尘肺）病临床路径护士表单

适用对象：第一诊断为肺尘埃沉着（尘肺）病（ICD-10：J60-J64），包括职业性肺尘埃沉着（尘肺）病（《职业病分类和目录》内所涉及的13种肺尘埃沉着（尘肺）病）及临床诊断肺尘埃沉着（尘肺）病

患者姓名：	性别： 年龄： 住院号：	门诊号：
住院日期： 年 月 日	出院日期： 年 月 日	标准住院日：4~6周

时间	住院第1天	住院期间
健康宣教	□ 入院宣教 □ 介绍主管医师、责任护士 □ 介绍环境、设施 □ 介绍住院注意事项 □ 向患者宣教戒烟、戒酒的重要性，及减少二手烟的吸入 □ 介绍疾病知识	□ 责任护士与患者沟通，了解并指导心理应对 □ 宣教疾病知识及用药相关知识 □ 指导患者正确留取痰标本，血、尿、便标本 □ 各种检查注意事项宣教 □ 告知饮食、活动及预防跌倒、压疮知识 □ 给予患者及家属心理支持 □ 指导患者活动 □ 大容量全肺灌洗术知识宣教
护理处置	□ 核对患者，佩戴腕带 □ 建立入院护理病历 □ 进行入院护理评估 □ 卫生处置：剪指（趾）甲、剃胡须	□ 随时观察患者病情变化 □ 遵医嘱氧疗及其他治疗 □ 遵医嘱完成用药及镇咳祛痰等对症处理 □ 协助医师完成各项检查
基础护理	□ 一/二/三级护理常规（根据病情） □ 晨晚间护理 □ 患者安全管理 □ 各种管路的护理 □ 心理护理	□ 一/二/三级护理常规（根据病情） □ 晨晚间护理 □ 患者安全管理 □ 各种管路的护理 □ 协助生活护理
专科护理	□ 护理查体 □ 呼吸频率、血氧饱和度监测 □ 需要时填写跌倒及压疮防范表 □ 需要时请家属陪伴 □ 动脉采血 □ 心理护理	□ 观察呼吸频率、血氧饱和度监测 □ 遵医嘱完成相关检查 □ 随时观察病情变化、药物疗效及反应 □ 落实各项治疗性护理措施 □ 指导患者有效的咳嗽排痰方法，协助患者排痰，必要时吸痰 □ 进行职业健康宣教、戒烟建议和健康宣教 □ 指导呼吸康复训练及运动训练（腹式呼吸、缩唇呼吸、呼吸操等） □ 心理护理
重点医嘱	□ 详见医嘱执行单	□ 详见医嘱执行单
病情变异记录	□ 无 □ 有，原因： 1. 2.	□ 无 □ 有，原因： 1. 2.
护士签名		

时间	出院前1~3天	出院日
健康宣教	□ 指导患者有效的咳嗽排痰方法，指导陪护人员协助患者拍背排痰方法 □ 进行职业健康并针对确定诊断宣教、戒烟建议和确立良好生活方式的健康宣教	□ 出院宣教（脱离粉尘作业、避免有毒有害物质接触、戒烟、避免烟尘吸入、坚持康复锻炼、注意保暖、加强营养） □ 复查时间 □ 服药方法 □ 活动休息 □ 指导饮食 □ 指导肺康复锻炼 □ 指导办理出院手续
基础护理	□ 一/二/三级护理常规（根据病情） □ 患者安全管理	□ 办理出院手续 □ 书写出院小结
专科护理	□ 观察患者一般情况 □ 观察疗效、各种药物作用和不良反应 □ 指导患者有效的咳嗽排痰方法，指导陪护人员协助患者拍背排痰方法 □ 疾病相关健康教育 □ 指导呼吸康复训练 □ 恢复期心理与生活护理 □ 出院准备指导	□ 病情观察：评估患者生命体征，特别是呼吸频率及血氧饱和度 □ 心理护理
重点医嘱	□ 详见医嘱执行单	□ 详见医嘱执行单
病情变异记录	□ 无 □ 有，原因： 1. 2.	□ 无 □ 有，原因： 1. 2.
护士签名		

（三）患者表单

肺尘埃沉着（尘肺）病临床路径患者表单

适用对象：第一诊断为肺尘埃沉着病（ICD-10：J60-J64），包括职业性肺尘埃沉着病（《职业病分类和目录》内所涉及的13种肺尘埃沉着病）及临床诊断肺尘埃沉着病

患者姓名：	性别：　　年龄：　　住院号：	门诊号：
住院日期：　　年　月　日	出院日期：　　年　月　日	标准住院日：4~6周

时间	入院第1天	住院期间	出院日
医患配合	□配合询问病史、收集资料，请务必详细告知既往史、职业史、用药史、过敏史 □配合进行体格检查 □有任何不适请告知医师	□配合完善各种相关检查、化验，如采血、痰病原学检查、心电图、X线胸片、胸部CT □医师与患者及家属介绍病情 □检查或治疗前患者或家属签字（必要时）	□接受出院前指导 □熟悉复查程序 □领取出院诊断书
护患配合	□配合测量体温、脉搏、呼吸3次，血压、指脉氧饱和度、体重1次 □配合完成入院护理评估（简单询问病史、过敏史、用药史） □配合入院宣教（环境介绍、病室规定、订餐制度、贵重物品保管等）及肺尘埃沉着（尘肺）病知识相关教育 □配合跌倒压疮等护理不良事件预防宣教 □有任何不适请告知护士	□配合定时测量体温、脉搏、呼吸，每日询问大小便情况 □配合相关实验室检查宣教，正确留取标本，配合检查 □配合用药及治疗，尤其是氧疗 □配合输液、服药治疗、药物宣教，并告知用药后效果 □配合呼吸康复知识宣教，配合完成肺康复训练 □注意活动安全，避免坠床或跌倒、压疮 □配合执行探视和陪伴制度 □有任何不适及问题及时通知护士	□接受出院宣教 □办理出院手续 □领取出院带药 □掌握服药方法、作用、注意事项 □知道复印病历程序及复查时间
饮食	□普食 □遵医嘱饮食	□普食 □遵医嘱饮食	□普食 □遵医嘱饮食
排泄	□正常排尿便	□正常排尿便 □避免便秘	□正常排尿便
活动	□适度活动	□适度活动	□正常适度活动，避免疲劳

十、推荐表单二

包括：大容量全肺灌洗术肺尘埃沉着（尘肺）病临床路径医师表单、大容量全肺灌洗术手术安全核查表、大容量全肺灌洗术手术前风险评估表、护士表单附录：大容量全肺灌洗术护理内容、大容量全肺灌洗术肺尘埃沉着（尘肺）病临床路径患者表单

（一）医师表单

肺尘埃沉着（尘肺）病大容量全肺灌洗术临床路径医师表单

适用对象：第一诊断为肺尘埃沉着（尘肺）病（ICD-10：J60-J64），包括职业性肺尘埃沉着（尘肺）病（《职业病分类和目录》内所涉及的13种肺尘埃沉着（尘肺）病）及临床诊断肺尘埃沉着（尘肺）病中，符合大容量全肺灌洗适应症并接受治疗者

患者姓名：	性别：　年龄：　住院号：		门诊号：
住院日期：　年　月　日	出院日期：　年　月　日		标准住院日：4~6周

时间	住院第1天	住院第2~6天	住院期间
主要诊疗工作	□ 询问粉尘接触史、病史与体格检查 □ 完成首次病程记录 □ 完成住院病历 □ 开具常规检查、化验单 □ 确定诊断和治疗方案 □ 对患者及家属进行住院相关的指导与宣教	□ 上级医师查房 □ 完善诊断和治疗方案 □ 完成上级医师查房记录 □ 完成病程记录 □ 完成所有必检项目 □ 整理辅助检查结果，对异常结果进行复查 □ 术前病例讨论 □ 进行风险评估 □ 向患者及家属交代病情，签署手术知情同意书 □ 请相关科室会诊（必要时） □ 签署自费项目知情同意书	□ 完成上级医师查房记录 □ 完成病程记录 □ 对符合肺灌洗适应证的患者进行大容量全肺灌洗治疗（根据患者具体情况行大容量双肺同期灌洗术或大容量单肺分期灌洗术） □ 术后异常检查结果进行复查 □ 大容量全肺灌洗术后给予患者对症治疗及呼吸康复治疗 □ 调整治疗方案，观察评价治疗效果
重点医嘱	**长期医嘱：** □ 职业病科护理常规 □ 一/二/三级护理常规（根据病情） □ 饮食（普食/流食/糖尿病饮食/低盐低脂饮食） □ 抗肺纤维化 □ 解痉平喘药物 □ 镇咳祛痰药物 □ 改善微循环 □ 中医中药 □ 吸氧（必要时） **临时医嘱：** □ 血常规 □ 尿常规	**长期医嘱：** □ 职业病科护理常规 □ 一/二/三级护理常规（根据病情） □ 饮食（普食/流食/糖尿病饮食/低盐低脂饮食） □ 抗肺纤维化 □ 抗感染治疗（必要时） □ 解痉平喘药物 □ 镇咳祛痰药物 □ 改善微循环 □ 中医中药 □ 吸氧（必要时） **临时医嘱** □ 电子支气管镜检查	**长期医嘱：** □ 大容量肺灌洗术护理常规 □ 一/二/三级护理常规（根据病情） □ 饮食（普食/流食/糖尿病饮食/低盐低脂饮食） □ 半卧位 □ 氧气吸入（鼻导管/面罩） □ 心电监测 □ 指脉氧监测 □ 生命体征监测 □ 抗肺纤维化 □ 解痉平喘药物 □ 镇咳祛痰药物 □ 改善微循环

续　表

时间	住院第 1 天	住院第 2~6 天	住院期间
重点医嘱	□ 便常规 □ 凝血功能 □ 红细胞沉降率 □ 生化全项 □ C 反应蛋白 □ D-二聚体 □ BNP（必要时） □ 心肌酶学 □ 风湿免疫自身抗体、风湿结缔组织疾病相关检查（必要时） □ 传染性疾病筛查 □ 感染性疾病病原学检查（必要时） □ 肺癌筛查（必要时） □ 结核筛查 □ 血气分析 □ 胸部高千伏 X 线片或胸部 DR 片、胸部 CT □ 心电图 □ 腹部超声检查 □ 超声心动图 □ 双下肢静脉彩超 □ 肺功能测定 □ 支气管舒张试验（必要时） □ 日常生活能力评定	□ 六分钟步行试验 □ 心肺运动功能评估 □ 心肺功能康复评定	□ 中医中药 □ 肺康复治疗 □ 运动疗法 □ 呼吸训练 □ 有氧训练 □ 机械辅助排痰 □ 无创辅助通气 □ 物理治疗（激光/中医定向透药治疗） **临时医嘱：** □ 大容量全肺灌洗术前医嘱： □ 定于 X 日在全麻下行大容量全肺灌洗治疗 □ 术前 10 小时禁食水 □ 地西泮 5mg 术前晚睡前口服 □ 术前吸氧 2 小时 □ 阿托品注射液 0.5mg、地西泮 10mg 术前 30 分肌肉注射 □ 术前测生命体征 □ 术前监测心电图、指脉氧饱和度 □ 术前雾化吸入治疗 **大容量全肺灌洗术后医嘱：** □ 胸片/胸部 CT □ 常规心电图 □ 血常规、尿常规 □ 血气分析 □ 钾钠氯离子（必要时） □ 肝功能、肾功能（必要时） □ 灌洗回收液细胞计数分类 □ 灌洗回收液细菌、真菌、结核菌检查（必要时） □ 灌洗回收液脱落细胞学检查（必要时）
病情变异记录	□ 无　□ 有，原因： 1. 2.	□ 无　□ 有，原因： 1. 2.	□ 无　□ 有，原因： 1. 2.
医师签名			

时间	出院前 1-3 天	出院日
主要诊疗工作	□ 上级医师查房 □ 完成上级医师查房记录 □ 住院医师书写病程记录 □ 出院前复查胸片、肺功能、血气分析等 □ 呼吸康复治疗 □ 评估患者是否可以出院 □ 出院前一天完成病程记录、病案首页及出院总结 □ 出院前一天开具出院医嘱及出院通知单	□ 通知出院处 □ 通知患者及家属结账出院 □ 向患者交待出院注意事项及复查日期 □ 如果患者不能出院请在病程记录中说明原因和继续治疗方案
重点医嘱	**长期医嘱：** □ 大容量肺灌洗术护理常规 □ 一/二/三级护理常规（根据病情） □ 饮食（普食/流食/糖尿病饮食/低盐低脂饮食） □ 抗肺纤维化 □ 解痉平喘药物 □ 镇咳化痰药物 □ 改善微循环 □ 中医中药 □ 吸氧 □ 呼吸康复治疗	**临时医嘱：** □ 通知出院 □ 出院带药
病情变异记录	□ 无 □ 有，原因： 1. 2.	□ 无 □ 有，原因： 1. 2.
医师签名		

（二）护士表单

（见推荐表单一中“肺尘埃沉着（尘肺）病临床路径护士表单”）

附：大容量全肺灌洗术护理内容

1. 术前护理：

（1）环境准备：安静、清洁，室温调至 26℃，防止患者受寒。

（2）物品准备：接通电源，确认监护仪、麻醉机、呼吸机等处于正常状态。按照无菌技术要求，准备好术中肺灌洗及引流器具。灌洗液用恒温箱加热至 37℃。

（3）药品准备：遵医嘱配制术中用药及麻醉用药（诱导麻醉和静脉维持麻醉用药）。

（4）患者准备：

1）患者入手术室前，更换手术衣、戴鞋套、戴隔离帽，检查患者是否佩戴饰物、是否已注射术前用药、是否排空大小便。

2）核对患者信息及询问患者过敏史及糖尿病史等。

3）了解患者对手术的认知程度，消除患者对手术的恐惧心理，争取患者配合。

4）为患者建立两条静脉通道，一条为上肢静脉，采用静脉留置针，连接三通阀，做静脉维持麻醉通路；一条为手背静脉，做常规给药通路。

2. 术中护理：

（1）根据医嘱开始诱导麻醉，控制给药速度。

（2）调整灌洗瓶高度。灌洗瓶连接“Y”形引流管，距腋中线 40cm 高处，引流瓶与“Y”形管连接置于距腋中线 60cm 低处。

（3）术中根据医嘱控制灌洗液入量，并观察引流液的颜色、性状、有无出血等情况。

（4）正确给药、调整输液速度。

（5）正确采集动脉血标本并及时送检。

（6）密切观察生命体征，如有异常立即报告医师及时处理。

（7）为患者按摩并活动四肢，预防静脉血栓发生。

3. 术后观察室护理：

（1）准备工作：室温调至 26℃，检查氧气系统及各仪器的完备情况，保证能正常工作；核对抢救药品及物品、常规备用药品是否准备齐全。

（2）与手术室护士做好交接，了解患者术中情况。

（3）患者取半卧位，监测生命体征、心电图、指脉氧饱和度，半小时记录 1 次。如有异常，立即报告医师及时处理。

（4）根据病情选择合适的吸氧方式并及时调节氧流量。

（5）保持呼吸道通畅：观察患者呼吸频率、深浅度及节律变化，注意呼吸道有无痰液堵塞，鼓励并指导患者有效咳嗽、咳痰，及时清理呼吸道分泌物。痰液黏稠者给予雾化吸入，必要时吸痰。

（6）鼓励患者多饮水，利于痰液稀释及麻醉药物代谢。

（7）检查维护静脉通道通畅，无药液外渗，无针头等连接处脱落。

（8）对留置尿管患者，保持管路通畅，防止脱落，预防交叉感染，待患者肌力恢复可拔除尿管。

（9）加强巡视，间断为患者按摩活动四肢，预防静脉血栓发生。

（10）做好患者心理护理，加强与患者的沟通与交流，解除患者顾虑，使患者早日恢复健康。

（三）患者表单

肺尘埃沉着（尘肺）病大容量全肺灌洗术治疗临床路径患者表单

适用对象：第一诊断为肺尘埃沉着（尘肺）病（ICD-10：J60-J64），包括职业性肺尘埃沉着（尘肺）病（《职业病分类和目录》内所涉及的13种肺尘埃沉着（尘肺）病）及临床诊断肺尘埃沉着（尘肺）病。

患者姓名：	性别：　年龄：　住院号：	门诊号：
住院日期：　年　月　日	出院日期：　年　月　日	标准住院日4~6周

时间	入院第1天	住院期间	出院日
医患配合	□ 配合询问病史、收集资料，请务必详细告知既往史、职业史、用药史、过敏史 □ 配合进行体格检查 □ 有任何不适请告知医师	□ 配合完善各种相关检查、化验，如采血、痰病原学检查、心电图、X线胸片、胸部CT □ 医师与患者及家属介绍病情 □ 检查或治疗前患者或家属签字（必要时） □ 医师给予患者大容量全肺灌洗术治疗及呼吸康复综合治疗 □ 医师给予患者术前及术后宣教	□ 接受出院前指导 □ 熟悉复查程序 □ 领取出院诊断书
护患配合	□ 配合测量体温、脉搏、呼吸3次、血压、指脉氧饱和度、体重1次 □ 配合完成入院护理评估（简单询问病史、过敏史、用药史） □ 接受入院宣教（环境介绍、病室规定、订餐制度、贵重物品保管等）及肺尘埃沉着（尘肺）病知识相关教育 □ 接受跌倒压疮等护理不良事件预防宣教 □ 有任何不适请告知护士	□ 配合定时测量体温、脉搏、呼吸，每日询问大便 □ 接受相关实验室检查宣教，正确留取标本，配合检查 □ 配合用药及治疗，尤其是氧疗 □ 接受输液、服药治疗，接受药物宣教，并告知用药后效果 □ 接受护士给予患者大容量全肺灌洗术前及术后宣教 □ 接受呼吸康复知识宣教，配合完成肺康复训练 □ 注意活动安全，避免坠床或跌倒、压疮 □ 配合执行探视和陪伴制度 □ 有任何不适及问题及时通知护士	□ 接受出院宣教 □ 办理出院手续 □ 领取出院带药 □ 掌握服药方法、作用、注意事项 □ 了解复印病历程序及复查时间
饮食	□ 普食 □ 遵医嘱饮食	□ 普食 □ 遵医嘱饮食	□ 普食 □ 遵医嘱饮食
排泄	□ 正常排尿便	□ 正常排尿便 □ 避免便秘	□ 正常排尿便
活动	□ 适度活动	□ 适度活动	□ 正常适度活动，避免疲劳

病案质量监控表单

肺尘埃沉着（尘肺）病临床路径病案质量监控表单

适用对象：第一诊断为肺尘埃沉着（尘肺）病（ICD-10：J60-J64），包括职业性肺尘埃沉着（尘肺）病（《职业病分类和目录》内所涉及的13种肺尘埃沉着（尘肺）病）及临床诊断肺尘埃沉着（尘肺）病。

患者姓名：	性别： 年龄： 住院号：	门诊号：
住院日期： 年 月 日	出院日期： 年 月 日	标准住院日：4~6周

<table>
<tr><th colspan="2">监控重点
监控项目
住院时间</th><th colspan="2">评估要点</th><th>监控内容</th><th>分数</th><th>减分理由</th><th>备注</th></tr>
<tr><td colspan="2" rowspan="3">病案首页</td><td colspan="2">主要诊断名称及编码</td><td>尘肺病（ICD-10：J60-J64）</td><td rowspan="2">5□
4□
3□
1□
0□</td><td rowspan="3"></td><td rowspan="3"></td></tr>
<tr><td colspan="2">其他诊断名称及编码</td><td>无遗漏，编码准确</td></tr>
<tr><td colspan="2">其他项目</td><td>内容完整、准确、无遗漏</td><td>5□
4□
3□
1□
0□</td></tr>
<tr><td rowspan="4">住院第1~3天</td><td rowspan="4">入院记录</td><td rowspan="4">现病史</td><td>职业史</td><td>粉尘接触史及职业病诊断资料</td><td>5□
4□
3□
1□
0□</td><td></td><td rowspan="3"></td></tr>
<tr><td>主要症状</td><td>是否记录本病最主要的症状，并重点描述：咳嗽、咳痰，活动后胸闷、气促、胸痛、咯血</td><td>5□
4□
3□
1□
0□</td><td></td></tr>
<tr><td>病情演变过程及伴随症状</td><td>是否描述主要症状的演变过程，如：咳嗽加剧、咳痰增多，痰液性状、病情变化是否记录伴随症状，如：发热等</td><td>5□
4□
3□
1□
0□</td><td></td></tr>
<tr><td>院外诊疗过程</td><td>是否记录诊断、治疗情况如：
1. 是否做过血常规检查、胸部X线检查等辅助检查
2. 是否使用抗感染、化痰、祛痰药物以及药物的时间、剂量、方法等。应用上述药物的效果</td><td>5□
4□
3□
1□
0□</td><td></td><td>入院24小时内完成</td></tr>
</table>

续　表

住院时间 \ 监控项目 \ 监控重点		评估要点	监控内容	分数	减分理由	备注
住院第1~3天	入院记录	既往史 个人史 家族史	是否按照病例书写规范记录，并重点记录： 1. 饮食习惯、环境因素、精神因素、特殊生活习惯及有无烟酒嗜好等 2. 家族中有无类似患者	5□ 4□ 3□ 1□ 0□		入院24小时内完成
		体格检查	是否按照病例书写规范记录，并记录重要体征，无遗漏，如： 1. 生命体征、一般情况、皮肤黏膜 2. 胸部主要阳性体征和重要的阴性体征 3. 胸部主要体征 4. 四肢关节，有无下肢水肿	5□ 4□ 3□ 1□ 0□		
		辅助检查	是否记录辅助检查结果，如： 1. 血常规、尿常规、便常规 2. 肝功能、肾功能、电解质、红细胞沉降率、C反应蛋白、凝血功能、动脉血气分析 3. 病原学检查及药敏试验、感染性疾病筛查（乙型肝炎、丙型肝炎、梅毒、艾滋病等）（必要时） 4. 胸部正侧位X线片、胸部CT 5. 心电图 6. 肺功能	5□ 4□ 3□ 1□ 0□		
	首次病程记录	病例特点	是否简明扼要，重点突出，无遗漏： 1. 粉尘作业史、既往职业病诊断资料 2. 病情（例）特点，发病年龄及特殊的生活习惯及嗜好等 3. 突出的症状和体征 4. 辅助检查结果 5. 其他疾病史	5□ 4□ 3□ 1□ 0□		
		初步诊断	第一诊断为：尘肺病（ICD-10：J60-J64）	5□ 4□ 3□ 1□ 0□		入院8小时内完成

续　表

<table>
<tr><th colspan="2">监控重点
监控项目
住院时间</th><th>评估要点</th><th>监控内容</th><th>分数</th><th>减分理由</th><th>备注</th></tr>
<tr><td rowspan="3">住院第
1～3天</td><td rowspan="3">首次病程记录</td><td>诊断依据</td><td>是否充分、分析合理：
1. 明确粉尘接触史及既往职业病诊断资料。
2. 临床表现。
3. 排除其他心、肺疾患（如肺结核、慢性阻塞性肺疾病、支气管哮喘、支气管扩张、肺癌、心脏病、心功能不全、慢性鼻炎、慢性咽炎等）引起的咳嗽、咳痰或伴有喘息等</td><td>5□
4□
3□
1□
0□</td><td></td><td rowspan="3">入院8小时内完成</td></tr>
<tr><td>鉴别诊断</td><td>是否根据病例特点与下列疾病鉴别：
1. 肺结核
2. 慢性阻塞性肺疾病
3. 支气管哮喘
4. 支气管扩张
5. 肺癌
6. 心功能不全等</td><td>5□
4□
3□
1□
0□</td><td></td></tr>
<tr><td>诊疗计划</td><td>是否全面并具有个性化：
1. 是否完成并记录必需的检查项目：
（1）血常规、尿常规、便常规
（2）肝功能、肾功能、电解质、血糖、C反应蛋白、红细胞沉降率、凝血功能、胸部正侧位、胸部高分辨率CT、心电图、肺功能
2. 是否记录分析根据患者病情选择的辅助检查，如病原学、支气管镜、感染性疾病筛查等
3. 预防措施：戒烟和避免延误刺激，增强体质，提高免疫力
4. 抗肺纤维化
5. 祛痰、镇咳
6. 解痉、平喘
7. 改善肺间质循环
8. 中医中药</td><td>5□
4□
3□
1□
0□</td><td></td></tr>
<tr><td>住院第
1～3天</td><td>病程记录</td><td>上级医师查房记录</td><td>是否有重点内容并结合本病例：
1. 补充病史和查体
2. 诊断、鉴别诊断分析
3. 病情评估和预后评估
4. 治疗方案分析，提出诊疗意见
5. 提出需要观察和注意的内容</td><td>5□
4□
3□
1□
0□</td><td></td><td>入院48小时内完成</td></tr>
</table>

续 表

住院时间 \ 监控项目 \ 监控重点		评估要点	监控内容	分数	减分理由	备注
住院第1~3天	病程记录	住院医师查房记录	是否记录、分析全面： 1. 病情：咳嗽、咳痰、胸闷、气促等症状 2. 具体治疗措施：如抗肺纤维化、止咳平喘药的名称、用量、用法等 3. 分析：辅助检查结果、治疗方案、病情及评估、预后评估等 4. 记录：上级医师查房意见执行情况：患者及家属意见，以及医师的解释内容	5□ 4□ 3□ 1□ 0□		
住院期间	病程记录	住院医师查房记录	是否记录、分析如下内容： 1. 咳嗽、咳痰等症状 2. 具体治疗措施：抗肺纤维化、止咳平喘药的名称、用量、用法等 3. 分析：辅助检查结果、治疗方案、病情及评估、预后评估等 4. 记录：上级医师查房意见执行情况；患者及家属意见，以及医师的解释内容	5□ 4□ 3□ 1□ 0□		
		上级医师记录	1. 是否记录 2. 是否对病情、已完成的诊疗进行总结分析，并提出下一步诊疗意见，补充、更改诊断分析和确定诊断分析	5□ 4□ 3□ 1□ 0□		
出院前1~3天	病程记录	住院医师查房记录	是否记录、分析： 1. 目前咳嗽、咳痰等症状的缓解情况 2. 目前抗肺纤维化、止咳平喘药等药物的使用情况 3. 病情评估及疗效评估 4. 符合出院标准 5. 出院后的治疗方案及出院后注意事项	5□ 4□ 3□ 1□ 0□		
		上级医师查房记录	是否记录、分析 1. 疗效评估，预期目标完成情况 2. 判断是否符出院标准 3. 确定是否出院 4. 出院后治疗方案	5□ 4□ 3□ 1□ 0□		

续 表

监控重点 / 监控项目 / 住院时间		评估要点	监控内容	分数	减分理由	备注
住院第28~42天（出院日）	病程记录	住院医师查房记录	是否记录： 1. 目前咳嗽、咳痰等症状的缓解情况 2. 向患者交代出院后注意事项	5 □ 4 □ 3 □ 1 □ 0 □		
	出院记录		记录是否齐全，重要内容无遗漏，如： 1. 入院情况 2. 诊疗经过 3. 出院情况：症状体征等 4. 出院医嘱：出院带药需写明药物名称、用量、服用方法，需要调整的药物要注明调整的方法；出院后患者需要注意的事项；门诊复查时间及项目等	5 □ 4 □ 3 □ 1 □ 0 □		
	操作记录		内容包括自然项目（另页书写时）、操作名称（如肺灌洗、支气管镜检查）、操作时间、操作步骤、结果及患者一般情况，记录过程是否顺利、有无不良反应，术后注意事项及是否向患者说明，操作医师签名	5 □ 4 □ 3 □ 1 □ 0 □		
	特殊检查、特殊治疗同意书等医学文书		内容包括自然项目（另页书写时）、特殊检查、特殊治疗项目名称（如肺灌洗、支气管镜检查）、目的、可能出现的并发症及风险、或替代治疗方案、患者或家属签署是否同意检查或治疗、患者签名、医师签名并填写日期	5 □ 4 □ 3 □ 1 □ 0 □		
医嘱	长期医嘱	住院第1天	1. 职业病科护理常规 一/二/三级护理常规（级别护理根据病情） 2. 饮食 3. 祛痰剂 4. 支气管舒张剂（必要时） 5. 镇咳药（必要时）	5 □ 4 □ 3 □ 1 □ 0 □		

续 表

监控重点 监控项目 住院时间		评估要点	监控内容	分数	减分理由	备注
医嘱	长期医嘱	住院期间	1. 职业病科护理常规 一/二/三级护理常规（级别护理根据病情） 2. 根据病情给予抗肺纤维化药 3. 祛痰剂 4. 支气管舒张剂（必要时） 5. 镇咳药（必要时） 6. 改善肺间质循环 7. 中医中药	5☐ 4☐ 3☐ 1☐ 0☐		
		出院前	1. 职业病科护理常规 二/三级护理常规（级别护理根据病情） 2. 抗肺纤维化药 3. 祛痰剂 4. 支气管舒张剂（必要时） 5. 镇咳药（必要时） 6. 改善肺间质循环 7. 中医中药 8. 根据病情调整用药			
	临时医嘱	住院第1天	1. 血常规、尿常规、便常规 2. 动脉血气分析、肝功能、肾功能、电解质、红细胞沉降率、C-反应蛋白、凝血功能 3. 胸部正侧位片、胸部CT、心电图、肺功能			
		住院期间	1. 异常指标复查 2. 根据病情选做辅助检查，如病原学、感染性疾病筛查等 3. 肺灌洗治疗（必要时） 4. 有创性检查及操作（必要时）			
		出院前	1. 胸片检查（必要时） 2. 根据需要，复查有关检查			
		出院日	1. 出院带药 2. 门诊随诊时间			
一般书写规范		各项内容	完整、准确、清晰、签字	5☐ 4☐ 3☐ 1☐ 0☐		

续 表

监控重点 / 监控项目 / 住院时间	评估要点	监控内容	分数	减分理由	备注
变异情况	变异条件及原因	1. 治疗无效或者病情进展，需复查病原学检查并调整抗菌药物，导致住院时间延长 2. 伴有影响本病治疗效果的合并症和并发症，需要进行相关检查及治疗，导致住院时间延长	5□ 4□ 3□ 1□ 0□		

第二篇

职业病

临床路径释义药物信息表

Therapeutic Drugs

第一章

阿片类受体阻断药

■ 药品名称	纳洛酮　Naloxone
适应证	1. 用于阿片类药物复合麻醉术后，阻断该类药物所致的呼吸抑制，促使患者苏醒 2. 用于阿片类药物过量，完全或部分逆转阿片类药物引起的呼吸抑制 3. 解救急性乙醇中毒 4. 用于急性阿片类药物过量的诊断
制剂与规格	盐酸纳洛酮注射液[保(甲)]：①1ml：0.4mg[基]；②1ml：1mg[基]；③2ml：2mg[基]；④10ml：4mg
用法与用量	本品可静脉滴注、静脉注射或肌内注射给药。静脉注射起效最快，适合在急诊时使用 静脉滴注：本品 2mg 用 500ml 氯化钠注射液或葡萄糖溶液稀释，使浓度达到 0.004mg/ml。混合液在 24 小时内使用，超过 24 小时剩余的混合液必须丢弃。根据患者反应控制滴注速度 1. 成人：①阿片类药物过量，首次可静脉注射本品 0.4～2mg，如果未获得呼吸功能理想的对抗和改善作用，可隔 2～3 分钟重复注射给药，如果给 10mg 还未见反应，就应考虑诊断问题。如果不能静脉给药，可肌内给药；②部分纠正在手术使用阿片类药物后的抑制效应，通常较小剂量本品即有效。首次纠正呼吸抑制时，应每隔 2～3 分钟，静脉注射 0.1～0.2mg，直至产生理想的效果，即有通畅的呼吸和清醒度、无明显疼痛和不适。大于必需剂量的本品可明显逆转痛觉缺失和升高血压。同样，逆转太快可引起恶心、呕吐、出汗或循环系统负担增加；③1～2 小时间隔内需要重复给予本品的量取决于最后一次使用的阿片类药物的剂量、给药类型（短作用型还是长作用型）与间隔时间；④重度乙醇中毒 0.8～1.2mg，1 小时后重复给药 0.4～0.8mg 2. 儿童：①阿片类药物过量，儿童静脉注射的首次剂量为 0.01mg/kg。如果此剂量没有在临床上取得满意的效果，接下去则应给予 0.1mg/kg（如果不能静脉注射，可以分次肌内注射）。必要时可用灭菌注射用水将本品稀释；②术后阿片类药物抑制效应，参考成人术后阿片抑制项下的建议和注意事项。在首次纠正呼吸抑制效应时，每隔 2～3 分钟静脉注射本品 0.005～0.01mg，直至达到理想逆转程度 3. 新生儿：阿片类药物引起的抑制，静脉注射、肌内注射或皮下注射的常用初始剂量为 0.01mg/kg，可按照成人术后阿片类抑制的用药说明重复该剂量 纳洛酮激发试验：用来诊断怀疑阿片耐受或急性阿片过量。静脉注射本品 0.2mg，观察 30 秒钟看是否出现阿片戒断症状和体征。如果未出现，或未达到逆转的作用，呼吸功能未得到改善，可间隔 2～3 分钟重复用药，每注射 0.6mg 观察 20 分钟。如果纳洛酮的给药总量达到 10mg 后仍未观察到反应，则阿片类药物诱发的或部分由阿片类药物引起毒性的诊断可能有误。在不能进行静脉注射给药时，可选用肌内注射或皮下注射
注意事项	1. 伴有肝脏疾病、肾功能不全患者应慎用本品 2. 妊娠妇女只有在必要时才考虑使用本品，轻至中度高血压患者在临产时使用纳洛酮应密切监护，以免发生严重高血压 3. 哺乳期应慎用本品 4. 已知或可疑的阿片类药物躯体依赖患者，包括其母亲为阿片类药物依赖者的新生儿，突然或完全逆转阿片作用可能会引起急性戒断反应

续 表

	5. 老年人应从小剂量开始 6. 由于某些阿片类药物的作用时间长于纳洛酮，因此应该对使用本品效果很好的患者进行持续监护，必要时应重复给药 7. 本品对非阿片类药物引起的呼吸抑制和左丙氧芬引起的急性毒性的控制无效。只能部分逆转部分性激动剂或混合激动剂/阻断剂（如丁丙诺啡和喷他佐辛）引起的呼吸抑制，或需要加大纳洛酮的用量。如果不能完全响应，在临床上需要用机械辅助治疗呼吸抑制 8. 在术后突然逆转阿片类抑制可能引起恶心、呕吐、出汗、发抖、心悸、血压升高、癫痫发作、室性心动过速和纤颤、肺水肿以及心脏停搏，严重的可导致死亡。术后患者使用本品过量可能逆转痛觉缺失并引起患者激动 9. 有心血管疾病史，或接受其他有严重的心血管不良反应（低血压、室性心动过速或室颤、肺水肿）的药物治疗的患者应慎用本品 10. 应用纳洛酮阻断大剂量麻醉镇痛药后，由于痛觉恢复，可产生高度兴奋。表现为血压升高，心率增快，心律失常，甚至肺水肿和心室颤动 11. 由于此药作用持续时间短，用药起作用后，一旦其作用消失，可使患者再度陷入昏睡和呼吸抑制。故需注意维持药效 12. 阿片类中毒患儿对本品的反应很强，因此需要对其进行至少 24 小时的密切监护，直到本品完全代谢 13. 本品不应给予有明显戒断症状和体征的患者，或者尿中含有阿片的患者 14. 有些患者特别是阿片耐受患者对低剂量的本品即可发生反应，静脉注射 0.1mg 的本品就可以起诊断作用
禁忌	对本品过敏者
不良反应	1. 术后患者使用本品时偶见：低血压、高血压、室性心动过速和纤颤、呼吸困难、肺水肿和心脏停搏 2. 类阿片依赖：对阿片类药物产生躯体依赖的患者突然逆转其阿片作用可能会引起急性戒断综合征，包括但不局限于躯体疼痛、发热、出汗、流鼻涕、喷嚏、竖毛、打哈欠、无力、寒战或发抖、神经过敏、不安或易激惹、痢疾、恶心或呕吐、腹部痛性痉挛、血压升高、心悸等症状和体征 3. 对新生儿，阿片戒断症状可能有：惊厥、过度哭泣、反射性活动过多 4. 术后使用本品和减药时引起的不良反应按器官系统分类如下：①心血管系统：高血压、低血压、皮肤热潮红或发红、心脏停搏或衰竭、心悸、室性纤颤和室性心动过速。据报道由此引起的后遗症有死亡、昏迷和脑病；②胃肠道：恶心、呕吐；③神经精神系统：惊厥、感觉异常、癫痫大发作惊厥、激动、幻觉、发抖；④呼吸道、胸和膈：肺水肿、呼吸困难、呼吸抑制、低氧症；⑤皮肤：非特异性注射点反应、出汗
特殊人群用药	尚不明确
药典	Chin. P.、BP、Jpn. P.
国家处方集	CNF
其他推荐依据	

第二章

解毒剂

■ 药品名称	碳酸氢钠 Sodium Bicarbonate
适应证	用于代谢性酸中毒，碱化尿液以预防尿酸性肾结石，减少磺胺药的肾毒性，以及急性溶血时防止血红蛋白沉积在肾小管
制剂与规格	碳酸氢钠片[基,保(甲)]：①0.3g；②0.5g 碳酸氢钠注射液[保(甲)]：①10ml∶0.5g[基]；②100ml∶5g；③250ml∶12.5g[基]
用法与用量	成人 1. 用于制酸：口服，一次0.5~1.0g，一日3次，餐前服用 2. 碱化尿液：口服，首次4g，以后每4小时1~2g，静脉滴注，2~5mmol/kg，4~8小时滴注完毕 3. 代谢性酸中毒：口服，一次0.5~2g，一日3次 静脉滴注所需剂量按下式计算：补碱量（mmol）=（-2.3-实际测得的BE值）×0.25×体重（kg），或补碱量（mmol）=［正常的CO_2CP-实际测得的CO_2CP（mmol）］×0.25×体重（kg），一般先给计算剂量的1/3~1/2，4~8小时内滴注完毕 儿童 1. 用于制酸：6岁以下儿童尚无统一标准剂量，6~12岁者一次0.5g，半小时可重复1次 2. 碱化尿液：口服，一日按体重1~10mmol/kg 3. 代谢性酸中毒：参考成人剂量
注意事项	1. 下列情况慎用：少尿或无尿；钠潴留并有水肿时；原发性高血压 2. 下列情况不做静脉内用药：碱中毒；各种原因导致的大量胃液 3. 长期或大量应用可致代谢性碱中毒，并且钠负荷过高引起水肿等
禁忌	禁用于吞食强酸中毒时的洗胃
不良反应	大量注射、存在肾功能不全或长期应用时可出现心律失常、肌肉痉挛、疼痛、异常疲倦虚弱、呼吸减慢、口内异味、尿频、尿急、持续性头痛、食欲减退、恶心呕吐等
特殊人群用药	妊娠与哺乳期妇女：妊娠期妇女应慎用；本品可经乳汁分泌，但对婴儿的影响尚无有关资料
药典	Eur. P.、USP
国家处方集	CNF
其他推荐依据	

■ 药品名称	叶酸 Folic Acid
适应证	各种原因引起的叶酸缺乏及由叶酸缺乏所致的巨幼红细胞贫血；小剂量用于妊娠期妇女预防胎儿神经管畸形
制剂与规格	叶酸片[基,保(甲)]：①5mg；②0.4mg

续 表

用法与用量	口服：成人治疗量，一次5~10mg，一日3次，直至血象恢复正常；小儿可酌情给予一日5~15mg。预防量一次0.4mg，一日1次
注意事项	1. 诊断明确后再用药。若为试验性治疗，应口服生理剂量，一日0.5mg 2. 恶性贫血及只有维生素 B_{12} 缺乏者不能单独用叶酸治疗 3. 叶酸一般不用维持治疗，除非是吸收不良的患者
禁忌	非叶酸缺乏的贫血或诊断不明的贫血、对叶酸及其代谢物过敏者禁用
不良反应	偶见过敏反应。长期用药可出现畏食、恶心、腹胀等胃肠症状。大量服用时，可使尿呈黄色
特殊人群用药	尚不明确
药典	Chin. P.、BP、Eur. P.、Jpn. P.、USP、Int. P.
国家处方集	CNF
其他推荐依据	
■ 药品名称	乙醇 Alcohol
适应证	外用消毒，常用作消毒防腐用，能使蛋白质变性而发挥杀菌作用，但对芽胞无效。也可用于急性甲醇中毒的解毒剂
制剂与规格	稀乙醇：75%，100ml：500ml
用法与用量	75%乙醇水溶液用于皮肤消毒。作为溶媒，加入其他药物配成酯剂，如2%~4%红霉素乙醇用于痤疮的治疗。急性甲醇中毒时，可依病情给予50%乙醇口服（1~3ml/kg）或10%乙醇静脉滴注，使血中甲醇浓度低于1500mg/L，维持滴入速度即可
注意事项	尚不明确
禁忌	尚不明确
不良反应	长期外用时由于乙醇具有去脂作用，可使皮肤变得干燥
特殊人群用药	尚不明确
药典	Chin. P.、BP、USP、Eur. P.、Int. P.
国家处方集	CNF
其他推荐依据	
■ 药品名称	二巯丙磺钠 Sodium Dimercaptopropane Sulfonate
适应证	1. 用于汞、砷、锑、铋、铬和路易剂中毒 2. 用于毒蕈（noxiousmushroom）（即野生毒蘑菇）毒素毒肽、毒伞肽中毒 3. 用于沙蚕毒素类农药中毒
制剂与规格	二巯丙磺钠注射液[保(甲)]：①2ml：125mg；②5ml：250mg
用法与用量	肌内注射 成人常用量 1. 金属中毒：①急性中毒，一次250mg，第1日3~4次，第2日2~3次，以后一日1~2次，连用7天为1个疗程；②慢性中毒，一次125~250mg，一日1~2次，连用3日、停药4~7天为1个疗程，一般需用2~3个疗程

续 表

	2. 毒蕈中毒，一次250mg，一日2次，连用5~7天 3. 沙蚕毒素类农药中毒：①轻、中度中毒，一次250mg，6小时1次，用1日即可；②重度中毒，首剂静脉注射，剂量不变，其他仍肌内注射，第2日如病情需要再肌内注射，一次250mg，用2~3次即可，间隔时间可延长至8~12小时。 小儿常用量：按体重一次5mg/kg，用法同成人
注意事项	1. 高敏体质者应慎用或禁用，必要时脱敏治疗后密切观察下小剂量使用 2. 一旦发生过敏反应须立即停药，并对症治疗。轻症者可用抗组胺药，反应严重者应用肾上腺素或肾上腺皮质激素 3. 如需静脉注射，将本品250mg用10%葡萄糖注射液20ml稀释后使用。静脉注射速度要慢，应在5分钟以上注射完毕，否则会引起不良反应，故一般多采用肌内注射 4. 由于本品与金属形成的络合物仍有一定程度的离解，如排泄慢，离解出来的二巯基化合物可很快被氧化，则游离的金属仍能产生中毒现象，故本品在金属中毒时，需反复给予足量的药物
禁忌	对本品过敏或对巯基化合物有过敏史的患者禁用
不良反应	1. 静脉注射速度快时可引起恶心、呕吐、头晕、面色苍白、口唇发麻、心率加快等，一般10~15分钟即可消失 2. 偶见过敏反应，如皮疹、寒战、发热，甚至过敏性休克、剥脱性皮炎等
特殊人群用药	尚不明确
药典	
国家处方集	CNF
其他推荐依据	
■ 药品名称	**二巯丁二钠　Sodium Dimercaptosuccinate**
适应证	1. 用于锑、汞、砷、铅、铜等金属中毒 2. 用于肝豆状核变性
制剂与规格	注射用二巯丁二钠[保(甲)]：①0.5g；②1g
用法与用量	静脉注射。临用时，将本品1g用氯化钠注射液或5%葡萄糖注射液10~15ml溶解后供缓慢静脉注射，注射时间10~15分钟 1. 成人常用量：①急性金属中毒，首次2g，以后一次1g，1小时1次，连续用药4~5次；②亚急性金属中毒，一次1g，一日2~3次，连用3~5天；③慢性金属中毒，一次1g，一日1次，连用5~7天，停药5~7日为1个疗程，或一次1g，一日1次，连用3天，停药4天为1个疗程，按病情可用2~4个疗程 2. 小儿常用量：按体重一次20mg/kg，用法同成人
注意事项	1. 有肝脏疾病者慎用 2. 本品水溶液呈无色或略带微红色，极不稳定，久置后现混浊或土黄色则不可使用 3. 本品不可静脉滴注 4. 在应用本品前和用药过程中，应根据情况定期检查肝功能，如每1~2周检查1次
禁忌	严重肝功能不全者禁用
不良反应	1. 约50%的患者在静脉注射后出现轻度头晕，以及头痛、四肢无力、口臭、恶心、腹痛等 2. 少数患者可见皮疹，皮疹呈红色丘疹，有瘙痒，以面部、颈部、前胸多见；另见咽喉干燥、胸闷、食欲缺乏等

续　表

	3. 个别患者有血清 ALT（GPT）及 AST（GOT）暂时性增高
特殊人群用药	肝功能不全、肾功能不全患者：禁用
药典	Chin. P.
国家处方集	CNF
其他推荐依据	
■ 药品名称	**二巯丁二酸　Dimercaptosuccinic Acid**
适应证	1. 用于铅、汞、砷、锑、铜等金属中毒 2. 用于肝豆状核变性
制剂与规格	二巯丁二酸胶囊[保(甲)]：0.25g
用法与用量	口服 1. 成人常用量：一次0.25g~0.5g，一日3次，连服3天，停服4天，7天为1个疗程；或一次0.25g~0.5g，一日2次，隔日服药，共10天，停服5天，15天为1个疗程。根据病情，一般应用药2~3个疗程 2. 小儿常用量：按体重一次10mg/kg，用法同成人
注意事项	1. 应用前和应用过程中，应根据情况定期检查肝功能。出现血清 ALT（GPT）及 AST（GOT）增高时停止用药 2. 治疗时应监测血铅浓度。因治疗后血铅浓度降低，但有些人再次接触铅和治疗时，血铅反而升高。此外，经短时治疗后，可引起血铅反跳性升高，这是因铅从骨中游离出来，重新分布的结果。所以应反复用药，才能保证疗效 3. 监测尿铅的排出 4. 每周监测全部血细胞计数，发现有中性粒细胞减少时停药 5. 服用本品的同时应饮足量水，脱水患者应在水分补足后再用药
禁忌	1. 严重肝功能不全患者禁用 2. 孕妇禁用
不良反应	1. 可见口、鼻呼气，汗、尿和便常带有大蒜样臭味 2. 可见食欲缺乏、腹胀、恶心、呕吐、腹泻等胃肠道反应 3. 偶见皮疹，血清 ALT（GPT）及 AST（GOT）一过性升高、中性粒细胞减少
特殊人群用药	肝、肾功能不全患者：肝功能不全者慎用，严重肝功不全者禁用 儿童：对一些缺乏葡萄糖-6-磷酸脱氢酶和镰状细胞性贫血儿童用本品治疗无效 妊娠及哺乳期妇女：孕妇禁用
药典	Chin. P.
国家处方集	CNF
其他推荐依据	
■ 药品名称	**依地酸钙钠　Calcium Disodium Edetate**
适应证	用于铅、镉、锰、铬、镍、钴和铜等重金属中毒
制剂与规格	依地酸钙钠注射液[保(甲)]：5ml：1g

续　表

用法与用量	1. 静脉滴注：将本品 1g，用 5%葡萄糖注射液 250~500ml 稀释后滴注，滴注时间 4~8 小时。①成人常用量，一次 1g，一日 1 次，连续用药 3 天，停药 4 天为 1 个疗程；②小儿常用量，按体重一次 25mg/kg，一日 1 次，连续用药 3 天，停药 4 天为 1 个疗程 2. 肌内注射：将本品 0.5g，用 1%盐酸普鲁卡因注射液 2ml 稀释后作深部肌内注射。成人常用量，一次 0.5g，一日 1 次，连续用药 3 天，停药 4 天为 1 个疗程
注意事项	1. 对乙二胺过敏者，对本品也可能过敏 2. 各种肾病患者慎用 3. 依地酸钙钠注射液直接行肌内注射可引起局部疼痛。为缓解注射引起的疼痛，可用 0.5%或 1%盐酸普鲁卡因注射液适量稀释后注射 4. 一日剂量不宜超过 1.5g，每一疗程连续用药不超过 5 天。需要应用第二疗程前应停药间歇 4~7 天。剂量过大和疗程过长不一定成比例地增加尿中金属的排泄量，相反可引起急性肾小管坏死 5. 严重中毒患者不宜应用较大剂量，否则使血浆中金属络合物大量增加来不及从尿中排出，反而增加对人体的毒性 6. 每一疗程治疗前后应检查尿常规和肾功能，多疗程治疗过程中要监测血尿素氮、肌酐、钙和磷
禁忌	少尿、无尿或肾功能不全患者禁用
不良反应	1. 头晕、前额痛；食欲缺乏、恶心；畏寒、发热 2. 组胺样反应，如鼻黏膜充血、喷嚏、流涕和流泪 3. 可见少数患者有尿频、尿急、蛋白尿、低血压和心电图 T 波倒置 4. 过大剂量可引起肾小管上皮细胞损害，导致急性肾衰竭，肾脏损害一般在停药后恢复 5. 有的患者出现高钙血症
特殊人群用药	儿童：儿童急性严重铅脑病一般需采用本品和二巯丙醇联合治疗。具体用药：二巯丙醇按体重一次 4mg/kg，每 4~6 小时 1 次，同时应用本品按体重一次 12.5mg/kg，一日 2 次，疗程 3~5 天 老年人：慎用，并应减少剂量和疗程
药典	Chin. P.
国家处方集	
其他推荐依据	
■ 药品名称	阿托品　Atropine
适应证	抑制膀胱痉挛，也是急性有机磷类、氨基甲酸酯类农药中毒常用解毒剂
制剂与规格	阿托品注射液[保(甲)]：①1ml：0.5mg[基]；②1ml：1mg[基]；③1ml：5mg[基]；④5ml：25mg
用法与用量	肌内注射、静脉注射 1. 成人：一般用药，一次 0.3~0.5mg，农药中毒时，可依病情一次注射 1~10mg，直至阿托品化后（可皮下注射，重度患者可静脉注射） 2. 儿童静脉注射：儿童耐受性差，0.2~10mg 可中毒致死
注意事项	1. 前列腺增生者禁用 2. 其他：对其他颠茄生物碱不耐受者，对本品也不耐受
禁忌	青光眼及前列腺增生者、高热者禁用

续　表

不良反应	常见便秘、出汗减少、口鼻咽喉干燥、视物模糊、皮肤潮红、排尿困难、胃肠动力减退、胃食管反流；少见眼压升高、过敏性皮疹、疱疹；接触性药物性眼睑结膜炎
特殊人群用药	儿童：婴幼儿对本品的毒性反应极其敏感，特别是痉挛性麻痹与脑损伤的儿童，反应更强，环境温度较高时，因闭汗有体温急剧升高的危险，应用时要严密观察 老年人：容易发生抗 M 胆碱样不良反应，如排尿困难、便秘、口干（特别是男性），也易诱发未经诊断的青光眼 妊娠与哺乳期妇女：妊娠期妇女静脉注射本品可使胎儿心动过速；本品可分泌入乳汁，并有抑制泌乳的作用
药典	Eur. P.、USP
国家处方集	CNF
其他推荐依据	
■ 药品名称	盐酸戊乙奎醚　Penehyclidine Hydrochloride
适应证	用于有机磷毒物中毒急救治疗和中毒后期或胆碱酯酶老化后维持阿托品化。单独应用疗效差，应与胆碱酯酶重活化剂联合应用
制剂与规格	盐酸戊乙奎醚注射液：1ml：1mg
用法与用量	肌内注射 成人常用量 轻度中毒，首次 1~2mg，必要时伍用氯解磷定 250~750mg；中度中毒，首次 2~4mg，同时伍用氯解磷定 750~1500mg；重度中毒，首次 4~6mg，同时伍用氯解磷定 1500~2500mg。首次用药 45 分钟后，如仅有恶心、呕吐、出汗、流涎等毒蕈碱样症状时，仅需应用盐酸戊乙奎醚 1~2mg 即可；如仅有肌颤、肌无力等烟碱样症状或胆碱酯酶活力< 50%时仅需应用氯解磷定 1000mg 即可，无氯解磷定时可用碘解磷定代替。如上述症状均有时，则需重复应用盐酸戊乙奎醚和氯解磷定首次用量的半量 1~2 次。中毒后期或胆碱酯酶老化后可用盐酸戊乙奎醚 1~2mg 维持阿托品化，每次间隔 8~12 小时。急性有机磷毒物轻、中、重度中毒的用药总量分别为 2~3mg、5~7mg、10~14mg 小儿常用量：参照成人用量
注意事项	1. 本品对心脏（M_2受体）无明显作用，故对心率无明显影响 2. 本品不能以心率加快来判断是否阿托品化，而应以口干和出汗消失或皮肤干燥等症状判断 3. 心率不低于正常值时，一般不需伍用阿托品 4. 本品对前列腺肥大的老年患者可加重排尿困难，用药时应严密观察
禁忌	尚不明确
不良反应	用量适当时常伴有口干、面红和皮肤干燥等。如用量过大，可出现头晕、尿潴留、谵妄和体温升高等。一般不需特殊处理，停药后可自行缓解
特殊人群用药	儿童：儿童对本药较敏感，应当慎用，特别是伴有高热的患者更应当慎重 妊娠与哺乳期妇女：孕妇及哺乳期妇女每次用药间隔时间不宜过短，剂量不宜过大
药典	
国家处方集	CNF
其他推荐依据	

续　表

■ 药品名称	氯解磷定　Pralidoxime Chloride
适应证	用于有机磷毒物中毒。单独应用疗效差，应与抗胆碱药联合应用
制剂与规格	氯解磷定注射液[基,保(甲)]：①2ml : 0.25g；②2ml : 0.5g
用法与用量	肌内注射或静脉注射。用于肌内注射时，本品可直接使用；用于静脉注射时，临用前，应将本品 0.75~1g 用氯化钠注射液 20~40ml 稀释后缓慢静脉注射，注射时间 5~10 分钟 成人常用量 ①轻度中毒，一次 0.5~0.75g，肌内注射，必要时 1 小时后重复 1 次；②中度中毒，首次 0.75~1.5g，肌内注射或静脉注射，以后每 1 小时重复 0.5~1.0g，直至肌颤消失或血液胆碱酯酶活性恢复至正常的 60%以上后酌情减量或停药；③重度中毒，首次 1.5~2.5g，分两处肌内注射或静脉注射，以后每 0.5~1 小时重复 1.0~1.5g，直至肌颤消失或血液胆碱酯酶活性恢复至正常的 60%以上后酌情减量或停药 小儿常用量 ①轻度中毒，按体重一次 15~20mg/kg；②中度中毒，按体重一次 20~30mg/kg；③重度中毒，按体重一次 30mg/kg。用法同成人
注意事项	1. 本品对马拉硫磷、美曲膦酯、滴滴涕、乐果、甲氟磷、丙胺氟磷和八甲磷等的中毒效果较差；对氨基甲酸酯杀虫剂所抑制的胆碱酯酶无复活作用 2. 本品可用于对碘及碘解磷定过敏者 3. 本品在碱性溶液中容易分解失效，禁与碱性药物配伍 4. 有机磷毒物中毒患者越早应用本品越好。皮肤吸收引起中毒的患者，应用本品的同时要脱去被污染的衣服，并用肥皂清洗头发和皮肤；眼部用 2.5%碳酸氢钠溶液和灭菌氯化钠等渗溶液冲洗；口服中毒患者用 2.5%碳酸氢钠溶液彻底洗胃。由于有机磷毒物可在下消化道吸收，因此口服患者应用本品至少要维持 48~72 小时，以防引起延迟吸收后加重中毒，甚至致死。停药指征以烟碱样症状（肌颤、肌无力）消失为主。昏迷患者要保持呼吸道通畅，呼吸抑制应立即进行人工呼吸 5. 用药过程中要随时测定血胆碱酯酶作为用药监护指标，要求血胆碱酯酶维持在 50%~60%或以上。急性中毒患者的血胆碱酯酶水平与临床症状有关，因此密切观察临床表现，亦可及时重复应用本品 6. 本品有效血药浓度为 4mg/L，相当于 2.3×10^{-5} mol/L；最高重活化作用的浓度是 17.2mg/L（1×10^{-4} mol/L）。由于排泄快，半衰期短，静脉滴注不能达到有明显疗效的血药浓度；故治疗有机磷毒物中毒时不宜采用静脉滴注方式给药 7. 本品口服吸收不规则，不能达到有效的血药浓度；剂量相同时，静脉注射较肌内注射能达到更高的血药浓度，较高的血药浓度维持时间也较长；肌内注射吸收迅速，能达到有效的血药浓度，应用比较方便，不易出现不良反应。人肌内注射氯解磷定 30mg/kg，5 分钟血药浓度为 20mg/L，20 分钟为 15mg/L，90 分钟为 9mg/L，说明肌内注射效果不低于静脉注射。总结既往有机磷农药中毒的治疗经验，氯解磷定首次用量以 30mg/kg（1.5~2.0 克/人）肌内注射或静脉注射效果较好
禁忌	尚不明确
不良反应	1. 静脉注射的反应与碘解磷定相同，注射速度过快可引起恶心、呕吐、心率增快，严重时有头痛、眩晕、视物模糊、复视、动作不协调等，但比碘解磷定反应小 2. 药物的局部刺激性大，肌内注射局部疼痛，但通常能忍受
特殊人群用药	老年人：应适当减少用量，减慢静脉注射速度
药典	USP
国家处方集	CNF
其他推荐依据	

续 表

■ 药品名称	碘解磷定 Pralidoxime Iodide
适应证	用于有机磷毒物中毒。单独应用疗效差，应与抗胆碱药物联合应用
制剂与规格	碘解磷定注射液[保(甲)]：①10ml：0.4g；②20ml：0.5g[基] 注射用碘解磷定[保(甲)]：0.4g
用法与用量	注射液：可直接缓慢静脉注射，每0.4~0.8g注射时间为10~15分钟 粉针剂：临用前，将本品0.4~0.8g用氯化钠注射液、5%葡萄糖注射液或10%葡萄糖注射液20~40ml溶解后缓慢静脉注射，注射时间10~15分钟 静脉注射 成人常用量 ①轻度中毒，一次0.4~0.8g，必要时1小时后重复用药1次；②中度中毒，首次0.8~1.6g，以后每1小时重复0.4~0.8g，肌颤缓解或血液胆碱酯酶活性恢复至正常的60%以上后酌情减量或停药；③重度中毒，首次1.6~2.4g，以后每1小时重复0.8~1.6g，肌颤缓解或血液胆碱酯酶活性恢复至正常的60%以上后酌情减量或停药 小儿常用量 ①轻度中毒，按体重一次15mg/kg；②中度中毒，按体重一次20~30mg/kg；③重度中毒，按体重一次30mg/kg。用法同成人
注意事项	1. 本品对中毒时间不长的患者疗效较好，对被有机磷毒物（杀虫剂）抑制超过36小时已老化胆碱酯酶的复能作用效果甚差。因此，应用本品治疗有机磷毒物中毒时，用药越早越好。对慢性有机磷杀虫剂中毒抑制的胆碱酯酶无复活作用 2. 本品对不同品种有机磷毒物中毒的疗效不同。一般认为对沙林、对硫磷、内吸磷、硫特普、马拉硫磷、乙硫磷的疗效较好；对塔崩、滴滴涕、美曲膦酯的效果较差；对索曼无效，对乐果、氧化乐果尚有争议 3. 本品虽能迅速消除肌肉震颤、肌无力等外周性烟碱样症状，但不能直接对抗乙酰胆碱的大部分效应，即不能消除中枢症状、毒蕈碱样症状及其他烟碱样症状，故对中、重度有机磷毒物中毒患者，必须与抗胆碱药合用 4. 本品不易透过血-脑脊液屏障进入中枢神经系统，对中枢的中毒酶没有明显的重活化作用，故对中毒的中枢症状无明显效果 5. 根据病情掌握剂量及间隔时间，用药过程中应密切观察病情变化及测定血液胆碱酯酶活性，以作为用药指标。有机磷农药口服中毒时，由于有机磷可在下消化道吸收及排泄较慢，因此这类患者应用本品至少要维持48~72小时。停药指征以烟碱样症状（肌颤、肌无力）消失为主，血液胆碱酯酶活性应维持在50%~60%或以上 6. 本品在碱性溶液中容易水解，不能与碱性药物配伍使用 7. 本品生物半衰期短，不宜静脉滴注
禁忌	对本品及碘过敏的患者禁用
不良反应	1. 注射速度过快可引起恶心、呕吐、心率增快，严重时有乏力、头痛、眩晕、视物模糊、复视、动作不协调等 2. 大剂量或注射速度过快时可引起血压波动、呼吸抑制等 3. 偶见咽痛和腮腺肿大等碘反应 4. 本品对局部组织刺激性较强，静脉注射时如漏至皮下可致剧痛及周围皮肤发麻
特殊人群用药	老年人：应适当减少用量和减慢静脉注射速度
药典	Chin. P.
国家处方集	CNF
其他推荐依据	

续　表

■ 药品名称	硒酵母　Selenious Yeast
适应证	用于低硒的肿瘤、肝病、心脑血管疾病或其他低硒引起的疾病
制剂与规格	硒酵母胶囊[保(乙)]：0.143g（相当于硒 100μg）
用法与用量	口服：一次 100~200μg，一日 1~2 次或遵医嘱
注意事项	按本说明书用法用量嚼碎后服用
禁忌	对本品过敏者禁用
不良反应	尚不明确
特殊人群用药	妊娠与哺乳期妇女：用药安全性尚不明确，如需要使用应权衡利弊
药典	
国家处方集	CNF
其他推荐依据	
■ 药品名称	葡萄糖酸锌　Zinc gluconate
适应证	各种缺锌性疾病。也应用于缺锌导致的畏食症和生长发育迟缓等
制剂与规格	葡萄糖酸锌片：以锌含量计①5mg；②12.5mg 葡萄糖酸锌胶囊：以锌含量计 25mg 葡萄糖酸锌颗粒：①70mg（相当于元素锌 10mg）；②100mg（相当于元素锌 14.3mg） 葡萄糖酸锌口服液：100ml：35.3mg 葡萄糖酸锌糖浆剂：100ml：50mg
用法与用量	口服：用于儿童畏食症，一次 1~2mg/kg，一日 2 次。皮肤痤疮，一次 25mg，一日 2 次，3 周为 1 个疗程
注意事项	1. 不宜空腹服或过量服用 2. 本品宜餐后服用以减少胃肠道刺激 3. 应在确诊为缺锌症时使用，如需长期服用，必须在医师指导下使用
禁忌	对锌制剂过敏的患者禁用本品
不良反应	个别出现恶心、胃不适、便秘、腹痛、过敏性皮疹等。过量的锌进入体内可引起钙和铁缺乏，还可影响铜、铁离子的代谢
特殊人群用药	尚不明确
药典	Chin. P.、BP、USP、Eur. P.
国家处方集	CNF
其他推荐依据	

第三章

抗氧化剂、自由基清除剂

■ 药品名称	维生素 C　Vitamin C
适应证	预防胱氨酸结石，各种氧化性或缺氧性损伤
制剂与规格	1. 维生素 C 片[保(乙)]：①25mg；②50mg；③100mg 2. 维生素 C 注射液[保(甲)]：①2ml：0.1g；②2ml：0.25g；③5ml：0.5g；④20ml：2.5g
用法与用量	1. 口服：一般治疗维生素 C 缺乏症。①成人：一次 0.1~0.2g，一日 2~3 次；②儿童：一日 100~300mg，分 2~3 次服 2. 静脉注射或肌内注射：一日 0.25~0.5g，至少 2 周。儿童一日 100~300mg，至少 2 周
注意事项	1. 突然停药可能出现坏血病症状 2. 下列情况慎用，如半胱氨酸尿症，痛风，高草酸盐尿症，尿酸盐性肾结石，糖尿病，葡萄糖-6-磷酸脱氢酶缺乏症
禁忌	对本品过敏者禁用。肝性脑病时禁用
不良反应	可见腹泻、皮肤潮红、头痛、尿频、恶心呕吐、胃部不适等反应。大量可能引起尿酸盐、半脱氨酸或草酸盐结石
特殊人群用药	尚不明确
药典	Eur. P.、Chin. P.、Jpn. P.、USP、Viet. P.
国家处方集	CNF
其他推荐依据	
■ 药品名称	维生素 E　Vitamin E
适应证	吸收不良母亲所生新生儿、早产儿、低出生体重儿。进行性肌营养不良以及心脑血管疾病、习惯性流产及不孕症的辅助治疗；各种氧化性或缺氧性损伤。
制剂与规格	维生素 E 胶丸：①10mg；②50mg；③100mg 维生素 E 注射液：①1ml：5mg；②1ml：50mg
用法与用量	维生素 E 缺乏，治疗量随缺乏程度而异。常用口服量：成人，一次 10~100mg，一日 1 次；儿童，一日 1mg/kg，早产儿一日 15~20mg
注意事项	大量可致血清胆固醇及血清三酰甘油升高。对维生素 K 缺乏而引起的低凝血酶原血症及缺铁性贫血患者慎用
禁忌	对本品过敏者禁用
不良反应	大量服用可引起：视物模糊、乳腺肿大、腹泻、头晕、流感样综合征、头痛、恶心及胃痉挛、乏力软弱

续　表

特殊人群用药	尚不明确
药典	Chin. P. 、USP
国家处方集	CNF
其他推荐依据	
■ 药品名称	还原型谷胱甘肽　Reduced Glutathione
适应证	片剂用于慢性乙肝的保肝治疗。注射剂用于：①化疗患者：包括应用顺铂、环磷酰胺、多柔比星、柔红霉素、博来霉素化疗者，尤其是大剂量化疗时；②放射治疗患者；③各种低氧血症：如急性贫血、急性呼吸窘迫综合征、败血症等；④肝脏疾病：包括病毒性、药物毒性、药酒精毒性（包括酒精性脂肪肝、酒精性肝纤维化、酒精性肝硬化、急性酒精性肝炎）及其他化学物质毒性引起的肝脏损害；⑤亦可用于有机磷、苯、胺基或硝基化合物中毒的辅助治疗；⑥解除药物毒性（如肿瘤化疗药、抗结核药、精神与神经科药、抗抑郁药、对乙酰氨基酚等）；⑦各种氧化性或缺氧性损伤
制剂与规格	还原型谷胱甘肽薄膜衣片[保(乙)]：0. 1g 注射用还原型谷胱甘肽[保(乙)]：0. 6g
用法与用量	口服：一次 400mg，一日 3 次，疗程 12 周。 1. 用法：①静脉滴注：溶解于注射用水后，加入氯化钠或 5%葡萄糖注射液 100~500ml 中静脉滴注；②肌内注射：溶于注射用水后肌内注射。 2. 用量：①化疗患者，在给化疗药前 15 分钟内将 1. 5g/m^2 本品溶解于氯化钠注射液 100ml 中，于 15 分钟内静脉滴注，第 2~5 日每日肌内注射本品 0. 6g。使用环磷酰胺时，为预防泌尿系统损害，建议在环磷酰胺注射完后立即静脉注射本品，于 15 分钟内输注完毕；用顺氯铵铂化疗时，建议本品的用量不宜超过 35mg/mg 顺铂，以免影响化疗效果；②肝脏疾病的辅助治疗，用于病毒性肝炎，静脉滴注一次 1. 2g，一日 1 次，连续 30 天，重症肝炎，静脉滴注一次 1. 2~2. 4g，一日 1 次，连续 30 天；用于活动性肝硬化，静脉滴注一次 1. 2g，一日 1 次，连续 30 天，用于脂肪肝，静脉滴注一次 1. 8g，一日 1 次，连续 30 天；用于酒精性肝炎，静脉滴注，一次 1. 8g，一日 1 次，14~30 天；药物性肝炎，静脉滴注一次 1. 2~1. 8g，一日 1 次，连续 14~30 天；静脉滴注时间为 1~2 小时；③用于放疗辅助用药，于照射后给药，剂量 1. 5g/m^2，或遵医嘱；④其他疾病，如低氧血症，可将 1. 5g/m^2 本品溶于氯化钠注射液 100ml 中静脉滴注，病情好转后一日 0. 3~0. 6g 肌内注射维持。肝脏疾病一般 30 天为 1 个疗程，其他情况根据病情决定
注意事项	1. 本品应在医师监护下，在医院内使用 2. 注射前必须完全溶解，外观澄清、无色 3. 放在儿童不易触及的地方 4. 如在用药过程中有出疹、面色苍白、血压下降、脉搏异常等症状，应即停药 5. 肌内注射仅限于需要此途径给药时使用，并应避免同一部位反复注射
禁忌	对本品有过敏反应者禁用
不良反应	偶见面色苍白、血压下降，脉搏异常等类过敏症状，应及时停药。偶见皮疹等过敏症状，应停药。偶有食欲减退、恶心、呕吐、胃痛等症状，停药后可消失。注射局部有轻度疼痛
特殊人群用药	儿童：新生儿、早产儿、婴儿和儿童慎用，尤其是肌内注射 老年人：应适当减量，并在用药过程中严密监护
药典	

续 表

国家处方集	CNF
其他推荐依据	
■ 药品名称	氯丙嗪 Chlorpromazine
适应证	1. 精神分裂症及其他精神疾病的兴奋躁动、紧张不安、幻觉妄想等症状 2. 止吐，但对运动病的呕吐无效，也可用于顽固性呃逆
制剂与规格	盐酸氯丙嗪片[基,保(甲)]：①25mg；②50mg 盐酸氯丙嗪注射液[基,保(甲)]：①1ml：10mg；②1ml：25mg；③2ml：50mg 复方盐酸氯丙嗪注射液：①2ml：盐酸氯丙嗪25mg，异丙嗪25mg；②5ml：盐酸氯丙嗪50mg，异丙嗪50mg
用法与用量	口服 1. 用于精神病，初始剂量一日25~50mg，分2~3次服用，逐渐增至一日400~600mg，分次服用；肌内注射，一次25~50mg，可根据需要和耐受情况6~8小时重复给药1次；静脉滴注，小剂量开始，25~50mg稀释于500ml葡萄糖氯化钠注射液中缓慢静脉滴注，一日1次，每隔1~2日缓慢增加25~50mg，治疗剂量一日100~200mg。年老或体弱者均应注意从小剂量开始，根据耐受情况缓慢加量，注射用药时尤应注意耐受情况，缓慢给药 2. 用于呕吐：成人一次12.5~25mg，一日2~3次，如不能控制，可注射一次25mg
注意事项	1. 严重心血管疾病、帕金森病、癫痫、抑郁症、重症肌无力、前列腺增生、闭角型青光眼、严重呼吸系统疾病、既往有黄疸史或血液系统疾病史者慎用 2. 较大剂量使用时可能会发生光敏性皮炎，应注意避免日光直射 3. 长期用药应监测肝功能
禁忌	基底神经节病变、帕金森病及帕金森叠加综合征、骨髓抑制、青光眼、昏迷及对吩噻嗪类药过敏者禁用
不良反应	常见皮疹、接触性皮炎、剥脱性皮炎、口干、视物模糊、尿潴留、便秘、白细胞及粒细胞减少甚至缺乏、乏力、头晕、过度镇静、锥体外系反应如急性肌张力障碍、帕金森叠加综合征、静坐不能、迟发性运动障碍等，偶见阻塞性黄疸、肝大，肠梗阻，肝功能受损溢乳、乳房肿大、月经紊乱或闭经、性功能改变等。首次用药可见直立性低血压、心动过速或过缓、心电图改变。长期使用可引起皮肤、角膜及晶状体色素沉着、恶性综合征等。肌内注射可引起局部硬结
特殊人群用药	肝功能不全、肾功能不全患者：慎用 老年人：老年人易出现直立性低血压、体温过高或过低，用量应小，加量应缓慢 妊娠与哺乳期妇女：妊娠期妇女避免服用，哺乳期妇女在服药期间应中断授乳
药典	Chin. P.、Jpn. P.、BP、USP、Eur. P.
国家处方集	CNF
其他推荐依据	
■ 药品名称	异丙嗪 Promethazine
适应证	1. 皮肤黏膜过敏：适用于长期的、季节性的过敏性鼻炎，血管运动性鼻炎，过敏性结膜炎，荨麻疹，血管神经性水肿，对血液或血浆制品的过敏反应，皮肤划痕症 2. 晕动病：防治晕车、晕船、晕飞机

续　表

	3. 用于麻醉和手术前后的辅助治疗，包括镇静、催眠、镇痛、止吐 4. 用于防治放射病性或药源性恶心、呕吐
制剂与规格	异丙嗪片[基,保(甲)]：①12.5mg；②25mg 盐酸异丙嗪注射液[基,保(甲)]：2ml：50mg
用法与用量	1. 口服：①成人：一次 12.5mg，一日 4 次，餐后及睡前服用，必要时睡前可增至 25mg；②儿童：常用量按体重一次 0.125mg/kg 或按体表面积 3.75mg/m^2，每 4~6 小时 1 次 2. 肌内注射：①成人。抗过敏，一次 25mg，必要时 2~4 小时后重复；严重过敏时可肌内注射 25~50mg，最高量不得超过 100mg。在特殊紧急情况下，可用灭菌注射用水稀释至 0.25%，缓慢静脉注射。止吐，12.5~25mg，必要时每 4 小时重复 1 次。镇静催眠，一次 25~50mg；②小儿：抗过敏，按体重 1 次 0.125mg/kg 或按体表面积 3.75mg/m^2，每 4~6 小时 1 次。止吐，按体重一次 0.25~0.5mg/kg 或按体表面积 7.5~15mg/m^2，必要时每 4~6 小时重复；或一次 12.5~25mg，必要时每 4~6 小时重复。镇静催眠，必要时按体重一次 0.5~1mg/kg 或一次 12.5~25mg。抗眩晕，睡前可按需给予，按体重 0.25~0.5mg/kg 或按体表面积 7.5~15mg/m^2；或一次 6.25~12.5mg，一日 3 次
注意事项	1. 对吩噻嗪类药高度过敏者对本品也过敏 2. 下列情况应慎用：各类肝脏疾病患者，肾衰竭，急性哮喘，膀胱颈部梗阻，骨髓抑制，心血管疾病，昏迷，闭角型青光眼，高血压，胃溃疡，前列腺肥大症状明显者，幽门或十二指肠梗阻，呼吸系统疾病（尤其是儿童服用本品后痰液黏稠，影响排痰，并可抑制咳嗽反射），癫痫患者（注射给药时可增加抽搐的严重程度），黄疸，Reye 综合征（异丙嗪所致的锥体外系症状易与 Reye 综合征混淆） 3. 应用异丙嗪时，应特别注意有无肠梗阻，或药物的逾量、中毒等问题，因其症状体征可被异丙嗪的止吐作用所掩盖
禁忌	禁用于新生儿、早产儿和婴儿、临产前 1~2 周妊娠期妇女
不良反应	常见嗜睡、视物模糊或色盲（轻度）、眩晕、口鼻咽干燥、耳鸣、皮疹、胃痛或胃部不适感、反应迟钝（儿童多见）、低血压、恶心或呕吐，甚至出现黄疸。还可增加皮肤光敏性、噩梦、易兴奋、易激动、幻觉、中毒性谵妄，儿童易发生锥体外系反应。少见血压增高、白细胞减少、粒细胞减少症及再生障碍性贫血
特殊人群用药	肝、肾功能不全患者：慎用 儿童：小于 3 个月的婴儿体内药物代谢酶不足，不宜应用本品。还可能引起肾功能不全。新生儿或早产儿、患急性病或脱水的小儿及患急性感染的儿童，注射异丙嗪后易发生肌张力障碍 老年人：老年患者易发生头晕、呆滞、精神错乱、低血压，锥体外系症状，特别是震颤麻痹、不能静坐和持续性运动障碍，用量大或胃肠道外给药时更易发生 妊娠与哺乳期妇女：妊娠期妇女临产前 1~2 周应停药，以免诱发婴儿的黄疸和锥体外系症状；哺乳期妇女慎用
药典	Chin. P.、Jpn. P.、BP
国家处方集	CNF
其他推荐依据	
■ 药品名称	**依达拉奉　Edaravone Injection**
适应证	依达拉奉是一种脑保护剂，可清除自由基，抑制脂质过氧化，从而抑制脑细胞、血管内皮细胞的氧化损伤。用于脑梗死，改善急性脑梗死所致的神经症状、日常生活能力和功能障碍以及各类急性氧化性或缺氧性损伤

续 表

制剂与规格	依达拉奉注射液：5ml：10mg
用法与用量	静脉滴注：一次 30mg，一日 2 次，稀释于氯化钠注射液 100~250ml 静脉滴注，于 30 分钟内滴毕，连续 14 天为 1 个疗程，并尽可能在发病 24 小时内开始给药
注意事项	1. 因有加重急性肾功能不全或肾衰竭的病例报道，因此在给药过程中应进行多次肾功能检测，同时结束后继续密切观察，如出现肾功能下降的表现或少尿等症状，应立即停药，进行适当处理 2. 本品须用氯化钠注射液稀释（与各种含糖注射液混合时，可使依达拉奉的浓度降低）。不可与高能量输液、氨基酸注射剂混合或由同一容器内静脉滴注（混合后可致本品的浓度降低） 3. 与抗癫痫药（地西泮、苯妥英钠等）和坎利酸钾混合可产生混浊
禁忌	有过敏史的患者禁用。与头孢唑啉、哌拉西林、头孢替安等抗生素合用时，有加重肾衰竭的可能，因此合并用药时需多次进行肾功能监测
不良反应	常见肝功能异常、皮疹、AST（GOT）及 ALT（GPT）升高
特殊人群用药	肝、肾功能不全患者：轻、中度肾功能损害者慎用；重度肾衰竭者禁用 儿童：尚不能确定儿童用药的安全性，不建议使用本药 老年人：因老年生理功能低下，出现不良反应出现时应停止给药并适当处理；高龄（80 岁以上）患者慎用 妊娠与哺乳期妇女：孕妇或有妊娠可能的妇女禁用；哺乳期妇女禁用
药典	Chin. P.、Jpn. P.
国家处方集	CNF
其他推荐依据	
■ 药品名称	α-硫辛酸 α-Lipoic Acid
适应证	用于治疗糖尿病周围神经病变引起的感觉异常
制剂与规格	α-硫辛酸片：①200mg；②300mg；③600mg α-硫辛酸注射液[保(乙)]：①6ml：150mg；②12ml：300mg；③20ml：600mg
用法与用量	静脉注射或肌内注射：用于肌内注射，每个注射部位不得超过 50mg。如需大剂量给药，可按每个注射部位最大注射量 2ml，分数个不同部位给药。本品也可加入氯化钠注射液静脉滴注，如 250~500mg 加入 100~250ml 氯化钠注射液中，静脉滴注 30 分钟。除非有特别医嘱，对严重的糖尿病周围神经病变引起的感觉异常患者，可静脉注射，一日 300~600mg，2~4 周为 1 个疗程。维持治疗可口服给药，一日 200~300mg，分 2~3 次服用
注意事项	配好的输液用铝箔包裹避光，6 小时内可保持稳定。本品不能与葡萄糖溶液、林格液及所有可能与硫基或二硫键起反应的溶液配伍使用。在治疗糖尿病神经周围病变的同时，对糖尿病本身的控制也是必需的。由于活性成分对光敏感，因此应在使用前才将安瓿从盒内取出。静脉注射应缓慢，最大速度为每分钟 50mg
禁忌	已知对 α-硫辛酸过敏者、妊娠及哺乳期妇女不应使用本品。本品注射液含苯甲醇，因此不能用于新生儿，尤其是早产儿
不良反应	静脉滴注过快偶可出现头胀和呼吸困难，但可自行缓解，极个别患者使用本品后，出现抽搐、复视、紫癜以及由于血小板功能异常引起的出血倾向。肌内注射偶可在注射部位出现局部变态反应，表现为荨麻疹或湿疹，也可能出现全身变态反应，严重者可发生休克。若发生休克，医护人员应及时抢救。有极个别本品中的苯甲醇过敏的病例报道

续 表

特殊人群用药	妊娠与哺乳期妇女：禁用
药典	
国家处方集	
其他推荐依据	
■ 药品名称	泛癸利酮（辅酶 Q_{10}） Ubidecarenone（Coenzyme Q_{10}）
适应证	可作为充血性心力衰竭、冠心病、高血压、心律失常、原发性或继发性醛固酮增多症、颈部外伤后遗症、脑血管障碍、失血性休克及肝炎等的辅助治疗药物
制剂与规格	泛癸利酮注射液：2ml：5mg 。
用法与用量	肌内或静脉注射：一次 5~10mg ，一日 1 次。2~4 周为 1 个疗程
注意事项	静脉注射宜缓慢，以免引起头晕、头胀、胸闷及低血压等
禁忌	对本品过敏者禁用
不良反应	可出现恶心、胃部不适、食欲缺乏，但不必停药。偶见荨麻疹及一过性心悸
特殊人群用药	尚不明确
药典	
国家处方集	
其他推荐依据	
■ 药品名称	乌司他丁 Ulinastatin
适应证	用于急性胰腺炎、慢性复发性胰腺炎、急性循环衰竭的抢救辅助用药
制剂与规格	注射用乌司他丁[保(乙)]：①2. 5 万 U；②5 万 U；③10 万 U
用法与用量	静脉注射或滴注 1. 用于急性胰腺炎、慢性复发性胰腺炎，初期一次 10 万 U ，溶于 5%葡萄糖注射液或氯化钠注射液 500ml 中滴注，一次 1~2 小时，一日 1~3 次，以后随症状消退而减量 2. 用于急性循环衰竭，一次 10 万 U 溶于 5%葡萄糖注射液或氯化钠注射液 500ml 中静脉滴注，一次 1~2 小时，一日 1~3 次；或一次 10 万 U 溶于氯化钠注射液 2ml 中，缓慢静脉注射，一日 1~3 次，并可根据年龄、症状适当增减
注意事项	1. 有药物过敏史、对食品过敏者或过敏体质患者慎用 2. 本品用于急性循环衰竭时，应注意不能代替一般的休克疗法（输液法、吸氧、外科处理、抗菌药物），休克症状改善后即终止给药 3. 本品溶解后应迅速使用
禁忌	对本品过敏者禁用
不良反应	1. 血液系统：偶见白细胞减少或嗜酸性粒细胞计数增多 2. 消化系统：偶见恶心、呕吐、腹泻、AST（GOT）及 ALT（GPT）升高 3. 注射部位：偶见血管痛、发红、瘙痒、皮疹等 4. 偶见过敏，出现过敏症状应即停药并适当处理
特殊人群用药	尚不明确

续　表

药典	
国家处方集	
其他推荐依据	
■ 药品名称	超氧化物歧化酶　Superoxide Dismutase
适应证	用于前列腺癌或膀胱癌放射治疗后遗症、类风湿性关节炎
制剂与规格	注射用超氧化物歧化酶：每支①4mg；②8mg
用法与用量	慢性风湿性关节炎：肌内注射，每次 8mg，每周 3~4 次 骨关节炎：关节腔内注射，每次 4mg，每 2 周 1 次 放射治疗后遗症如放射性膀胱炎：深部肌内注射，每次 4mg，在放疗后半小时注射
注意事项	不能与酸性或碱性药物，含醇制剂、金属盐和抗菌药物配伍
禁忌	糖尿病、肝炎、尿毒症患者禁用
不良反应	注射后少数可出现局部疼痛、麻疹和蛋白尿等
特殊人群用药	尚不明确
药典	
国家处方集	
其他推荐依据	

第四章

去泡沫剂

■ 药品名称	二甲硅油 Dimethicone
适应证	用于各种原因所引起的胃肠道胀气，胃镜检查时作为消泡剂；也用于化学性急性肺水肿
制剂与规格	二甲硅油片[保(乙)]：每片含二甲硅油 25mg 或 50mg，氢氧化铝 40mg 或 80mg，为分散剂 二甲硅油散[保(乙)]：6%，为抗泡沫剂
用法与用量	口服：用于消除胀气，一次 50~100mg，一日 3 次，连续 7~10 天
注意事项	1. 本品的水悬液应新鲜配置，3 日内用完 2. 本品的气雾剂温度过低时不能使用，应加温后使用
禁忌	对本品过敏者禁用
不良反应	未见明显不良反应
特殊人群用药	尚不明确
药典	Chin. P. 、USP
国家处方集	CNF
其他推荐依据	

第五章

改善微循环药物

■ 药品名称	参芎葡萄糖注射液　Liguspyragine Hydrichloride and Glucose Injection
适应证	用于闭塞性脑血管疾病及其他缺血性血管疾病
制剂与规格	参芎葡萄糖注射液：100ml：丹参素 20mg，盐酸川芎嗪 100mg
用法与用量	静脉滴注，每天 1 次，每次 100~200ml，或遵医嘱；儿童及老年患者应遵医嘱
注意事项	1. 静脉滴注速度不宜过快 2. 糖尿病患者用药可在医师指导下使用 3. 本品不宜与碱性注射剂一起配伍
禁忌	1. 对本品过敏者禁用 2. 脑出血及有出血倾向的患者忌用
不良反应	未发现明显的不良反应，偶见有皮疹
特殊人群用药	儿童：尚不明确，应遵医嘱 老年人：在医师的指导下使用
药典	
国家处方集	
其他推荐依据	
■ 药品名称	氟桂利嗪　Flunarizine
适应证	用于有先兆或无先兆偏头痛的防治，由前庭功能紊乱引起的眩晕的对症治疗
制剂与规格	盐酸氟桂利嗪片[保(甲)]：①5mg[基]；②6mg 盐酸氟桂利嗪胶囊[保(甲)]：①3mg；②5mg[基]
用法与用量	偏头痛的防治：起始剂量每晚 10mg（65 岁以上 5mg），维持治疗时每 7 日连续给药 5 天，剂量同上 眩晕：控制症状后停药，剂量同上 65 岁以上血管性偏头痛：起始剂量为一日 5mg，每晚口服。如在治疗 2 个月后未见明显改善，应停止用药；维持治疗为一日 10mg，每周给药 5 天。治疗 6 个月后也应停药，复发时重新使用起始剂量
注意事项	1. 口服对预防偏头痛有效，静脉用药对治疗急性偏头痛有效 2. 治疗过程中疲惫现象逐渐加剧，应停止本品治疗 3. 服药期间不宜驾车或操作机械
禁忌	对氟桂利嗪或桂利嗪过敏、有抑郁病史者及其他锥体外系疾病患者、孕妇及哺乳期妇女禁用

续　表

不良反应	1. 嗜睡和疲乏最常见，为一过性 2. 长期服用可出现抑郁，以女性患者较常见 3. 可见锥体外系症状，表现为运动迟缓、静坐不能、下颌运动障碍、震颤、强直等。多在用药3周后出现，停药后消失。老年人较易发生 4. 少数患者可出现失眠、焦虑等。少见口干、恶心、胃部烧灼感、胃痛、便秘 5. 部分患者还可出现体重增加或伴有食欲增加，为一过性 6. 另可见ALT（GPT）及AST（GOT）、乳酸脱氢酶（LDH）升高 7. 少数患者可出现皮疹、溢乳、肌酸痛等症状，多为短暂性的
特殊人群用药	肝、肾功能不全患者：慎用 儿童：慎用 老年人：慎用并酌情减量 妊娠与哺乳期妇女：禁用
药典	Chin. P.、BP、Eur. P.
国家处方集	CNF
其他推荐依据	
■ 药品名称	葛根素　Puerarin
适应证	用于辅助治疗冠心病、心绞痛、心肌梗死、视网膜动静脉阻塞、突发性聋及缺血性脑血管病、小儿病毒性心肌炎、糖尿病等
制剂与规格	葛根素注射液[保(乙)]：2ml：100mg
用法与用量	静脉滴注：一次0.2~0.4g，加入5%葡萄糖注射液500ml中，一日1次，10~20日为1个疗程，可连续使用2~3个疗程
注意事项	1. 血容量不足者应在短期内补足血容量后使用本品 2. 有出血倾向者慎用 3. 葛根素在低温下易析出，使用前仔细检查，如有析出物，室温25℃左右溶解澄清后使用
禁忌	严重肝肾损害、心力衰竭及其他严重器质性疾病患者禁用 对本药过敏或者过敏体质者禁用
不良反应	少数患者在用药开始时出现暂时性腹胀、恶心等反应，继续用药可自行消失；极少数患者用药后有皮疹、发热等过敏现象，立即停药或对症治疗后，可恢复正常；偶见急性血管内溶血：寒战、发热、黄疸、腰痛、尿色加深等
特殊人群用药	肝功能、肾功能不全患者：严重肝肾损害患者禁用
药典	Chin. P.
国家处方集	CNF
其他推荐依据	
■ 药品名称	尼莫地平　Nimodipine
适应证	缺血性脑血管病、偏头痛、蛛网膜下腔出血所致脑血管痉挛，急性脑血管病恢复期的血液循环改善，突发性耳聋，轻中度高血压

续 表

制剂与规格	尼莫地平片[基,保(甲)]：①20mg；②30mg 尼莫地平胶囊[基,保(甲)]：20mg 尼莫地平缓释片：60mg 尼莫地平缓释胶囊：60mg 注射用尼莫地平[保(乙)]：①2mg；②4mg；③8mg 尼莫地平注射液[保(乙)]：①10ml：2mg；②20ml：4mg；③40ml：8mg；④50ml：10mg；⑤100ml：20mg
用法与用量	1. 口服 （1）急性脑血管病恢复期：一次 30~40mg，一日 4 次 （2）缺血性脑血管病：普通制剂一日 30~120mg，分 3 次服用，连续 1 个月。缓释制剂一次 60~120mg，一日 2 次，连续 1 个月 （3）偏头痛：一次 40mg，一日 3 次，12 周为 1 个疗程 （4）蛛网膜下腔出血所致脑血管痉挛：一次 40~60mg，一日 3~4 次，3~4 周为 1 个疗程 （5）突发性耳聋：一日 40~60mg，分 3 次服用，5 天为一疗程，一般用药 3~4 个疗程 （6）轻中度高血压：一次 40mg，一日 3 次，一日最大剂量为 240mg 2. 静脉注射：用于动脉瘤性蛛网膜下腔出血后脑血管痉挛引起的缺血性神经损伤。体重< 70kg 或血压不稳定，开始 2 小时 0.5mg/h，耐受良好，2 小时后可增至 1mg/h；体重≥70kg，开始 1mg/h，耐受良好，2 小时后可增至 2mg/h
注意事项	1. 动物实验提示本品具有致畸性 2. 下列情况慎用：脑水肿、颅内压增高、低血压 3. 本品可影响驾车和操作器械的能力 4. 伴有严重心、肾功能不全者应定期随访检查，颅内压升高或脑水肿患者应密切监测 5. 禁与利福平及抗癫痫药苯巴比妥、苯妥英钠、卡马西平合用
禁忌	对本品成分过敏者、严重肝功能不全者禁用
不良反应	头晕，头痛，中枢兴奋；血压下降，心动过速，心动过缓；面部潮红，出汗，热感，皮肤刺痛；胃肠道不适，胃肠道出血，偶见肠梗阻；肝功能损害，血小板减少
特殊人群用药	肝、肾功能不全患者：肝功能不全者慎用，严重肝功能不全者禁用 妊娠与哺乳期妇女：哺乳期妇女不宜应用
药典	Chin. P.、USP、BP、Eur. P.
国家处方集	CNF
其他推荐依据	
■ 药品名称	七叶皂苷钠 Sodium Aescinate
适应证	注射剂：用于脑水肿，创伤或手术所致肿胀，也用于静脉回流障碍性疾病 片剂：各种原因所致的软组织肿胀、静脉性水肿
制剂与规格	注射用七叶皂苷钠[保(乙)]：①5mg；②10mg；③15mg 七叶皂苷钠片[保(乙)]：30mg
用法与用量	静脉注射或静脉滴注：成人按体重一日 0.1~0.4mg/kg，或取本品 5~10mg，溶于 10%葡萄糖注射液或 0.9%氯化钠注射液 250ml 中供静脉滴注。也可取本品 5~10mg 溶于 10~20ml 的 10%葡萄糖注射液或 0.9%氯化钠注射液中供静脉推注。重症患者可多次给药，但一日总量不得超过 20mg，疗程 7~10 天

续　表

	口服：饭后口服。成人用量每次1~2片，早、晚各1次，20天为一疗程。或遵医嘱
注意事项	1.《马丁代尔大药典》推荐成人静脉使用七叶皂苷钠最大日剂量应为20mg；如使用更大剂量则可能出现急性肾衰竭如联合应用其他具有肾脏毒性的药物也可导致急性肾衰竭。有文献记载在接受心脏外科手术治疗的患者中如静脉注射大剂量七叶皂苷钠可能导致急性肾衰竭 2. 本品只能用于静脉注射和滴注，禁用于动脉、肌内或皮下注射 3. 注射时宜选用较粗静脉，切勿漏出血管外，如出现红、肿，用0.25%普鲁卡因封闭或热敷 4. 用药前后须检查肾功能 5. 放置在儿童不易触及的地方
禁忌	1. 肾损伤、肾衰竭、肾功能不全患者禁用 2. 孕妇禁用 3. 对本品任何成分过敏者禁用
不良反应	1. 可见注射部位局部疼痛、肿胀，经热敷可使症状消失 2. 偶有过敏反应，可按药物过敏处理原则治疗 3. 服用片剂个别情况下出现轻微胃肠道不适，不需要停药
特殊人群用药	肝、肾功能不全患者：肾损伤、肾衰竭、肾功能不全患者禁用 儿童：注射剂不宜用于治疗儿童心脏手术后肿胀。片剂尚缺乏儿童用药的安全性研究资料 妊娠及哺乳期妇女用药：孕妇禁用，哺乳期妇女慎用
药典	BP
国家处方集	CNF
其他推荐依据	
■ 药品名称	**曲克芦丁　Troxerutin**
适应证	本品有防止血管通透性异常升高引起的水肿，抑制红细胞及血小板凝集，改善微循环等作用。可用于闭塞性脑血管病、中心性视网膜炎、动脉硬化、冠心病、心肌梗死前综合征、血栓性静脉炎，慢性静脉功能不全所致的静脉曲张
制剂与规格	曲克芦丁片[保(乙)]：60mg
用法与用量	口服：一次120~180mg，一日3次
注意事项	服药期间避免阳光直射、高温及过久站立
禁忌	对本品过敏者禁用
不良反应	偶见有胃肠道反应，表现为恶心、呕吐及便秘
特殊人群用药	妊娠与哺乳期妇女：慎用
药典	Chin. P.、BP、Eur. P.
国家处方集	CNF
其他推荐依据	

续 表

■ 药品名称	疏血通注射液 Shuxuetong Zhusheye
药物组成	水蛭、地龙
功能与主治	活血化瘀，通经活络。用于瘀血阻络所致的中风中经络急性期，症见半身不遂、口舌歪斜、言语謇涩。急性期脑梗死见上述证候者
临床应用	中风：中经络急性期由血脉瘀阻所致，症见半身不遂、口眼歪斜、偏身麻木、言语不利；急性脑梗死见上述证候者
制剂与规格	注射剂：每支装 2ml
用法与用量	静脉滴注：每日 6ml 或遵医嘱，加于 5%葡萄糖注射液（或 0.9%氯化钠注射液）250~500ml 中，缓慢滴入
注意事项	1. 本品不良反应包括过敏性休克，应在有抢救条件的医疗机构使用，使用者应接受过过敏性休克抢救培训，用药后出现过敏反应或其他严重不良反应需立即停药并及时救治 2. 本品应单独使用，禁忌与其他药品混合配伍使用。谨慎联合用药，如确实需要联合使用其他药品时，应谨慎考虑间隔时间及药物相互作用等问题 3. 用药前应仔细询问患者用药史和过敏史 4. 药品稀释后应即配即用，不宜长时间放置 5. 用药过程中，应密切观察用药反应，特别是开始 30 分钟，发现异常，应立即停药并开始采取救治措施 6. 根据文献报道，对初次使用、超过日剂量 12ml 的患者应慎重使用，并加强监测 7. 本品为纯中药制剂，保存不当可能影响产品质量。使用本品前应认真检查，如药液出现混浊、沉淀、变色、有异物或内包装损坏等异常现象，应禁止使用 8. 遵照《中药注射剂临床使用基本原则》的相关规定，严格按照药品说明书规定的功能主治使用 9. 严格掌握用法用量，按照药品说明书推荐剂量使用药品。不得超剂量、过快滴注和长期连续用药 10. 本品与可能增加出血风险的溶栓药、抗凝药与抗血小板药合并使用时，临床应谨慎合并用药并加强监测
禁忌	尚不明确
不良反应	尚不明确
特殊人群用药	肝功能、肾功能不全患者：慎重使用，加强监测 老年人：慎重使用，加强监测
药典	
其他推荐依据	
■ 药品名称	银杏叶提取物 Ginkgo Biloba Leaf Extract
适应证	主要用于脑部、周边等血液循环障碍：急慢性脑功能不全及其后遗症如卒中、注意力不集中、记忆力衰退、痴呆。耳部血流及神经障碍如耳鸣、眩晕、听力减退、耳迷路综合征。眼部血流及神经障碍如糖尿病引起的视网膜病变及神经障碍、老年黄斑变性、视物模糊、慢性青光眼。末梢循环障碍如各种动脉闭塞症、间歇性跛行、手脚麻痹冰冷、四肢酸痛

续 表

制剂与规格	银杏叶片[保(乙)]：大多数为 40mg（内含总黄酮醇 9.6mg、萜类内酯 2.4mg） 银杏叶提取物注射液[保(乙)]：5ml∶17.5mg
用法与用量	口服：一次 80mg，一日 3 次或遵医嘱 静脉滴注：一次 35~70mg，一日 1~2 次；若必要时可视情况调整剂量至一次 87.5mg，一日 2 次。病情改善缓和后，可改以片剂或滴剂口服给药。注射液静脉给药时可添加于氯化钠注射液、葡萄糖注射液或低分子右旋糖酐输液中，混合比例为 1∶10。若输液为 500ml，静脉滴注时间应控制在 2~3 小时
注意事项	高乳酸血症、甲醇中毒者、果糖、山梨醇耐受性不佳者及 1,6-二磷酸果糖酶缺乏者，给药剂量一次不可超过 25ml
禁忌	对过敏体质者不建议使用此药
不良反应	1. 罕见胃肠道不适、头痛、血压降低、过敏反应等现象 2. 长期静脉注射时，应改变注射部位以减少静脉炎的发生
特殊人群用药	妊娠及哺乳期妇女：慎用
药典	Chin. P.、USP、BP、Jpn. P.、Eur. P.
国家处方集	CNF
其他推荐依据	
■ 药品名称	长春西汀 Vinpocetine
适应证	用于改善脑梗死后遗症、脑出血后遗症、脑动脉硬化症等诱发的各种症状
制剂与规格	长春西汀注射液：①2ml∶10mg；②2ml∶20mg；③5ml∶30mg
用法与用量	静脉滴注：开始剂量一日 20mg，以后根据病情可增至一日 30mg。将本品加入 500ml 5%葡萄糖注射液或 0.9%氯化钠注射液内，缓慢滴注
注意事项	1. 本品不可肌内注射，未经稀释不可静脉使用 2. 输液中长春西汀的浓度不得超过 0.06mg/ml，否则有溶血的可能 3. 本品含山梨醇，糖尿病患者应用时注意控制血糖水平
禁忌	对本品过敏者、颅内出血后尚未完全止血者、严重缺血性心脏病者、严重心律失常者、孕妇或已有妊娠可能的妇女禁用
不良反应	可出现皮疹，偶见荨麻疹、瘙痒、头痛、眩晕、困倦感、侧肢的麻木感、脱力感加重；恶心、呕吐、食欲缺乏、腹痛、腹泻、面部潮红、头晕，白细胞减少，AST（GOT）及 ALT（GPT）、碱性磷酸酶升高，血尿素氮升高
特殊人群用药	妊娠与哺乳期妇女：孕妇或已有妊娠可能的妇女禁用；哺乳期妇女慎用，必须使用时应停止授乳
药典	Chin. P.
国家处方集	CNF
其他推荐依据	

续 表

■ 药品名称	丹参注射液（注射用丹参） Danshen Zhusheye（Zhusheyong Danshen）
药物组成	丹参
功能与主治	活血化瘀。用于瘀血痹阻所致的胸痹心痛，冠心病心绞痛见上述证候者
临床应用	胸痹：因瘀血闭阻而致，症见胸部疼痛，痛处固定，入夜尤甚，甚或痛引肩背，时或心悸不宁，舌质紫黯或有瘀斑，脉弦涩；冠心病心绞痛见上述证候者
制剂与规格	丹参注射液[基,保(甲)]：每支装①2ml；②10ml 注射用丹参[保(甲)]：每支装 400mg
用法与用量	丹参注射液：肌内注射，一次 2~4ml，一日 1~2 次；静脉注射，一次 4ml（用 50%葡萄糖注射液 20ml 稀释后使用），一日 1~2 次；静脉滴注，一次 10~20ml（用 5%葡萄糖注射液 100~500ml 稀释后使用），一日 1 次。或遵医嘱 注射用丹参：静脉点滴。临用前先用适量注射用水、生理盐水溶液或 5%葡萄糖注射液充分溶解，再用生理盐水溶液或 5%葡萄糖注射液 500ml 稀释。一次 1 支，一日 1 次，或遵医嘱
注意事项	1. 不得与罂粟碱、山梗菜碱、士的宁、喹诺酮类抗菌药、细胞色素 C、硫酸庆大霉素、注射用头孢拉定、普萘洛尔、维生素 C 等注射剂混合使用；不宜与川芎嗪、维生素 K、凝血酶类药物、阿托品注射液配伍使用 2. 服药期间宜清淡饮食 3. 过敏体质者慎用 4. 在治疗期间，心绞痛持续发作，宜加用硝酸酯类药。若出现剧烈心绞痛，或见气促、汗出、面色苍白者，心肌梗死，应及时急诊救治 5. 注射用丹参与其他化学药品配伍使用时，如出现混浊或产生沉淀，则禁止使用 6. 静脉注射慎用 7. 溶解不完全时请勿使用 8. 若发现混浊、沉淀、变色、漏气或瓶身细微破裂，均不得使用
禁忌	月经期及有出血倾向者禁用；孕妇禁用
不良反应	据文献报道，本药主要不良反应为皮肤损害（主要表现为皮疹、斑丘疹、瘙痒），还有神经系统损害（主要表现为多汗、头痛）、消化系统损害（主要表现为呕吐、恶心）、肌肉骨骼系统损害（主要表现为肌肉骨骼痛），泌尿系统损害（主要表现为多尿） 另有本药致过敏性休克的文献报道，其他不良反应还有头晕、心慌、胸闷、气促、球结膜水肿、呃逆、剥脱性皮炎、过敏性哮喘、热原反应、输血区血管痉挛性疼痛、过敏性紫癜等
特殊人群用药	妊娠与哺乳期妇女：孕妇禁用
药典	
其他推荐依据	
■ 药品名称	舒血宁注射液 Shuxuening Zhusheye
药物组成	本品为银杏叶经加工制成的灭菌水溶液。辅料为乙醇、山梨醇
功能与主治	扩张血管，改善微循环。用于缺血性心脑血管疾病，冠心病，心绞痛，脑栓塞，脑血管痉挛等

续　表

临床应用	胸痹：多因瘀血闭阻心脉所致。症见胸部疼痛，痛处不移，入夜更甚，心悸不宁，舌黯红，脉沉细涩；冠心病心绞痛见上述证候者 中风：多因瘀血闭阻脑脉所致。症见头痛头晕，半身不遂，语言謇涩，口眼歪斜，舌黯红或紫，舌体不正，脉沉细涩；脑栓塞上述证候者
制剂与规格	注射剂[保(乙)]：每支5ml，折合银杏叶提取物为17.5mg（含总黄酮醇苷4.2mg、银杏内酯0.70mg）；每支2ml，折合银杏叶提取物为7.0mg（含总黄酮醇苷1.68mg、银杏内酯0.28mg）
用法与用量	肌内注射，一次2~4ml（1~2支），一日1~2次。静脉滴注，每日20ml（10支），用5%葡萄糖注射液稀释250ml或500ml后使用，或遵医嘱
注意事项	1. 本品不良反应包括过敏性休克，应在有抢救条件的医疗机构使用，用药后出现过敏反应或其他严重不良反应需立即停药并及时救治 2. 严禁混合配伍，谨慎联合用药 3. 到目前为止，已确认本品不能与氨茶碱、阿昔洛韦、注射用奥美拉唑钠配伍使用 4. 用药前应仔细询问患者情况、用药史和过敏史。过敏体质者、心力衰竭者、严重心脏疾患者、肝肾功能异常患者、凝血机制或血小板功能障碍者、有出血倾向者、初次使用中药注射剂的患者应慎重使用，如确需使用请遵医嘱，并加强监测 5. 特殊人群用药应加强监测。对乙醇过敏者慎用 6. 监测数据和文献显示，银杏叶/银杏叶提取物制剂可引起出血不良反应，建议凝血机制或血小板功能障碍者、有出血倾向者慎用；本品与抗凝药或抗血小板药等可能增加出血风险的药物同时使用时应加强监测 7. 监测数据显示，有与本品有关的肝肾功能异常病例报告，建议在临床使用过程中加强肝肾功能监测
禁忌	1. 对本品或含有银杏叶（银杏叶提取物）制剂及成分中所列辅料过敏或严重不良反应病史者禁用 2. 新生儿、婴幼儿禁用
不良反应	1. 过敏反应：潮红、皮疹、瘙痒、荨麻疹、过敏性皮炎、血管神经性水肿、喉头水肿、呼吸困难、哮喘、憋气、心悸、发绀、血压下降、过敏性休克等 2. 全身性损害：寒战、高热、发热、疼痛、多汗、过敏性紫癜、昏迷等 3. 呼吸系统：呼吸急促、咳嗽等 4. 心脑血管系统：心悸、胸闷、心率加快、血压升高等。与其他抗血小板或抗凝药合用时，有颅内出血的病例报告 5. 消化系统：口干、食欲减退、恶心、呕吐、胃肠道不适、腹胀、腹痛、腹泻、便秘，肝脏生化指标异常（如转氨酶上升）等，有消化道出血病例报告 6. 皮肤及其附件：皮下出血点及瘀斑等 7. 精神及神经系统：头晕、头痛、抽搐、震颤、失眠等 8. 其他：静脉炎、眼内出血、血尿等
特殊人群用药	肝功能、肾功能不全患者：肝肾功能异常患者慎用 儿童：目前尚无儿童应用本品的系统研究资料，不建议儿童使用。新生儿、婴幼儿禁用 老年人：应慎重使用，如确需使用，应遵医嘱 妊娠与哺乳期妇女：不建议孕妇使用此药。哺乳期妇女应慎重使用，如确需使用，应遵医嘱
药典	

续 表

推荐依据	国家中医药管理局．胸痹心痛病（慢性稳定性心绞痛）中医诊疗方案（试行）
■ 药品名称	小牛血清去蛋白注射液 Deproteinised Calf Blood Serum Injection
适应证	1. 改善脑部血液循环和营养障碍性疾病（缺血性损害、颅脑外伤）所引起的神经功能缺损 2. 末梢动脉、静脉循环障碍及其引起的动脉血管病、腿部溃疡 3. 皮肤移植术；皮肤烧伤、烫伤、糜烂；愈合伤口（创伤、压疮）；放射所致的皮肤、黏膜损伤
制剂与规格	小牛血清去蛋白注射液：①5ml：0.2g；②10ml：0.4g；③20ml：0.8g
用法与用量	可以用于静脉注射、动脉注射、肌内注射，也可加入输液中滴注或加入200~300ml 5%葡萄糖注射液或0.9%氯化钠注射液中静脉滴注，滴注速度约2ml/min 1. 静脉给药 （1）脑部缺血性损害：一次20~30ml静脉滴注，一日1次，连续2~3周 （2）动脉血管病：一次20~50ml静脉滴注，一日1次，或一次20~50ml动脉或静脉注射，每周数次，4周1个疗程 （3）腿部或其他慢性溃疡、烧伤：每次10ml静注（或5ml肌注），一日1次或每周数次，按愈合情况可加用本品局部治疗 （4）放射引起的皮肤、黏膜损伤的预防和治疗：在放疗期间，平均一日5ml静注 2. 尿道给药 放射性膀胱炎：一日10ml联合抗菌药物治疗经尿道给药
注意事项	1. 本品不宜与其他药物混合输注 2. 本品为高渗溶液，肌内注射时要缓慢，注射量不超过5ml 3. 本品如果发生沉淀或混浊，禁止使用
禁忌	对本品或同类药品过敏者禁用
不良反应	过敏反应极为罕见（如荨麻疹、皮肤潮红、药物热、休克等）；如发生过敏反应立即停药，并给予抗过敏处理
特殊人群用药	肝功能、肾功能不全患者：尚不明确 儿童：缺乏在药理、毒理或药代动力学方面与成人差异对比的研究 老年人：缺乏本品在老年人由于机体各种功能衰退的关系而对于该药品在药理、毒理或药代动力学方面与成人差异的临床研究资料 妊娠与哺乳期妇女：本品对母婴无不良影响，但使用时注意对婴儿可能产生的潜在危险
药典	
国家处方集	
推荐依据	

第六章

血管扩张剂

■ 药品名称	维拉帕米　Verapamil
适应证	心绞痛，室上性心律失常，原发性高血压；注射剂用于快速阵发性室上性心动过速的转复，心房扑动或心房颤动心室率的暂时控制
制剂与规格	1. 维拉帕米片[基,保(甲)]：40mg 2. 维拉帕米缓释片、胶囊：①120mg；②180mg；③240mg 3. 维拉帕米粉针剂[保(甲)]：①5mg；②10mg 4. 维拉帕米注射液[基,保(甲)]：2ml∶5mg
用法与用量	1. 口服：成人，心绞痛，一次 80~120mg，一日 3 次 2. 静注：必须在持续心电监测和血压监测下，缓慢静脉注射至少 2 分钟。最佳给药间隔，必须个体化。初始剂量 5~10mg（或 0.075~0.15mg/kg），稀释后给药。如初反应不满意，首剂 15~30 分钟后再给 1 次 5~10mg（或 0.075~0.15mg/kg） 3. 静滴：加入氯化钠注射液或 5%葡萄糖注射液中静脉滴注，每小时 5~10mg，一日总量不超过 50~100mg
注意事项	1. 严重肝功能不全时，口服给予正常剂量的 30%。血液透析不能清除本品 2. 下列情况慎用：一度房室传导阻断；低血压；心动过缓；严重肝功能损害；伴有 QRS 增宽（>0.12s）的室性心动过速；进行性肌营养不良；急性心肌梗死；与肾上腺素 β 受体阻断剂合用
禁忌	对本品过敏，急性心肌梗死并发心动过缓、低血压、左侧心力衰竭，心源性休克，病态窦房结综合征，严重的心脏传导功能障碍（如窦房传导阻断、二度或三度房室传导阻断），预激综合征并发心房扑动或心房纤颤，充血性心力衰竭
不良反应	常见便秘；偶见恶心、头晕、头痛、面部潮红、疲乏、神经衰弱、足踝水肿、皮肤瘙痒、红斑、皮疹，血管性水肿；罕见过敏、肌肉痛、关节痛、感觉异常；长期用药后出现齿龈增生，男性乳腺发育；静脉或大剂量给药可能出现低血压，心力衰竭，心动过缓，心脏传导阻断，心脏停搏
特殊人群用药	肝、肾功能不全患者：慎用 老年人：小剂量开始服用 妊娠与哺乳期妇女：禁用
药典	USP、Eur. P.、Chin. P.
国家处方集	CNF
其他推荐依据	

续 表

■ 药品名称	尼莫地平 Nimodipine
适应证	缺血性脑血管病、偏头痛、轻度蛛网膜下腔出血所致脑血管痉挛，急性脑血管病恢复期的血液循环改善，突发性耳聋，轻中度高血压
制剂与规格	尼莫地平片[基,保(甲)]：①20mg；②30mg 尼莫地平胶囊[基,保(甲)]：20mg 尼莫地平缓释片：60mg 尼莫地平缓释胶囊：60mg 注射用尼莫地平[保(乙)]：①2mg；②4mg；③8mg 尼莫地平注射液[保(乙)]：①10ml：2mg；②20ml：4mg；③40ml：8mg；④50ml：10mg；⑤100ml：20mg
用法与用量	1. 口服 （1）急性脑血管病恢复期：一次30~40mg，一日4次 （2）缺血性脑血管病：普通制剂一日30~120mg，分3次服用，连续1个月。缓释制剂一次60~120mg，一日2次，连续1个月 （3）偏头痛：一次40mg，一日3次，12周为1个疗程 （4）蛛网膜下腔出血所致脑血管痉挛：一次40~60mg，一日3~4次，3~4周为1个疗程 （5）突发性耳聋：一日40~60mg，分3次服用，5天为一疗程，一般用药3~4个疗程 （6）轻中度高血压：一次40mg，一日3次，一日最大剂量为240mg 2. 静脉注射：用于动脉瘤性蛛网膜下腔出血后脑血管痉挛引起的缺血性神经损伤。体重<70kg或血压不稳定，开始2小时0.5mg/h，耐受良好，2小时后可增至1mg/h；体重≥70kg，开始1mg/h，耐受良好，2小时后可增至2mg/h
注意事项	1. 动物实验提示本品具有致畸性 2. 下列情况慎用：脑水肿、颅内压增高、低血压 3. 本品可影响驾车和操作器械的能力 4. 伴有严重心、肾功能不全者应定期随访检查，颅内压升高或脑水肿患者应密切监测 5. 禁与利福平及抗癫痫药苯巴比妥、苯妥英钠、卡马西平合用
禁忌	对本品成分过敏者、严重肝功能不全者禁用
不良反应	头晕，头痛，中枢兴奋；血压下降，心动过速，心动过缓；面潮红，出汗，热感，皮肤刺痛；胃肠道不适，胃肠道出血，偶见肠梗阻；肝功能损害，血小板减少
特殊人群用药	肝、肾功能不全患者：慎用 妊娠与哺乳期妇女：哺乳期妇女不宜应用
药典	Chin. P.、USP、BP、Eur. P.
国家处方集	CNF
其他推荐依据	
■ 药品名称	前列地尔 Alprostadil
适应证	1. 心肌梗死、血栓性脉管炎、闭塞性动脉硬化等症 2. 治疗慢性动脉闭塞症如血栓闭塞性脉管炎、慢性动脉粥样硬化所致的肢体慢性溃疡，微血管循环障碍所致的四肢静息性疼痛 3. 可作为血管移植术后的抗栓治疗，用以抑制移植血管内的血栓形成（本品能用于小儿先天性动脉导管未闭症的手术前治疗，用以缓解低氧血症保持导管血流以等候时机手术治疗） 4. 勃起功能障碍疾病的诊断和治疗

续　表

制剂与规格	注射用前列地尔：①10μg；②20μg；③100μg 前列地尔注射液：①2ml：10μg；②2ml：20μg
用法与用量	下列用法和剂量都为成人常用量。静脉滴注：将本品溶于250ml或500ml 0.9%氯化钠注射液或5%葡萄糖注射液中。①心肌梗死，一日剂量100~200μg，重症可适当增加，但不得超过400μg；②用于血栓性脉管炎、闭塞性动脉硬化，一日剂量100~200μg；③视网膜中央静脉血栓，一日100~200μg
注意事项	1. 下列情况慎用：心功能不全、青光眼或眼压增高、活动性胃溃疡、间质性肺炎患者 2. 本品仅是对症治疗，缓解慢性动脉闭塞症或脉管炎的临床症状，如静息性肢痛或慢性下肢溃疡的促进愈合。停药后有复发的可能 3. 本品在阴茎海绵体注射后出现异常勃起应及时就医 4. 给药时注意：①出现不良反应时，应采取变更给药速度、停止给药等措施；②本制剂不能与输液以外的药品混合使用，避免与血浆增容剂（右旋糖酐、明胶制剂等）混合；③本制剂与输液混合后在2小时内使用，剩余液体不能再使用；④不能使用冻结的药品
禁忌	1. 对本品过敏者、严重心力衰竭或心功能不全患者、妊娠或可能妊娠的妇女禁用 2. 因患镰状细胞贫血、多发性骨髓瘤、白血病而易诱发阴茎异常勃起的患者禁用 3. 阴茎解剖学畸形（阴茎成角、海绵体纤维化、阴茎纤维性海绵体炎）的患者禁用 4. 阴茎植入假体者禁用
不良反应	1. 偶见休克，要注意观察，发现异常现象时应即停药，采取适当的措施。注射部位有时出现血管炎、血管疼痛、红肿、发硬、瘙痒等 2. 循环系统：有时出现心力衰竭加重、肺水肿、胸闷、血压下降等，一旦出现立即停药；偶见面部潮红、心悸 3. 消化系统：可见腹泻、腹胀、胃肠不适；偶见腹痛、食欲缺乏、呕吐、便秘、ALT（GPT）及AST（GOT）升高等 4. 精神和神经系统：可见头晕、头痛、发热、疲劳感，偶见发麻 5. 皮肤：偶见皮疹、荨麻疹、瘙痒 6. 血液系统：偶见嗜酸性粒细胞增多、白细胞减少 7. 其他：偶见视力下降、口腔肿胀感、脱发、四肢疼痛、水肿、发热及不适感
特殊人群用药	妊娠与哺乳期妇女：妊娠或可能妊娠的妇女禁用
药典	
国家处方集	
其他推荐依据	

第七章

神经营养药物

■ 药品名称	辅酶 A　Coenzyme A
适应证	辅酶类。用于白细胞减少症、原发性血小板减少性紫癜及功能性低热的辅助治疗
制剂与规格	注射用辅酶 A[保(乙)]：①50U；②100U；③200U
用法与用量	成人，常用量：①静脉滴注：一次 50~200U，一日 50~400U。用 5% 葡萄糖注射液 500ml 溶解后静脉滴注；②肌内注射：一次 50~200U，一日 50~400U。用氯化专内注射液 2ml 溶解后肌内注射
注意事项	尚不明确
禁忌	1. 对本品过敏者禁用 2. 急性心肌梗死患者禁用
不良反应	尚无发生不良反应的报道
特殊人群用药	尚不明确
药典	
国家处方集	CNF
其他推荐依据	

■ 药品名称	脑蛋白水解物　Cerebrolysin
适应证	用于尤以注意及记忆障碍的器质性脑病综合征，原发性痴呆（如阿尔茨海默病），血管性痴呆（如多发脑梗死性痴呆），混合型痴呆，卒中，颅脑手术后的脑功能障碍，脑挫伤或脑震荡后综合征，脑血管代偿功能障碍，神经衰弱及衰竭症状
制剂与规格	脑蛋白水解物片：每片 13mg（按氨基氮计算） 脑蛋白水解物口服液：10ml∶50mg 脑蛋白水解物注射液：每支①2ml；②5ml；③10ml
用法与用量	1. 口服：一日 3 次，成人一次 2~4 片，儿童酌减或遵医嘱 2. 注射液：成人常用 10~30ml 稀释于 5% 葡萄糖或生理盐水 250ml 中缓慢滴注，约 60~120 分钟滴完，每日 1 次。每疗程注射 10~20 次，依病情而定。轻微病例或经大剂量用药后为保存疗效者，可用肌注、皮下或者静注，每次 1~5ml。皮下注射不超过每次 2ml，肌内注射不超过每次 5ml，静脉注射不超过每次 10ml；应用 10~20 次，以后每周 2~3 次，可重复几个疗程，直至临床表现不再改善为止
注意事项	1. 过敏体质者慎用 2. 当药品性状发生改变时禁止使用
禁忌	1. 癫痫状态或癫痫大发作期间禁用：此时用药可能增加发作频率

续　表

	2. 严重肾功能不良者禁用 4. 对本品过敏者禁用
不良反应	尚未发现有关不良反应报道
特殊人群用药	肝、肾功能不全患者：严重肾功能不良者禁用 妊娠与哺乳期妇女：使用时应权衡利弊
药典	Chin. P.
国家处方集	
其他推荐依据	
■ 药品名称	三磷腺苷（三磷酸腺苷）　Adenosine Triphosphate
适应证	进行性肌萎缩、脑出血后遗症、心功能不全、心肌疾患及肝炎等的辅助治疗。用于中止阵发性室上性心动过速而转复为窦性心律
制剂与规格	三磷腺苷二钠片：①10mg；②20mg 三磷腺苷二钠胶囊：20mg 注射用三磷酸腺苷二钠[保(乙)]：①10mg；②20mg 三磷腺苷二钠注射液[保(乙)]：①1ml∶10mg；②2ml∶20mg 三磷腺苷二钠氯化钠注射液[保(乙)]：①50ml∶10mg，氯化钠 0.45g；②100ml∶20mg，氯化钠 0.9g
用法与用量	1. 口服：一次 20~40mg，一日 3 次。用量可根据年龄酌情增减 2. 肌内注射或静脉注射：一次 10~20mg，一日 1~2 次
注意事项	1. 下列情况慎用：心肌梗死及脑出血发病期、窦性心动过缓 2. 静脉注射宜缓慢，以免引起头晕、头胀、胸闷及低血压等
禁忌	对本品过敏、病态窦房结综合征、窦房结功能不全禁用
不良反应	暂时性呼吸困难，低血压，头晕，胸闷，咳嗽，呃逆，无力感；偶有过敏性休克、发热；哮喘史者可能诱发哮喘；转复心律时有短暂的心脏停搏，转复后可出现乏力
特殊人群用药	老年人：60 岁以上老人慎用
药典	Chin. P.
国家处方集	CNF
其他推荐依据	
■ 药品名称	肌苷　Inosine
适应证	用于急、慢性肝炎，白细胞或血小板减少症，心脏疾患、眼科疾患（如中心视网膜炎、视神经萎缩）等的辅助治疗
制剂与规格	肌苷片：200mg 肌苷注射液[保(甲)]：①2ml∶100mg；②5ml∶200mg
用法与用量	1. 口服：①成人一次 200~600mg，一日 3 次；②儿童一次 200mg，一日 3 次 2. 静脉注射或静脉滴注：一次 200~600mg，一日 1~2 次

续 表

	3. 肌内注射：一次 100~200mg，一日 1~2 次
注意事项	过敏体质者慎用
禁忌	对本品过敏者禁用
不良反应	偶见胃部不适、面部潮红、轻度腹泻、腹痛、恶心、胸部灼热感
特殊人群用药	妊娠与哺乳期妇女：慎用
药典	Chin. P. 、BP、Eur. P.
国家处方集	CNF
其他推荐依据	
■ 药品名称	**胞磷胆碱　Citicoline**
适应证	用于急性颅脑外伤和脑手术后意识障碍；也用于急性中毒、感染、大面积脑梗死所致的昏迷和意识障碍、帕金森病、急性胰腺炎；也有助于脑卒中后遗症及卒中偏瘫者上、下肢体功能的恢复
制剂与规格	胞磷胆碱注射液[保(乙)]：①2ml∶100mg；②2ml∶200mg；③2ml∶250mg[基] 注射用胞磷胆碱钠[保(乙)]：250mg
用法与用量	1. 静脉注射或肌内注射：用于脑外伤，一次 100~500mg，一日 1~2 次 2. 静脉滴注：用于脑梗死急性期，一次 1000mg，一日 1 次，应用 5%~10%葡萄糖注射液或氯化钠注射液稀释后滴注，连用 2 周；用于偏瘫，一日 250~1000mg，连用 4 周，如出现改善倾向再继续用药 4 周；用于帕金森病，一日 500mg，连用 3~4 周，若与抗胆碱药连续并用达 2 周仍未见效应停药；用于急性胰腺炎，一日 1000mg，连用 2 周
注意事项	1. 对急性重症、严重脑水肿、头部外伤及脑手术所伴意识障碍者，应同时使用止血、降颅内压药及低温疗法处理 2. 若颅内出血仍然存在，应避免给予大剂量（一次> 500mg），因其可加速大脑血流，建议给予较小剂量（一次 100~200mg，1 日 2~3 次） 3. 对脑梗死急性期意识障碍者，应在脑卒中发作后 2 周内给药 4. 尽量少用肌内注射，特别不宜在同一部位反复注射。当注射出现剧痛时应立即拔出，改换部位。静脉给药的速度应尽量缓慢 5. 用药中若出现胸闷、血压下降、呼吸困难等反应，应立即停药
禁忌	对本药过敏者禁用。偶可诱发癫痫大发作，对有癫痫史者禁用或慎用
不良反应	1. 中枢神经系统：偶见失眠、发热、头痛、眩晕、兴奋、痉挛等，罕见一过性复视；用于脑卒中偏瘫时，偶见麻痹肢体出现麻木感 2. 消化系统：偶见恶心；罕见食欲减退等 3. 循环系统：罕见休克症状，若出现血压下降、胸闷、呼吸困难等应立即停药；罕见一过性血压变化 4. 偶见肝功能监测值异常
特殊人群用药	尚不明确
药典	Chin. P. 、Jpn. P.
国家处方集	CNF

续　表

其他推荐依据	
■ 药品名称	奥拉西坦　Oxiracetam
适应证	口服：适用于轻中度血管性痴呆、老年性痴呆以及脑外伤等症引起的记忆与智能障碍 静脉滴注：用于脑损伤及其引起的神经功能缺失、记忆与智能障碍等症的治疗
制剂与规格	1. 奥拉西坦片：①0.2g；②0.4g；③0.8g 2. 奥拉西坦胶囊：①0.4g；②0.8g 3. 奥拉西坦注射液：5ml：1.0g 4. 注射用奥拉西坦：1.0g
用法与用量	口服：每次800mg，每日2~3次，或遵医嘱 静脉滴注：每次4.0g，每日1次，可酌情增减用量，用前加入到100~250ml 5%葡萄糖注射液或0.9%氯化钠注射液中，摇匀。对神经功能缺失的治疗通常疗程为2周，对记忆与智能障碍的治疗通常疗程为3周
注意事项	如患者出现精神兴奋和睡眠紊乱时应酌减剂量
禁忌	对本品过敏者及严重肾功能不全者禁用
不良反应	偶见恶心、前胸和腹部有发热感、肝肾功能异常等
特殊人群用药	肝功能、肾功能不全患者：肾功能不全者应降低剂量，慎用 儿童：慎用 老年人：用药期间如出现不良反应须减量 妊娠与哺乳期妇女：慎用
药典	
国家处方集	CNF
其他推荐依据	
■ 药品名称	吡拉西坦　Piracetam
适应证	适用于脑外伤、脑动脉硬化、脑血管病等多种原因所致的记忆及思维功能减退
制剂与规格	吡拉西坦片[保(乙)]：0.4g 吡拉西坦氯化钠注射液[保(乙)]：250ml：8g
用法与用量	口服：一次0.8~1.6g，一日3次，4~8周为一疗程。儿童用量减半 静脉滴注：一次8g，一日1次或遵医嘱
注意事项	老年人、大多数外科术后者、有严重出血倾向及肝肾功能不全者慎用；避免突然停药
禁忌	对本品过敏者、妊娠期妇女、新生儿禁用
不良反应	1. 常见恶心、腹部不适、食欲减退、腹胀、兴奋、易激动、头晕和失眠等 2. 偶见轻度肝功能损害，表现为轻度AST（GOT）及ALT（GPT）升高。还有体重增加、幻觉、共济失调、皮疹
特殊人群用药	肝功能、肾功能不全患者：慎用 儿童：新生儿禁用 老年人：慎用 妊娠与哺乳期妇女：妊娠期妇女禁用；哺乳期妇女慎用

续 表

药典	Chin. P. 、BP、Eur. P.
国家处方集	CNF
其他推荐依据	
■ 药品名称	丁苯酞 Butylphthalide
适应证	软胶囊：用于治疗轻、中度急性缺血性脑卒中 注射液：用于急性缺血性脑卒中患者神经功能缺损的改善
制剂与规格	软胶囊：0.1 克/粒 注射液：100ml：丁苯酞 25mg 与氯化钠 0.9g
用法与用量	1. 口服：空腹口服。一次 2 粒（0.2g），一日 3 次，20 天为一疗程，或遵医嘱 2. 静脉注射：本品应在患者发病后 48 小时内开始给药，每日 2 次，每次 25mg（100ml），每次滴注时间不少于 50 分钟，两次用药时间间隔不少于 6 小时，疗程 14 天。仅允许使用聚乙烯和聚丙烯弹性体输液器
注意事项	1. 餐后服用影响药物吸收，故应餐前服用 2. 有精神症状者、心动过缓、病态窦房结综合征患者慎用 3. 用药过程中需注意氨基转移酶的变化 4. 本品尚未进行出血性脑卒中临床研究，暂不推荐出血性脑卒中患者使用 5. 肌酐清除率< 30ml/min 的患者慎用注射液
禁忌	1. 对本品过敏者禁用 2. 有严重出血倾向者禁用
不良反应	主要为氨基转移酶轻度一过性升高，停药后可恢复正常。口服偶见恶心、腹部不适及精神症状等 静脉滴注后偶见头晕，头痛、胸闷、呼吸困难、皮肤瘙痒、过敏性皮炎、输液部位局部皮肤发红等
特殊人群用药	肝功能、肾功能不全患者：肝、肾功能受损者慎用 儿童：用于儿童的疗效、安全性尚未建立 妊娠与哺乳期妇女：尚未对妊娠期和哺乳期妇女的疗效和安全性进行研究
药典	
国家处方集	CNF
其他推荐依据	
■ 药品名称	脑苷肌肽注射液 Cattle Encephalon Glycoside and Lgnotin Injection
适应证	用于治疗脑卒中、老年性痴呆、新生儿缺氧缺血性脑病、颅脑损伤、脊髓损伤及其他原因引起的中枢神经损伤。用于治疗创伤性周围神经损伤、糖尿病周围神经病变、压迫性神经病变等周围神经损伤
制剂与规格	脑苷肌肽注射液：①2ml；②5ml；③10ml
用法与用量	1. 成人患者 肌内注射，一次 2~4ml，一日 2 次，或遵医嘱。静脉滴注，一次 5~20ml，加入 0.9%氯化钠注射液或 5%葡萄糖注射液 250ml 中缓慢滴注，一日 1 次，2 周为一疗程，或遵医嘱

续 表

	2. 儿童患者 肌内注射，儿童按体重一次 0.04~0.08ml/kg，一日 2 次，或遵医嘱 静脉滴注，儿童按体重一次 0.1~0.4ml/kg，加 0.9%氯化钠注射液或 5%葡萄糖注射液 250ml 中，缓慢滴注，一日 1 次，2 周为一疗程，或遵医嘱
注意事项	1. 肾功能不全者慎用 2. 当药品性状发生改变时禁止使用
禁忌	对本产品过敏者、神经节苷脂贮积病（如家族性黑朦性痴呆）患者禁用
不良反应	有个别患者静点 3~4 小时出现发冷、体温略有升高、头晕、烦躁；个别病例可引起过敏性皮疹，调慢滴速或停药后症状可自行消失
特殊人群用药	儿童：临床应用中，儿童患者使用推荐剂量的本品，其疗效及安全性与普通人群比较未发现显著差异 老年人：临床应用中，老年患者使用推荐剂量的本品，其疗效及安全性与普通人群比较未发现显著差异 妊娠与哺乳期妇女：目前尚无有关妊娠妇女使用本品的临床资料，尚不足以对妇女妊娠期间应用的安全性进行评价；该药及其代谢产物是否在人乳中分泌尚无研究资料，因此，接受本品治疗的妇女不应授乳
药典	
国家处方集	
其他推荐依据	
■ 药品名称	**桂哌齐特 Cinepazide**
适应证	1. 脑动脉硬化、一过性脑缺血发作、脑血栓形成、脑栓塞、蛛网膜下腔出血、脑外伤术后恢复期、脑出血后遗症和脑外伤后遗症 2. 冠心病、心绞痛，如用于心肌梗死，应配合有关药物综合治疗 3. 下肢动脉粥样硬化病、血栓闭塞性脉管炎、动脉炎、雷诺病 4. 眼底血管硬化、阻塞、缺血所致的眼病，缺血所致的耳蜗前庭功能失常，突发性聋、耳鸣等 5. 糖尿病所导致的周围血管病变及微循环障碍
制剂与规格	马来酸桂哌齐特注射液：2ml：80mg
用法与用量	1. 静脉滴注：160~320mg 溶于 10%葡萄糖注射液或 0.9%氯化钠注射液 250~500ml 中，一日 1 次，连续用药 14~28 天为 1 个疗程 2. 静脉注射：一日 160mg，稀释后缓慢静脉注射，根据病情 10~45 天为 1 个疗程 3. 肌内注射：80mg，一日 1~2 次
注意事项	1. 由于本品存在引发粒细胞缺乏症的可能，建议：①使用过程中注意观察是否有炎症、发热、溃疡和其他可能由于治疗引发的症状，一旦此类症状发生应停止使用本药；②服本药过程中要定期进行血液学检查；③避免与可能引起白细胞减少的其他药物合用 2. 应用本药期间，考虑临床效果及不良反应的程度再慎重决定是否继续用药。给药 1~2 周后，若未见效果可停止使用
禁忌	脑出血止血不完全者（止血困难）、白细胞计数减少者
不良反应	偶见胃部不适、头痛、失眠、皮疹、白细胞减少，故长期用药时注意定期检查血常规

续 表

特殊人群用药	儿童：用药的安全有效性尚无确定，不推荐儿童使用 老年人：应适当减低用药剂量 妊娠与哺乳期妇女：根据动物致畸试验结果，本品对孕妇及有可能怀孕的妇女有致畸可能性，孕妇慎用；本品在乳汁中有明显分泌，且浓度较血中高，哺乳期妇女慎用
药典	
国家处方集	CNF
其他推荐依据	
■ 药品名称	注射用鼠神经生长因子　Mouse Nerve Growth Factor for Injection
适应证	用于治疗视神经损伤。本品通过促进神经损伤恢复发挥作用
制剂与规格	每瓶含鼠神经生长因子（aNGF）30μg，生物活性≥15 000AU
用法与用量	临用前每瓶用2ml氯化钠注射液（或灭菌注射用水）溶解。肌内注射，每日30μg（一瓶），一日1次，3~6周为一疗程
注意事项	1. 过敏体质者慎用 2. 使用前应仔细观察药瓶，如有裂缝或破损等异常情况时不得使用 3. 本品在加入氯化钠注射液（或灭菌注射用水）轻微振荡后即可完全溶解，如发现有不溶的沉淀、混浊或絮状物时不得使用 4. 用药过程中如有任何不适应症状，应及时与经治医师联系
禁忌	对本品过敏者禁用
不良反应	临床试验中发现有注射局部疼痛、偶见荨麻疹及中性粒细胞增加。注射局部疼痛，停药后可自行缓解，一般不需要特殊处理。荨麻疹可自行恢复，或给予抗过敏治疗。未见其他不良反应
特殊人群用药	妊娠与哺乳期妇女：因本品临床前试验显示对母鼠泌乳有抑制作用，故围生期及哺乳期妇女慎用或遵医嘱
药典	
国家处方集	CNF
其他推荐依据	

第八章

糖皮质激素药

■ 药品名称	地塞米松　Dexamethasone
适应证	主要用于过敏性与自身免疫性炎症性疾病
制剂与规格	1. 地塞米松片[基,保(甲)]：0.75mg 2. 地塞米松磷酸钠注射液[保(甲)]：①1ml∶1mg；②1ml∶2mg[基]；③1ml∶5mg[基] 3. 醋酸地塞米松注射剂[保(甲)]：①0.5ml∶2.5mg；②1ml∶5mg；③5ml∶25mg 4. 地塞米松磷酸钠滴眼剂[保(甲)]：0.5%，5ml∶25mg 5. 地塞米松乳膏剂[保(乙)]：0.05%，5g∶2.5mg 6. 醋酸地塞米松粘贴片：0.3mg
用法与用量	1. 口服：一日 0.75～6mg，分 2～4 次服用。维持剂量一日 0.75mg 2. 肌注：1 次 8～16mg，间隔 2～3 周 1 次 3. 静滴：每次 2～20mg。急性危重病人剂量可增大，但应遵循早期、足量、短程原则。
注意事项	1. 妊娠期妇女使用可增加胎盘功能不全、新生儿体重减少或死胎的发生率 2. 老年人使用本品会产生高血压，尤其是更年期后的女性使用易发生骨质疏松 3. 对本品及肾上腺皮质激素类药物有过敏史患者禁用 4. 高血压、血栓症、胃与十二指肠溃疡、精神病、电解质代谢异常、心肌梗死、内脏手术、青光眼等患者一般不宜使用 5. 严格掌握适应证，防止滥用
禁忌	对肾上腺皮质激素过敏者禁用。有严重精神病史、癫痫者禁用。活动性胃及十二指肠溃疡、新近行胃肠吻合术者禁用。肾上腺皮质功能亢进、严重的骨质疏松、青光眼、严重糖尿病者禁用
不良反应	少见有水钠潴留、血糖升高；静注可引起肛门生殖区的感觉异常或激惹；长期应用可致医源性库欣综合征，表现有满月脸、向心性肥胖、紫纹、出血倾向、痤疮、糖尿病倾向、高血压、骨质疏松或骨折。其他可参见“氢化可的松”
特殊人群用药	妊娠与哺乳期妇女：妊娠期应权衡利弊使用；哺乳期用药应停止授乳
药典	USP、BP、Chin. P.
国家处方集	CNF
其他推荐依据	
■ 药品名称	甲泼尼龙　Methylprednisolone
适应证	1. 抗炎治疗：风湿性疾病、结缔组织疾病（免疫复合物疾病）、皮肤疾病、过敏状态、眼部疾病 2. 免疫抑制治疗 3. 治疗休克 4. 内分泌失调

续 表

制剂与规格	1. 片剂[保(甲)]：①2mg；②4mg[基] 2. 注射液[保(甲)]：①20mg（1ml）；②40mg（1ml）[基]
用法与用量	作为对生命构成威胁情况的辅助药物时：推荐剂量为15~30mg/kg体重，应至少30分钟作静脉注射。根据临床需要，此剂量可在医院内于48小时内每隔4~6小时重复1次。初始剂量10~500mg，以临床疾病而变化。大剂量甲泼尼龙可用于短期内控制某些急性重症疾病，如支气管哮喘、血清病、荨麻疹样输血反应及多发性硬化症急性恶化期。≤250mg的初始剂量应至少用5分钟静脉注射；>250mg的初始剂量应至少用30分钟静脉注射。根据患者的反应及临床需要，间隔一段时间后可静脉注射或肌内注射下一剂量。皮质类固醇只可作为辅助用药，不可替代常规疗法
注意事项	1. 孕产妇慎用 2. 儿童长期每天服用本品会抑制儿童生长 3. 全身性真菌感染禁用 4. 用药数天后，必须逐量递减用药剂量或逐步停药。如果慢性疾病自发缓解，应停止治疗 5. 长期治疗的患者应定期做常规实验室检查，如：尿常规，饭后2小时血糖，血压和体重，胸部X线检查。有溃疡史或明显消化不良的患者应作上消化道X线检查
禁忌	见“氢化可的松”
不良反应	大剂量可致心律失常。其他见“氢化可的松”
特殊人群用药	妊娠与哺乳期妇女：慎用
药典	USP、Eur. P.、Chin. P.
国家处方集	CNF
其他推荐依据	
■ 药品名称	泼尼松龙 Prednisolone
适应证	①血小板减少性紫癜、粒细胞减少症、急性淋巴性白血病等血液系统疾病；②过敏性与自身免疫性炎症疾病，结缔组织疾病。如风湿病、类风湿性关节炎、红斑狼疮、严重支气管哮喘、肾病综合征、各种肾上腺皮质功能不足症、剥脱性皮炎、无疱疮神经性皮炎、类湿疹等
制剂与规格	1. 醋酸泼尼松龙片[保(乙)]：①1mg；②5mg 2. 醋酸泼尼松龙注射液[保(乙)]：①1ml：25mg；②5ml：125mg 3. 泼尼松龙磷酸钠注射液[保(乙)]：1ml：20mg
用法与用量	1. 口服：成人开始一日15~40mg，需要时可用到60mg或一日0.5~1mg/kg，发热患者分3次服用，体温正常者每日晨起一次顿服。病情稳定后逐渐减量，维持量5~10mg，视病情而定。小儿开始用量一日1mg/kg 2. 肌内注射：一日10~40mg，必要时可加量。急性危重情况下用药原则见地塞米松 3. 静脉滴注：一次10~20mg，加入5%葡萄糖注射液500ml中滴注 4. 静脉注射：用于危重患者，一次10~20mg，必要时可重复
注意事项	1. 对长期应用本品的患者，在手术时及术后3~4日常需酌增用量，以防肾上腺皮质功能不足。一般外科患者应尽量不用，以免影响伤口的愈合 2. 与抗菌药物并用于细菌感染疾病时，应在抗菌药使用之后使用，而停药则应在停用抗菌药物之前，以免掩盖症状，延误治疗，尤其对结核病活动期者慎用

续 表

	3. 本品因其盐皮质激素活性很弱，故不适用于原发性肾上腺皮质功能不全症。急性化脓关节炎者不宜进行关节内注射 4. 过量应用可引起全身性不良反应 5. 泼尼松龙磷酸钠水溶性强，作用快速，可提供肌内、静脉注射和滴注；醋酸泼尼松龙为混悬液吸收缓慢，可供肌内和关节腔内注射
禁忌	1. 对糖皮质激素过敏者 2. 活动性肺结核者 3. 未进行抗感染治疗的急性化脓性眼部感染者 4. 妊娠期妇女 5. 严重精神疾病者、癫痫、活动性消化性溃疡、糖尿病、新近胃肠吻合手术、骨折、创伤修复期、角膜溃疡、未能控制的感染者、较重的骨质疏松者
不良反应	由本品所致的水、钠潴留作用较氢化可的松弱，一般不易引起水钠潴留和电解质紊乱。长期超生理剂量的应用，可出现向心性肥胖、满月脸、紫纹、皮肤变薄、肌无力、肌萎缩、低血钾、水肿、恶心、呕吐、高血压、糖尿病、痤疮、多毛、感染、胰腺炎、伤口愈合不良、骨质疏松、诱发或加重消化道溃疡、儿童生长抑制、诱发精神症状等。眼部长期大量应用，可引起眼压升高，导致视神经损害、视野缺损、后囊膜下白内障、继发性真菌或病毒感染等
特殊人群用药	妊娠与哺乳期妇女：孕妇及哺乳期妇女在权衡利弊情况下，尽可能避免使用
药典	Eur. P. 、USP、Chin. P.
国家处方集	CNF
其他推荐依据	
■ 药品名称	氢化可的松 Hydrocortisone
适应证	1. 血液疾病，如急性白血病、淋巴瘤等 2. 肾上腺皮质功能减退症的替代治疗及先天性肾上腺皮质功能增生症的治疗 3. 类风湿性关节炎、风湿性发热、痛风、支气管哮喘、过敏性疾病，并可用于严重感染和抗休克治疗等
制剂与规格	1. 氢化可的松片[基,保(甲)]：①4mg；②10mg；③20mg 2. 5%氢化可的松注射液[基,保(甲)]：①2ml：10mg；②5ml：25mg；③20ml：100mg 3. 醋酸氢化可的松注射液（混悬剂）[保(甲)]：5ml：25mg 4. 注射用氢化可的松琥珀酸钠[保(甲)]：①50mg；②100mg
用法与用量	1. 口服：治疗成人肾上腺皮质功能减退症，每日剂量20~30mg，清晨服2/3，午餐后服1/3。有应激情况时，应适当加量，可增至每日80mg（8片），分次服用。小儿的治疗剂量为按体表面积每日20~25mg/m^2，分3次，每小时服1次 2. 静脉滴注：一次100mg，必要时可用至300mg，用0.9%氯化钠注射液或5%葡萄糖注射液稀释至0.2mg/ml后滴注。疗程不超过5天
注意事项	1. 下列疾病患者一般不宜使用，特殊情况应权衡利弊使用，但应注意病情恶化可能：严重的精神病（过去或现在）和癫痫，活动性消化性溃疡病，新近胃肠吻合手术，骨折，创伤修复期，角膜溃疡，肾上腺皮质功能亢进症，高血压，糖尿病，抗菌药物不能控制的感染如水痘、麻疹、真菌感染，较重的骨质疏松等 2. 肾上腺皮质功能低减症及先天性肾上腺皮质功能增生症患者在妊娠合并糖尿病等情况时都仍然要用

续 表

禁忌	对本品及其他固醇类激素过敏者禁用
不良反应	偶见局部组织刺激、过敏反应、皮肤瘙痒、烧灼感或干燥感；长期大量应用可致皮肤萎缩、色素脱失、毛细血管扩张、酒渣样皮炎、口周皮炎、医源性库欣综合征表现（如满月脸、向心性肥胖、皮肤紫纹、出血倾向、痤疮、糖尿病倾向、高血压、骨质疏松或骨折、低血钙、低血钾等）；动脉粥样硬化、下肢水肿、创面愈合不良、月经紊乱、股骨头坏死、儿童生长发育受抑制、有欣快感、激动、烦躁不安、定向力障碍等精神症状，其他不良反应如肌无力、肌萎缩、胃肠道反应、恶心、呕吐、消化性溃疡、肠穿孔、胰腺炎、水钠潴留、青光眼、白内障、眼压增高、颅内压增高等。少见用药后血胆固醇、脂肪酸升高，白细胞、淋巴细胞、单核细胞、嗜酸性粒细胞、嗜碱性粒细胞计数下降，血小板计数下降或增加。若快速静脉滴注大剂量可发生全身性过敏反应，如面部、鼻黏膜及眼睑肿胀、荨麻疹、气短、胸闷、喘鸣等。外用偶见有局部烧灼感、瘙痒、刺激及干燥感，若长期、大面积使用，可能导致皮肤萎缩、毛细血管扩张、皮肤条纹及痤疮，甚至出现全身性不良反应
特殊人群用药	儿童：尽量应用减小剂量 妊娠与哺乳期妇女：慎用
药典	Eur. P.、USP、Chin. P.
国家处方集	CNF
其他推荐依据	
■ 药品名称	倍氯米松 Beclomethasone
适应证	用于慢性支气管哮喘
制剂与规格	丙酸倍氯米松气雾剂[保(甲)]：每揿含丙酸倍氯米松 50μg 或 250μg 丙酸倍氯米松粉吸入剂[保(甲)]：每吸含丙酸倍氯米松 50μg、100μg 或 200μg
用法与用量	吸入：①成人及 12 岁以上儿童：轻微哮喘，一日 200~400μg 或以上，分 2~4 次用药；中度哮喘，一日 600~1200μg，分 2~4 次用药；严重哮喘，一日 1000~2000μg，分 2~4 次用药；②5~12 岁儿童：一日 200~1000μg；③4 岁以下儿童，一日总剂量 100~400μg，分次用药
注意事项	1. 过敏性鼻炎或过敏样反应，可使用抗组胺药物或局部用制剂（包括局部使用的糖皮质激素）进行治疗 2. 下列情况慎用：患有活动期和静止期的肺结核 3. 从口服糖皮质激素转为吸入糖皮质激素时，在很长时间内肾上腺储备功能受损的风险仍然存在。定期监测肾上腺皮质功能 4. 对可逆性阻塞性气道疾病（包括哮喘）的处理应常规遵循阶梯方案，并应由临床症状及通过肺功能测定监测患者的反应 5. 本品不用于缓解急性哮喘症状，如需要时，急性哮喘症状应使用快速短效的支气管扩张剂（如沙丁胺醇） 6. 在急救或易导致应激的选择情况下，应考虑采用适当的皮质糖皮质激素治疗 7. 本品不适用于患有重度哮喘的患者；不用于哮喘的初始治疗；应个体化用药 8. 不可突然中断治疗 9. 每次用药后用水漱口
禁忌	对本品过敏或本品中其他附加成分过敏者禁用

续　表

不良反应	常见口腔及喉部的念珠菌病、声嘶，喉部刺激；偶见免疫系统失调，如皮疹、风疹、瘙痒症及红斑；罕见异常支气管痉挛，眼、脸部、嘴唇和喉部的水肿，呼吸困难和支气管痉挛，过敏反应，白内障，青光眼，库欣综合征，肾上腺抑制，儿童和青少年生长发育迟缓，骨矿物质密度减少等内分泌失调以及焦虑、睡眠紊乱、行为改变包括活动过度、易激怒（主要见于儿童）等精神失调
特殊人群用药	儿童：对于长期使用皮质糖皮质激素的儿童和青少年，应密切随访其生长状况 妊娠与哺乳期妇女：慎用
药典	Chin. P. 、USP
国家处方集	CNF
其他推荐依据	
■ 药品名称	布地奈德　Budesonide
适应证	支气管哮喘，主要用于慢性持续期支气管哮喘；也可在重度慢性阻塞性肺疾病使用
制剂与规格	布地奈德气雾剂[保(乙)]：①50 微克/喷，200 喷/瓶；②200 微克/喷，100 喷/瓶[基] 布地奈德吸入用粉剂[基,保(乙)]：100 微克 /喷，200 喷/支 布地奈德混悬液：①2ml：0. 5mg；②2ml：1mg 布地奈德福莫特罗粉吸入剂[保(乙)]：①布地奈德 80μg，富马酸福莫特罗 4. 5μg，60 喷/支；②布地奈德 160μg，富马酸福莫特罗 4. 5μg，每支 60 或 120 喷
用法与用量	吸入 1. 气雾剂，严重哮喘和停用或减量使用口服糖皮质激素的患者，开始使用布地奈德气雾剂的剂量如下：①成人一日 200～1600μg，分 2～4 次吸入。轻症 1 次 200～400μg，一日 2 次；重症一次 200～400μg，一日 4 次，一日共 800μg；②儿童，2～7 岁，一日 200～400μg，分 2～4 次吸入；7 岁以上，一日 200～800μg，分 2～4 次吸入 2. 粉吸入剂：①成人治疗哮喘。原未使用口服糖皮质激素，一次 200～400μg，一日 1 次，或一次 100～400μg，一日 2 次；原使用口服糖皮质激素，一次 400～800μg，一日 2 次；成人的最高推荐剂量为一次 800μg，一日 2 次；②6 岁和 6 岁以上儿童治疗哮喘。原未使用口服糖皮质激素，一次 200～400μg，一日 1 次，或一次 100～200μg，一日 2 次；原使用口服糖皮质激素，一次 200～400μg，一日 1 次；儿童的最高推荐剂量为一次 400μg，一日 2 次。当哮喘控制后，应减至最低剂量 3. 治疗哮喘维持剂量的范围：成人一日 100～1600μg，儿童一日 100～800μg。COPD 的治疗，推荐剂量是 400μg，一日 2 次；口服糖皮质激素的患者，若减少口服糖皮质激素剂量，本品用量和哮喘的推荐剂量相同 4. 吸入用混悬液：①成人，严重哮喘期或减少口服糖皮质激素时的剂量，一次 1～2mg，一日 2 次。维持剂量，一次 0. 5～1mg，一日 2 次；②儿童，一次 0. 5～1mg，一日 2 次 5. 布地奈德福莫特罗粉吸入剂：①160μg/（4. 5μg · 喷），成人和 12 岁及 12 岁以上患者，一次 1～2 喷，一日 2 次；②80μg/（4. 5μg · 喷），成人一次 1～2 喷，一日 2 次；或一次 4 喷，一日 2 次。12～17 岁患者，一次 1～2 喷，一日 2 次；6 岁和 6 岁以上患者一次 2 喷，一日 2 次。在常规治疗中，当一日 2 次剂量可有效控制症状时，应逐渐减少剂量直至最低有效剂量，甚至一日 1 次给予本品
注意事项	1. 鼻炎、湿疹等过敏性疾病，可使用抗组胺药及局部制剂进行治疗 2. 下列情况慎用：肺结核、鼻部真菌感染和疱疹

续 表

	3. 由口服糖皮质激素转为吸入布地奈德或长期高剂量治疗的患者应特别小心，可能在一段时间内处于肾上腺皮质功能不全的状况中。建议进行血液学和肾上腺皮质功能的监测 4. 不适用于快速缓解支气管痉挛 5. 在哮喘加重或严重发作期间，或在应激择期手术期间应给予全身性糖皮质激素 6. 应避免合用酮康唑、伊曲康唑或其他强 CYP3A4 抑制剂。若必须合用上述药物，则用药间隔时间应尽可能长 7. 每次用药后用水漱口
禁忌	对本品过敏者、2 岁以下儿童禁用
不良反应	轻度喉部刺激、舌部和口腔刺激，咳嗽、口干、溃疡、声嘶、咽部疼痛不适；味觉减弱；口咽部念珠菌感染；头痛、头晕；恶心、腹泻、体重增加、疲劳；速发或迟发的过敏反应，包括皮疹、接触性皮炎、荨麻疹、血管性水肿和支气管痉挛；精神症状，包括紧张、不安、抑郁和行为障碍等；罕见皮肤淤血、肾上腺功能减退和生长缓慢
特殊人群用药	儿童：长期接受吸入治疗的儿童应定期测量身高。2 岁以下儿童应慎用或不用 妊娠与哺乳期妇女：慎用
药典	BP、USP、Eur. P.
国家处方集	CNF
其他推荐依据	
■ 药品名称	氟替卡松 Fluticasone Propionate
适应证	1. 用于支气管哮喘的预防性治疗，主要用于慢性持续期支气管哮喘 2. 用于重度慢性阻塞性肺疾病
制剂与规格	氟替卡松气雾剂：每罐 60 或 120 揿。①50 微克/揿[基]；②125 微克/揿[基]；③250 微克/揿 氟替卡松沙美特罗干粉吸入剂[保(乙)]：①沙美特罗 50μg，丙酸氟替卡松 100μg（60 泡或 28 泡）；②沙美特罗 50μg，丙酸氟替卡松 250μg（60 泡或 28 泡）；③沙美特罗 50μg，丙酸氟替卡松 500μg（60 泡或 28 泡）
用法与用量	吸入 1. 成人及 16 岁以上儿童：一次 100~1000μg，一日 2 次；一般一次 250μg，一日 2 次。初始剂量：①轻度哮喘，一次 100~250μg，一日 2 次；②中度哮喘，一次 250~500μg，一日 2 次；③重度哮喘，一次 500~1000μg，一日 2 次 2. 4 岁以上儿童：一次 50~100μg，一日 2 次
注意事项	1. 下列情况慎用：活动期或静止期肺结核患者，有糖尿病史的患者 2. 哮喘的治疗应按照阶梯治疗原则进行，患者的病情应通过临床和肺功能试验进行监测 3. 本品不用于快速缓解急性哮喘症状 4. 长期大剂量接受吸入性糖皮质激素，会引起肾上腺皮质抑制；另外，在紧急情况下或择期手术当中，应考虑附加给予全身糖皮质激素治疗 5. 不可突然中断治疗 6. 一次用药后用水漱口
禁忌	对本品过敏者禁用
不良反应	常见口腔及喉部的念珠菌病、声嘶；偶见免疫系统失调、皮肤过敏反应；罕见血管神经性水肿（主要为面部和口咽部水肿）、呼吸困难或支气管痉挛和过敏样反应，异常支气管痉挛，

续　表

	眼、脸部、嘴唇和喉部的水肿，白内障、青光眼，以及库欣综合征、肾上腺抑制、儿童和青少年生长发育迟缓、骨矿物质密度减少等内分泌失调以及焦虑、睡眠紊乱、行为改变包括活动过度、易激怒（主要见于儿童）等精神失调。极罕见消化不良和关节痛
特殊人群用药	儿童：儿童如长期接受吸入性糖皮质激素治疗，应定期监测身高 妊娠与哺乳期妇女：慎用
药典	BP、USP、Eur. P.
国家处方集	CNF
其他推荐依据	
■ 药品名称	曲安奈德　Triamcinolone Acetonide
适应证	用于神经性皮炎、湿疹、银屑病等皮肤病，过敏性鼻炎、关节痛、支气管哮喘、肩周炎、腱鞘炎、滑膜炎、急性扭伤、风湿性关节炎、慢性腰腿痛及眼科炎症等
制剂与规格	曲安奈德注射液[保(乙)]：1ml：40mg 曲安奈德软膏[保(乙)]：①0.025%，10g；②0.05%，10g 醋酸曲安奈德-尿素软膏：每支10g，含醋酸曲安奈德10mg、尿素1g 曲安奈德滴眼液：1ml：40mg 曲安奈德鼻喷雾剂[保(乙)]：6ml：6.6mg，每揿0.055mg 曲安奈德气雾剂[保(乙)]：1g：0.147mg 醋酸曲安奈德鼻喷雾剂[保(乙)]：10g：14mg，每揿0.12mg
用法与用量	1. 肌内注射：用于支气管哮喘，一次40mg，每3周1次，连续5次为1个疗程，症状较重一次80mg；6~12岁儿童剂量减半，在必要时3~6岁儿童可用成人剂量的1/3；用于过敏性鼻炎，一次40mg，每3周1次，连续5次为1个疗程；或下鼻甲注射，鼻腔先喷1%的利多卡因液表面麻醉后，在双下鼻甲前端各注入本品5~20mg，一周1次，连续5次为1个疗程 2. 关节或局部注射：用于各种骨关节病，一次2.5~20mg，溶于0.25%利多卡因10~20ml中，用5号针头，一次进针直至病灶，一周2~3次或隔日1次，症状好转后一周1~2次，每4~5次为1个疗程；用于皮肤病，直接注入皮损部位，通常每一部位用0.2~0.3mg，视患部大小而定，每处一次不超过0.5mg，必要时每隔1~2周重复使用 3. 外用：应用软膏、乳膏剂涂敷患处，一日1~4次 4. 滴眼：一次1~2滴，一日1~4次 5. 气雾剂喷布：一次1~2揿，一日3~4次
注意事项	本品不宜做静脉注射，使用前应将药瓶充分摇匀，使药液成一均匀悬浮液。关节腔内注射可能引起关节损害。长期用于眼部可引起眼内压升高
禁忌	患有病毒性、结核性或急性化脓性眼病禁用；孕妇不宜长期使用
不良反应	本品注射剂量比口服用量小，不良反应少，且短暂而轻微；常见有全身性荨麻疹、支气管痉挛、畏食、眩晕、头痛、嗜睡、月经紊乱、视力障碍，少数患者出现双颊潮红现象；长期应用可导致胃溃疡、血糖升高、骨质疏松、肌肉萎缩、肾上腺萎缩和功能减退及诱发感染等，但一般不会引起水肿、高血压、满月脸等症状 其他参见“氢化可的松”
特殊人群用药	

续 表

药典	Chin. P. 、Jpn. P. 、BP、USP
国家处方集	CNF
其他推荐依据	

第九章

抑酸剂

第一节　H_2受体阻断剂

■ 药品名称	西咪替丁　Cimetidine
适应证	用于反流性食管炎
制剂与规格	1. 西咪替丁片：①200mg；②400mg；③800mg 2. 西咪替丁胶囊：200mg
用法与用量	1. 成人常规剂量：口服，反流性食管炎一日 800mg，睡前服用，疗程 4~8 周，必要时可延长 4 周。反流性食管炎的对症治疗最大剂量一日 3 次，一次 200mg，疗程不得超过 2 周 2. 肾功能不全者应减量：肌酐清除率为 30~50ml/min 时，每 6 小时 1 次，一次 200mg；肌酐清除率为 15~30ml/min 时，每 8 小时 1 次，一次 200mg；肌酐清除率< 15ml/min 时，每 12 小时 1 次，一次 200mg 3. 肝功能不全者：最大剂量为一日 600mg 4. 老年人：剂量酌减
注意事项	对本品过敏者，严重心脏及呼吸系统疾病、慢性炎症、器质性脑病、幼儿、老年人、有使用本品引起血小板减少史的患者、高三酰甘油血症者慎用
禁忌	对本品过敏者、严重肾功能不全者、妊娠及哺乳期妇女禁用；急性胰腺炎禁用
不良反应	皮疹、荨麻疹；头痛、头晕、乏力、幻觉；口干、恶心、呕吐、便秘、腹泻、轻度 AST（GOT）及 ALT（GPT）增高；罕见腹部胀满感及食欲缺乏；偶见白细胞减少；罕见心率增加，血压上升；罕见耳鸣、面部潮红、月经不调；胃内细菌繁殖、感染；突发性心律失常、心动过缓、心源性休克及轻度的房室传导阻断、心搏骤停；维生素 B_{12} 缺乏、男性乳房女性化、女性溢乳、性欲减退、阳痿、急性血卟啉病；视物模糊；关节痛、肌痛；肾功能损伤
特殊人群用药	肝功能、肾功能不全患者：慎用 儿童：慎用 老年人：慎用 妊娠与哺乳期妇女：禁用
药典	Eur. P.，USP，Chin. P.
国家处方集	CNF
其他推荐依据	

续 表

■ 药品名称	雷尼替丁 Ranitididine
适应证	用于反流性食管炎
制剂与规格	1. 雷尼替丁片[保(甲)]：①150mg[基]；②300mg 2. 雷尼替丁胶囊[基,保(甲)]：150mg
用法与用量	1. 成人常规剂量：口服：预防用药一次 150mg，一日 2 次，或 300mg 夜间顿服；用于反流性食管炎一次 150mg，一日 2 次，或 300mg 睡前顿服，疗程 8~12 周，中度至重度食管炎剂量可增加至一次 150mg，一日 4 次，疗程 12 周，维持治疗一次 150mg，一日 2 次 2. 肾功能不全者：严重肾功能损坏患者（肌酐清除率< 50ml/min），一次 75mg，一日 2 次。长期非卧床腹透或长期血透的患者，于透析后应立即口服 150mg 3. 肝功能不全者：剂量应减少 4. 老年人的肝肾功能降低，为保证用药安全，剂量应进行调整
注意事项	肝功能、肾功能不全慎用
禁忌	1. 对本品过敏者禁用 2. 严重肾功能不全者禁用 3. 妊娠及哺乳期妇女禁用 4. 8 岁以下儿童禁用 5. 苯丙酮尿症者禁用 6. 急性间歇性血卟啉病禁用
不良反应	见“西咪替丁”
特殊人群用药	肝功能、肾功能不全患者：严重肾功能不全者禁用 儿童：8 岁以下儿童禁用 妊娠与哺乳期妇女：禁用
药典	Eur. P. 、USP、Jpn. P. 、Chin. P.
国家处方集	CNF
其他推荐依据	
■ 药品名称	法莫替丁 Famotidine
适应证	用于反流性食管炎
制剂与规格	法莫替丁片[保(甲)]：①10mg；②20mg[基]；③40mg 法莫替丁胶囊[基,保(甲)]：20mg
用法与用量	1. 成人常规剂量：口服，反流性食管炎Ⅰ、Ⅱ度一日 20mg，Ⅲ、Ⅳ度一日 40mg，分 2 次于早晚餐后服用，疗程 4~8 周 2. 肾功能不全者：应酌情减量或延长用药间隔时间。肌酐清除率≤30ml/min 时，可予一日 20mg，睡前顿服 3. 老年人：剂量酌减
注意事项	1. 心脏病患者慎用 2. 胃溃疡患者应先排除胃癌后才使用 3. 用药期间可能出现中性粒细胞和血小板计数减少 4. 长期使用应定期监测肝肾功能及血象
禁忌	对本品过敏者、严重肾功能不全者、妊娠及哺乳期妇女禁用

续　表

不良反应	皮疹、荨麻疹；头痛、头晕、乏力、幻觉；口干、恶心、呕吐、便秘、腹泻、轻度 AST（GOT）及 ALT（GPT）增高、罕见腹部胀满感及食欲缺乏；偶见白细胞减少；罕见心率增加，血压上升；罕见耳鸣、面部潮红、月经不调
特殊人群用药	肝功能、肾功能不全患者：慎用 儿童：尚不明确 老年人：慎用 妊娠与哺乳期妇女：禁用
药典	Chin. P.
国家处方集	CNF
其他推荐依据	

第二节　质子泵抑制剂

■ 药品名称	奥美拉唑　Omeprazole
适应证	用于反流性食管炎
制剂与规格	1. 奥美拉唑片[保(甲)]：①10mg；②20mg 2. 奥美拉唑缓释胶囊：①10mg；②20mg 3. 奥美拉唑镁肠溶片[保(甲)]：①10mg；②20mg[基] 4. 奥美拉唑肠溶胶囊：20mg[基]
用法与用量	1. 成人常规剂量：口服，本品不能咀嚼或压碎服用，应整片吞服。用于反流性食管炎一日 20~60mg，晨起顿服或早晚各 1 次，疗程 4~8 周 2. 对严重肝功能不全者慎用，必要时剂量减半
注意事项	1. 药物可对诊断产生影响，使血中促胃液素水平升高，^{13}C 尿素呼气（UBT）实验假阴性 2. 用药前后及用药时应当检查或监测的项目，内镜检查了解溃疡是否愈合，UBT 实验了解幽门螺杆菌是否已被根除，基础胃酸分泌检查了解治疗佐林格-埃利森综合征的效果，肝功能检查，长期服用者定期检查胃黏膜有无肿瘤样增生，用药超过 3 年者监测血清维生素 B_{12} 水平 3. 首先排除癌症的可能后才能使用本品 4. 不宜再服用其他抗酸药或抑酸药
禁忌	对本品过敏者、严重肾功能不全者、婴幼儿禁用
不良反应	口干、轻度恶心、呕吐、腹胀、便秘、腹泻、腹痛、ALT（GPT）及 AST（GOT）升高、胆红素升高，萎缩性胃炎；感觉异常、头晕、头痛、嗜睡、失眠、外周神经炎；维生素 B_{12} 缺乏；致癌性，如肠嗜铬细胞增生、胃部类癌；皮疹、男性乳房发育、溶血性贫血
特殊人群用药	肝功能、肾功能不全患者：慎用 老年人：使用本品不需要调整剂量 妊娠与哺乳期妇女：尽可能不用
药典	
国家处方集	CNF

续 表

其他推荐依据	
■ 药品名称	泮托拉唑 Pantoprazole
适应证	用于活动性消化性溃疡（胃、十二指肠溃疡），反流性食管炎和佐林格-埃利森综合征，急性胃黏膜病变，复合性胃溃疡等急性上消化道出血
制剂与规格	1. 泮托拉唑钠肠溶片[保(乙)]：40mg 2. 泮托拉唑钠肠溶胶囊[保(乙)]：40mg 3. 注射用泮托拉唑钠[保(乙)]：①40mg；②80mg
用法与用量	1. 口服：每日早晨餐前1粒（40mg）。十二指肠溃疡疗程通常为2~4周，胃溃疡和反流性食管炎疗程通常为4~8周 2. 静脉滴注：一次40~80mg，每日1~2次，临用前将10ml 0.9%氯化钠注射液注入冻干粉小瓶内，将溶解后的药液加入0.9%氯化钠注射液100~250ml中稀释后供静脉滴注。静脉滴注要求15~60分钟内滴完 3. 本品溶解和稀释后必须在4小时内用完，禁止用其他溶剂或其他药物溶解和稀释
注意事项	1. 本品抑制胃酸分泌的作用强，时间长，故应用本品时不宜同时再服用其他抗酸剂或抑酸剂。为防止抑酸过度，在一般消化性溃疡等病时，不建议大剂量长期应用（佐林格-埃利森综合征例外） 2. 治疗溃疡时应排除胃癌后才能使用本品，以免延误诊断和治疗
禁忌	对本品过敏者、哺乳期、妊娠期妇女禁用
不良反应	参见“奥美拉唑”
特殊人群用药	肝、肾功能不全患者：慎用，严重肝功能损害患者应减少剂量并后期测定肝脏酶谱的变化 儿童：不宜应用 妊娠与哺乳期妇女：哺乳期妇女及妊娠初期3个月妇女禁用
药典	Chin. P.
国家处方集	CNF
其他推荐依据	

第十章

支气管解痉剂

■ 药品名称	沙丁胺醇 Salbutamol
适应证	用于缓解支气管哮喘或喘息型支气管炎伴有支气管痉挛的病症。也用于其他肺疾病伴发的支气管痉挛
制剂与规格	硫酸沙丁胺醇吸入气雾剂[保(甲)]：100 微克/揿，200 揿/罐 吸入用硫酸沙丁胺醇溶液[基,保(甲)]：①100mg：20ml；②50mg：10ml 硫酸沙丁胺醇片[保(甲)]：2.4mg（相当于沙丁胺醇 2mg） 硫酸沙丁胺醇注射液[保(乙)]：2ml：0.4mg
用法与用量	1. 吸入：①气雾剂。成人缓解症状，或运动及接触过敏原之前，一次 100～200μg；长期治疗，最大剂量一次 200μg，一日 4 次；儿童缓解症状或运动及接触过敏原之前 10～15 分钟给药，一次 100～200μg；长期治疗，最大剂量一日 4 次，一次 200μg；②溶液。成人一次 2.5mg，用氯化钠注射液将 1.5ml 或一次 5mg，用氯化钠注射液 1.5ml 稀释后，由驱动式喷雾器吸入；12 岁以下儿童的最小起始剂量为一次 2.5mg，用氯化钠注射液 1.5～2ml 稀释后，由驱动式喷雾器吸入。主要用来缓解急性发作症状 2. 口服：成人，一次 2～4 片，一日 3 次 3. 静脉滴注：一次 0.4mg，用氯化钠注射液 100mg 稀释后，每分钟 3～20μg
注意事项	1. 下列情况慎用：高血压，冠状动脉供血不足，心血管功能不全，糖尿病，甲状腺功能亢进症等 2. 本品仅有支气管扩张作用，作用持续时间约 4 小时，不能过量使用，哮喘症状持续不能缓解者要及时就医 3. 本品可能引起严重低钾血症，进而可能使洋地黄化者造成心律失常 4. 本品久用易产生耐受性，使药效降低。此时患者对肾上腺素等扩张支气管作用的药物也同样产生耐受性，使支气管痉挛不易缓解，哮喘加重 5. 少数患者同时接受雾化沙丁胺醇及异丙托溴铵治疗时可能发生闭角型青光眼，故合用时不要让药液或雾化液进入眼中
禁忌	对本品及其他肾上腺素受体激动药过敏者禁用
不良反应	常见肌肉震颤；亦可见恶心、心率加快或心律失常；偶见头晕、头痛、目眩、口舌发干、烦躁、高血压、失眠、呕吐、面部潮红、低钾血症等
特殊人群用药	肝功能、肾功能不全患者：需减量 妊娠与哺乳期妇女：慎用
药典	Chin. P.、Jpn. P.、BP、Eur. P.
国家处方集	CNF
其他推荐依据	

续 表

■ 药品名称	特布他林 Terbutaline
适应证	用于支气管哮喘，慢性支气管炎、肺气肿和其他伴有支气管痉挛的肺部疾病
制剂与规格	硫酸特布他林气雾剂[保(乙)]：0.25毫克/揿，200揿/瓶或400揿/瓶 硫酸特布他林雾化液[保(乙)]：2ml：5.0mg； 硫酸特布他林片[保(甲)]：2.5mg； 硫酸特布他林注射液[保(乙)]：1mg
用法与用量	1. 吸入：①气雾剂。一次0.25~0.5mg（1~2揿），一日3~4次，重病患者一次1.5mg（6揿），24小时内的总量不应超过6mg（24喷）；②雾化液。成人及20kg以上儿童，一次5mg，一日3次；20kg以下的儿童，一次2.5mg，一日3次，不应超过4次 2. 口服：①成人，开始1~2周，一次1.25mg，一日2~3次；以后可加至一次2.5mg，一日3次；②儿童，按体重一次0.065mg/kg（一次总量不应超过1.25mg），一日3次 3. 静脉注射：一次0.25mg，必要时15~30分钟1次，但4小时内用量不能超过0.5mg
注意事项	1. 对其他肾上腺素受体激动剂过敏者，对本品也可能过敏 2. 下列情况慎用：甲状腺功能亢进症、冠心病、高血压、糖尿病 3. $β_2$受体激动剂可能会引起低钾血症，当与黄嘌呤衍生物、糖皮质激素、利尿药合用及氧都可能增加低钾血症的发生，因此，在这种情况下需监测血清钾浓度 4. 大剂量应用可使有癫痫病史的患者发生酮症酸中毒 5. 长期应用可产生耐受性，疗效降低 6. 不良反应的程度取决于剂量和给药途径，从小剂量逐渐加至治疗量常能减少不良反应
禁忌	对本品及其他肾上腺素受体激动剂过敏者或处方中其他成分过敏者禁用
不良反应	震颤、头痛、恶心、强直性痉挛、心动过速、心悸；胃肠道障碍、皮疹和荨麻疹；睡眠失调和行为失调，如易激动、多动、坐立不安等；低钾血症。
特殊人群用药	妊娠与哺乳期妇女：本品对人或动物未见致畸作用，且可松弛子宫平滑肌，所以可抑制孕妇的子宫活动能力及分娩，应慎用。哺乳期妇女慎用
药典	Chin. P.、Jpn. P.、BP、USP
国家处方集	CNF
其他推荐依据	
■ 药品名称	氨茶碱 Aminophylline
适应证	用于支气管哮喘、喘息性支气管炎、慢性阻塞性肺疾病，也可用于急性心功能不全和心源性哮喘
制剂与规格	氨茶碱片[基,保(甲)]：①100mg；②200mg 氨茶碱注射液[基,保(甲)]：①2ml：250mg；②2ml：500mg
用法与用量	1. 口服：①成人，一次0.1~0.2g，一日3次；极量一次0.5g，一日1g；②儿童，按体重一日4~6mg/kg，分2~3次服 2. 静脉注射：①成人，一次0.125~0.25g，用20~40ml 50%葡萄糖注射液稀释后，缓慢静脉注射，注射时间不得短于10分钟，极量一次0.5g，一日1g；②儿童按体重一次2~4mg/kg 3. 静脉滴注：一次0.25~0.5g，用葡萄糖注射液250ml稀释后缓慢滴注

续 表

注意事项	1. 高血压、非活动性消化道溃疡病史患者 2. 茶碱制剂可致心律失常和/或使原有的心律失常恶化；患者心率和/或节律的任何改变均应进行监测和研究 3. 应定期监测血清茶碱浓度，以保证最大的疗效而不发生血药浓度过高的危险
禁忌	对本品过敏的患者、活动性消化道溃疡和未经控制的惊厥性疾病禁用
不良反应	恶心、呕吐、易激动、失眠；心动过速、心律失常；发热、失水、惊厥甚至呼吸、心搏骤停致死
特殊人群用药	肝功能不全、肾功能不全患者：肾功能或肝功能不全的患者，应酌情调整用药剂量或延长给药间隔 儿童：新生儿慎用 老年人：慎用 妊娠与哺乳期妇女：慎用
药典	Chin. P.、Jpn. P.、BP、USP
国家处方集	CNF
其他推荐依据	
■ 药品名称	**多索茶碱 Doxofylline**
适应证	用于支气管哮喘、具有喘息症状的支气管炎及其他支气管痉挛引起的呼吸困难
制剂与规格	多索茶碱片[保(乙)]：①200mg；②300mg
用法与用量	口服：成人，一次0.2~0.4g，一日2次，餐前或餐后3小时服用
注意事项	1. 下列情况慎用：严重心、肺功能异常者，甲状腺功能亢进症，活动性胃、十二指肠溃疡等 2. 本品剂量要视个体病情变化选择最佳剂量和用药方法。必要时检测血药浓度 3. 本品不得与其他黄嘌呤类药同时服用 4. 服药期间不要饮用含咖啡因的饮料或食品
禁忌	凡对本品或黄嘌呤衍生物类药物过敏者、急性心肌梗死禁用
不良反应	少见心悸、窦性心动过速、上腹不适、食欲缺乏、恶心、呕吐、兴奋、失眠。如过量服用可出现严重心律失常、阵发性痉挛
特殊人群用药	肝、肾功能不全患者：慎用 妊娠与哺乳期妇女：慎用
药典	Chin. P.
国家处方集	CNF
其他推荐依据	
■ 药品名称	**二羟丙茶碱 Diprophylline**
适应证	用于支气管哮喘、具有喘息症状的支气管炎、慢性阻塞性肺疾病等缓解喘息症状。也用于心源性肺水肿引起喘息。尤适用于不能耐受茶碱的哮喘病例
制剂与规格	二羟丙茶碱片[保(乙)]：①100mg；②200ml 二羟丙茶碱注射液[保(乙)]：2ml：250mg

续 表

用法与用量	1. 口服：成人，一次 0.1~0.2g，一日 3 次；极量一次 0.5g 2. 静脉滴注：一次 0.25~0.75g，以 5%或 10%葡萄糖注射液 250~500ml 稀释后静脉滴注，滴注时间 1~2 小时 3. 静脉注射：一次 0.5~0.75g，用 25%葡萄糖注射液 20~40ml 稀释后缓慢注射，注射时间 15~20 分钟
注意事项	1. 高血压、有消化道溃疡病史者慎用本品 2. 大剂量可致中枢神经兴奋，预服镇静药可防止 3. 哮喘急性严重发作的患者不首选本品 4. 茶碱类药物可致心律失常和/或使原有的心律失常恶化，患者心率和/或心律的任何改变均应密切注意
禁忌	对本品过敏、活动性消化道溃疡和未经控制的惊厥性疾病禁用
不良反应	类似茶碱。剂量过大时可出现恶心、呕吐、易激动、失眠、心动过速、心律失常，可见发热、脱水、惊厥等症状，严重者甚至呼吸、心搏骤停
特殊人群用药	儿童：新生儿慎用本品 老年人：慎用 妊娠与哺乳期妇女：慎用
药典	Chin. P.、BP、Eur. P.
国家处方集	CNF
其他推荐依据	

第十一章

平喘药

■ 药品名称	氨茶碱　Aminophylline
适应证	用于支气管哮喘、喘息性支气管炎、慢性阻塞性肺疾病，也可用于急性心功能不全和心源性哮喘
制剂与规格	氨茶碱片[基,保(甲)]：①100mg；②200mg 氨茶碱注射液[基,保(甲)]：①2ml：250mg；②2ml：500mg
用法与用量	1. 口服：①成人，一次0.1~0.2g，一日3次；极量一次0.5g，一日1g；②儿童，按体重一日4~6mg/kg，分2~3次服 2. 静脉注射：①成人，一次0.125~0.25g，用20~40ml 50%葡萄糖注射液稀释后，缓慢静脉注射，注射时间不得短于10分钟，极量一次0.5g，一日1g；②儿童按体重一次2~4mg/kg 3. 静脉滴注：一次0.25~0.5g，用葡萄糖注射液250ml稀释后缓慢滴注
注意事项	1. 高血压、非活动性消化道溃疡病史患者 2. 茶碱制剂可致心律失常和/或使原有的心律失常恶化；患者心率和/或节律的任何改变均应进行监测和研究 3. 应定期监测血清茶碱浓度，以保证最大的疗效而不发生血药浓度过高的危险
禁忌	对本品过敏的患者、活动性消化道溃疡和未经控制的惊厥性疾病禁用
不良反应	恶心、呕吐、易激动、失眠；心动过速、心律失常；发热、脱水、惊厥甚至呼吸、心搏骤停致死
特殊人群用药	肝、肾功能不全患者：肾功能或肝功能不全的患者，应酌情调整用药剂量或延长给药间隔 儿童：新生儿慎用 老年人：慎用 妊娠与哺乳期妇女：慎用
药典	Chin. P.、Jpn. P.、BP、USP
国家处方集	CNF
其他推荐依据	
■ 药品名称	噻托溴铵　Tiotropium Bromide
适应证	用于慢性阻塞性肺疾病的维持治疗，包括慢性支气管炎和肺气肿、伴随性呼吸困难的维持治疗及急性发作的预防
制剂与规格	噻托溴铵粉吸入剂[基,保(乙)]：18μg
用法与用量	吸入剂[保(乙)]：一次18μg，一日1次

续 表

注意事项	1. 吸入噻托溴铵粉末后有可能立即发生过敏反应 2. 下列情况慎用：窄角型青光眼、前列腺增生、膀胱颈梗阻 3. 如药粉误入眼内可能引起或加重窄角型青光眼症状，应立即停用并就医 4. 本品使用不得超过一日 1 次
禁忌	对噻托溴铵、阿托品或其衍生物过敏的患者禁用
不良反应	常见口干、便秘、念珠菌感染、鼻窦炎、咽炎；少见全身过敏反应、心动过速、心房颤动、心悸、排尿困难、尿潴留。有发生恶心、声音嘶哑、头晕、血管性水肿、皮疹、荨麻疹、皮肤瘙痒；因吸入刺激导致的支气管痉挛，还可能有视物模糊、青光眼
特殊人群用药	肝功能、肾功能不全患者：中重度肾功能不全患者慎用 儿童：18 岁以下患者慎用 妊娠与哺乳期妇女：慎用
药典	BP、Eur. P.
国家处方集	CNF
其他推荐依据	
■ 药品名称	沙美特罗 Salmeterol
适应证	用于支气管哮喘，包括夜间哮喘和运动引起的支气管痉挛的防治；与吸入糖皮质激素合用，用于可逆性阻塞性气道疾病，包括哮喘、慢性阻塞性肺疾病
制剂与规格	沙美特罗粉雾剂胶囊：50μg 沙美特罗气雾剂[保(乙)]：每喷 25μg（600 喷、120 喷、200 喷） 沙美特罗替卡松干粉吸入剂[保(乙)]：每喷含沙美特罗 50μg，丙酸氟替卡松 100μg（60 喷）；或沙美特罗 50μg，丙酸氟替卡松 250μg（60 喷）
用法与用量	1. 粉雾剂胶囊：粉雾吸入，成人一次 50μg，一日 2 次；儿童一次 25μg，一日 2 次 2. 气雾剂：气雾吸入，用量用法同粉雾吸入 3. 沙美特罗替卡松粉吸入剂：①成人和 12 岁及 12 岁以上的青少年，根据病情选择 3 种规格中的任何一种，一次 1 吸，一日 2 次；②4 岁及 4 岁以上的儿童，50μg/100μg（沙美特罗/丙酸氟替卡松），一次 1 吸，一日 2 次。本品可逐渐减量至一日 1 次
注意事项	1. 下列情况慎用：肺结核、甲状腺功能亢进症、对拟交感胺类有异常反应、有低钾血症倾向、已患有心血管疾病、有糖尿病史 2. 本品不适用于缓解急性哮喘发作 3. 治疗可逆性阻塞性气道疾病应常规遵循阶梯方案，并应通过观察临床症状及测定肺功能来监测患者对治疗的反应。为避免哮喘急性加重的风险，不可突然中断使用本品治疗
禁忌	对本品过敏者、对牛奶过敏的患者禁用
不良反应	可见震颤、心悸及头痛等。偶见心律失常、肌痛、肌肉痉挛、水肿、血管神经性水肿；罕见口咽部刺激
特殊人群用药	妊娠与哺乳期妇女：慎用
药典	BP、Eur. P.
国家处方集	CNF

续　表

其他推荐依据	
■ 药品名称	二羟丙茶碱　Diprophylline
适应证	用于支气管哮喘、具有喘息症状的支气管炎、慢性阻塞性肺疾病等缓解喘息症状。也用于心源性肺水肿引起喘息。尤适用于不能耐受茶碱的哮喘病例
制剂与规格	二羟丙茶碱片[保(乙)]：①100mg；②200ml 二羟丙茶碱注射液[保(乙)]：2ml∶250mg
用法与用量	1. 口服：成人，一次 0.1~0.2g，一日 3 次；极量一次 0.5g 2. 静脉滴注：一次 0.25~0.75g，以 5%或 10%葡萄糖注射液 250~500ml 稀释后静脉滴注，滴注时间 1~2 小时 3. 静脉注射：一次 0.5~0.75g，用 25%葡萄糖注射液 20~40ml 稀释后缓慢注射，注射时间 15~20 分钟
注意事项	1. 高血压、有消化道溃疡病史者慎用本品 2. 大剂量可致中枢神经兴奋，预服镇静药可防止 3. 哮喘急性严重发作的患者不首选本品 4. 茶碱类药物可致心律失常和/或使原有的心律失常恶化，患者心率和/或心律的任何改变均应密切注意
禁忌	对本品过敏、活动性消化道溃疡和未经控制的惊厥性疾病禁用
不良反应	类似茶碱。剂量过大时可出现恶心、呕吐、易激动、失眠、心动过速、心律失常，可见发热、脱水、惊厥等症状，严重者甚至呼吸、心搏骤停
特殊人群用药	儿童：新生儿慎用 老年人：慎用 妊娠与哺乳期妇女：慎用
药典	Chin. P.、BP、Eur. P.
国家处方集	CNF
其他推荐依据	
■ 药品名称	异丙托溴铵　Ipratropine Bromide
适应证	用于慢性阻塞性肺疾病相关的支气管痉挛，包括慢性支气管炎、肺气肿哮喘等，可缓解喘息症状
制剂与规格	吸入用异丙托溴铵溶液[保(甲)]：①2ml∶50μg；②ml∶250μg；③2ml∶500μg；④20ml∶500μg 异丙托溴铵气雾剂：①20 微克/揿，200 揿/支；②40 微克/揿，200 揿/支[基]
用法与用量	吸入 1. 溶液：成人（包括老人）和 12 岁以上青少年，一次 1 个单剂量小瓶（500μg），一日 3~4 次，急性发作的患者病情稳定前可重复给药。单剂量小瓶中每 1ml 雾化吸入液可用氯化钠注射液稀释至终体积 2~4ml 2. 气雾剂：成人及学龄儿童推荐剂量，一次 40~80μg，一日 3~4 次
注意事项	1. 使用本品后可能会立即发生变态反应 2. 下列情况慎用：闭角型青光眼倾向的患者或有前列腺肥大或膀胱颈梗阻等症状患者

续 表

	3. 应避免使眼睛接触到本品，如果在使用中不慎污染到眼睛，引起眼睛疼痛或不适、视物模糊、结膜充血和角膜水肿并视物有光晕或有色成像等闭角性青光眼的征象，应首先使用缩瞳药并立即就医 4. 患有囊性纤维化的患者可能会引起胃肠道蠕动的紊乱 5. 有尿道梗阻的患者使用时尿潴留危险性增高
禁忌	1. 对阿托品及其衍生物过敏患者禁用 2. 对本品过敏者禁用
不良反应	常见头痛、恶心和口干；少见心动过速、心悸、眼部调节障碍、胃肠动力障碍和尿潴留等抗胆碱能不良反应；可能引起咳嗽、局部刺激；罕见吸入刺激产生的支气管痉挛，变态反应如皮疹、血管性水肿（舌、唇、面部）、荨麻疹、喉头水肿和过敏反应
特殊人群用药	妊娠与哺乳期妇女：慎用
药典	
国家处方集	CNF
其他推荐依据	

第十二章

祛痰、镇咳药

■ 药品名称	糜蛋白酶　Chymotrypsin
适应证	用于上呼吸道脓痰的液化
制剂与规格	注射用糜蛋白酶[保(乙)]：①800U；②4000U
用法与用量	用前将本品以氯化钠注射液适量溶解，配成2~5mg/ml的溶液，喷雾吸入
注意事项	1. 使用时须严密观察，如发生过敏反应，应立即停止使用，并用抗组胺类药治疗 2. 本品不可静脉注射 3. 本品溶解后不稳定，宜用时新鲜配制
禁忌	严重肝病、凝血功能不正常者以及正在应用抗菌药物患者禁用
不良反应	注射部位出现疼痛、肿胀和红斑
特殊人群用药	尚不明确
药典	Chin. P.、BP、USP、Eur. P.
国家处方集	CNF
其他推荐依据	
■ 药品名称	氨溴索　Ambroxol
适应证	适用于痰液黏稠不易咳出者
制剂与规格	1. 盐酸氨溴索片[基,保(甲)]：30mg 2. 盐酸氨溴索溶液[保(乙)]：①5ml：15mg；②5ml：30mg；③60ml：180mg 3. 盐酸氨溴索注射液[保(乙)]：2ml：15mg 4. 注射用盐酸氨溴索[保(乙)]：15mg 5. 盐酸氨溴索气雾剂：2ml：15mg
用法与用量	1. 餐后口服：①成人及12岁以上儿童：一次30mg，一日3次，餐后口服。长期服用，一次30mg，一日2次。缓释胶囊一次75mg，一日1次；②5~12岁儿童，一日3次，一次15mg；③2~5岁儿童，一日3次，一次7.5mg；④2岁以下儿童，一日2次，一次7.5mg。长期服用者，一日2次即可。缓释胶囊按体重一日1.2~1.6mg/kg计算 2. 雾化吸入：一日3次，15~30mg 3. 肌内注射：将本品用5%葡萄糖注射液或氯化钠注射液10~20ml稀释后缓慢注射 4. 皮下注射：一日2次，15mg 5. 静脉注射：①成人及12岁以上儿童，一日2~3次，一次15mg，严重病例可以增至一次30mg；每15mg用5ml无菌注射用水溶解，注射应缓慢；②6~12岁儿童，一日2~3次，一次15mg；③2~6岁儿童，一日3次，一次7.5mg；④2岁以下，一日2次，一次7.5mg；⑤婴儿呼吸窘迫综合征（IRDS）一日4次，一次7.5mg/kg，应使用注射泵给药，至少5min

续 表

	6. 静脉滴注：一日2次，一次15~30mg，用氯化钠注射液或5%葡萄糖注射液100ml稀释后30分钟内缓慢滴注
注意事项	1. 过敏体质者慎用 2. 应避免与中枢性镇咳药（如右美沙芬等）同时使用，以免稀化的痰液堵塞气道 3. 本品为黏液调节剂，仅对咳嗽症状有一定作用，在使用时应注意咳嗽、咳痰的原因，如使用7日后未见好转，应及时就医
禁忌	对本品过敏者及妊娠初期3个月妇女禁用
不良反应	上腹部不适、食欲缺乏、胃痛、胃灼热、消化不良、恶心、呕吐、腹泻、皮疹；罕见头痛、眩晕、血管性水肿。快速静脉注射可引起腰部疼痛和疲乏无力感
特殊人群用药	妊娠与哺乳期妇女：慎用
药典	Eur. P. 、Chin. P.
国家处方集	CNF
其他推荐依据	
■ 药品名称	乙酰半胱氨酸 Acetylcysteine
适应证	用于痰液黏稠不易咳出的呼吸系统疾病，如：急、慢性支气管炎，支气管扩张，肺炎，肺结核，肺气肿等；用于特发性间质肺的治疗
制剂与规格	乙酰半胱氨酸胶囊[保(乙)]：200mg 乙酰半胱氨酸泡腾片[保(乙)]：600mg 乙酰半胱氨酸颗粒[基,保(乙)]：①100mg；②200mg 乙酰半胱氨酸喷雾剂[保(甲)]：①500mg；②1000mg 乙酰半胱氨酸注射液：20ml：4g 注射用乙酰半胱氨酸：8g
用法与用量	口服：2~5岁，一次0.1g，一日2~3次。6~14岁，一次0.1g，一日3~4次。14岁以上，一次0.2g，一日2~3次 喷雾吸入：以0.9%氯化钠溶液配成10%溶液喷雾吸入，一次1~3ml，一日2~3次，婴儿雾化后及时吸痰 气管注入：急救时用5%溶液用注射器自气管的甲状软骨环骨膜注入气管腔内，一次0.5~2ml（婴儿每次0.5ml、儿童每次1ml），一日2次
注意事项	1. 对本品过敏、支气管哮喘、胃溃疡患者禁用 2. 老年人伴有呼吸功能不全者慎用 3. 不宜与一些金属（如铁、铜）、橡胶及氧化剂接触，喷雾器要采用玻璃或塑料制品
禁忌	对本品过敏者及支气管哮喘、胃溃疡患者禁用
不良反应	1. 对呼吸道黏膜有刺激作用，故有时引起呛咳或支气管痉挛 2. 偶见恶心、呕吐，极少见皮疹 3. 偶可引起咯血
特殊人群用药	尚不明确
药典	Eur. P. 、Chin. P. 、USP

续　表

国家处方集	CNF
其他推荐依据	
■ 药品名称	溴己新　Bromhexine
适应证	用于急、慢性支气管炎，支气管扩张等有多量黏痰而不易咳出的患者
制剂与规格	1. 盐酸溴己新片[基,保(甲)]：8mg 2. 盐酸溴己新注射液[保(乙)]：2ml：4ml 3. 注射用盐酸溴己新[保(乙)]：4mg
用法与用量	1. 口服：成人，一次 8~16mg，一日 3 次 2. 肌内或静脉注射：一次 4mg，一日 8~12mg。静脉注射时，用葡萄糖注射液稀释后使用
注意事项	胃炎、胃溃疡患者，过敏体质者慎用
禁忌	对本品过敏者禁用
不良反应	偶有恶心，胃部不适、可能使血清氨基转移酶暂时升高
特殊人群用药	肝功能、肾功能不全患者：肝功能不全者在医师指导下使用
药典	Chin. P. 、Eur. P. 、Jpn. P. 、Pol. P.
国家处方集	CNF
其他推荐依据	
■ 药品名称	复方甘草片（合剂）　Compound Liquorice Tables（Mixture）
适应证	用于镇咳祛痰
制剂与规格	复方甘草片[基,保(甲)]：每片含甘草流浸膏粉 112. 5mg、阿片粉 4mg、樟脑 2mg、八角茴香油 2mg、苯甲酸钠 2mg 复方甘草合剂[保(甲)]：每 100 ml 含甘草流浸膏 12ml、甘油 12ml、酒石酸锑钾 0. 024g、浓氨溶液适量、复方樟脑酊 12ml、乙醇 3ml 复方甘草氯化铵合剂：含 3%氯化铵的复方甘草合剂
用法与用量	口服或含化：①片剂，一次 3~4 片，一日 3 次；②合剂，一次 5~10ml，一日 3 次
注意事项	1. 胃炎及胃溃疡慎用 2. 本品服用不宜超过 7 天
禁忌	对本品成分过敏者禁用
不良反应	有轻微恶心、呕吐
特殊人群用药	妊娠与哺乳期妇女：慎用
药典	Chin. P.
国家处方集	CNF
其他推荐依据	

续 表

■ 药品名称	阿桔片 Compound Platycodon Tablets
适应证	有镇咳、祛痰作用。可用于急性支气管炎及慢性支气管炎等有痰的咳嗽
制剂与规格	阿桔片：每片含阿片粉 30mg、桔梗粉 90mg、硫酸钾 180mg
用法与用量	口服：每次 1~2 片，一日 3 次
注意事项	因本品有成瘾性，不应长期使用。应按麻醉药品管理
禁忌	严重肝功能不全、肺源性心脏病、支气管哮喘者、儿童、孕妇及哺乳期妇女禁用
不良反应	长期使用易成瘾
特殊人群用药	儿童：禁用 妊娠与哺乳期妇女：禁用
药典	
国家处方集	CNF
其他推荐依据	

第十三章

免疫增强剂

■ 药品名称	人免疫球蛋白　Human Immunoglobulin
适应证	主要用于预防麻疹和传染性肝炎。若与抗菌药合并使用，可提高对某些严重细菌和病毒感染的疗效
制剂与规格	
用法与用量	只限于肌内注射，不得用于静脉输注 1. 预防麻疹：为预防发病或减轻症状，可在与麻疹患者接触 7 日内按每千克体重注射 0.05~0.15ml，5 岁以下儿童注射 1.5~3.0ml，6 岁及以上儿童最大注射量不超过 6ml。一次注射预防效果通常为 2~4 周 2. 预防传染性肝炎：按每千克体重注射 0.05~0.1ml 或成人一次注射 3ml，儿童一次注射 1.5~3ml，一次注射预防效果通常为 1 个月左右
注意事项	1. 本品出现混浊，有摇不散的沉淀、异物或玻瓶有裂纹、过期失效、均不可使用 2. 开瓶后应一次注射完毕，不得分次使用 3. 运输及贮存过程中严禁冻结
禁忌	1. 对免疫球蛋白过敏或有其他严重过敏史者 2. 有 IgA 抗体的选择性 IgA 缺乏者
不良反应	尚不明确
特殊人群用药	尚不明确
药典	Chin. P. 、Eur. P.
国家处方集	CNF
其他推荐依据	
■ 药品名称	胸腺肽肠溶片　Thymopeptides Enteric-coated Tablets
适应证	1. 用于慢性乙型肝炎患者 2. 各种原发性或继发性 T 细胞缺陷病（如儿童先天性免疫缺陷病） 3. 某些自身免疫性疾病（如类风湿性关节炎、系统性红斑狼疮、儿童支气管哮喘和哮喘性支气管炎等） 4. 各种细胞免疫功能低下的疾病（如病毒性肝炎、预防上呼吸道感染、顽固性口腔溃疡等） 5. 肿瘤的辅助治疗
制剂与规格	胸腺肽肠溶片：20 毫克/片
用法与用量	口服。每次 20mg（1 片），一日 1~3 次或遵医嘱
注意事项	1. 本品通过增强患者的免疫功能而发挥治疗作用，故而对正在接受免疫抑制治疗的患者（如接受器官移植者）应慎重使用本品，除非治疗带来的裨益明显大于危险性

续 表

	2. 治疗期间应定期检查肝功能 3. 18岁以下患者慎用
禁忌	1. 对本品有过敏反应者或器官移植者禁用 2. 胸腺功能亢进或胸腺肿瘤患者禁用
不良反应	1. 耐受性良好，个别可见恶心、发热、头晕、胸闷、无力等不良反应，少数患者偶有嗜睡感 2. 慢性乙型肝炎患者使用时可能 ALT（GPT）水平短暂上升，如无肝衰竭预兆出现，仍可继续使用本品 3. 极个别患者有轻微过敏反应，停药后可消失
特殊人群用药	妊娠与哺乳期妇女：动物生育研究显示，在对照组及本药治疗组，其胚胎异常影响无任何差异。目前尚不知道本药是否对胚胎有伤害，或是否影响生育能力。故本药只能在十分必要时才给予孕妇使用。尽管未证实本品经人乳排出，但用于哺乳期妇女仍应特别慎重
药典	
国家处方集	
其他推荐依据	
■ 药品名称	匹多莫德口服溶液 Pidotimod Oral Solution
适应证	本品为免疫兴奋药（immunostimulant），适用于细胞免疫功能低下的下列患者 1. 呼吸道反复感染（气管炎、支气管炎） 2. 耳鼻喉科反复感染（鼻炎、鼻窦炎、耳炎、咽炎、扁桃体炎） 3. 泌尿系统反复感染 4. 妇科反复感染 5. 可用于预防感染急性期病症，缩短病程，减轻疾病的严重度，减少反复发作次数，也可作为急性感染时抗菌药物治疗的辅助用药
制剂与规格	口服溶液：①10ml：0.2g；②10ml：0.4g
用法与用量	1. 儿童，急性期用药：每次0.4g，每日2次（早晚各1次），共2周或遵医嘱；预防用药：每次0.4g，每日1次（早餐前），至少60天或遵医嘱 2. 成人，急性期用药：每次0.8g，每日2次（早晚各1次），共2周或遵医嘱；预防用药：每次0.8g，每日1次（早餐前），至少60天或遵医嘱
注意事项	高敏体质者慎用；因食物会影响药物吸收，所以，本品应在餐前或餐后2小时左右服用。不要在有效期过后使用
禁忌	对本品过敏者禁用。妊娠初期3个月内妇女应禁用
不良反应	尚未有本品出现严重不良反应的报道。少见的不良反应有头痛、眩晕、恶心、呕吐、腹痛、腹泻、皮疹等，一般无须停药治疗
特殊人群用药	尚不明确
药典	
国家处方集	
其他推荐依据	

续　表

■ 药品名称	胎盘多肽　Placenta Polypeptide
适应证	用于细胞免疫功能降低或失调引起的疾病、术后愈合、病毒性感染引起的疾病及各种原因所致的白细胞减少症
制剂与规格	胎盘多肽注射液：4ml
用法与用量	肌内注射或静脉滴注：一日 1 次，一次 1~2 支，10 天为一疗程，或遵医嘱
注意事项	1. 本品应用时，溶液不可煮沸 2. 使用前应检查药液，如药液出现混浊、沉淀、异物、过期失效或瓶子有裂纹等异常情况不得使用 3. 开启后应一次输注完毕，不得分次或给第二人输用
禁忌	对本品过敏者禁用
不良反应	尚不明确
特殊人群用药	肝功能、肾功能不全患者：肾功能不全者慎用
药典	
国家处方集	
其他推荐依据	
■ 药品名称	注射用核糖核酸　Ribonucleic Acid for Injection
适应证	用于慢性迁移性肝炎、活动性肝炎、肝硬化及其他肝脏疾病
制剂与规格	注射用核糖核酸：10mg
用法与用量	肌内注射：以 2ml 灭菌注射用水或氯化钠注射液溶解后使用。一次 6mg，隔日 1 次 静脉注射：以 20~40ml 氯化钠注射液或葡萄糖注射液溶解，缓慢静脉推注。一次 30mg，一日 1 次或一次 50mg，隔日 1 次；或遵医嘱
注意事项	1. 本品能引起全身反应，给药后 10 分钟内出现荨麻疹、头晕、恶心、脉速、体温升高者应停止使用 2. 局部反应：注射部位可能产生直径 1~10cm 的红肿疼痛范围，持续 1~3 天，红肿直径在 10cm 以上者应停止使用 3. 本品可使用 1~2 个疗程，使用 2 个疗程无明显疗效者应改用其他疗法 4. 本品溶解后出现浑浊不宜使用
禁忌	对任何类型结核病、糖尿病、异常消瘦、血液病、肾病、胰腺病、中枢神经系统器质性病变患者禁用
不良反应	应用本品后可能出现荨麻疹、头晕、恶心、脉速、发热等反应
特殊人群用药	尚不明确
药典	
国家处方集	
其他推荐依据	

第十四章

升压药

■ 药品名称	多巴胺　Dopamine
适应证	用于心肌梗死、创伤、内毒素败血症、心脏手术、肾衰竭、充血性心力衰竭等引起的休克综合征，也可用于洋地黄和利尿剂无效的心功能不全
制剂与规格	注射用盐酸多巴胺[保(甲)]：①5mg；②10mg；③20mg 盐酸多巴胺注射液[基,保(甲)]：2ml：20mg 盐酸多巴胺葡萄糖注射液[保(甲)]：250ml（盐酸多巴胺 0.2g、葡萄糖 12.5g）
用法与用量	静脉滴注：在滴注前必须稀释，稀释液的浓度取决于剂量及个体需要的液量，若不需要扩容，可用 0.8mg/ml 溶液，如有液体潴留，可用 1.6~3.2mg/ml 溶液 1. 成人常用量：开始时按体重每分钟 1~5μg/kg，10 分钟内以按体重每分钟 1~4μg/kg 速度递增，以达到最大疗效 2. 慢性顽固性心力衰竭：静脉滴注开始时按体重每分钟 0.5~2μg/kg 逐渐递增。多数按体重每分钟 1~3μg/kg 给予即可生效 3. 闭塞性血管病变患者，静脉滴注开始时按体重每分钟 1μg/kg，逐增至按体重每分钟 5~10μg/kg，直到按体重每分钟 20μg/kg，以达到最满意效应 4. 危重病例：先按体重每分钟 5μg/kg 分滴注，然后以按体重每分钟 5~10μg/kg 递增至按体重每分钟 20~50μg/kg，以达到满意效应；或本品 20mg 加入 5%葡萄糖注射液 200~300ml 中静脉滴注，开始时按 75~100μg/min 滴入，以后根据血压情况，可加快速度和加大浓度，但最大剂量不超过每分钟 500μg
注意事项	1. 对其他拟交感胺类药高度敏感的患者，可能对本品也异常敏感 2. 下列情况慎用：糖尿病性动脉内膜炎；闭塞性血管病（动脉栓塞、动脉粥样硬化、雷诺病等）；肢端循环不良；频繁的室性心律失常 3. 滴注本品时须监测血压、心排血量、心电图及尿量 4. 应用多巴胺治疗前必须先纠正低血容量；选用粗大的静脉做静注或静滴，以防药液外溢及产生组织坏死；如确已发生液体外溢，可用 5~10mg 酚妥拉明稀释溶液在注射部位做浸润 5. 静滴时应控制每分钟滴速，滴注的速度和时间需根据血压、心率、尿量、外周血管灌流情况、异位搏动出现与否等而定。休克纠正时即减慢滴速 6. 遇有血管过度收缩引起舒张压不成比例升高和脉压减小、尿量减少、心率增快或出现心律失常，滴速必须减慢或暂停滴注 7. 如在滴注多巴胺时血压继续下降或经调整剂量仍持续低血压，应停用多巴胺，改用更强的血管收缩药 8. 突然停药可产生严重低血压，故停用时剂量应逐渐递减
禁忌	嗜铬细胞瘤、快速性心律失常、对本品及其他拟交感胺类药高度敏感禁用
不良反应	常见胸痛，呼吸困难，心悸，心律失常（尤其用大剂量），乏力；少见头痛，恶心，呕吐。长期应用大剂量或小剂量用于外周血管病患者，可见手足疼痛或发凉；外周血管长时期收缩，可能导致局部坏死或坏疽

续　表

特殊人群用药	妊娠与哺乳期妇女：应用时必须权衡利弊
药典	Chin. P. 、Jpn. P. 、BP、USP
国家处方集	CNF
其他推荐依据	
■ 药品名称	间羟胺　Metaraminol
适应证	用于防治椎管内阻断麻醉时发生的急性低血压，由于出血、药物过敏、手术并发症及脑外伤或脑肿瘤合并休克而发生的低血压的辅助对症治疗，心源性休克或败血症所致的低血压
制剂与规格	重酒石酸间羟胺注射液：①1ml：10mg；②5ml：50mg
用法与用量	1. 成人：①肌内或皮下注射：一次 2~10mg，在重复用药前对初始量效应至少应观察 10 分钟；②静脉注射：初量 0. 5~5mg，继而静脉滴注；③静脉滴注：将间羟胺 15~100mg 加入 5%葡萄糖液或氯化钠注射液 500ml 中滴注，调节滴速以维持合适的血压；④成人极量一次 100mg（每分钟 0. 3~0. 4mg） 2. 儿童：①肌内或皮下注射：用于严重休克，按体重 0. 1mg/kg；②静脉滴注：按体重 0. 4mg/kg 或体表面积 12mg/m^2，用氯化钠注射液稀释至每 25ml 中含间羟胺 1mg 的溶液，滴速以维持合适的血压水平为度
注意事项	1. 下列情况慎用：甲状腺功能亢进症，高血压，冠心病，充血性心力衰竭，糖尿病，疟疾病史 2. 血容量不足者应先纠正后再用本品 3. 本品有蓄积作用，用药后血压上升不明显，须观察 10 分钟后再决定是否增加剂量，以免血压上升过高 4. 给药时选取较粗大静脉注射，并避免药液外溢 5. 短期内连续应用，可出现快速耐受性，作用会逐渐减弱 6. 用药过量可表现为抽搐、严重高血压 7. 长期使用骤然停药时可能发生低血压 8. 静脉用药时药液外溢，可引起局部组织坏死、糜烂或红肿硬结形成脓肿 9. 配制后应于 24 小时内用完，滴注液中不得加入其他难溶于酸性溶液及有配伍禁忌的药剂
禁忌	对本品过敏者禁用
不良反应	升压反应过快过猛可致急性肺水肿，心律失常，心脏停搏
特殊人群用药	尚不明确
药典	Chin. P. 、BP、USP
国家处方集	CNF
其他推荐依据	
■ 药品名称	多巴酚丁胺　Dobutamine
适应证	用于器质性心脏病时心肌收缩力下降引起的心力衰竭
制剂与规格	注射用盐酸多巴酚丁胺（按多巴酚丁胺计）[保(甲)]：①0. 02g；②0. 125g；③0. 25g 盐酸多巴酚丁胺注射液[保(甲)]：①2ml：0. 02g[基]；②20ml：0. 25g

续 表

	盐酸多巴酚丁胺葡萄糖注射液[保(甲)]：①100ml（内含多巴酚丁胺0.05mg、葡萄糖5g）；②100ml（内含多巴酚丁胺0.1g、葡萄糖5.0g）；③250ml（内含多巴酚丁胺0.125g、葡萄糖12.5g）；④250ml（内含多巴酚丁胺0.25g、葡萄糖12.5g）；⑤250ml（内含多巴酚丁胺0.5g、葡萄糖12.5g）
用法与用量	静脉滴注：将多巴酚丁胺加于5%葡萄糖液或氯化钠注射液中稀释后使用。一次250mg，以每分钟2.5~10μg/kg给予，速度在每分钟15μg/kg以下时，心率和外周血管阻力基本无变化；偶用每分钟15μg/kg以上速度滴注，但需注意过大剂量仍然有可能加速心率并产生心律失常
注意事项	1. 对其他拟交感药过敏，可能对本品也敏感 2. 下列情况慎用：心房颤动，高血压，严重的机械梗阻（如重度主动脉瓣狭窄），室性心律失常，心肌梗死后 3. 用药期间应定期或连续监测心电图、血压、心排血量，必要或可能时监测肺毛细血管楔压 4. 用药前，应先补充、纠正血容量。给药浓度随用量和患者所需液体量而定 5. 治疗时间和给药速度按患者的治疗效应调整，可依据心率、血压、尿量以及是否出现异位搏动等情况，如果有可能，应监测中心静脉压、肺毛细血管楔压和心排血量
禁忌	对本品或其他拟交感药过敏者禁用
不良反应	可见心悸、恶心、头痛、胸痛、气短等。如出现收缩压升高、心率增快，则多与剂量有关，应减量或暂停用药
特殊人群用药	妊娠与哺乳期妇女：应用时必须权衡利弊
药典	Chin. P.、Jpn. P.、BP、USP
国家处方集	CNF
其他推荐依据	
■ 药品名称	肾上腺素　Adrenaline
适应证	1. 用于各种原因引起的心搏骤停，是进行心肺复苏的主要抢救用药 2. 用于因支气管痉挛所致严重呼吸困难，可迅速缓解药物等引起的过敏性休克，亦可用于延长浸润麻醉用药的作用时间
制剂与规格	盐酸肾上腺素注射液[保(甲)]：①0.5ml：0.5mg；②1ml：1mg[基]
用法与用量	皮下注射：常用量，一次0.25~1mg。极量，一次1mg 1. 抢救过敏性休克（如青霉素等引起的过敏性休克）：由于本品具有兴奋心脏、升高血压、松弛支气管等作用，故可缓解过敏性休克的心搏微弱、血压下降、呼吸困难等症状。皮下注射或肌内注射0.5~1mg，也可用0.1~0.5mg缓慢静脉注射（以氯化钠注射液稀释到10ml），如疗效不好，可改用4~8mg静脉滴注（溶于5%葡萄糖注射液500~1000ml） 2. 抢救心搏骤停：可用于麻醉和手术中的意外、药物中毒或心脏传导阻断等原因引起的心搏骤停，以0.25~0.5mg以10ml氯化钠注射液稀释后静脉（或心内）注射，同时进行心脏按压、人工呼吸、纠正酸中毒。对电击引起的心搏骤停，亦可用本品配合电除颤仪或利多卡因等进行抢救 3. 治疗支气管哮喘：效果迅速但不持久。皮下注射0.25~0.5mg，3~5分钟见效，但仅能维持1小时。必要时每4小时可重复注射1次

续 表

	4. 与局部麻醉药合用：加少量［1：（200 000~500 000）］于局部麻醉药中（如普鲁卡因），在混合药液中，配制成浓度为2~5μg/ml溶液［1：（200 000~500 000）］，注射总量不超过0.3mg，可减少局部麻醉药的吸收而延长其药效，并减少其不良反应，亦可减少手术部位的出血 5. 治疗荨麻疹、花粉症、血清反应等：皮下注射1：1000溶液0.2~0.5ml，必要时再以上述剂量注射1次 6. 制止鼻黏膜和齿龈出血：将浸有1：（1000~20 000）溶液的纱布填塞出血处
注意事项	1. 与其他拟交感药有交叉过敏反应 2. 下列情况慎用：器质性脑病、心血管病、青光眼、帕金森病、噻嗪类引起的循环虚脱及低血压、精神神经疾病 3. 用量过大或皮下注射误入血管后，可引起血压突然上升导致脑出血 4. 一次局部麻醉使用剂量不可超过300μg，否则可引起心悸、头痛、血压升高等 5. 抗过敏休克时，须补充血容量
禁忌	高血压、器质性心脏病、冠状动脉疾病、糖尿病、甲状腺功能亢进症、洋地黄中毒、外伤性及出血性休克、心源性哮喘等禁用
不良反应	可见心悸、头痛、血压升高、震颤、无力、眩晕、呕吐、四肢发凉、心律失常，严重者心室颤动而致死；用药局部水肿、充血、炎症
特殊人群用药	儿童：慎用 老年人：慎用 妊娠与哺乳期妇女：慎用
药典	Chin. P. 、Jpn. P. 、BP、Eur. P.
国家处方集	CNF
其他推荐依据	
■ 药品名称	**异丙肾上腺素 Isoprenaline**
适应证	用于支气管哮喘
制剂与规格	盐酸异丙肾上腺素片：10mg 盐酸异丙肾上腺素气雾剂：0.25%，200揿/瓶，0.175毫克/揿 复方异丙托溴铵气雾剂：10毫升/瓶，每瓶200揿；每瓶含异丙托溴铵一水合物4.2mg和硫酸沙丁胺醇24mg，每揿含异丙托溴铵一水合物21μg和硫酸沙丁胺醇120μg 吸入用复方异丙托溴铵溶液：2.5毫升/支，内含异丙托溴铵一水合物0.522mg，和硫酸沙丁胺醇3mg
用法与用量	1. 气雾吸入：成人，一次0.175~0.35mg，一日2~4次，喷吸间隔时间不得少于2小时 2. 舌下含服：①成人，一次10~15mg，一日3次；②儿童，一次2.5~10mg，一日3次。极量，舌下给药一次20mg，一日60mg 3. 复方异丙托溴铵气雾剂：成人（包括老年人），一次2揿，一日4次。需要时可用至最大剂量，即24小时内12揿 4. 吸入用复方异丙托溴铵溶液：用于成人和12岁以上的青少年；急性发作期：一次1~2支；维持治疗期：一次1支，一日3~4次
注意事项	1. 对其他肾上腺能激动剂过敏者，对本品也可能过敏

续 表

	2. 下列情况慎用：心律失常并伴有心动过速，心血管疾病（包括心绞痛、冠状动脉供血不足），糖尿病，高血压，洋地黄中毒所致心动过速 3. 遇有胸痛及心律失常，应及早用药 4. 舌下给药时不得嚼碎，否则不能速效 5. 12 小时内已雾化吸入药物 3~5 次而疗效不显著者应停药就医 6. 与肾上腺素交替使用时，需待前药作用消失后才可用后药
禁忌	对本品过敏者及心绞痛、心肌梗死、甲状腺功能亢进症、嗜铬细胞瘤患者禁用
不良反应	常见口咽发干、心悸不安。少见头晕、目眩、面部潮红、恶心、心率增速、震颤、多汗、乏力等
特殊人群用药	妊娠与哺乳期妇女：应用时必须权衡利弊
药典	Chin. P. 、Jpn. P. 、BP、Eur. P.
国家处方集	CNF
其他推荐依据	
■ 药品名称	去甲肾上腺素　Noradrenaline
适应证	用于急性心肌梗死、体外循环引起的低血压，血容量不足所致休克、低血压，嗜铬细胞瘤切除术后的低血压，急救时补充血容量的辅助治疗，椎管内阻断时的低血压，心搏骤停复苏后血压维持
制剂与规格	重酒石酸去甲肾上腺素注射液[基,保(甲)]：①1ml：2mg；②2ml：10mg
用法与用量	本品宜用 5%葡萄糖注射液或葡萄糖氯化钠注射液稀释，不宜以氯化钠注射液稀释。静脉滴注：①成人常用量，开始以每分钟 8~12μg 速度滴注，调整滴速以达到血压升到理想水平；维持量为每分钟 2~4μg，必要时可增加，需注意保持或补足血容量；②儿童常用量，开始按体重每分钟 0. 02~0. 1μg/kg 速度滴注，按需要调节滴速
注意事项	1. 下列情况慎用：缺氧，高血压，动脉硬化，甲状腺功能亢进症，糖尿病，闭塞性血管炎，血栓病 2. 用药过程中必须监测动脉压、中心静脉压、尿量、心电图
禁忌	可卡因中毒及心动过速患者、高血压病、妊娠期妇女、对其他拟交感胺类药交叉过敏反应者禁用
不良反应	药液外漏可引起局部组织坏死；本品强烈的血管收缩作用可以使重要脏器血流减少，特别是对肾血流可锐减；持久或大量使用时后果严重；静脉输注时沿静脉径路皮肤发白、注射局部皮肤破溃、皮肤发绀、发红，严重可眩晕。上述反应虽属少见，但后果严重；过敏反应有皮疹、面部水肿；逾量时，可出现心律失常、血压升高、心率减慢、严重头痛及高血压、焦虑不安、抽搐等
特殊人群用药	儿童：应选择粗大静脉，并需更换注射部位 老年人：长期大量使用可使心排血量减低
药典	Chin. P. 、Jpn. P. 、BP、Eur. P.
国家处方集	CNF
其他推荐依据	

第十五章

脱水、利尿剂

■ 药品名称	甘露醇　Mannitol
适应证	各种原因引起的脑水肿，降低颅内压，防止脑疝
制剂与规格	甘露醇注射液[基,保(甲)]：①50ml：10g；②250ml：50g；③100ml：20g
用法与用量	静脉滴注：一日1~2次，一次250~500ml，250ml滴注时间控制在1.0~1.5小时
注意事项	1. 动性脑出血、急性肾小管坏死或慢性肾衰竭、严重失水者、急性肺水肿者禁用 2. 能不全、低血容量者、高钾血症或低钠血症者慎用 3. 眼压非显著增高者、年龄较大者可尽量不用，对肾功能损害或有潜在疾病者，应避免或减量使用
禁忌	有活动性脑出血、急性肾小管坏死或慢性肾衰竭、严重失水者、急性肺水肿
不良反应	常见水和电解质紊乱、寒战、发热、排尿困难、血尿、血栓性静脉炎、皮疹、荨麻疹、呼吸困难、过敏性休克、头晕、视物模糊、口渴、渗透性肾病
特殊人群用药	儿童：慎用 妊娠与哺乳期妇女：慎用
药典	USP、BP、Chin. P.
国家处方集	CNF
其他推荐依据	
■ 药品名称	呋塞米　Furosemide
适应证	水肿性疾病；预防急性肾衰竭；高血压危象；高钾血症、高钙血症、稀释性低钠血症；抗利尿激素分泌过多症；急性药物及毒物中毒
制剂与规格	1. 片剂[基,保(甲)]：20mg 2. 注射液[基,保(甲)]：2ml：20mg
用法与用量	1. 口服，高血压：起始一日40~80mg，分2次服用，并酌情调整剂量 2. 静注，高血压危象：起始40~80mg，伴急性左心衰竭或急性肾衰竭时，可酌情增加剂量 3. 静注和静滴，急性左心衰竭：起始20~40mg静注，继以静脉滴注5~40mg/h，其总剂量在起初6小时不超过80mg，起初24小时不超过200mg。应用过程中应检测尿量，并根据尿量和症状的改善状况调整剂量
注意事项	1. 存在低钾血症或低钾血症倾向时，应注意补充钾盐 2. 常规剂量静脉注射时间应超过1~2分钟，大剂量静脉注射时每分钟不超过4mg，与降压药合用时，应酌情调整降压药剂量 3. 不作为原发性高血压的首先药物

续 表

禁忌	对磺酰胺类、噻嗪类药物过敏者禁用，低钾血症、肝昏迷、超量服用洋地黄者禁用
不良反应	常见与水电解质紊乱有关的症状，如直立性低血压、休克、低钾血症、低氯血症、低氯性碱中毒、低钠血症、低钙血症，以及与此有关的口渴、乏力、肌肉酸痛、心律失常等
特殊人群用药	肝、肾功能不全者：严重肾功能损害者慎用 儿童：新生儿用药时间间隔应延长 老年人：慎用，老年人应用本药时发生低血压、电解质紊乱、血栓形成和肾功能损害的机会增多 妊娠与哺乳期妇女：妊娠期妇女尤其妊娠初期 3 个月禁用
药典	USP、Eur. P. 、Int. P. 、Jpn. P. 、Viet. P. 、Chin. P.
国家处方集	CNF
其他推荐依据	
■ 药品名称	甘油果糖注射液 Glycerol and Fructose Injection
适应证	脑血管病、脑外伤、脑肿瘤、颅内炎症及其他原因引起的急慢性颅内压增高、脑水肿等
制剂与规格	甘油果糖注射液[基,保(甲)]：①250ml；②500ml（每 1ml 中含甘油 100mg、果糖 50mg、氯化钠 2. 25mg）
用法与用量	静脉滴注：一日 1~2 次，一次 250~500ml，250ml 滴注时间控制在 1~1. 5 个小时
注意事项	1. 严重循环功能障碍、尿崩症、糖尿病、溶血性贫血者慎用；有严重活动性颅内出血无手术条件时慎用 2. 急性硬膜下、硬膜外血肿出血应在明确不出血时应用 3. 使用本品应注意氯化钠的摄入量
禁忌	遗传性果糖耐受不良症、高钠血症、无尿、严重脱水者及对本品过敏者禁用
不良反应	常见瘙痒、皮疹、头痛、恶心、口干、溶血
特殊人群用药	儿童：慎用 老年人：慎用 妊娠与哺乳期妇女：慎用
药典	Chin. P.
国家处方集	CNF
其他推荐依据	
■ 药品名称	托拉塞米 Torasemide
适应证	充血性心力衰竭引起的水肿，肝硬化腹水，肾脏疾病所致水肿，原发性高血压
制剂与规格	托拉塞米片[保(乙)]：①5mg；②10mg；③20mg 托拉塞米胶囊[保(乙)]：10mg 托拉塞米注射液[保(乙)]：①1ml：10mg；②2ml：20mg；③5ml：50mg 注射液托拉塞米[保(乙)]：①10mg；②20mg

续　表

用法与用量	口服：①充血性心力衰竭，起始剂量一次10mg，一日1次，酌情可增至20mg，一日1次；②原发性高血压，起始剂量一次5mg，一日1次，4~6周降压作用不理想可增至一次10mg，一日1次，降压效果仍不满意，考虑合用其他降压药 静脉注射：①充血性心力衰竭引起的水肿、肝硬化腹水，一般起始剂量为5mg或10mg，一日1次，缓慢静注，也可用5%葡萄糖注射液或0.9%氯化钠注射液稀释后静脉滴注，疗效不满意可增至一次20mg，一日1次，一日最大剂量为40mg，疗程不超过1周；②肾脏疾病所致水肿，起始剂量一次20mg，一日1次，以后酌情增加剂量至最大剂量一日100mg，疗程不超过1周
注意事项	1. 慎用于高尿酸血症、糖尿病等患者 2. 用药前纠正电解质紊乱和排尿异常 3. 定期监测血水电解质（尤其肝硬化腹水）、血糖、尿酸、肌酐和血脂 4. 影响驾车和机械操作能力
禁忌	肾衰竭无尿患者、肝性脑病前期或肝性脑病患者、对本品或磺酰脲类药过敏患者、低血压、低血容量、低钾或低钠血症患者、严重排尿困难（如前列腺肥大）者禁用
不良反应	常见头痛，头晕，乏力，失眠，鼻炎，咳嗽，腹泻，胸痛，心电图异常，便秘，恶心，消化不良，食欲缺乏，关节痛，咽喉痛，肌肉痛，水肿，神经质，排尿过度，高血糖症，低钾血症（多见于低钾饮食、呕吐、腹泻、快速给药、肝功能异常等）；偶见瘙痒，皮疹，光敏反应；罕见口干，肢体感觉异常，视觉障碍
特殊人群用药	肝、肾功能不全患者：肾衰竭无尿者、肝性脑病前期或肝性脑病患者禁用 儿童：研究资料不足 老年人：慎用 妊娠与哺乳期妇女：研究资料不足
药典	Eur. P.、USP、Chin. P.
国家处方集	CNF
其他推荐依据	
■ 药品名称	氢氯噻嗪　Hydrochlorithiazide
适应证	用于水肿性疾病，高血压，中枢性或肾性尿崩症，肾石症（预防含钙盐成分形成的结石）
制剂与规格	氢氯噻嗪片[保(甲)]：①6.25mg[基]；②10mg[基]；③25mg[基]；④50mg
用法与用量	成人：水肿性疾病，一次50mg，一日1~2次，或隔日治疗，或1周连服3~5日；高血压，一日25~100mg，分1~2次服用，并按降压效果调整剂量 儿童：按体重一日1~2mg/kg或按体表面积一日30~60mg/m^2，分1~2次服，并按疗效调整剂量；小于6个月的婴儿剂量可达一日3mg/kg
注意事项	1. 以下情况慎用：无尿或严重肾功能减退者、糖尿病、高尿酸血症或痛风、高钙血症、低钠血症、红斑狼疮、胰腺炎、交感神经切除者、婴儿黄疸、哺乳期妇女 2. 应从最小剂量开始用药，已减少不良反应的发生，减少反射性肾素和醛固酮分泌 3. 在用药期间，应定期检查血电解质、血糖、血尿酸、血肌酶、尿素氮和血压 4. 有低钾血症倾向的患者，应酌情补钾利尿药合用
禁忌	对磺酰胺类、噻嗪类药物过敏者禁用

续 表

不良反应	低钾血症，低氯性碱中毒，低氯低钾性碱中毒，低钠血症，及上述水电解质紊乱导致的口干、烦渴、肌肉痉挛、恶心、呕吐和极度疲乏无力，高血糖症，高尿酸血症；少见过敏反应（皮疹、荨麻疹）、白细胞减少或缺乏症、血小板减少性紫癜；罕见胆囊炎、胰腺炎、性功能减退、光敏感、色觉障碍
特殊人群用药	肝功能、肾功能不全患者：严重肝功能损害者，水、电解质紊乱可诱发肝昏迷；严重肾功能减退者慎用 儿童：黄疸婴儿慎用 老年人：应用本类药物较易发生低血压、电解质紊乱和肾功能损害 妊娠与哺乳期妇女：本品能通过胎盘屏障，对妊娠高血压综合征无预防作用，妊娠期妇女慎用；哺乳期妇女慎用
药典	Eur. P.、Chin. P.、Jpn. P.、USP、Viet. P.
国家处方集	CNF
其他推荐依据	
■ 药品名称	吲达帕胺 Indapamide
适应证	原发性高血压
制剂与规格	吲达帕胺片[基,保(甲)]：2.5mg 吲达帕胺胶囊[保(甲)]：2.5mg 吲达帕胺滴丸：2.5mg 吲达帕胺缓释片[基,保(甲)]：1.5mg 吲达帕胺缓释胶囊[保(甲)]：1.5mg
用法与用量	普通制剂：一次2.5mg，一日1次，宜早晨服用 缓释制剂：一日1.5mg，宜早晨服用，药片不能掰开或嚼碎
注意事项	1. 交感神经切除术后慎用 2. 用药期间监测血钾、钠和尿酸，注意维持水与电解质平衡 3. 宜从最小有效剂量开始使用，宜在早晨服药 4. 加大剂量并不能提高吲达帕胺的抗高血压疗效，只能增加利尿作用
禁忌	禁用于：对磺胺过敏者；严重肾功能不全；肝性脑病或严重肝功能不全；低钾血症
不良反应	腹泻、头痛、食欲缺乏、失眠、反胃、直立性低血压；有皮疹、瘙痒等过敏反应；低血钾、低血钠、低氯性碱中毒
特殊人群用药	肝功能、肾功能不全患者：禁用 老年人：慎用 妊娠与哺乳期妇女：妊娠期妇女应避免服用；因为药物可能进入乳汁，哺乳期妇女应避免服用
药典	Eur. P.、Chin. P.、USP
国家处方集	CNF
其他推荐依据	

续　表

■ 药品名称	螺内酯　Spironolactone
适应证	水肿性疾病：如充血性心力衰竭引起的水肿、肝硬化腹水、肾性水肿，与其他利尿药合用，纠正继发的醛固酮分泌增多，并对抗其他利尿药的排钾作用。也可用于特发性水肿的治疗。 高血压：治疗的高血压辅助药物 原发性醛固酮增多症：用于诊断和治疗 低钾血症的预防：与噻嗪类利尿药合用，增强利尿效应和预防低钾血症
制剂与规格	螺内酯片[保(甲)]：20mg[基] 螺内酯胶囊[保(甲)]：20mg
用法与用量	1. 成人：①水肿性疾病，一日 40～120mg，分 2～4 次服，至少连服 5 日，以后酌情调整剂量；②原发性醛固酮增多症的诊断，一日 400mg，分 2～4 次服，连续 3～4 周；③原发性醛固酮增多症，术前一日 100～400mg，分 2～4 次服；不宜手术者，则选用较小剂量维持；④高血压，开始一日 40～80mg，分 2～4 次服，连续 2 周；⑤慢性心力衰竭，初始一日 10mg，最大剂量一日 20mg 2. 儿童：水肿性疾病，开始按体重一日 1～3mg/kg 或按体表面积一日 30～90mg/m^2，单次或分 2～4 次服，连服 5 日后酌情调整剂量，最大剂量为一日 3～9mg/kg 或 90～270mg/m^2
注意事项	1. 存在高钾血症和酸中毒危险者、糖尿病慎用 2. 治疗期间监测电解质，尤其与其他可升高血钾药物联用时，警惕高血钾发生 3. 给药应个体化，从最小有效剂量开始
禁忌	高钾血症、低钠血症、急性或进行性肾功能不全患者禁用
不良反应	1. 常见：①高钾血症，尤其是单独用药、进食高钾饮食、与钾剂或含钾药物如青霉素钾等联用以及存在肾功能损害、少尿、无尿时；即使与噻嗪类利尿药合用，高钾血症的发生率仍可达 8.6%～26%，且常以心律失常为首发表现，故用药期间必须密切随访血钾和心电图；②胃肠道反应，如恶心、呕吐、胃痉挛和腹泻，尚有报道可致消化性溃疡 2. 少见：①低钠血症，单独应用时少见，与其他利尿药合用时发生率增高；②抗雄激素样作用或对其他内分泌系统的影响；③中枢神经系统反应 3. 罕见：①过敏反应，出现皮疹甚至呼吸困难；②暂时性血清肌酐、尿素氮升高；③轻度高氯性酸中毒；④肿瘤，有报道 5 例患者长期服用本药和氢氯噻嗪发生乳腺癌
特殊人群用药	肝功能、肾功能不全患者：肝肾损害患者慎用 老年人：宜始于小剂量并密切监测 妊娠与哺乳期妇女：慎用
药典	Eur. P.、USP、Chin. P.
国家处方集	CNF
其他推荐依据	

第十六章
硒锌制剂、铁剂

■ 药品名称	硒酵母 Selenious Yeast
适应证	用于低硒的肿瘤、肝病、心脑血管疾病或其他低硒引起的疾病
制剂与规格	硒酵母胶囊[保(乙)]：0.143g（相当于硒 100μg）
用法与用量	口服：一次 100~200μg，一日 1~2 次或遵医嘱
注意事项	按本说明书用法用量嚼碎后服用
禁忌	对本品过敏者禁用
不良反应	尚不明确
特殊人群用药	妊娠与哺乳期妇女：用药尚不明确，如需要应权衡利弊
药典	
国家处方集	CNF
其他推荐依据	
■ 药品名称	葡萄糖酸锌 Zinc Gluconate
适应证	各种缺锌性疾病。也有应用于缺锌导致的畏食症、缺锌导致的生长发育迟缓等
制剂与规格	葡萄糖酸锌片：以锌含量计，①5mg；②11.5mg 葡萄糖酸锌胶囊：以锌含量计，25mg 葡萄糖酸锌颗粒：①70mg（相当于元素锌 10mg）；②100mg（相当于元素锌 14.3mg） 葡萄糖酸锌口服液：100ml : 35.3mg 葡萄糖酸锌糖浆剂：100ml : 50mg
用法与用量	口服：儿童畏食症，一次 1~2mg/kg，一日 2 次。皮肤痤疮，一次 25mg，一日 2 次，3 周为 1 个疗程
注意事项	1. 不宜空腹服或过量服用 2. 本品宜餐后服用以减少胃肠道刺激 3. 应在确诊为缺锌症时使用，如需长期服用，必须在医师指导下使用
禁忌	对锌制剂过敏的患者禁用
不良反应	个别有恶心、胃不适、便秘、腹痛、过敏性皮疹等。过量的锌进入体内可引起钙和铁缺乏，还可影响铜、铁离子的代谢
特殊人群用药	
药典	Chin. P.、BP、USP、Eur. P.

续 表

国家处方集	CNF
其他推荐依据	
■ 药品名称	**多糖铁复合物　Iron Polysaccharide Complex**
适应证	用于治疗单纯性缺铁性贫血
制剂与规格	多糖铁复合物胶囊[保(乙)]：含元素铁 150mg
用法与用量	口服：成人一次 150~300mg，一日 1 次；儿童需在医师的指导下使用
注意事项	对于治疗孕产妇缺铁性贫血，其优越性尤为突出。本品以完整的分子形式存在，在消化道中能以分子形式被吸收，其吸收率不低于硫酸亚铁，且不受胃酸减少、食物成分的影响，有极高的生物利用度。婴儿补铁过量时，多数新生儿易发生大肠杆菌感染
禁忌	1. 对本品过敏者禁用 2. 肝肾功能严重损害，尤其是伴有未经治疗的尿路感染者禁用 3. 铁负荷过高、血色病或含血黄素沉着症患者禁用 4. 非缺铁性贫血（如地中海贫血）患者禁用
不良反应	罕见恶心、呕吐、胃肠刺激或便秘
特殊人群用药	尚不明确
药典	
国家处方集	CNF
其他推荐依据	

第十七章

维生素类

■ 药品名称	维生素 B_1（盐酸硫胺） Vitamin B_1 (Aneurin Hydrochloride)
适应证	维生素 B_1 缺乏的预防和治疗，如脚气病，周围神经炎及消化不良辅助治疗
制剂与规格	1. 维生素 B_1 片[保(乙)]：①5mg；②10mg 2. 维生素 B_1 注射液[基,保(甲)]：100mg（2ml）
用法与用量	1. 口服：成人一次 5~10mg，一日 3 次 2. 肌内注射：成人重型脚气病，一次 50~100mg，每天 3 次，症状改善后改口服。小儿重型脚气病 1 次 10~25mg，每天 3 次，症状改善后改口服
注意事项	1. 大剂量静脉注射时，可发生过敏性休克 2. 对维生素 B_1 过敏者禁用
禁忌	对本品过敏者禁用
不良反应	过量可出现头痛、疲倦、烦躁、食欲减退、腹泻、水肿，偶见过敏反应
特殊人群用药	尚不明确
药典	USP、BP、Chin. P.
国家处方集	BNF、CNF
其他推荐依据	
■ 药品名称	维生素 B_2（核黄素） Vitamin B_2 (Lactochrome)
适应证	防治口角炎、唇干裂、唇炎、舌炎、阴囊炎、角膜血管化、结膜炎、脂溢性皮炎等维生素 B_2（核黄素）缺乏症
制剂与规格	1. 维生素 B_2（核黄素）片[基,保(甲)]：①5mg；②10mg 2. 维生素 B_2（核黄素）注射液[保(乙)]：①1mg（2ml）[基]；②5mg（2ml）；③10mg（2ml）
用法与用量	1. 口服：成人 1 次 5~10mg，一日 3 次。儿童（12 岁及 12 岁以下），一日 3~10mg，分 2~3 次服用 2. 肌内注射：成人每日 5~10mg，一日 1 次。儿童 2.5~15mg，一日 1 次
注意事项	1. 应用吩噻嗪、三环类抗抑郁药、丙磺舒等药时，维生素 B_2（核黄素）需要增加用量 2. 不宜与甲氧氯普胺合服。饮酒（乙醇）影响肠道吸收维生素 B_2（核黄素）
禁忌	对本品过敏者禁用
不良反应	在正常肾功能状态下几乎不产生毒性；大量服用后尿呈黄色
特殊人群用药	尚不明确

续　表

药典	USP、BP、Chin. P.
国家处方集	BNF、CNF
其他推荐依据	
■ 药品名称	维生素 B_6（盐酸吡哆辛）　Vitamin B_6（Pyridoxine Hydrochloride）
适应证	维生素 B_6 缺乏的预防和治疗；防治异烟肼中毒
制剂与规格	1. 维生素 B_6 片[基,保(甲)]：10mg 2. 维生素 B_6 注射液[保(甲)]：①25mg（1ml）；②50mg（1ml）
用法与用量	1. 口服：1 次 1~2 片，一日 3 次 2. 皮下注射、肌内注射或静脉注射：1 次 50~100mg，一日 1 次
注意事项	1. 孕妇接受超量维生素 B_6，可致新生儿产生维生素 B_6 依赖综合征 2. 长期、过量应用本品可致严重的周围神经炎，出现神经感觉异常、步态不稳、手足麻木
禁忌	对本品过敏者禁用
不良反应	长期大量可引起严重神经感觉异常，进行性步态不稳，甚至足麻木、手不灵活
特殊人群用药	尚不明确
药典	USP、BP、Chin. P.
国家处方集	BNF、CNF
其他推荐依据	
■ 药品名称	维生素 B_{12}　Vitamin B_{12}
适应证	主要用于巨幼细胞性贫血，也可用于神经炎的辅助治疗
制剂与规格	1. 维生素 B_{12} 片：0. 025mg 2. 维生素 B_{12} 注射液[保(甲)]：①1ml：0. 05mg；②1ml：0. 1mg；③1ml：0. 25mg[基]；④1ml：0. 5mg[基]；⑤1ml：1mg
用法与用量	1. 口服：一日 1~50μg 2. 肌注：①成人，1 日 0. 025~0. 1mg，或隔日 0. 05~0. 2mg。用于神经炎时，用量可酌增；②儿童，25~100 微克/次，每日或隔日 1 次
注意事项	1. 可致过敏反应，甚至过敏性休克 2. 有条件时，用药过程中应监测血中维生素 B_{12} 浓度
禁忌	对维生素 B_{12} 有过敏史者禁用；有家族遗传性球后视神经炎及弱视症者禁用
不良反应	可见低血压、高尿酸血症；少见暂时轻度腹泻；罕见过敏性休克
特殊人群用药	儿童：对新生儿、早产儿、婴儿、幼儿要特别小心，避免同一部位反复给药
药典	USP、Eur. P. 、Chin. P.
国家处方集	CNF

续 表

其他推荐依据	
■ 药品名称	复合维生素 B　Compound Vitamin B
适应证	预防和治疗 B 族维生素缺乏所致的各种疾病
制剂与规格	片剂[保(乙)]：每片含维生素 B_1 3mg、维生素 B_2（核黄素）1.5mg、维生素 B_6 0.2mg、烟酰胺 10mg、泛酸钙 1mg
用法与用量	口服：成人一次 1~3 片，一日 3 次。儿童一次 1~2 片，一日 3 次
注意事项	1. 药物性状发生改变时禁服 2. 日常补充和预防时，宜用最低量
禁忌	对本品过敏者禁用
不良反应	大剂量服用可出现烦躁、疲倦、食欲减退等。偶见皮肤潮红、瘙痒。尿液可能呈黄色
特殊人群用药	尚不明确
药典	
国家处方集	CNF
基本药物目录	—
其他推荐依据	
■ 药品名称	多种微量元素注射液　Multi-trace Elements Injection
适应证	肠外营养的多种微量元素的补充剂，10ml 能满足成人每日对铬、铁、锰、钼、硒、锌、氟和碘的基本和中等需要。孕妇对微量元素的需要量轻度增高，故本品也适用于妊娠妇女
制剂与规格	多种微量元素注射液（Ⅱ）[保(乙)]：10ml。本品渗透压为 1900mOsm/（kg·H_2O） 每 10ml 含氯化铬 53.3μg、氯化铜 3.4mg、氯化铁 5.4mg、氯化锰 0.99mg、钼酸钠 48.5μg、亚硒酸钠 105μg、氯化钠 13.6mg、碘化钾 166μg、氯化钠 2.1mg
用法与用量	成人推荐剂量一日 10ml，在配伍得到保证的前提下用本品 10ml 加入 500ml 复方氨基酸或葡萄糖注射液中，静脉滴注时间 6~8 小时，输注速率不宜过快。体重超过 15kg 的儿童一日 0.1ml/kg，稀释后静脉输注，输注速率不超过 1ml/min。在无菌条件下，配制好的输液必须在 24 小时内输注完毕，以免被污染
注意事项	1. 微量元素代谢障碍和胆道功能明显减退，以及肾功能障碍者慎用 2. 未稀释不能输注 3. 本品经外周静脉输注时，每 500ml 复方氨基酸注射液或葡萄糖注射液最多可以加入本品 10ml 4. 不可添加其他药物，以避免可能发生的沉淀 5. 必须在静注前 1 小时内加入稀释液中，输注时间不超过 24 小时 6. 输注速率不宜过快，按用法用量中推荐时间进行 7. 长期使用中，注意监测各微量元素缺乏或过量的有关症状，进行相应的药物调整
禁忌	肾功能严重障碍、不耐果糖患者禁用
不良反应	输注速度过快时可能造成患者心肾负担过重，使原有心肾功能障碍的患者病情加重

续　表

特殊人群用药	尚不明确
药典	
国家处方集	CNF
其他推荐依据	
■ 药品名称	注射用水溶性维生素　Water-soluble Vitamin for Injection
适应证	肠外营养的组成部分之一，用以满足成人和儿童每日对水溶性维生素的生理需要
制剂与规格	注射用水溶性维生素[保(乙)]：每瓶含硝酸硫胺 3.1mg、核黄素磷酸钠 4.9mg、烟酰胺 40mg、盐酸吡哆辛 4.9mg、泛酸钠 16.5mg、维生素 C 钠 113mg、生物素 60μg、叶酸 0.4mg、维生素 B_{12} 5μg、甘氨酸 300mg、乙二胺四乙酸二钠 0.5mg、对羟基苯甲酸甲酯 0.5mg
用法与用量	静脉滴注：成人和体重 10kg 以上儿童，一日 1 瓶；新生儿及体重不满 10kg 的儿童，按每千克体重一日 1/10 瓶
注意事项	本品加入葡萄糖注射液中进行输注时，应注意避免某些高敏患者可发生过敏反应
禁忌	对本品中任一成分过敏的患者禁用
不良反应	可能发生过敏反应
特殊人群用药	尚不明确
药典	
国家处方集	CNF
其他推荐依据	
■ 药品名称	脂溶性维生素注射液（Ⅰ）　Fat-soluble vitamin injection（Ⅰ）
适应证	肠外营养的组成部分之一，满足儿童一日对脂溶性维生素 A、维生素 D_2、维生素 E、维生素 K_1 的生理需要
制剂与规格	脂溶性维生素注射液（Ⅰ）[保(乙)]每 10ml 所含组分为：维生素 A 0.69mg；维生素 D_2 10μg；维生素 E 6.4mg；维生素 K_1 0.20mg
用法与用量	适用于 11 岁以下儿童及婴儿，按体重一日 1ml/kg，一日最大剂量 10ml。使用前在无菌条件下，将本品加入到脂肪乳注射液内（100ml 或以上量），轻轻摇匀后输注，并在 24 小时内用完
注意事项	1. 本品冷处（2~9℃）避光保存 2. 必须稀释后静脉滴注。用前 1 小时配制，24 小时内用完 3. 不宜与香豆素类抗凝血药等合用
禁忌	对本品过敏者禁用
不良反应	未见明显不良反应报道
特殊人群用药	尚不明确
药典	

续　表

国家处方集	CNF
其他推荐依据	
■ 药品名称	脂溶性维生素注射液（Ⅱ）　Fat-soluble vitamin injection（Ⅱ）
适应证	肠外营养不可少组成部分之一，用以满足成人每天对脂溶性维生素A、维生素D、维生素E、维生素K的生理性需要
制剂与规格	脂溶性维生素注射液（Ⅱ）[保(乙)]每10ml所含组分为：维生素A 0.99mg；维生素 D_2 5μg；维生素E 9.1mg；维生素 K_1 0.15mg
用法与用量	静脉滴注：成人和11岁以上儿童，一日10ml（1安瓿）。使用前在无菌条件下，将本品加入到脂肪乳注射液500ml内，摇匀后即输注，并在24小时内用完
注意事项	1. 本品冷处（2~10℃）避光保存 2. 必须稀释后静脉滴注。用前1小时配制，24小时内用完 3. 不宜与香豆素类抗凝药等合用
禁忌	对本品过敏者禁用
不良反应	偶见体温上升和寒战；可能出现血清门冬氨酸氨基转移酶、碱性磷酸酶和胆红素升高，减量或暂停用药即可恢复正常
特殊人群用药	尚不明确
药典	
国家处方集	CNF
其他推荐依据	

第十八章

导泻药

■ 药品名称	硫酸镁　Magnesium Sulfate
适应证	导泻、肠道清洗；十二指肠引流及治疗胆绞痛
制剂与规格	1. 硫酸镁溶液：100ml∶33g 2. 硫酸镁注射液（可用于口服）[基,保(甲)]：①10ml∶1g；②10ml∶2.5g
用法与用量	口服：用于导泻，一次5~20g，一日1次，用水100~400ml溶解后顿服。用于利胆，服用33%的溶液剂，一次10ml，一日3次
注意事项	1. 急腹症、肠道失血、妊娠及经期妇女禁用 2. 肾功能不全者、儿童及老年人、呼吸系统疾病特别是呼吸功能不全者、严重心血管疾病患者慎用 3. 本品的致泻作用一般在服药后2~8小时出现，故宜早晨空腹服药
禁忌	急腹症、肠道失血、妊娠及经期妇女禁用
不良反应	可能引起嗳气、腹痛、食欲减退等。连续服用硫酸镁可引起便秘，部分患者可出现麻痹性肠梗阻，停药后好转
特殊人群用药	肝功能、肾功能不全患者：肾功能不全者慎用 儿童：慎用 老年人：慎用 妊娠与哺乳期妇女：妊娠期妇女禁用
药典	USP、BP、Chin. P.
国家处方集	CNF
其他推荐依据	

第十九章

防治骨痛及骨质疏松药物

■ 药品名称	葡萄糖酸钙 Calcium Gluconate
适应证	1. 治疗钙缺乏，急性血钙过低、碱中毒及甲状旁腺功能低下所致的手足搐搦症 2. 过敏性疾患 3. 镁中毒时的解救 4. 氟中毒的解救 5. 心脏复苏时应用（如高血钾或低血钙，或钙通道阻断引起的心功能异常）
制剂与规格	葡萄糖酸钙片[保(甲)]：①0.1g；②0.5g[基] 葡萄糖酸钙注射液[基,保(甲)]：10ml：1g
用法与用量	口服：含化或咀嚼后服用，成人一次0.5~1g，一日3次。儿童每千克体重0.5~0.7g，分次服用 静脉注射：用10%葡萄糖注射液稀释后缓慢注射，每分钟不超过5ml。成人用于低钙血症，一次1g，需要时可重复；用于高镁血症，一次1~2g；用于氟中毒解救，静脉注射本品1g，1小时后重复，如有搐搦可静注本品3g；如有皮肤组织氟化物损伤，每平方厘米受损面积应用10%葡萄糖酸钙50mg。小儿用于低钙血症，按体重25mg/kg（6.8mg钙）缓慢静注。但因刺激性较大，本品一般情况下不用于小儿
注意事项	1. 高钙血症及高钙尿症患者、患有含钙肾结石或肾结石病史者、结节病患者、有肾功能不全的低钙血症患者禁用 2. 应用强心苷或洋地黄中毒时禁用本品注射液 3. 注射液刺激性较大，不宜皮下或肌内注射，应缓慢静脉注射或静脉滴注 4. 若注射液漏于血管外即应停用，并局部给予氢化可的松，1%利多卡因液温敷并抬高肢体 5. 慢性肾功能不全、呼吸性酸中毒患者慎用
禁忌	1. 高钙血症及高钙尿症患者禁用 2. 患有含钙肾结石或肾结石病患史者 3. 结节病患者（可加重高钙血症）禁用 4. 有肾功能不全的低钙血症患者不宜应用
不良反应	静脉注射可有全身发热，静注过快可产生心律失常甚至心脏停搏、呕吐、恶心。可致高钙血症，早期可表现便秘、倦睡、持续头痛、食欲缺乏、口中有金属味、异常口干等，晚期征象表现为精神错乱、高血压、眼和皮肤对光敏感、恶心、呕吐，心律失常等
特殊人群用药	肝肾功能不全患者：有肾功能不全的低钙血症患者不宜应用 儿童：一般不用于儿童
药典	USP、Eur. P.、Jpn. P.、Chin. P.
国家处方集	CNF
其他推荐依据	

续　表

■ 药品名称	碳酸钙　Calcium Carbonate
适应证	预防和治疗钙缺乏症，如骨质疏松、手足抽搐症、骨发育不全、佝偻病以及妊娠和哺乳期妇女、绝经期妇女钙的补充
制剂与规格	1. 碳酸钙片[保(乙)]：①0.5g；②1.5g 2. 碳酸钙胶囊[保(乙)]：1.5g
用法与用量	口服：成人，低钙血症，一日 2g，分 3 次，餐后服用；维生素 D 缺乏需同时服用维生素 D
注意事项	见“葡萄糖酸钙”
禁忌	高钙血症、高尿酸血症、含钙肾结石或有肾结石病史者禁用
不良反应	1. 嗳气、便秘 2. 偶可发生乳碱综合征，表现为高血钙、碱中毒及肾功能不全（因服用牛奶及碳酸钙、或单用碳酸钙引起） 3. 过量长期服用可引起胃酸分泌反跳性增高，并可发生高钙血症
特殊人群用药	尚不明确
药典	USP、Eur. P.、Chin. P.
国家处方集	CNF
其他推荐依据	
■ 药品名称	骨化三醇　Calcitriol
适应证	1. 绝经后骨质疏松 2. 慢性肾衰竭尤其是接受血液透析患者之肾性骨营养不良症 3. 术后甲状旁腺功能减退 4. 特发性甲状旁腺功能减退 5. 假性甲状旁腺功能减退 6. 维生素 D 依赖性佝偻病 7. 家族性低磷酸血症佝偻病等
制剂与规格	骨化三醇软胶囊[保(乙)]：①0.25μg；②0.5μg 骨化三醇胶囊[保(乙)]：0.25μg 骨化三醇注射液[保(乙)]：①1ml：1μg；②1ml：2μg
用法与用量	口服 1. 成人：①绝经后骨质疏松，推荐剂量为一次 0.25μg，一日 2 次。服药后分别于第 4 周、第 3 个月、第 6 个月监测血钙和血肌酐浓度，以后每 6 个月监测 1 次；②肾性骨营养不良（包括透析患者），起始阶段的一日剂量为 0.25μg。血钙正常或略有降低的患者隔日 0.25μg 即可。如 2~4 周内生化指标及病情未见明显改善，则每隔 2~4 周将本品的一日用量增加 0.25μg，在此期间至少每周测定血钙 2 次。大多数患者最佳用量为一日 0.5~1.0μg；③甲状旁腺功能低下和佝偻病，推荐起始剂量为一日 0.25μg，晨服。如生化指标和病情未见明显改善，则每隔 2~4 周增加剂量。在此期间，每周至少测定血钙浓度 2 次。甲状旁腺功能低下者，偶见吸收不佳现象，因此这种患者需要较大剂量。如果医师决定对患有甲状旁腺功能低下的孕妇用本品治疗时，在妊娠后期应加大剂量，在产后及哺乳期应减小剂量

续　表

	2. 婴儿及儿童：如同成人一样，应在测定血钙水平的基础上确定一日最佳剂量。2 岁以内的儿童，推荐的一日参考剂量按体重为 0.01~0.1μg/kg
注意事项	1. 血钙升高易诱发心律失常，故对应用洋地黄类药物的患者应慎用，并严密监控血钙浓度 2. 肾功能正常患者应用本品，应保持适量水摄入，不能引起脱水 3. 青年患者应用仅限于特发性和糖皮质激素过多引起的骨质疏松症
禁忌	高钙血症有关的疾病、已知对本品或同类药品及其任何赋形剂过敏者、有维生素 D 中毒迹象者禁用
不良反应	长期或大剂量口服可引起软弱无力、嗜睡、头痛、恶心、呕吐、肌肉酸痛、骨痛、口腔金属味等
特殊人群用药	儿童：应遵医嘱 老年人：无须特殊剂量，但建议监测血钙和血肌酐浓度 妊娠与哺乳期妇女：孕妇使用本品，需权衡利弊。哺乳期妇女在服用骨化三醇期间不应授乳
药典	Eur. P.
国家处方集	CNF
其他推荐依据	
■ 药品名称	云南白药膏　Yunnan Baiyao Gao
药物组成	国家保密方，本品含草乌（制）、雪上一支蒿（制）、其余成分略
功能与主治	活血散瘀，消肿止痛，祛风除湿。用于跌打损伤，瘀血肿痛，风湿疼痛等症
临床应用	跌打损伤：因软组织损伤所致瘀血阻断，症见伤处青红紫斑，痛如针刺，焮肿闷胀，不敢触摸，活动受限，舌质紫黯 痹病：因风湿瘀阻经络而致关节疼痛，痛处不移或痛而重着，肢体麻木，筋骨拘急
制剂与规格	橡胶膏剂[基,保(甲)]：6.5cm×10cm
用法与用量	贴患处
注意事项	1. 皮肤破伤处不宜使用 2. 皮肤过敏者停用 3. 每次贴于皮肤的时间少于 12 小时，使用中发生皮肤发红、瘙痒等轻微反应时可适当减少粘贴时间 4. 小儿、年老患者应在医师指导下使用 5. 对本品过敏者禁用，过敏体质者慎用 6. 本品性状发生改变时禁止使用 7. 儿童必须在成人的监护下使用 8. 请将本品放在儿童不能接触的地方 9. 如正在使用其他药品，使用本品前请咨询医师或药师 10. 本品为外用制剂，所含草乌（制）、雪上一支蒿（制）分别为中药炮制品，通过炮制，毒性降低，请仔细阅读说明书并按说明使用或在药师指导下购买和使用
禁忌	孕妇禁用
不良反应	过敏性体质患者可能有胶布过敏反应或药物接触性瘙痒反应

续　表

特殊人群用药	肝功能、肾功能不全患者：尚不明确 儿童：应在医师指导下应用，用药时需有成人监护 老年人：应在医师指导下应用 妊娠与哺乳期妇女：孕妇禁用
药典	
其他推荐依据	
■ 药品名称	骨通贴膏　Gutong Tiegao
药物组成	丁公藤、金不换、麻黄、海风藤、乳香、干姜、白芷、三七、当归、姜黄、辣椒、樟脑、肉桂油、薄荷脑
功能与主治	祛风散寒，活血通络，消肿止痛。用于骨痹属寒湿阻络兼血瘀证，症见局部关节疼痛、肿胀、麻木重着、屈伸不利或活动受限；退行性骨性关节炎见上述证候者
临床应用	骨痹：因寒湿瘀血阻络所致。症见局部关节疼痛，肿胀，麻木重着，屈伸不利，遇寒加重，舌质黯淡红，或有瘀斑，舌苔薄白，脉弦紧或细涩；退行性骨性关节炎见上述证候者 本品还可用于治疗腰椎间盘突出症
制剂与规格	橡胶膏[保(乙)]：7cm×10cm
用法与用量	外用，贴于患处。贴用前，将患处皮肤洗净，贴用时，将膏布的弹力方向与关节活动方向一致；7天为一疗程，或遵医嘱
注意事项	1. 每次贴用时间不宜超过12小时 2. 本品应在医师指导下使用，不宜长期或大面积使用 3. 本品用药后出现瘙痒、皮疹等，应立即停用；若出现皮肤发红，可适当减少贴用时间 4. 患处皮肤溃破者不宜使用
禁忌	孕妇禁用
不良反应	有文献报道，使用本品后出现接触性皮炎、一过性血压升高
特殊人群用药	妊娠与哺乳期妇女：孕妇禁用
药典	
其他推荐依据	
■ 药品名称	大活络丸　Dahuoluo Wan
药物组成	蕲蛇、乌梢蛇、威灵仙、两头尖、麻黄、贯众、甘草、羌活、肉桂、广藿香、乌药、黄连、熟地黄、大黄、木香、沉香、细辛、赤芍、没药（制）、丁香、乳香（制）、僵蚕（炒）、天南星（制）、青皮、骨碎补（烫、去毛）、豆蔻、安息香、黄芩、香附（醋制）、玄参、白术（麸炒）、防风、龟甲（醋淬）、葛根、豹骨（油酥）、当归、血竭、地龙、水牛角浓缩粉、人工麝香、松香、体外培育牛黄、冰片、红参、制草乌、天麻、全蝎、何首乌
功能与主治	祛风散寒、除湿化痰、活络止痛。用于风痰瘀阻所致的中风，症见半身不遂，肢体麻木，足痿无力；或寒湿瘀阻之痹病、筋脉拘急、腰腿疼痛；亦用于跌打损伤、行走不利和胸痹心痛
临床应用	1. 中风：由风痰瘀阻，气血两亏，肝肾不足而致。症见半身不遂或瘫痪，口眼歪斜，手足麻木，疼痛拘挛，或肢体痿软无力；缺血性中风、面神经麻痹见上述证候者

续 表

	2. 痹病：由寒湿瘀阻而致。症见肢体关节疼痛，屈伸不利，筋脉拘急，麻木不仁，畏寒喜暖，腰腿沉重，行走不便，舌暗淡，苔白腻，脉沉弦或沉缓；风湿性关节炎、骨关节炎、坐骨神经痛见上述证候者 3. 胸痹：由心气不足，痰瘀阻断而致。症见心胸憋闷不舒，或心胸作痛，心悸，神疲，喘息气短，舌黯淡或有瘀点，脉弱或涩；冠心病心绞痛见上述证候者 4. 跌打损伤：因外力损伤，血离其经，瘀血阻络所致。症见肢体肿胀疼痛，局部活动受限；急性软组织损伤见上述证候者 本品还可用于治疗癫痫、高脂血症
制剂与规格	丸剂[保(乙)]：每丸重 3.5g
用法与用量	温黄酒或温开水送服，一次 1 丸，一日 1~2 次
注意事项	1. 阴虚火旺者慎用 2. 脾胃虚寒者慎用 3. 缺血性中风急性期不宜单独使用，应配合其他治疗方法 4. 服药期间忌食油腻食物，戒酒
禁忌	孕妇禁用
不良反应	文献报道，有患者服用后出现皮疹，眼、口腔黏膜糜烂，形成大疱性表皮坏死松解型药疹；也有报道服大活络丹引起口唇疱疹、过敏反应及消化道出血
特殊人群用药	妊娠与哺乳期妇女：孕妇禁用
药典	
其他推荐依据	

第二十章

眼科用药

■ 药品名称	氯霉素滴眼液　Chloramphenicol Eye Drops
适应证	用于由大肠埃希菌、流感嗜血杆菌、克雷伯菌属、金黄色葡萄球菌、溶血性链球菌和其他敏感菌所致的结膜炎、角膜炎、眼睑缘炎、沙眼等
制剂与规格	氯霉素滴眼液[保(甲)]：①5ml：12. 5mg；②8ml：20mg[基] 氯霉素眼膏：①2. 5g：25mg；②2. 5g：75mg
用法与用量	1. 滴眼液：滴眼，一次 1 滴，一日 3~5 次 2. 眼膏：涂于患眼结膜囊内，一次适量，一日 3 次
注意事项	1. 如使用 3~4 日不见症状改善，应立即停止使用并就医 2. 出现不良反应应停止使用（出现口腔苦味为氯霉素的物理特性所致，可以继续使用） 3. 长期使用（超过 3 个月）可引起视神经炎或视盘炎（特别是小儿）。长期应用本品的患者，应事先做眼部检查，并密切注意患者的视功能和视神经炎的症状，一旦出现即停药。同时服用维生素 C 和维生素 B
禁忌	新生儿和早产儿禁用
不良反应	1. 偶见眼睛疼痛、视力改变、持续性发红或有刺激感 2. 口腔苦味 3. 偶见儿童使用后出现再生不良性障碍性贫血
特殊人群用药	妊娠与哺乳期妇女：慎用
药典	Chin. P. 、BP
国家处方集	CNF
其他推荐依据	
■ 药品名称	四环素可的松眼膏　Tetracycline and Cortisone Eye Ointment
适应证	用于沙眼、结膜炎等眼病
制剂与规格	四环素可的松眼膏：①2g，内含四环素 5mg、醋酸可的松 5mg；②2. 5g，内含四环素 6. 25mg、醋酸可的松 6. 25mg
用法与用量	涂于患眼结膜囊内：一次适量，一日 1~2 次
注意事项	1. 长期频繁滴用可致青光眼、白内障和眼部真菌感染 2. 角膜、巩膜溃疡者滴用后可能会引起穿孔
禁忌	1. 对本品及四环素类药物过敏者禁用 2. 单纯疱疹性或溃疡性角膜炎患者禁用
不良反应	长期应用可引起青光眼、白内障

续 表

特殊人群用药	妊娠及哺乳期妇女：不宜长期使用
药典	
国家处方集	CNF
其他推荐依据	
■ 药品名称	环丙沙星 Ciprofloxacin
适应证	用于敏感菌引起的外眼部感染，如结膜炎等
制剂与规格	盐酸环丙沙星滴眼液[保(乙)]：5ml：15mg（按环丙沙星计） 乳酸环丙沙星滴眼液[保(乙)]：8ml：24mg（按环丙沙星计） 盐酸环丙沙星眼膏[保(乙)]：2.5g：7.5mg（按环丙沙星计）
用法与用量	1. 滴眼液：滴眼，一次 1 滴，一日 3~5 次 2. 眼膏：涂于结膜囊内，一次适量，一日 2 次
注意事项	使用过程中若出现皮疹等过敏表现或其他严重不良反应，应当立即停药
禁忌	1. 对本品和喹诺酮类药物过敏者禁用 2. 孕妇禁用
不良反应	1. 偶有局部一过性刺激症状 2. 可产生局部灼伤和异物感 3. 眼睑水肿、流泪、畏光、视力减低、过敏反应等
特殊人群用药	儿童：不宜用于 18 岁以下的小儿及青少年 老年人：慎用 妊娠与哺乳期妇女：哺乳期妇女慎用，用药期间应暂停受乳
药典	Chin. P.、BP.、Jpn. P.
国家处方集	CNF
其他推荐依据	
■ 药品名称	氧氟沙星 Ofloxacin
适应证	用于治疗细菌性结膜炎、角膜炎、角膜溃疡、泪囊炎、术后感染等外眼感染
制剂与规格	氧氟沙星滴眼液[基,保(乙)]：①5ml：15mg；②8ml：24mg 氧氟沙星眼膏[保(乙)]：①2g：6mg；②3.5g：10.5mg；③0.25g：0.75mg
用法与用量	1. 滴眼液：滴眼，一次 1 滴，一日 3~5 次 2. 眼膏：涂于结膜囊内，一次适量，一日 3 次
注意事项	1. 不宜长期使用 2. 使用中如出现过敏症状，应立即停止使用
禁忌	对本品或喹诺酮类药物过敏者禁用
不良反应	偶尔有辛辣似蜇样的刺激症状
特殊人群用药	尚不明确

续　表

药典	Chin. P.、BP、Jpn. P.
国家处方集	CNF
其他推荐依据	
■ 药品名称	红霉素眼膏　Erythromycin Eye Ointment
适应证	用于沙眼、结膜炎、角膜炎、眼睑缘炎及眼外部感染
制剂与规格	红霉素眼膏[保(甲)]：1g：5mg
用法与用量	涂于结膜囊内：一次适量，一日 2~3 次，最后 1 次宜在睡前使用
注意事项	1. 用药部位如有烧灼感、瘙痒、红肿等情况应停药，并将局部药物洗净 2. 避免接触其他黏膜（如口、鼻等）
禁忌	对本品任何成分过敏者禁用
不良反应	涂眼后偶见眼痛、视力改变、持性眼红或刺激症状
特殊人群用药	妊娠与哺乳期妇女：应在医师指导下使用
药典	Chin. P.
国家处方集	CNF
其他推荐依据	
■ 药品名称	可的松　Cortisone
适应证	用于虹膜睫状体炎、虹膜炎、角膜炎、过敏性结膜炎等
制剂与规格	醋酸可的松滴眼液[保(甲)]：3ml：15mg 醋酸可的松眼膏[基,保(甲)]：①1g：5mg；②1g：2. 5mg
用法与用量	1. 滴眼液：滴眼，一次 1~2 滴，一日 3~4 次，用前摇匀 2. 眼膏：涂于结膜囊内，一次适量，一日 1 次，睡前用
注意事项	1. 青光眼患者应在眼科医师指导下使用 2. 本品不宜长期滴用，一般连续不得超过 2 周，若症状未缓解应停药就医 3. 眼部细菌性或病毒性感染时应与抗菌药物合用
禁忌	单纯疱疹性或溃疡性角膜炎禁用
不良反应	长期频繁用药可引起青光眼、白内障
特殊人群用药	妊娠与哺乳期妇女：不宜频繁、长期使用
药典	Chin. P.
国家处方集	CNF
其他推荐依据	

续　表

■ 药品名称	玻璃酸钠（透明质酸钠）滴眼液　Sodium Hyaluronate Eye Drops
适应证	1. 用于眼睛疲劳、眼干燥症、舍格伦综合征、史-约综合征等内因性疾患 2. 用于手术后药物性、外伤、光线对眼造成的刺激及戴隐形眼镜等引起的外因性疾病
制剂与规格	玻璃酸钠滴眼液[保(乙)]：①0.4ml：1.2mg；②5ml：5mg
用法与用量	滴眼一次 1 滴，一日 5~6 次，或根据症状适当增减
注意事项	1. 不要在配戴角膜接触镜或隐形眼镜时使用 2. 用后立即密封，2~8℃保存
禁忌	青光眼或眼部有剧痛感者禁用
不良反应	可能引起短暂的视物模糊、刺激感、眼痒、结膜充血、睑皮肤炎等
特殊人群用药	尚不明确
药典	
国家处方集	CNF
其他推荐依据	
■ 药品名称	重组人碱性成纤维细胞生长因子　Recombinant Human Basic Fibroblast Growth Factor
适应证	促进创面愈合，可用于慢性创面、新鲜创面、烧伤创面
制剂与规格	外用重组人碱性成纤维细胞生长因子[保(乙)]：4000U
用法与用量	将西林瓶中的重组人碱性成纤维细胞生长因子（rh-bFGF）干粉用注射用水或氯化钠注射液溶解后直接涂抹于或用喷雾器喷于清创后的伤患处，或在伤患处覆以适当大小的消毒纱布，将药液均匀滴加于纱布，适当包扎即可，rh-bFGF 的最适用量约为 $90U/cm^2$ 创伤面积
注意事项	尚不明确
禁忌	对本品过敏者禁用
不良反应	未见明显不良反应
特殊人群用药	尚不明确
药典	
国家处方集	CNF
其他推荐依据	

第二十一章

口腔科用药

■ 药品名称	复方氯己定含漱液　Compound Chlorhexidine Gluconate Gargle Solution
适应证	用于牙龈炎、冠周炎、口腔黏膜炎等导致的牙周脓肿、口腔黏膜溃疡等病症的辅助治疗
制剂与规格	复方氯己定含漱液[保(乙)]：每500ml含葡萄糖酸氯己定0.6g、甲硝唑0.1g
用法与用量	漱口：一次10~20ml，一日2次，早、晚刷牙后含漱，5~10日为1个疗程
注意事项	1. 本品连续使用不宜超过3个疗程 2. 含漱时至少在口腔内停留2~5分钟 3. 本品仅供含漱用，含漱后吐出不得咽下 4. 用时应避免药液接触眼睛 5. 使用本品期间，如另外再用其他类口服含漱液时，应至少间隔2小时
禁忌	对本品过敏者禁用
不良反应	1. 偶见过敏反应或口腔黏膜浅表脱屑 2. 长期使用能使口腔黏膜表面与牙齿着色，舌苔发黄，味觉改变
特殊人群用药	妊娠与哺乳期妇女：慎用
药典	
国家处方集	CNF
其他推荐依据	
■ 药品名称	过氧化氢溶液　Hydrogen Peroxide Solution
适应证	用于扁桃体炎、口腔炎、白喉等
制剂与规格	过氧化氢溶液[保(乙)]：1%
用法与用量	漱口：根据情况一日多次
注意事项	1. 本品遇光、热易分解变质 2. 本品所用1%浓度的溶液，系用市售3%过氧化氢溶液加水适量稀释制得
禁忌	尚不明确
不良反应	1. 高浓度对皮肤和黏膜产生刺激性灼伤，形成一疼痛“白痂” 2. 以本品连续应用漱口可产生舌乳头肥厚，属可逆性 3. 本品溶液灌肠时，当含过氧化氢（H_2O_2）浓度≥0.75%可发生气栓或/和肠坏疽
特殊人群用药	尚不明确
药典	Chin. P.、BP、Eur. P.

续 表

国家处方集	CNF
其他推荐依据	

第二十二章

肠内肠外营养药

■ 药品名称	肠内营养粉（AA） Enteral Nutritional Powder (AA)
适应证	本品与肠内营养的适应证基本相同，但更侧重于消化道有部分功能的患者
制剂与规格	肠内营养粉（AA）[保(乙)]：本品为原味粉剂，易溶于水，pH 5.3。其主要成分为结晶氨基酸、脂质、碳水化合物、电解质、维生素和微量元素等。每包 80.4g（300ml），总能量为 300kcal，能量密度为 1kcal/ml
用法与用量	配制 300ml 全浓度本品方法如下：将 250ml 温水倒入适量容器中，加入 1 袋（80.4g）本品，加盖振荡 20 秒，静置 5~10 分钟后，颗粒充分溶解后使用。成人常用量：管饲连续滴入第一天先用 80.4 克/袋，化水 300ml，1 小时 20ml，根据患者消化道情况逐日增加至维持一日 5~6 包 口服：80.4 克/袋，化水 300ml，1 小时 50ml。一般口服只能达到 2 袋，很难达到全量
注意事项	1. 静脉使用，依医师或营养师指示使用 2. 用 50℃以上的热水配制营养剂；糖尿病患者应注意控制和监测血糖 3. 肠功能异常者慎用 4. 可室温保存，配制好的制剂可在室温下贮藏 8 小时，配制后冰箱中 4℃下冷藏可贮藏 48 小时
禁忌	肠梗阻及肠功能紊乱的患者禁用
不良反应	少见腹胀、腹痛和腹泻
特殊人群用药	肝功能、肾功能不全患者：肝、肾功能异常者慎用 儿童：不宜用于 10 岁以下儿童
药典	
国家处方集	CNF
其他推荐依据	
■ 药品名称	脂肪乳注射液（$C_{14\sim24}$） Fat Emulsion Injection ($C_{14\sim24}$)
适应证	本品用于肠外营养补充能量及必需脂肪酸
制剂与规格	脂肪乳注射液（$C_{14\sim24}$）[保(乙)]：①10% 100ml；②10% 250ml；③10% 500ml；④20% 100ml；⑤20% 250ml；⑥20% 500ml；⑦30% 100ml；⑧30% 250ml
用法与用量	本品常用于配制含葡萄糖、脂肪、氨基酸、电解质、维生素和微量元素等的“全合一”营养混合液；也可与葡萄糖氨基酸混合注射液通过 Y 型管混合后输入体内，适用于中心静脉和外周静脉滴注 1. 成人：按脂肪量计，剂量在一日三酰甘油 2g/kg 内为宜。10%和 20%脂肪乳注射液（$C_{14\sim24}$）500ml 的输注时间分别不少于 5 小时和 10 小时；30%脂肪乳注射液（$C_{14\sim24}$）250ml 的输注时间不少于 8 小时

续 表

	2. 新生儿和婴儿：脂肪乳注射液（$C_{14\sim24}$）使用剂量为一日三酰甘油 0.5~4g/kg，输注速度不超过每小时 0.17g/kg。对早产儿及低体重新生儿，应 24 小时连续输注，开始剂量为按体重一日 0.5~1g/kg，以后逐渐增加至一日 2g/kg。应征求儿科医师的意见
注意事项	1. 本品慎用于脂肪代谢功能减退的患者 2. 连续使用本品 1 周以上者，或在临床上有需要时，应做脂肪廓清观察 3. 脂肪乳输注期间，血脂以不从原来水平有明显增加为佳
禁忌	休克和严重脂质代谢紊乱、低钾血症、水钠潴留、低渗性脱水、不稳定代谢、酸中毒等、失代偿性糖尿病、急性心肌梗死、脑卒中、栓塞、不明原因昏迷的患者、重度肝功能障碍和凝血功能障碍患者、伴有酮症的糖尿病患者、对本品中各成分（如大豆油、卵磷脂等）有过敏反应的患者禁用
不良反应	输入速度过快可引起体温升高，偶见发冷、恶心和呕吐等。其他不良反应较罕见，包括：①即刻和早期不良反应：高过敏反应（变态反应、皮疹、荨麻疹），呼吸影响（如呼吸急促等）及循环影响（如高血压/低血压等），溶血、网织红细胞增多、腹痛、头痛、疲倦、阴茎异常勃起等；②迟发不良反应：长期输注本品，婴儿可能发生血小板减少，偶见静脉炎、血管痛及出血倾向；③患者脂肪廓清能力减退时，尽管输注速度正常仍可致脂肪超载综合征
特殊人群用药	肝功能、肾功能不全患者：重度肝功能障碍者禁用 儿童：新生儿和未成熟儿伴高胆红素血症或可疑肺动脉高压者慎用
药典	
国家处方集	CNF
其他推荐依据	
■ 药品名称	**复方氨基酸（18AA） Compound Amino Acid（18AA）**
适应证	改善外科手术前、后患者的营养状态
制剂与规格	复方氨基酸注射液（18AA）[保(甲)]：①250ml：12.5g（总氨基酸）[基]；②500ml：25g（总氨基酸）；③250ml：30g（总氨基酸）
用法与用量	均需缓慢静脉滴注。根据年龄、病情、症状、体重等决定用量。一般一日按体重输入氮 0.1~0.2g/kg 较适宜，非蛋白热卡氮之比约为（120~150）：1，应同时给予足够的能量、适量的电解质、维生素及微量元素
注意事项	1. 本品须缓慢输入 2. 包装破损或药液变色混浊等不能使用 3. 本制剂中含有抗氧化剂，偶可引起过敏反应
禁忌	严重氮质血症、严重肝功能不全、肝性脑病昏迷或有向肝性脑病昏迷发展、严重肾衰竭或尿毒症、对氨基酸有代谢障碍等的患者、对本品过敏者禁用
不良反应	1. 滴速过快可引起恶心、呕吐、发热及头痛，也可能导致血栓性静脉炎 2. 长期大量输注可导致胆汁淤积、黄疸 3. 偶尔引起发疹样过敏反应肝功能损害等，此时应停止给药
特殊人群用药	肝功能、肾功能不全患者：严重肝功能不全、肝性脑病昏迷或有向肝性脑病昏迷发展、严重肾衰竭或尿毒症患者禁用 老年人：对于高龄患者，由于生理功能减退，应用本品应减小剂量，或减慢给药速度

续　表

	妊娠与哺乳期妇女：本品对孕妇安全性的评价尚不明确，必须权衡利弊后，方可决定是否应用。哺乳期妇女应避免使用
药典	
国家处方集	CNF
其他推荐依据	
■ 药品名称	维生素 C　Vitamin C
适应证	预防胱氨酸结石
制剂与规格	1. 维生素 C 片[保(乙)]：①25mg；②50mg；③100mg 2. 维生素 C 注射液[保(甲)]：①2ml：0. 1g；②2ml：0. 25g；③5ml：0. 5g；④20ml：2. 5g
用法与用量	1. 口服：一般治疗维生素 C 缺乏症。①成人，一次 0. 1~0. 2g，一日 2~3 次；②儿童，一日 100~300mg，分 2~3 次服 2. 静脉注射或肌内注射：成人一日 0. 25~0. 5g，至少 2 周。儿童一日 100~300mg，至少 2 周
注意事项	1. 突然停药可能出现坏血病症状 2. 下列情况慎用：半胱氨酸尿症，痛风，高草酸盐尿症，尿酸盐性肾结石，糖尿病，葡萄糖-6-磷酸脱氢酶缺乏症
禁忌	对本品过敏者禁用；肝性脑病时禁用
不良反应	可见腹泻、皮肤潮红、头痛、尿频、恶心呕吐、胃部不适等反应。大量用药可能引起尿酸盐、半胱氨酸盐或草酸盐结石
特殊人群用药	
药典	Eur. P. 、Chin. P. 、Jpn. P. 、USP、Viet. P.
国家处方集	CNF
其他推荐依据	
■ 药品名称	甲硫氨酸维 B_1　Methionine and Vitamin B_1
适应证	本品用于改善肝脏功能，对肝脏疾病，如急慢性肝炎、肝硬化，尤其是对脂肪肝有较明显的疗效，能改善肝内胆汁淤积；可用于乙醇、巴比妥类、磺胺类药物中毒时的辅助治疗
制剂与规格	甲硫氨酸维 B_1 注射液：①2ml：甲硫氨酸 40mg 与维生素 B_1 4mg，②5ml：甲硫氨酸 100mg 与维生素 B_1 10mg 注射用甲硫氨酸维 B_1：①甲硫氨酸 40mg 与维生素 B_1 4mg；②甲硫氨酸 100mg 与维生素 B_1 10mg
用法与用量	1. 肌内注射：一次 40~100mg（以甲硫氨酸计），一日 1~2 次 2. 静脉滴注：一次 100~200mg（以甲硫氨酸计），一日 1 次。临用前用氯化钠注射液或 5%葡萄糖注射液 250~500ml 稀释后使用
注意事项	对有血氨增高的肝硬化前及肝硬化患者应注意监测血氨水平
禁忌	1. 对甲硫氨酸及维生素 B_1 过敏的患者禁用

续 表

	2. 肝性脑病患者禁用
不良反应	静脉滴注时偶有恶心、头痛
特殊人群用药	尚不明确
药典	
国家处方集	CNF
其他推荐依据	

第二十三章

调节水电解质紊乱和酸碱平衡药

■ 药品名称	碳酸氢钠 Sodium Bicarbonate
适应证	用于代谢性酸中毒，碱化尿液以预防尿酸性肾结石，减少磺胺药的肾毒性，以及急性溶血时防止血红蛋白沉积在肾小管，治疗胃酸过多引起的症状；静脉滴注对巴比妥类、水杨酸类药物及甲醇等药物中毒有非特异性的治疗作用
制剂与规格	注射液[保(甲)]：①10ml：0.5g[基]；②100ml：5g；③250ml：12.5g
用法与用量	口服，代谢性酸中毒：成人一次0.5~2g，一日3次 静滴，代谢性酸中毒：①成人所需剂量按下式计算，补碱量（mmol）=（-2.3-实际测得的BE值）×0.25×体重（kg），或补碱量（mmol）=［正常的 CO_2CP-实际测得的 CO_2CP（mmol）］×0.25×体重（kg）。一般先给计算剂量的1/3~1/2，4~8小时内滴注完毕。心肺复苏抢救时，因存在致命的酸中毒，应快速静脉输注，首次1mmol/kg，以后根据血气分析结果调整用量（每1g碳酸氢钠相当于12mmol碳酸氢根）。②儿童，心肺复苏抢救时，首次静脉输注按体重1mmol/kg，以后根据血气分析结果调整剂量
注意事项	1. 下列情况不做静脉内用药：碱中毒；各种原因导致的大量胃液丢失；低钙血症时 2. 长期或大量应用可致代谢性碱中毒，并且钠负荷过高引起水肿等
禁忌	禁用于吞食强酸中毒时的洗胃
不良反应	大量注射、存在肾功能不全或长期应用时可出现心律失常、肌肉痉挛、疼痛、异常疲倦虚弱、呼吸减慢、口内异味、尿频、尿急、持续性头痛、食欲减退、恶心呕吐等
特殊人群用药	妊娠与哺乳期妇女：妊娠期妇女应慎用。本品可经乳汁分泌，但对婴儿的影响尚无有关资料
药典	Eur. P.、USP、Chin. P.
国家处方集	CNF
其他推荐依据	
■ 药品名称	氯化钠 Sodium Chloride
适应证	各种原因所致的脱水，包括低渗性、等渗性和高渗性脱水；高渗性非酮症糖尿病昏迷，低氯性代谢性碱中毒
制剂与规格	氯化钠注射液[基,保(甲)]：①0.9%；②10%
用法与用量	1. 高渗性脱水：高渗性脱水时患者脑细胞和脑脊液渗透浓度升高，若治疗使血浆和细胞外液钠浓度和渗透浓度过快下降，可致脑水肿。故一般认为，在治疗开始的48小时内，血浆钠浓度每小时下降不超过0.5mmol/L。一般第一日补给半量，余量在以后2~3日内补给，并根据心肺肾功能酌情调节

续 表

	2. 等渗性脱水：原则给予等渗溶液，如0.9%氯化钠注射液或复方氯化钠注射液，但上述溶液氯浓度明显高于血浆，单独大量使用可致高氯血症，故可将0.9%氯化钠注射液和1.25%碳酸氢钠或1.86%（1/6mol/L）乳酸钠以7：3的比例配制后补给。后者氯浓度为107mmol/L，并可纠正代谢性酸中毒 3. 低渗性脱水：一般认为，当血钠<120mmol/L时，治疗使血钠上升速度在每小时0.5mmol/L，不超过每小时1.5mmol/L
注意事项	1. 根据临床需要，检查血清中的钠、钾、氯离子浓度，血液中酸碱浓度平衡指标，肾功能及血压和心肺功能 2. 浓氯化钠不可直接静脉注射或滴注，应加入液体稀释后应用 3. 下列情况慎用：水肿性疾病，如肾病综合征、肝硬化腹水、充血性心力衰竭、急性左心衰竭、脑水肿及特发性水肿等，急性肾衰竭少尿期，慢性肾衰竭尿量减少而对利尿药反应不佳者；高血压；低钾血症
禁忌	妊娠高血压者禁用
不良反应	输液容量过多和滴速过快，可致水钠潴留，引起水肿、血压升高、心率加快、胸闷、呼吸困难、急性左心衰竭。不适当给予高渗氯化钠可致高钠血症。过多、过快输注低渗氯化钠，可致溶血及脑水肿
特殊人群用药	儿童：补液量和速度应严格控制 老年人：补液量和速度应严格控制
药典	USP、Eur. P.、Chin. P.
国家处方集	CNF
其他推荐依据	
■ 药品名称	氯化钾 Potassium Chloride
适应证	用于防治低钾血症，治疗洋地黄中毒引起的频发性、多源性期前收缩或快速心律失常
制剂与规格	氯化钾注射液[保(甲)]：①10ml：1g；②10ml：1.5g[基]
用法与用量	静滴 1. 成人，将10%氯化钾注射液10~15ml加入5%葡萄糖注射液500ml中滴注。一般补钾浓度不超过3.4g/L（45mmol/L），速度不超过0.75g/h（10mmol/h），一日补钾量为3~4.5g（40~60mmol）；在体内缺钾引起严重快速室性异位心律失常时，钾盐浓度可升高至0.5%~1%，滴速可达1.5g/h（20mmol/h），补钾总量可达一日10g或以上；如病情危急，补钾浓度和速度可超过上述规定，但需严密动态观察血钾及心电图等，防止高钾血症发生 2. 儿童，一日剂量按体重0.22g/kg（3.0mmol/kg）或按体表面积3.0g/m^2计算
注意事项	1. 本品严禁直接静脉注射 2. 用药期间需作以下随访检查：血钾、血镁、血钠、血钙、酸碱平衡指标、心电图、肾功能和尿量
禁忌	高钾血症者，急、慢性肾功能不全者忌用
不良反应	1. 本品可刺激静脉内膜引起疼痛 2. 滴注速度较快、应用过量或原有肾功能损害时，应注意发生高钾血症 3. 口服偶见胃肠道刺激症状，如恶心、呕吐、咽部不适、胸痛（食管刺激）、腹痛、腹泻，甚至消化性溃疡及出血。在空腹、剂量较大及原有胃肠道疾病者更易发生

续 表

特殊人群用药	肝功能、肾功能不全者：慢性肾功能不全者慎用 老年人：老年人肾脏清除 K^+ 功能下降，应用钾盐时较易发生高钾血症 妊娠及哺乳期妇女：妊娠期妇女用药资料尚不明确
药典	USP、Eur. P.、Chin. P.
国家处方集	CNF
其他推荐依据	
■ 药品名称	门冬氨酸钾镁 Potassium Aspartate and Magnesium Aspartatse
适应证	用于低钾血症，低钾及洋地黄中毒引起的心律失常，心肌炎后遗症，慢性心功能不全，急、慢性肝炎的辅助治疗
制剂与规格	门冬氨酸钾镁片（钾/镁）[保(乙)]：36mg/11.8mg 门冬氨酸钾镁口服液（钾/镁）：①10ml：103mg/34mg；②5ml：103mg/34mg 门冬氨酸钾镁注射液（钾/镁）[保(乙)]：①10ml：114mg/42mg；②20m：228mg/82mg
用法与用量	口服：一次1~2片或一次1支口服液，一日3次 静滴：一次10~20ml，一日1次，加入5%葡萄糖注射液250ml或500ml中缓慢滴注，或遵医嘱
注意事项	不宜与保钾利尿药合用
禁忌	高血钾、高血镁、严重肾功能损害及三度房室传导阻断患者禁用，心源性休克（收缩压<90mmHg）禁用
不良反应	滴注速度太快可引起高钾血症和高镁血症，还可出现恶心、呕吐、面部潮红、胸闷、血压下降，偶见血管刺激性疼痛，极少数可出现心率减慢，减慢滴速或停药后即可恢复。大剂量应用可能引起腹泻
特殊人群用药	儿童：无可靠数据表明本品对儿童有任何毒害作用 老年人：老年人肾脏清除能力下降，应慎用 妊娠及哺乳期妇女：慎用
药典	
国家处方集	CNF
其他推荐依据	
■ 药品名称	葡萄糖酸钙 Calcium Gluconate
适应证	1. 钙缺乏，急性血钙过低、碱中毒及甲状旁腺功能低下所致的手足搐搦症 2. 过敏性疾患 3. 镁、氟中毒时的解救 4. 中毒的解救 5. 心脏复苏时应用
制剂与规格	1. 葡萄糖酸钙片[保(甲)]：①0.1g；②0.5g[基] 2. 葡萄糖酸钙口服液：10ml：1g 3. 葡萄糖酸钙注射液[基,保(甲)]：10ml：1g

续 表

用法与用量	1. 静脉给药：用10%葡萄糖注射液稀释后缓慢注射，每分钟不超过5ml。成人，①低钙血症，一次1g；②高镁血症，一次1~2g；③氟中毒解救，静脉注射本品1g，1小时后重复，如有搐搦可静注本品3g；④如有皮肤组织氟化物损伤，每平方厘米受损面积应用10%葡萄糖酸钙50mg 2. 口服：用于钙缺乏。成人，一次0.5~2g，一日3次
注意事项	1. 高钙血症及高钙尿症患者、患有含钙肾结石或肾结石病史者、结节病患者、有肾功能不全的低钙血症患者禁用 2. 应用强心苷或洋地黄中毒时禁用本品注射液 3. 注射液刺激性较大，不宜皮下或肌内注射，应缓慢静脉注射或静脉滴注 4. 若注射液漏于血管外即应停用，并局部给予氢化可的松，1%利多卡因液温敷并抬高肢体 5. 慢性肾功能不全、呼吸性酸中毒患者慎用
禁忌	1. 高钙血症及高钙尿症患者禁用 2. 患有含钙肾结石或肾结石病患史者 3. 结节病患者（可加重高钙血症）禁用 4. 有肾功能不全的低钙血症患者不宜应用
不良反应	静脉注射可有全身发热，静注过快可产生心律失常甚至心脏停搏、呕吐、恶心。可致高钙血症，早期可表现便秘、倦睡、持续头痛、食欲缺乏、口中有金属味、异常口干等，晚期征象表现为精神错乱、高血压、眼和皮肤对光敏感、恶心、呕吐，心律失常等
特殊人群用药	肝功能、肾功能不全患者：有肾功能不全的低钙血症患者不宜应用 儿童：一般不用于儿童
药典	USP、Chin. P.、CNF
基本药物目录	
其他推荐依据	
■ 药品名称	乳酸钠林格注射液 Sodium Lactate Ringer's Injection
适应证	调节体液、电解质及酸碱平衡药。用于代谢性酸中毒或有代谢性酸中毒的脱水病例
制剂与规格	注射液[基,保(甲)]：500ml（含氯化钠1.5g、氯化钾0.75g、氯化钙0.05g、乳酸钠1.55g）
用法与用量	静滴，成人一次500~1000ml，按年龄体重及症状不同可适当增减。给药速度：成人每小时300~500ml
注意事项	1. 酗酒、水杨酸中毒、Ⅰ型糖原贮积病时有发生乳酸性酸中毒倾向，不宜再用乳酸钠纠正酸碱平衡 2. 糖尿病患者服用双胍类药物（尤其是苯乙双胍），阻碍肝脏对乳酸的利用，易引起乳酸中毒
禁忌	尚不明确
不良反应	尚不明确
特殊人群用药	USP、BP、Chin. P.
药典	CNF
国家处方集	

续 表

其他推荐依据	
■ 药品名称	口服补液盐 Oral Rehydration Salts
适应证	防治腹泻、呕吐、经皮肤和呼吸道等液体丢失引起的轻、中度脱水，可补充水、钾和钠
制剂与规格	1. 口服补液盐Ⅰ[基,保(甲)]：每包 14.75g（大袋氯化钠 1.75g，葡萄糖葡萄糖 11g；小袋氯化钾 0.75g，碳酸氢钠 1.25g） 2. 口服补液盐Ⅱ[基,保(甲)]：每包 13.95g（氯化钠 1.75g，葡萄糖葡萄糖 10g，枸橼酸钠 1.45g，氯化钾 0.75g）
用法与用量	口服：将每包散剂溶于 1000ml 的凉开水中，搅匀，充分溶解后口服。①成人轻至中度脱水，一次 500ml；②儿童轻度脱水，开始时 50ml/kg，4 小时内服用，直至腹泻停止；或按一日每千克体重口服 50~160ml，分次于 6 小时内服完
注意事项	1. 少尿或无尿、严重脱水、有休克征象、由于严重呕吐等原因不能口服者、肠梗阻、肠麻痹和肠穿孔禁用 2. 各种水肿性疾病、忌钠盐性疾病、高钾血症、高血糖症患者慎用 3. 严重脱水时应用静脉输液法 4. 应注意随访检查：血压、体重、血电解质（主要为 Na^+ 和 K^+）、失水体征、粪便量
禁忌	禁用于：少尿或无尿；严重脱水、有休克征象；严重腹泻，粪便量超过每小时 30ml/kg；葡萄糖吸收障碍；由于严重呕吐等原因不能口服者；肠梗阻、肠麻痹和肠穿孔
不良反应	常见恶心、呕吐、咽部不适、胸痛等、高钠血症、水钠潴留
特殊人群用药	儿童：不用于早产儿，婴幼儿应用本品时应少量多次给予，并在应用此药期间给予哺乳或日常喂养 妊娠与哺乳期妇女：尚不明确
药典	USP、BP、Chin. P.
国家处方集	CNF
其他推荐依据	
■ 药品名称	复方电解质注射液（Ⅱ） Multiple Electrolytes Injection（Ⅱ）
适应证	本品用于治疗伴随或预期出现酸中毒的等渗性脱水，补充细胞外液的丢失
制剂与规格	注射液：①500 毫升/袋；②1000 毫升/袋
用法与用量	1. 成人、老年人、青少年和儿童：剂量视患者年龄、体重、临床症状和生物学情况以及伴随治疗而定 2. 推荐剂量：①成人、老年人和青少年：500ml/24h 至 3L/24h，相当于 1~6mmol Na^+/(kg·24h) 和 0.03~0.17mmol K^+/(kg·24h)；②对于婴儿和儿童：20~100ml/(kg·24h)，相当于 3~14mmol Na^+/(kg·24h) 和 0.08~0.40mmol K^+/(kg·24h) 3. 给药速率：最大输注速率视患者体液补充和电解质的需求、患者体重、临床情况和生物学状况而定。儿科患者中，输注速率平均为 5ml/(kg·h)，但是随年龄而不同：婴儿 6~8ml/(kg·h)，幼儿 4~6ml/(kg·h)，学龄儿童 2~4ml/(kg·h)
注意事项	1. 轻度至中度心或肺衰竭患者必须在特殊监控下使用大容量输液 2. 由于含有氯化钠，存在下列情况应慎用：①轻度至中度心功能不全、外周性水肿或肺水

续　表

	肿或细胞外过度水化；②高血钠症、高氯血症、高渗性脱水、高血压、肾功能不全、子痫或先兆子痫、醛固酮增多症及其他情况或与钠潴留相关的治疗（如肾上腺皮质激素/类固醇）；③由于含有钾盐，患有心脏病或肾和肾上腺功能不全、急性脱水或重度烧伤时发生的大面积组织破坏等具有高钾血症倾向的患者 3. 由于含有钙盐，在静脉输注期间应该注意避免外渗；应该谨慎给予肾功能不全或结节病等与维生素 D 浓度升高相关疾病的患者；如果伴随输血，则不能采用同样的输血器具给予溶液 4. 含有代谢阴离子的溶液应该谨慎给予呼吸功能受损的患者。用药时必须监控血清电解质、体液平衡和 pH 5. 长期胃肠外治疗期间，必须给予患者便捷的营养支持 6. 本品对开车和操作机械没有影响 7. 仅供静脉注射使用；仅供一次性使用，未用完的溶液应丢弃；应仅使用无颗粒的澄清溶液；应该采用无菌技术通过无菌器具给予溶液。为了防止空气进入人体，输液设备应当用溶液预充
禁忌	乳酸血症患者禁用乳酸盐
不良反应	快速大量给药时，可能出现水肿、血压升高、心率加快、胸闷、呼吸困难、甚至急性左心衰。静脉滴注浓度较高，速度较快或静脉较细时，易刺激静脉内膜引起疼痛。滴注速度过快或原有肾功能损害时，应注意发生高钾血症。
特殊人群用药	尚不明确
药典	
国家处方集	
其他推荐依据	

第二十四章

其他中成药

■ 药品名称	六味地黄胶囊（颗粒、口服液、片、软胶囊、丸） Liuwei Dihuang Jiaonang（Keli，Koufuye，Pian，Ruanjiaonang，Wan）
药物组成	熟地黄、酒萸肉、山药、泽泻、茯苓、牡丹皮
功能与主治	滋阴补肾。用于肾阴亏损，头晕耳鸣，腰膝酸软，骨蒸潮热，盗汗遗精，消渴
临床应用	眩晕：因先天肾阴不充，或年老肾亏，或久病伤肾，或房劳精耗，以致脑髓空虚，而见头晕目眩，视物昏花，神疲乏力，腰酸腿软，耳鸣；高血压见上述证候者 耳鸣：因年老肾中精气不足，房室不节，以致肾阴亏耗，耳窍失养，而见耳鸣，眩晕，腰膝酸软；神经性耳聋见上述证候者 发热：因素体阴虚，或病久伤阴，或误用、过用温燥药物等，导致阴精亏虚，阴衰则阳盛，水不制火，而见午后潮热，骨蒸劳热，夜间发热，手足心热，烦躁，口燥咽干，腰膝酸软 盗汗：因烦劳过度，邪热伤阴，虚火内生，阴津被扰，不能内藏而外泄，症见寐中汗出，醒后自止，五心烦热，颧红，口渴咽干 遗精：因恣情纵欲，房室劳伤，或禀赋不足，或手淫过度，肾精不藏所致，症见遗精，头晕，耳鸣，腰膝酸软；性功能障碍见上述证候者 消渴：因素体阴虚，或热病伤阴，或劳欲过度，阴虚燥热所致，症见口渴多饮，口干舌燥，尿频量多，浑浊如膏脂，形体消瘦；2型糖尿病见上述证候者 还可治疗复发性口疮、糖尿病、支气管哮喘、氯氮平所致遗尿、围绝经期综合征
制剂与规格	胶囊剂：①每粒装0.3g[基]；②每粒装0.5g[基] 颗粒剂：每袋装5g[基] 口服液：每支装10ml 丸剂[基,保(甲)]：浓缩丸每8丸1.44g（每8丸相当于饮片3g）；大蜜丸每丸重9g 软胶囊：每粒装0.38g
用法与用量	胶囊剂：口服。一次1粒［规格①］或一次2粒［规格②］，一日2次 颗粒剂：开水冲服，一次5g，一日2次 口服液：口服。一次10ml，一日2次；儿童酌减或遵医嘱 片剂：口服。一次8片，一日2次 软胶囊：口服。一次3粒，一日2次 丸剂：口服。水蜜丸一次6g，小蜜丸一次9g，大蜜丸一次1丸，一日2次；浓缩丸一次8丸，一日3次
注意事项	体实及阳虚者慎用感冒者慎用 脾虚、气滞、食少纳呆者慎用 服药期间忌食辛辣、油腻食物
禁忌	尚不明确
不良反应	目前尚未检索到不良反应报道

续 表

特殊人群用药	尚不明确
药典	Chin. P.
其他推荐依据	国家药典委员会．中华人民共和国药典临床用药须知（2020年版）［M］．北京：中国医药科技出版社，2020.
■ 药品名称	云南白药气雾剂 Yunnan Baiyao Qiwuji
药物组成	国家保密方，本品含草乌（制）、雪上一支蒿（制），其余成分略
功能与主治	活血散瘀，消肿止痛。用于跌打损伤，瘀血肿痛，肌肉酸痛及风湿疼痛
临床应用	跌打损伤：因软组织损伤所致瘀血阻断，症见伤处青红紫斑，痛如针刺，焮肿闷胀，不敢触摸，活动受限，舌质紫黯 痹病：因风湿瘀阻经络而致关节疼痛，痛处不移或痛而重着，肢体麻木，筋骨拘急
制剂与规格	气雾剂[基,保(甲)]：云南白药气雾剂50克/瓶；云南白药气雾剂保险液60克/瓶
用法与用量	外用，喷于伤患处。使用云南白药气雾剂，一日3~5次。凡遇较重闭合性跌打损伤者，先喷云南白药气雾剂保险液，若剧烈疼痛仍不缓解，可间隔1~2分钟重复给药，一天使用不得超过3次。喷云南白药气雾剂保险液间隔3分钟后，再喷云南白药气雾剂
注意事项	1. 本品只限于外用，切勿喷入口、眼、鼻 2. 皮肤过敏者停用 3. 小儿、老年患者应在医师指导下使用 4. 使用云南白药气雾剂保险液时先振摇，喷嘴离皮肤5~10cm，喷射时间应限制在3~5秒钟，以防局部冻伤 5. 皮肤受损者勿用 6. 使用时勿近明火，切勿受热，应置于阴凉处保存 7. 对酒精及本品过敏者禁用，过敏体质者慎用 8. 本品性状发生改变时禁止使用 9. 儿童必须在成人监护下使用 10. 请将本品放在儿童不能接触的地方 11. 如正在使用其他药品，使用本品前请咨询医师或药师 12. 本品为外用制剂，所含草乌（制）、雪上一支蒿（制）分别为中药炮制品，通过炮制，毒性降低，请仔细阅读说明书并按说明使用或在药师指导下购买和使用
禁忌	孕妇禁用；对云南白药过敏者忌用
不良反应	极少数患者用药后导致过敏性药疹，出现全身奇痒、躯干及四肢等部位出现荨麻疹，停药即消失
特殊人群用药	肝功能、肾功能不全患者：尚不明确 儿童：应在医师指导下使用，用药时需有成人监护 老年人：应在医师指导下使用 妊娠与哺乳期妇女：孕妇禁用
药典	
其他推荐依据	

续　表

■ 药品名称	金水宝胶囊　Jinshuibao Jiaonang
药物组成	发酵虫草菌粉（CS-4）
功能与主治	补益肺肾、秘精益气。用于肺肾两虚，精气不足，久咳虚喘，神疲乏力，不寐健忘，腰膝酸软，月经不调，阳痿早泄；慢性支气管炎、慢性肾功能不全、高脂血症、肝硬化见上述证候者
临床应用	肺肾两虚、精气不足证；症见腰膝酸软，头晕目眩，胸闷，气短，乏力，神疲，甚或肢体浮肿，夜尿频数，胁肋胀痛，胸脘满闷；慢性肾功能不全见上述证候者
制剂与规格	胶囊[基,保(乙)]：每粒装 0.33g
用法与用量	口服：一次 3 粒，一日 3 次；用于慢性肾功能不全，一次 6 粒，一日 3 次
注意事项	1. 忌不易消化食物 2. 感冒发热患者不宜服用 3. 有高血压、心脏病、肝病、糖尿病、肾病等慢性病严重者应在医师指导下服用 4. 儿童、孕妇、哺乳期妇女应在医师指导下服用 5. 服药 4 周症状无缓解，应去医院就诊 6. 对本品过敏者禁用，过敏体质者慎用 7. 儿童须在监护下使用 8. 请放在儿童不能接触的地方 9. 如正在使用其他药品，使用本品前请咨询医师或药师
禁忌	对本品过敏者禁用
不良反应	尚不明确
特殊人群用药	肝、肾功能不全患者：应在医师指导下使用 儿童：应在医师指导下使用 老年人：应在医师指导下使用 妊娠与哺乳期妇女：应在医师指导下使用
药典	Chin. P.
其他推荐依据	
■ 药品名称	百令胶囊　Bailing jiaonang
药物组成	发酵冬虫夏草菌粉（Cs-C-Q80）
功能与主治	补肺肾，益精气。用于肺肾两虚引起的咳嗽、气喘、咯血、腰背酸痛；慢性支气管炎的辅助治疗
临床应用	1. 咳嗽：肺肾两虚所致咳嗽无力，久咳不已，腰膝酸软，自汗，盗汗；慢性支气管炎见上述证候者 2. 喘证：肺肾两虚所致咳声低微，喘促，气短，动则益甚，痰少或痰白而黏，盗汗，神疲乏力，腰膝酸软，舌淡嫩，苔白，脉弱；喘息型支气管炎见上述证候者
制剂与规格	胶囊剂：①每粒装 0.2g[基]；②每粒装 0.5g[基]
用法与用量	口服。一次 5~15 粒（规格①）或 2~6 粒（规格②），一日 3 次

续 表

注意事项	1. 外感实证咳喘者慎用 2. 服药期间忌辛辣食物
禁忌	尚不明确
不良反应	目前尚未检索到不良反应报道
特殊人群用药	尚不明确
药典	Chin. P.
医保目录	
基本药物目录	
其他推荐依据	
■ 药品名称	壮腰健肾口服液（丸） Zhuangyaojianshen Koufuye（Wan）
药物组成	狗脊、桑寄生、黑老虎、牛大力、菟丝子（盐制）、千斤拔、女贞子、金樱子、鸡血藤
功能与主治	壮腰健肾，祛风活络。用于肾亏腰痛，风湿骨痛，膝软无力，小便频数
临床应用	1. 腰痛：由于肝肾精血亏虚、风寒湿邪侵袭腰部所致，症见腰部疼痛，屈伸不利，膝软无力，小便频数；腰肌劳损、腰椎肥大、腰椎间盘突出症见上述证候者 2. 痹病：由于肝肾不足、风寒湿邪阻断经络或慢性退行性变所致，症见关节活动屈伸不利，疼痛，压痛，肿胀或卡压弹响；风湿性、类风湿关节炎及骨性关节炎见上述证候者
制剂与规格	口服液：每支装 10ml 丸剂[保(乙)]：大蜜丸，每丸重 9g
用法与用量	口服液：口服。一次 10ml，一日 3 次。4 周为一疗程，或遵医嘱 丸剂：口服。一次 1 丸，一日 2~3 次
注意事项	风湿热痹者慎用
禁忌	尚不明确
不良反应	有临床报道服用本品可引起过敏反应
特殊人群用药	尚不明确
药典	
其他推荐依据	
■ 药品名称	追风透骨丸（片） Zhuifeng Tougu Wan（Pian）
药物组成	制川乌、制草乌、麻黄、桂枝、细辛、白芷、秦艽、防风、羌活、天麻、地龙、当归、川芎、赤芍、乳香（制）、没药（制）、香附（制）、茯苓、白术（炒）、天南星（制）、甘松、赤小豆、甘草
功能与主治	祛风除湿，通经活络，散寒止痛。用于风寒湿痹，肢节疼痛，肢体麻木
临床应用	痹病：风寒湿邪痹阻经络，血行不畅所致。症见肢体关节疼痛，痛有定处，感寒加重，关节屈伸不利，或畏寒肢冷，肌肤麻木不仁，舌淡苔白腻，脉弦紧或濡缓；骨关节炎、类风湿关节炎、坐骨神经痛见上述证候者

续　表

制剂与规格	水蜜丸[基,保(甲)]：每10丸重1g
用法与用量	水蜜丸：口服。一次6g，一日2次 片剂：口服，一次4片，一日2次
注意事项	1. 湿热痹阻、脾胃湿热、脾胃虚弱者慎用 2. 不可过量服用 3. 高血压、冠心病、肾病患者慎用
禁忌	孕妇禁用
不良反应	文献报道有患者服用后引起药疹、下肢水肿及胃肠道反应
特殊人群用药	妊娠与哺乳期妇女：孕妇禁用
药典	Chin. P.
其他推荐依据	
■ 药品名称	复方阿胶浆　Fufang Ejiao Jiang
药物组成	阿胶、熟地黄、人参、党参、山楂
功能与主治	补气养血。用于气血两虚，头晕目眩，心悸失眠，食欲不振及白细胞减少症和贫血
临床应用	1. 气血两虚证：因素体虚弱，或思虑过度，或久病不愈，气血两虚以致面色萎黄，食欲不振，唇甲淡白，气短懒言，神疲乏力，舌淡苔薄，脉细无力；白细胞减少症和贫血见上述证候者 2. 眩晕：因气血两虚，不能上营于脑所致的头晕目眩，疲乏无力，面色不华，舌淡苔薄，脉细无力；贫血见上述证候者 3. 心悸：系由气血亏虚，心脉失养所致的心悸，失眠，倦怠无力，食欲减退，舌质淡，脉细弱；贫血见上述证候者 4. 失眠：系由气血两虚，心神失养所致的失眠，肢倦乏力，面色萎黄，食少纳呆，舌质淡，脉细弱；神经衰弱、贫血见上述证候者
制剂与规格	每瓶装[保(乙)]：①20ml；②200ml；③250ml
用法与用量	口服：一次20ml，一日3次
注意事项	1. 感冒者慎用 2. 服药期间忌食生冷、油腻食物
禁忌	尚不明确
不良反应	目前尚未检索到不良反应报道
特殊人群用药	尚不明确
药典	Chin. P.
其他推荐依据	
■ 药品名称	滋肾宁神丸　Zishen Ningshen Wan
药物组成	熟地黄、制何首乌、黄精（制）、白芍（炒）、女贞子、首乌藤、酸枣仁（炒）、菟丝子（制）、五味子、丹参、山药、茯苓、牛大力、五指毛桃、珍珠母、金樱子

续 表

功能与主治	滋补肝肾，宁心安神。用于肝肾阴亏所致的头晕耳鸣、失眠多梦、怔忡健忘、腰酸遗精；神经衰弱见上述证候者
临床应用	1. 眩晕：因先天不足，或年老体弱，或久病损伤，或房劳过度，肝肾不足，清窍失养而致头部晕眩、视物昏花、耳鸣、腰酸腿软、神疲乏力；高血压见上述证候者 2. 耳鸣：因年老肾中精气不足或房室不节，肾阴亏耗、耳窍失养而致耳鸣、眩晕、健忘、腰膝酸软；神经性耳聋见上述证候者 3. 失眠：因素体阴虚，或兼房劳过度，或肝肾阴虚、心肾不交，或久病年迈、精血亏虚、心失所养而致失眠、多梦易醒、健忘、头晕、耳鸣、腰腿酸软；神经衰弱见上述证候者 4. 健忘：因久病损伤，或年迈体衰，肝肾精血亏虚、脑失濡养而致健忘、头晕、耳鸣、腰腿酸软；脑动脉硬化见上述证候者 5. 遗精：因房室过度、恣情纵欲，或禀赋不足、妄想不遂、肾精不藏而致遗精，伴有头晕、耳鸣、健忘、心悸、失眠、腰膝酸软、精神萎靡等
制剂与规格	丸剂：每瓶装 10g
用法与用量	口服：一次 10g，一日 2 次
注意事项	1. 严重感冒者慎用 2. 忌食辛辣、油腻、生冷食物 3. 睡前忌吸烟，忌喝酒、饮茶和咖啡
禁忌	尚不明确
不良反应	目前尚未检索到不良反应报道
特殊人群用药	尚不明确
药典	
其他推荐依据	
■ 药品名称	参芪扶正注射液　Shengqi Fuzheng Zhusheye
药物组成	党参、黄芪
功能与主治	益气扶正。主要用于气虚证肺癌、胃癌的辅助治疗。与化疗合用有助于提高疗效、保护血象，可改善患者免疫功能、改善气虚症状及生存质量
临床应用	肿瘤：配合化疗，用于肺癌、胃癌等的辅助治疗，出现脾肺气虚证者，可在化疗前 3 天用药，以后与化疗药物同步使用
制剂与规格	注射液[保(乙)]：每瓶 250ml
用法与用量	静脉滴注：一次 250ml，每日 1 次；与化疗合用，在化疗前 3 天开始使用，疗程可与化疗同步结束
注意事项	1. 非气虚证者慎用 2. 有出血倾向者慎用 3. 不得与化疗药混合使用。除配伍适宜者，一般不得与其他静脉注射剂混合滴注 4. 有特异性过敏体质者慎用 5. 若发现混浊、沉淀、变色、漏气或瓶身细微破裂，均不得使用
禁忌	孕妇禁用

续 表

不良反应	参芪扶正注射液可导致低热、寒战、皮疹、心悸、胸闷、憋气、浅静脉炎、口腔炎、恶心、呕吐、腹部不适、呼吸困难、烦躁不安、结膜皮肤发红、眼睑水肿、口唇指端发绀、双下肢麻木、血小板减少等不良反应
特殊人群用药	妊娠与哺乳期妇女：孕妇禁用
药典	
其他推荐依据	
■ 药品名称	**复方丹参滴丸（颗粒、片） Fufang Danshen Diwan（Keli，Pian）**
药物组成	丹参、三七、冰片
功能与主治	活血化瘀，理气止痛。用于气滞血瘀所致的胸痹，症见胸闷、心前区刺痛；冠心病心绞痛见上述证候者
临床应用	胸痹：因气滞血瘀，阻塞心脉所致。症见胸前闷痛，或猝然心痛如绞，痛有定处，甚则胸痛彻背、背痛彻胸，舌紫黯或有瘀斑，脉弦涩或结代；冠心病心绞痛见上述证候者
制剂与规格	滴丸[基,保(甲)]：每丸重 25mg；薄膜衣滴丸每丸重 27mg 颗粒剂[基,保(甲)]：每袋装 1g 片剂[基,保(甲)]：①薄膜衣小片，每片重 0.32g（相当于饮片 0.6g）；②薄膜衣大片，每片重 0.8g（相当于饮片 1.8g）；③糖衣片（相当于饮片 0.6g）
用法与用量	滴丸：口服或舌下含服，一次 10 丸，一日 3 次；28 天为 1 个疗程；或遵医嘱 颗粒剂：口服，一次 1 袋，一日 3 次 片剂：口服，一次 3 片（规格①、③）或 1 片（规格②），一日 3 次
注意事项	1. 寒凝血瘀胸痹心痛者不宜使用 2. 脾胃虚寒者慎用 3. 忌食生冷、辛辣、油腻食物，忌烟酒、浓茶 4. 个别人服药后胃脘不适，宜饭后服用 5. 治疗期间，心绞痛持续发作，宜加用硝酸酯类药。如果出现剧烈心绞痛、心肌梗死等，应及时救治
禁忌	孕妇禁用
不良反应	据文献报道，服用复方丹参片可出现腹泻等不良反应
特殊人群用药	妊娠与哺乳期妇女：孕妇禁用
药典	Chin. P.
其他推荐依据	
■ 药品名称	**血塞通注射液 Xuesaitong Zhusheye**
药物组成	三七总皂苷
功能与主治	活血祛瘀，通脉活络。用于瘀血阻络所致的中风偏瘫，口舌歪斜，胸痹心痛；中风病、视网膜中央静脉阻塞见上述证候者
临床应用	1. 中风：由瘀阻脑络所致。症见半身不遂，口眼歪斜，偏身麻木，言语謇涩，舌质黯，脉涩；中风后遗症见上述证候者

续 表

	2. 胸痹：由瘀阻心脉所致。症见胸部憋闷疼痛，甚则胸痛彻背，痛处固定不移，入夜尤甚，心悸气短，舌质紫黯，脉弦涩；冠心病心绞痛见上述证候者 3. 暴盲：因脉络瘀阻所致。症见外眼端好，视力急降，两眼疼痛，甚则失明，舌质紫黯；视网膜中央静脉阻塞见上述证候者
制剂与规格	注射液[保(甲)]：①2ml：100mg[基]；②2ml：200mg；③5ml：250mg；④10ml：250mg
用法与用量	肌内注射：一次100mg，一日1~2次 静脉滴注：一次200~400mg，以5%~10%葡萄糖注射液250~500ml稀释后缓缓滴注，一日1次
注意事项	1. 阴虚阳亢或肝阳化风者不宜单用本品 2. 心痛剧烈及持续时间长者，应作心电图及心肌酶学检查，并采取相应的医疗措施 3. 不宜与异丙肾上腺素同用 4. 若发现混浊、沉淀、变色、漏气或瓶身细微破裂，均不得使用 5. 过敏体质者慎用 6. 与其他药物配伍使用时，注意配伍禁忌
禁忌	尚不明确
不良反应	据文献报道，血塞通注射液的不良反应以过敏反应为主，其中以皮肤过敏最为常见，表现为皮疹、皮肤瘙痒、局部红肿、皮肤潮红、水疱；严重者可致过敏性休克；其次是心血管系统反应，主要表现为胸闷、憋气、心悸、窦性心动过速、室性期前收缩、低血压等，可伴有发热、畏寒；还可致神经系统反应，主要表现为头痛、头晕、烦躁、咬牙、恐惧感等；消化系统反应，主要表现为恶心、呕吐、腹痛、腹泻、药物性肝损害；泌尿系统反应，主要表现为血尿、急性肾衰竭；其他不良反应，主要有静脉炎、弥散性血管内凝血、过敏性紫癜
特殊人群用药	妊娠与哺乳期妇女：孕妇禁用
药典	
其他推荐依据	
■ 药品名称	**灯盏花素注射液（注射用灯盏花素） Dengzhanhuasu Zhusheye(Zhusheyong Dengzhanhuasu)**
药物组成	灯盏花素
功能与主治	活血化瘀，通经活络。用于脑络瘀阻，中风偏瘫，心脉痹阻，胸痹心痛；中风病及冠心病心绞痛见上述证候者
临床应用	1. 中风：因瘀阻脑脉所致。症见半身不遂，肢体无力，半身麻木，言语謇涩，舌质黯或有瘀点瘀斑，脉涩；缺血性中风及脑出血后遗症见上述证候者 2. 胸痹：因瘀阻心脉所致。症见胸部憋闷疼痛，甚则胸痛彻背，痛处固定不移，入夜尤甚，心悸气短，舌质紫黯，脉弦涩；冠心病心绞痛见上述证候者
制剂与规格	灯盏花素注射液[保(乙)]：①2ml：10mg；②5ml：20mg 注射用灯盏花素[保(乙)]：①10mg；②50mg
用法与用量	灯盏花素注射液：肌内注射，一次5mg，一日2次。静脉滴注，一次10~20mg，用500ml 10%葡萄糖注射液稀释后使用，一日1次 注射用灯盏花素：肌内注射，一次5~10mg，一日2次；临用前，用2ml注射用水溶解后使用。静脉注射，一次10~20mg，一日1次；用250ml生理盐水或500ml 5%或10%葡萄糖注射液溶解后使用

续　表

注意事项	1. 心痛剧烈及持续时间长者，应作心电图及心肌酶学检查，并采取相应的医疗措施 2. 若发现混浊、沉淀、变色、漏气或瓶身细微破裂，均不得使用 3. 过敏体质慎用 4. 与其他药物配伍使用时，注意配伍禁忌
禁忌	1. 脑出血急性期及有出血倾向者不宜使用 2. 孕妇禁用
不良反应	据文献报道，灯盏花素注射液的不良反应以速发型为主，且首用即发型多见。不良反应中过敏反应最常见，包括药疹、药热和过敏性休克；也可致快速心房颤动、严重心血管反应、严重胃肠道反应。具体症状表现可为：头晕、寒战、发热、乏力、胸闷、心悸、恶心、呕吐、腹泻、皮疹
特殊人群用药	妊娠与哺乳期妇女：孕妇禁用
药典	
其他推荐依据	

第二十五章

手术预防用抗菌药物

第一节　抗菌药物预防性应用的基本原则*

一、非手术患者抗菌药物的预防性应用

（一）预防用药目的

预防特定病原菌所致的或特定人群可能发生的感染。

（二）预防用药基本原则

1. 用于尚无细菌感染征象但暴露于致病菌感染的高危人群。
2. 预防用药适应证和抗菌药物选择应基于循证医学证据。
3. 应针对一种或二种最可能细菌的感染进行预防用药，不宜盲目地选用广谱抗菌药或多药联合预防多种细菌多部位感染。
4. 应限于针对某一段特定时间内可能发生的感染，而非任何时间可能发生的感染。
5. 应积极纠正导致感染风险增加的原发疾病或基础状况。可以治愈或纠正者，预防用药价值较大；原发疾病不能治愈或纠正者，药物预防效果有限，应权衡利弊决定是否预防用药。
6. 以下情况原则上不应预防使用抗菌药物：普通感冒、麻疹、水痘等病毒性疾病；昏迷、休克、中毒、心力衰竭、肿瘤、应用肾上腺皮质激素等患者；留置导尿管、留置深静脉导管以及建立人工气道（包括气管插管或气管切口）患者。

（三）对某些细菌性感染的预防用药指征与方案

在某些细菌性感染的高危人群中，有指征的预防性使用抗菌药物，预防对象和推荐预防方案，见附录1：抗菌药物在预防非手术患者某些特定感染中的应用。此外，严重中性粒细胞缺乏（ANC$\leq 0.1\times10^9$/L）持续时间超过7天的高危患者和实体器官移植及造血干细胞移植的患者，在某些情况下也有预防用抗菌药物的指征，但由于涉及患者基础疾病、免疫功能状态、免疫抑制剂等药物治疗史等诸多复杂因素，其预防用药指征及方案需参阅相关专题文献。

二、围手术期抗菌药物的预防性应用

围手术期抗菌药物预防用药，应根据手术切口类别（表1-1）、手术创伤程度、可能的污染细菌种类、手术持续时间、感染发生机会和后果严重程度、抗菌药物预防效果的循证医学证据、对细菌耐药性的影响和经济学评估等因素，综合考虑决定是否预防用抗菌药物。但抗菌药物的预防性应用并不能代替严格的消毒、灭菌技术和精细的无菌操作，也不能代替术中保温和血糖控制等其他预防措施。

---

*内容引自：《关于印发抗菌药物临床应用指导原则（2015年版）的通知》（国卫办医发〔2015〕43号）

1. 清洁手术（Ⅰ类切口）：手术脏器为人体无菌部位，局部无炎症、无损伤，也不涉及呼吸道、消化道、泌尿生殖道等人体与外界相通的器官。手术部位无污染，通常不需预防用抗菌药物。但在下列情况时可考虑预防用药：①手术范围大、手术时间长、污染机会增加；②手术涉及重要脏器，一旦发生感染将造成严重后果者，如头颅手术、心脏手术等；③异物植入手术，如人工心瓣膜植入、永久性心脏起搏器放置、人工关节置换等；④有感染高危因素如高龄、糖尿病、免疫功能低下（尤其是接受器官移植者）、营养不良等患者。

2. 清洁-污染手术（Ⅱ类切口）：手术部位存在大量人体寄殖菌群，手术时可能污染手术部位引致感染，故此类手术通常需预防用抗菌药物。

3. 污染手术（Ⅲ类切口）：已造成手术部位严重污染的手术。此类手术需预防用抗菌药物。

4. 污秽-感染手术（Ⅳ类切口）：在手术前即已开始治疗性应用抗菌药物，术中、术后继续，此不属预防应用范畴。

表 1-1　手术切口类别

切口类别	定义
Ⅰ类切口（清洁手术）	手术不涉及炎症区，不涉及呼吸道、消化道、泌尿生殖道等人体与外界相通的器官
Ⅱ类切口（清洁-污染手术）	上、下呼吸道，上、下消化道，泌尿生殖道手术，或经以上器官的手术，如经口咽部手术、胆道手术、子宫全切除术、经直肠前列腺手术，以及开放性骨折或创伤手术等
Ⅲ类切口（污染手术）	造成手术部位严重污染的手术，包括：手术涉及急性炎症但未化脓区域；胃肠道内容物有明显溢出污染；新鲜开放性创伤但未经及时扩创；无菌技术有明显缺陷如开胸、心脏按压者
Ⅳ类切口（污秽-感染手术）	有失活组织的陈旧创伤手术；已有临床感染或脏器穿孔的手术

注：1. 本指导原则均采用以上分类。而目前我国在病案首页中将手术切口分为Ⅰ类、Ⅱ类、Ⅲ类，其Ⅰ类与本指导原则中Ⅰ类同，Ⅱ类相当于本指导原则中Ⅱ类、Ⅲ类，Ⅲ类相当于本指导原则中Ⅳ类。参考本指导原则时应注意两种分类的区别。

2. 病案首页0类系指体表无切口或经人体自然腔道进行的操作以及经皮腔镜操作，其预防用药参考附录3。

（一）抗菌药物品种选择

1. 根据手术切口类别、可能的污染菌种类及其对抗菌药物敏感性、药物能否在手术部位达到有效浓度等综合考虑。

2. 选用对可能的污染菌针对性强、有充分的预防有效的循证医学证据、安全、使用方便及价格适当的品种。

3. 应尽量选择单一抗菌药物预防用药，避免不必要的联合使用。预防用药应针对手术路径中可能存在的污染菌。如心血管、头颈、胸腹壁、四肢软组织手术和骨科手术等经皮肤的手术，通常选择针对金黄色葡萄球菌的抗菌药物。结肠、直肠和盆腔手术，应选用针对肠道革兰阴性菌和脆弱拟杆菌等厌氧菌的抗菌药物。

4. 头孢菌素过敏者，针对革兰阳性菌可用万古霉素、去甲万古霉素、克林霉素；针对革兰阴性杆菌可用氨曲南、磷霉素或氨基糖苷类。

5. 对某些手术部位感染会引起严重后果者，如心脏人工瓣膜置换术、人工关节置换术等，若术前发现有耐甲氧西林金黄色葡萄球菌（MRSA）定植的可能或者该机构MRSA发生率高，可选用万古霉素、去甲万古霉素预防感染，但应严格控制用药持续时间。

6. 不应随意选用广谱抗菌药物作为围手术期预防用药。鉴于国内大肠埃希菌对氟喹诺酮类药物耐药率高，应严格控制氟喹诺酮类药物作为外科围手术期预防用药。

7. 常见围手术期预防用抗菌药物的品种选择，见附录2：抗菌药物在围手术期预防应用的品种选择。

（二）给药方案

1. 给药方法：给药途径大部分为静脉输注，仅有少数为口服给药。静脉输注应在皮肤、黏膜切开前0.5~1小时内或麻醉开始时给药，在输注完毕后开始手术，保证手术部位暴露时局部组织中抗菌药物已达到足以杀灭手术过程中沾染细菌的药物浓度。万古霉素或氟喹诺酮类等由于需输注较长时间，应在手术前1~2小时开始给药。

2. 预防用药维持时间：抗菌药物的有效覆盖时间应包括整个手术过程。手术时间较短（<2小时）的清洁手术术前给药一次即可。如手术时间超过3小时或超过所用药物半衰期的2倍以上，或成人出血量超过1500ml，术中应追加一次。清洁手术的预防用药时间不超过24小时，心脏手术可视情况延长至48小时。清洁-污染手术和污染手术的预防用药时间亦为24小时，污染手术必要时延长至48小时。过度延长用药时间并不能进一步提高预防效果，且预防用药时间超过48小时，耐药菌感染机会增加。

三、侵入性诊疗操作患者的抗菌药物的预防应用

随着放射介入和内镜诊疗等微创技术的快速发展和普及，我国亟待规范诊疗操作患者的抗菌药物预防应用。根据现有的循证医学证据、国际有关指南推荐和国内专家的意见，对部分常见特殊诊疗操作的预防用药提出了建议，见附录3：特殊诊疗操作抗菌药物预防应用的建议。

第二节　第一代头孢菌素类

■ 药品名称	头孢唑林　Cefazolin
□ 其他名称	新泰林
抗菌谱与适应证	第一代头孢菌素类。除肠球菌属、耐甲氧西林葡萄球菌属外，对其他革兰阳性球菌均有良好抗菌活性，肺炎链球菌和溶血性链球菌对其高度敏感，对部分大肠埃希菌、奇异变形杆菌和肺炎克雷伯菌有良好抗菌活性。临床用于敏感菌所致的呼吸道感染、尿路感染、皮肤软组织感染、骨和关节感染、肝胆系统感染、感染性心内膜炎、败血症及眼、耳、鼻、咽喉部感染；外科手术预防用药
制剂与规格	注射用头孢唑林钠[保(甲)]：①0.5g[基]；②1g[基]；③1.5g；④2g 注射用五水头孢唑林钠[保(甲乙)]：①0.5g[基]；②1g[基]；③1.5g；④2g
用法与用量	成人常用剂量：一次0.5~1g，一日2~4次，严重感染可增至一日6g，分2~4次静脉给予，或遵医嘱 用于预防外科手术后感染时，一般为术前0.5~1小时肌内注射或静脉给药1g，手术时间超过6小时者术中加用0.5~1g，术后每6~8小时给药0.5~1g，至手术后24小时止 儿童：一日50~100mg/kg，分2~3次静脉缓慢推注，静脉滴注或肌内注射
注意事项	1. 交叉过敏反应：对青霉素过敏患者应用本品时应根据患者情况充分权衡利弊后决定 2. 对诊断的干扰：应用本品和其他头孢菌素的患者抗球蛋白（Coombs）试验可出现阳性；孕妇产前应用这类药物，此阳性反应也可出现于新生儿。当应用本品的患者尿中头孢类含量超过10mg/ml时，以磺基水杨酸进行尿蛋白测定可出现假阳性反应。以硫酸铜法测定尿糖可呈假阳性反应。血清丙氨酸氨基转移酶、门冬氨酸氨基转移酶、碱性磷酸酶和血尿素氮在应用本品过程中皆可升高。如采用Jaffe反应进行血清和尿肌酐值测定时可有假性增高

续　表

	3. 有胃肠道疾病史者，特别是溃疡性结肠炎、局限性肠炎或抗菌药物相关性结肠炎（头孢菌素类很少产生假膜性结肠炎）者和有肾功能减退者应慎用头孢菌素类
禁忌	对头孢菌素过敏者及有青霉素过敏性休克或即刻反应史者禁用本品
不良反应	应用头孢唑林的不良反应发生率低，静脉注射发生的血栓性静脉炎和肌内注射区域疼痛均较头孢噻吩少而轻。药疹发生率为 1.1%，嗜酸性粒细胞增多的发生率为 1.7%，单独以药物热为表现的过敏反应仅偶有报道。本品与氨基糖苷类抗菌药合用是否增加后者的肾毒性尚不能肯定。临床上本品无肝损害现象，但个别患者可出现暂时性血清氨基转移酶、碱性磷酸酶升高。肾功能减退患者应用高剂量（每日 12g）的头孢唑林时可出现脑反应。白念珠菌二重感染偶见
特殊人群用药	肝功能、肾功能不全患者：因本品部分在肝脏代谢，因此肝功能损害患者应慎用；对肾功能减退患者应在减少剂量情况下谨慎使用；肾功能减退者的肌酐清除率> 50ml/min 时，仍可按正常剂量给药；与庆大霉素或其他肾毒性抗菌药合用有增加肾损害的危险性 儿童：早产儿及 1 个月以下的新生儿不推荐应用本品 老年人：本品在老年人中消除半衰期较年轻人明显延长，应按肾功能适当减量或延长给药间期 妊娠与哺乳期妇女：头孢菌素类可经乳汁排出，哺乳期妇女应用头孢菌素类虽尚无发生问题报道，但其应用仍需权衡利弊后决定
药典	Chin. P.
国家处方集	CNF
推荐依据	单爱莲，马序竹，童荣生，等.《抗菌药物超说明书专家共识》解读［J］. 中国临床药理学杂志，2015，24（31）：2489-2491.
■ 药品名称	头孢拉定　Cefradine
抗菌谱与适应证	第一代头孢菌素，适用于外科手术预防用药
制剂与规格	注射用头孢拉定：①0.5g；②1.0g
用法与用量	静脉给药，常规单次剂量：1～2g
注意事项	应用头孢拉定的患者以硫酸铜法测定尿糖时可出现假阳性反应
禁忌	对头孢菌素过敏者及有青霉素过敏性休克或即刻反应史者禁用
不良反应	恶心、呕吐、腹泻、上腹部不适等胃肠道反应较为常见
特殊人群用药	肝功能、肾功能不全患者：头孢拉定主要经肾排出，肾功能减退者需减少剂量或延长给药间期 儿童：慎用 老年人：肾功能减退的老年患者应适当减少剂量或延长给药时间 妊娠与哺乳期妇女：孕妇及哺乳期妇女慎用，妊娠安全性分级为 B 级，哺乳期妇女应用时需权衡利弊
药典	USP、Eur. P.、Chin. P.
国家处方集	CNF
其他推荐依据	
■ 药品名称	头孢硫脒　Cefathiamidine
抗菌谱与适应证	第一代头孢菌素，适用于外科手术预防用药

续 表

制剂与规格	注射用头孢硫脒[保(乙)]：①0.5g；②1.0g；③2.0g
用法与用量	静脉滴注，一次2g，一日2~4次
注意事项	1. 有胃肠道疾病史者，特别是溃疡性结肠炎、局限性肠炎或抗生素相关性结肠炎者应慎用 2. 应用本品的患者抗球蛋白试验可出现阳性
禁忌	对头孢菌素类抗生素过敏者或对青霉素过敏性休克者禁用
不良反应	偶见荨麻疹、哮喘、瘙痒、寒战、高热、血管神经性水肿、非蛋白氮、ALT及AST升高
特殊人群用药	肝功能、肾功能不全患者：肾功能减退者须适当减量 老年人：老年患者肾功能减退，应用时须适当减量 妊娠与哺乳期妇女：妊娠早期妇女慎用；授乳妇女使用需权衡利弊
药典	Chin. P.
国家处方集	CNF
其他推荐依据	

第三节　第二代头孢菌素类

■ 药品名称	头孢呋辛钠　Cefuroxime Sodium
抗菌谱与适应证	第二代头孢菌素，适用于颅脑手术，周围血管外科手术，胃十二指肠手术，阑尾手术，结、直肠手术，肝胆系统手术，胸外科手术、心脏大血管手术，泌尿外科手术，应用人工植入物的骨科手术，妇科手术的预防用药
制剂与规格	注射用头孢呋辛钠：①0.25g[基]；②0.5g[基]；③0.75g[基]；④1.0g；⑤1.5g[基]；⑥2.0g；⑦2.25g；⑧2.5g；⑨3.0g
用法与用量	静脉给药，常规单次剂量：1.5g
注意事项	1. 对青霉素类药物过敏者，慎用 2. 使用时应注意监测肾功能，特别是对接受高剂量的重症患者 3. 肾功能不全者应减少一日剂量 4. 头孢呋辛能引起抗生素相关性肠炎，应警惕。抗生素相关性肠炎诊断确立后，应给予适宜的治疗。轻度者停药即可，中、重度者应给予液体、电解质、蛋白质补充，并需选用对梭状芽胞杆菌有效的抗生素类药物治疗 5. 有报道少数患儿使用本品时出现轻、中度听力受损
禁忌	对头孢菌素过敏者及有青霉素过敏性休克史者禁用
不良反应	过敏反应（皮疹、瘙痒、荨麻疹等），局部反应（血栓性静脉炎），胃肠道反应（腹泻，恶心、抗生素相关性肠炎等）等

续　表

特殊人群用药	肝功能、肾功能不全患者：严重肝功能、肾功能不全者慎用 儿童：5 岁以下小儿禁用 老年人：老年患者口服本药，不必根据年龄调整剂量 妊娠与哺乳期妇女：妊娠安全性分级为 B 级；授乳妇女用药应权衡利弊，如需使用，应暂停授乳
药典	USP、Eur. P.、Chin. P.
国家处方集	CNF
其他推荐依据	
■ 药品名称	头孢替安　Cefotiam
抗菌谱与适应证	第二代头孢菌素，适用于颅脑手术，周围血管外科手术，胃十二指肠手术，阑尾手术，结、直肠手术，肝胆系统手术，胸外科手术、心脏大血管手术，泌尿外科手术，应用人工植入物的骨科手术，妇科手术的预防用药
制剂与规格	注射用盐酸头孢替安[保(乙)]：①0.5g；②1g
用法与用量	静脉给药，常规单次剂量：1~2g
注意事项	1. 有胃肠道疾病史者，特别是溃疡性结肠炎、局限性肠炎或抗生素相关性结肠炎者慎用 2. 本品可引起血象改变，严重时应立即停药
禁忌	对头孢菌素过敏者及有青霉素过敏性休克史者禁用
不良反应	偶见过敏、胃肠道反应、血象改变及一过性 AST 及 ALT 升高；可致肠道菌群改变，造成维生素 B 和维生素 K 缺乏；偶可致继发感染；大量静脉注射可致血管和血栓性静脉炎
特殊人群用药	肝功能、肾功能不全患者：肾功能不全者应减量并慎用 儿童：早产儿和新生儿使用本药的安全性尚未确定 老年人：老年患者用药剂量应按其肾功能减退情况酌情减量 妊娠与哺乳期妇女：孕妇或可能已妊娠的妇女、授乳妇女应权衡利弊后用药
药典	USP、Eur. P.、Chin. P.
国家处方集	CNF
其他推荐依据	
■ 药品名称	头孢美唑　Cefmetazole
抗菌谱与适应证	第二代头霉素类，性能近似第二代头孢菌素，适用于颅脑手术，周围血管外科手术，胃十二指肠手术，阑尾手术，结、直肠手术，肝胆系统手术，胸外科手术、心脏大血管手术，泌尿外科手术，应用人工植入物的骨科手术，妇科手术的预防用药
制剂与规格	注射用头孢美唑钠[保(乙)]：①1g；②2g
用法与用量	静脉给药，常规单次剂量：1~2g
注意事项	1. 下述患者慎用：对青霉素类抗生素有过敏史者，或双亲、兄弟姐妹等血缘亲属属于过敏体质者，严重肾损害者（有可能出现血药浓度升高、半衰期延长），经口摄食不足患者或非经口维持营养者、全身状态不良者（通过摄食，可能出现维生素 K 缺乏）等 2. 给药期间及给药后至少 1 周内避免饮酒

续 表

禁忌	对本品有过敏性休克史者禁用
不良反应	过敏反应（如皮疹、瘙痒、荨麻疹、红斑、发热），罕见休克、肝功能异常等
特殊人群用药	肝功能、肾功能不全患者：严重肝功能、肾功能障碍者慎用 儿童：早产儿、新生儿慎用 老年人：慎用 妊娠与哺乳期妇女：慎用
药典	USP、Eur. P.、Chin. P.
国家处方集	CNF
其他推荐依据	

第四节　第三代头孢菌素类

■ 药品名称	头孢曲松　Ceftriaxone
抗菌谱与适应证	第三代头孢菌素，适用于颅脑手术，结、直肠手术，有反复感染史患者的肝胆系统手术，胸外科手术，应用人工植入物的骨科手术，妇科手术的预防用药
制剂与规格	注射用头孢曲松钠[保(甲)]：①0.25g；②0.5g；③0.75g；④1.0g；⑤1.5g；⑥2.0g；⑦3.0g；⑧4.0g
用法与用量	静脉给药，成人：每24小时1~2g或每12小时0.5~1g，最高剂量一日4g。小儿常用量，按体重一日20~80mg/kg
注意事项	1. 对青霉素过敏患者应用本品时应根据患者情况充分权衡利弊后决定。有青霉素过敏性休克或即刻反应者，不宜再选用头孢菌素类 2. 有胃肠道疾病史者，特别是溃疡性结肠炎、局限性肠炎或抗生素相关性结肠炎（头孢菌素类很少产生抗生素相关性肠炎）者应慎用
禁忌	1. 禁用于对本品及其他头孢菌素抗生素过敏的患者。有青霉素过敏性休克史的患者避免应用本品 2. 头孢曲松不得用于高胆红素血症的新生儿和早产儿的治疗。体外研究显示头孢曲松可从血清蛋白结合部位取代胆红素，从而引起这些患者的胆红素脑病 3. 在新生儿中，不得与补钙治疗同时进行，否则可能导致头孢曲松的钙盐沉降的危险
不良反应	胃肠道反应、过敏反应等
特殊人群用药	儿童：出生体重<2kg的新生儿使用本药的安全性尚未确定。本药可将胆红素从血清白蛋白上置换下来，患有高胆红素血症的新生儿（尤其是早产儿），应避免使用本药 老年人：除非患者虚弱、营养不良或有重度肾功能损害时，老年人应用头孢曲松一般不需调整剂量 妊娠与哺乳期妇女：妊娠安全性分级为B级；哺乳期妇女权衡利弊后应用
药典	USP、Eur. P.、Chin. P.
国家处方集	CNF

续　表

其他推荐依据	
■ 药品名称	头孢噻肟　Cefotaxime
抗菌谱与适应证	第三代头孢菌素，适用于颅脑手术，结、直肠手术，有反复感染史患者的肝胆系统手术，胸外科手术，应用人工植入物的骨科手术，妇科手术的预防用药
制剂与规格	注射用头孢噻肟钠[保(甲)]：①0.5g；②1g；③2g
用法与用量	1. 成人静脉给药一日 2~6g，分 2~3 次给药 2. 儿童：静脉给药：新生儿一次 50mg/kg；7 日内新生儿每 12 小时 1 次；7~28 日新生儿每 8 小时 1 次
注意事项	1. 有胃肠道疾病者慎用 2. 用药前须确定是否需进行过敏试验 3. 本品与氨基糖苷类抗生素不可同瓶滴注
禁忌	对头孢菌素类药物过敏者及有青霉素过敏性休克史者禁用
不良反应	不良反应发生率低（3%~5%），包括皮疹和药物热、静脉炎、腹泻、恶心、呕吐、食欲缺乏等
特殊人群用药	肝功能、肾功能不全患者：严重肾功能减退患者应用本药时须根据肌酐清除率调整剂量 儿童：婴幼儿不宜做肌内注射 老年人：老年患者应根据肾功能适当减量 妊娠与哺乳期妇女：妊娠安全性分级为 B 级；哺乳期妇女用药时宜暂停授乳
药典	USP、Eur. P.、Chin. P.
国家处方集	CNF
其他推荐依据	
■ 药品名称	头孢哌酮　Cefoperazone
抗菌谱与适应证	第三代头孢菌素，适用于有反复感染史患者的肝胆系统手术的预防用药
制剂与规格	注射用头孢哌酮钠：①0.5g；②1.0g；③1.5g；④2.0g
用法与用量	1. 成人：一次 1~2g，每 12 小时 1 次 2. 儿童：一日 50~200mg/kg，分 2~3 次给药
注意事项	1. 肝病、胆道梗阻严重或同时有肾功能减退者，用药剂量应予以适当调整 2. 部分患者可引起维生素 K 缺乏和低凝血酶原血症，用药期间应进行出血时间、凝血酶原时间监测
禁忌	对头孢菌素类药物过敏者及有青霉素过敏性休克史者禁用
不良反应	皮疹较为多见；少数患者尚可发生腹泻、腹痛；嗜酸性粒细胞增多，轻度中性粒细胞减少；暂时性 AST 及 ALT、碱性磷酸酶、尿素氮或血肌酐升高等
特殊人群用药	儿童：新生儿和早产儿用药须权衡利弊 妊娠与哺乳期妇女：妊娠安全性分级为 B 级；哺乳期妇女用药时宜暂停授乳
药典	USP、Eur. P.、Chin. P.
国家处方集	CNF

续 表

其他推荐依据	
■ 药品名称	头孢哌酮舒巴坦
抗菌谱与适应证	第三代头孢菌与含β-内酰胺酶抑制剂适用于有反复感染史患者的肝胆系统手术的预防用药
制剂与规格	注射用头孢哌酮钠舒巴坦钠（1∶1）[保(乙)]：①1.0g；②2.0g
用法与用量	成人：一次2~4g，每12小时1次
注意事项	接受β-内酰胺类或头孢菌素类抗生素治疗的患者可发生严重的及偶可发生的致死性过敏反应。一旦发生过敏反应，应立即停药并给予适当的治疗
禁忌	对头孢菌素过敏者及有青霉素过敏性休克史者禁用
不良反应	皮疹较为多见；少数患者尚可发生腹泻、腹痛；嗜酸性粒细胞增多，轻度中性粒细胞减少；暂时性AST及ALT、碱性磷酸酶、尿素氮或血肌酐升高等
特殊人群用药	肝功能、肾功能不全患者：根据患者情况调整用药剂量 儿童：新生儿和早产儿用药须权衡利弊 老年人：老年人呈生理性的肝功能、肾功能减退，因此应慎用本药并需调整剂量 妊娠与哺乳期妇女：妊娠安全性分级为B级；哺乳期妇女用药时宜暂停授乳
药典	USP、Eur. P.、Chin. P.
国家处方集	CNF
其他推荐依据	

第五节　其他类别抗菌药物

■ 药品名称	环丙沙星　Ciprofloxacin
抗菌谱与适应证	适用于泌尿外科手术预防用药
制剂与规格	环丙沙星注射液[保(甲)]：100ml∶0.2g 环丙沙星葡萄糖注射液[保(乙)]：100ml∶0.2g 乳酸环丙沙星注射液：①100ml∶0.1g；②100ml∶0.2g；③250ml∶0.25g 乳酸环丙沙星0.9%氯化钠注射液：①100ml∶0.2g；②200ml∶0.4g 注射用乳酸环丙沙星：①0.2g；②0.4g
用法与用量	一次0.1~0.2g，每12小时1次
注意事项	1. 宜空腹服用 2. 患中枢神经系统疾病者（如癫痫、脑动脉硬化患者）慎用
禁忌	对环丙沙星及任何一种氟喹诺酮类药过敏的患者禁用；孕妇、哺乳期妇女及18岁以下者禁用
不良反应	胃肠道反应较为常见，可表现为腹部不适或疼痛、腹泻、恶心或呕吐；中枢神经系统反应可有头晕、头痛、嗜睡或失眠；过敏反应有皮疹、皮肤瘙痒、面部潮红、胸闷等

续　表

特殊人群用药	肝功能、肾功能不全患者：慎用 儿童：18 岁以下患者禁用 老年人：应减量给药 妊娠与哺乳期妇女：禁用
药典	USP、Eur. P.、Chin. P.
国家处方集	CNF
其他推荐依据	
■ 药品名称	甲硝唑　Metronidazole
抗菌谱与适应证	适用于经口咽部黏膜切口的大手术，阑尾手术，结、直肠手术，涉及阴道的妇科手术
制剂与规格	甲硝唑注射液[保(甲)]：①20ml：100mg；②100ml：0.2g；③100ml：0.5g；④250ml：0.5g；⑤250ml：1.25g 甲硝唑葡萄糖注射液[保(乙)]：250ml，内含甲硝唑 0.5g、葡萄糖 12.5g 注射用甲硝唑磷酸二钠：0.915g
用法与用量	静脉给药，常规单次剂量：0.5g
注意事项	1. 出现运动失调或其他中枢神经系统症状时应停药 2. 用药期间应戒酒，饮酒后出现腹痛、呕吐、头痛等症状
禁忌	对本药或其他硝基咪唑类药物过敏或有过敏史者、活动性中枢神经系统疾病者、血液病者、孕妇及哺乳期妇女禁用
不良反应	1. 消化系统：恶心、呕吐、食欲缺乏、腹部绞痛，一般不影响治疗 2. 神经系统：头痛、眩晕，偶有感觉异常、肢体麻木、共济失调、多发性神经炎等，大剂量可致抽搐 3. 少数病例发生荨麻疹、面部潮红、瘙痒、膀胱炎、排尿困难、口中金属味及白细胞减少等，均属可逆性，停药后自行恢复
特殊人群用药	肝功能、肾功能不全患者：肝功能不全患者慎用 老年人：老年患者应注意监测血药浓度并调整剂量 妊娠与哺乳期妇女：孕妇及哺乳期妇女禁用，妊娠安全性分级为 B 级
药典	USP、Eur. P.、Chin. P.
国家处方集	CNF
其他推荐依据	
■ 药品名称	克林霉素　Clindamycin
抗菌谱与适应证	适用于对 β-内酰胺类抗菌药物过敏者，预防葡萄球菌、链球菌感染的外科手术
制剂与规格	盐酸克林霉素注射液[保(甲)]：①4ml：0.3g；②8ml：0.6g；③2ml：0.3g 注射用盐酸克林霉素[保(甲)]：0.5g 克林霉素磷酸酯注射液[保(甲)]：①2ml：0.3g；②4ml：0.6g 注射用克林霉素磷酸酯[保(甲)]：①0.3g；②0.6g；③1.2g
用法与用量	静脉给药，常规单次剂量：0.6~0.9g

续 表

注意事项	1. 有胃肠疾病或病史者，特别是溃疡性结肠炎、克罗恩病或假膜性肠炎患者、有哮喘或其他过敏史者慎用 2. 本品不能通过血-脑脊液屏障，故不能用于脑膜炎 3. 不同细菌对本品的敏感性可有相当大的差异，故药敏试验有重要意义
禁忌	本品与林可霉素有交叉耐药性，对克林霉素或林可霉素有过敏史者禁用
不良反应	1. 消化系统：恶心、呕吐、食欲缺乏、腹部绞痛，一般不影响治疗 2. 血液系统：偶可发生白细胞计数减少、中性粒细胞计数减少、嗜酸性粒细胞增多和血小板减少等 3. 少数病例发生荨麻疹、潮红、瘙痒、膀胱炎、排尿困难、口中金属味及白细胞减少等，均属可逆性，停药后自行恢复
特殊人群用药	肝功能、肾功能不全患者：肝功能不全者、严重肾功能障碍者慎用 儿童：新生儿禁用，4 岁以内儿童慎用，16 岁以内儿童应用应注意重要器官功能监测 老年人：老年患者用药时需密切观察 妊娠与哺乳期妇女：孕妇应用需充分权衡利弊，FDA 妊娠安全性分级为 B 级；哺乳期妇女慎用，用药时宜暂停授乳
药典	USP、Eur. P.、Chin. P.
国家处方集	CNF
其他推荐依据	
■ 药品名称	氨曲南 Aztreonam
抗菌谱与适应证	适用于对 β-内酰胺类抗菌药物过敏者，预防革兰阴性杆菌感染的外科手术
制剂与规格	注射用氨曲南[保(乙)]：①0.5g；②1.0g；③2.0g
用法与用量	静脉给药，常规单次剂量：1~2g
注意事项	1. 氨曲南与青霉素之间无交叉过敏反应，但对青霉素、头孢菌素过敏及过敏体质者仍需慎用 2. 有不同程度的抗生素相关性肠炎
禁忌	对氨曲南有过敏史者禁用
不良反应	常见为恶心、呕吐、腹泻及皮肤过敏反应等
特殊人群用药	老年人：老年人用药剂量应按其肾功能减退情况酌情减量 妊娠与哺乳期妇女：妊娠安全性分级为 B 级，哺乳期妇女使用时应暂停授乳
药典	USP、Eur. P.、Chin. P.
国家处方集	CNF
其他推荐依据	
■ 药品名称	万古霉素 Vancomycin
抗菌谱与适应证	适用于耐甲氧西林葡萄球菌检出率高的医疗机构进行工人材料植入手术（如人工心脏瓣膜置换、永久性心脏起搏器置入、人工关节置换等）预防感染
制剂与规格	注射用盐酸万古霉素[保(乙)]：①0.5g（50 万 U）；②1.0g（100 万 U）
用法与用量	静脉给药，一次 1g，每 12 小时给药 1 次

续　表

注意事项	1. 听力减退或有耳聋病史者慎用 2. 不宜肌内注射，静脉滴注时尽量避免药液外漏，且应经常更换注射部位，滴速不宜过快 3. 在治疗过程中应监测血药浓度
禁忌	对万古霉素过敏者，严重肝功能、肾功能不全者，孕妇及哺乳期妇女禁用
不良反应	休克、过敏样症状、急性肾功能不全等
特殊人群用药	肝功能、肾功能不全患者：严重肝功能、肾功能不全者禁用 儿童：儿童（尤其是低体重出生儿、新生儿）应监测血药浓度，慎重给药 老年人：老年患者确有指征使用时必须调整剂量或调整用药间隔 妊娠与哺乳期妇女：禁用
药典	USP、Eur. P.、Chin. P.
国家处方集	CNF
其他推荐依据	
■ 药品名称	去甲万古霉素　Norvancomycin
抗菌谱与适应证	适用于耐甲氧西林葡萄球菌检出率高的医疗机构进行工人材料植入手术（如人工心脏瓣膜置换、永久性心脏起搏器置入、人工关节置换等）预防感染
制剂与规格	注射用盐酸去甲万古霉素[保(乙)]：①0.4g（40 万 U）；②0.8g（80 万 U）
用法与用量	静脉给药，一次 400~800mg，每 12 小时给药 1 次
注意事项	1. 听力减退或有耳聋病史者慎用 2. 不可肌内注射或静脉注射 3. 治疗期间应定期检查听力，检查尿液中蛋白、管型、细胞数及测定尿相对密度等
禁忌	对本药或万古霉素类抗生素过敏者禁用
不良反应	可出现皮疹、恶心、静脉炎等；可引致耳鸣、听力减退、肾功能损害等
特殊人群用药	肝功能、肾功能不全患者：肾功能不全患者慎用，如有应用指征时需在治疗药物浓度监测下，根据肾功能减退程度减量应用 儿童：新生儿、婴幼儿用药必须充分权衡利弊 老年人：用于老年患者有引起耳毒性与肾毒性的危险（听力减退或丧失）。老年患者即使肾功能测定在正常范围内，使用时应采用较小治疗剂量 妊娠与哺乳期妇女：妊娠期患者避免应用；哺乳期妇女慎用
药典	Chin. P.
国家处方集	CNF
其他推荐依据	

注：1. Ⅰ类切口手术常用预防抗菌药物为第一代头孢菌素：头孢唑林或头孢拉定等

2. Ⅰ类切口手术常用预防抗菌药物单次使用剂量：头孢唑林 1~2g；头孢拉定 1~2g；头孢呋辛 1.5g；头孢曲松 1~2g；甲硝唑 0.5g；其他详见具体药品表单。头孢菌素应在 30 分钟内滴完

3. 对β-内酰胺类抗菌药物过敏者，可选用克林霉素预防葡萄球菌、链球菌感染，可选用氨曲南预防革兰阴性杆菌感染。必要时可联合使用

4. 耐甲氧西林葡萄球菌检出率高的医疗机构，如进行人工材料植入手术（如人工心脏瓣膜置换、永久性心脏起搏器置入、人工关节置换等），也可选用万古霉素或去甲万古霉素预防感染

第二十六章

治疗用抗菌药物

第一节 青霉素类

■ 药品名称	青霉素 Benzylpenicillin
抗菌谱与适应证	适用于溶血性链球菌、肺炎链球菌、不产青霉素酶葡萄球菌的感染；炭疽、破伤风、气性坏疽等梭状芽胞杆菌感染及梅毒、钩端螺旋体病、回归热、白喉。与氨基糖苷类药物联合用于治疗草绿色链球菌心内膜炎。亦可用于流行性脑脊髓膜炎、放线菌病、淋病、樊尚咽峡炎、莱姆病、鼠咬热、李斯特菌病、除脆弱拟杆菌以外的厌氧菌感染。风湿性心脏病或先天性心脏病患者手术前预防用药
制剂与规格	注射用青霉素钠[保(甲)]：①0.12g（2 万 U）；②0.24g（40 万 U）[基]；③0.48g（80 万 U）[基]；④0.6g（100 万 U）；⑤0.96g（160 万 U）[基]；⑥2.4g（400 万 U） 注射用青霉素钾[保(甲)]：①0.125g（20 万 U）；②0.25g（40 万 U）[基]；③0.5g（80 万 U）[基]；④0.625g（100 万 U）
用法与用量	1. 肌内注射：成人：一日（80~200）万U，分3~4次给药；小儿：按体重2.5万U/kg，每12小时给药1次 2. 静脉滴注：成人：一日（200~2000）万U，分2~4次给药；小儿每日按体重（5~20）万U/kg，分2~4次给药
注意事项	1. 应用前询问药物过敏史并进行青霉素皮肤试验 2. 对一种青霉素过敏者可能对其他青霉素类药物、青霉胺过敏，有哮喘、湿疹、花粉症、荨麻疹等过敏性疾病患者应慎用 3. 大剂量使用时应定期检测电解质
禁忌	有青霉素类药物过敏史或青霉素皮肤试验阳性患者禁用
不良反应	青霉素过敏反应较常见，包括荨麻疹等各类皮疹、白细胞计数减少、间质性肾炎、哮喘发作等和血清病样反应
特殊人群用药	肝功能、肾功能不全患者：轻、中度肾功能损害者使用常规剂量不需减量，严重肾功能损害者应延长给药间隔或调整剂量 妊娠与哺乳期妇女：妊娠期妇女给药属 FDA 妊娠风险 B 级；哺乳期妇女用药时宜暂停授乳
药典	USP、Eur. P.、Chin. P.
国家处方集	CNF
其他推荐依据	

续　表

■ 药品名称	青霉素 V　Phenoxymethylpenicillin
抗菌谱与适应证	1. 青霉素敏感菌株所致的轻、中度感染，包括链球菌所致的扁桃体炎、咽喉炎、猩红热、丹毒等 2. 肺炎球菌所致的支气管炎、肺炎、中耳炎、鼻窦炎及敏感葡萄球菌所致的皮肤软组织感染等 3. 螺旋体感染和作为风湿热复发和感染性心内膜炎的预防用药
制剂与规格	青霉素 V 钾片[保(甲)]：①100 万 U；②60 万 U；③0. 25g（40 万 U）；④0. 5g（80 万 U）
用法与用量	口服：①成人：链球菌感染：一次 125~250mg，每 6~8 小时 1 次，疗程 10 日。肺炎球菌感染：一次 250~500mg，每 6 小时 1 次，疗程至退热后至少 2 日。葡萄球菌感染、螺旋体感染：一次250~500mg，每6~8 小时 1 次。预防风湿热复发：一次 250mg，一日 2 次。预防心内膜炎：在拔牙或上呼吸道手术前 1 小时口服 2g，6 小时后再加服 1g（27kg 以下小儿剂量减半）。②小儿：按体重，一次 2. 5~9. 3mg/kg，每 4 小时 1 次；或一次 3. 75~14mg/kg，每 6 小时 1 次；或一次 5~18. 7mg/kg，每 8 小时 1 次
注意事项	1. 对头孢菌素类药物过敏者及有哮喘、湿疹、花粉症、荨麻疹等过敏性疾病患者应慎用 2. 患者一次开始服用前，必须先进行青霉素皮试 3. 长期或大剂量服用者，应定期检查肝功能、肾功能、造血系统功能和检测血清钾或钠
禁忌	青霉素皮试阳性反应者、对青霉素类药物过敏者及传染性单核细胞增多症患者禁用
不良反应	常见恶心、呕吐、上腹部不适、腹泻等胃肠道反应及黑毛舌；皮疹、荨麻疹等过敏反应
特殊人群用药	肝功能、肾功能不全患者：肾功能减退者应根据血浆肌酐清除率调整剂量或给药间期 老年人：老年患者应根据肾功能情况调整用药剂量或用药间期 妊娠与哺乳期妇女：妊娠期妇女给药属 FDA 妊娠风险 B 级；哺乳期妇女慎用或用药时暂停授乳
药典	USP、Eur. P.
国家处方集	CNF
其他推荐依据	
■ 药品名称	普鲁卡因青霉素　Procaine Benzylpenicillin
抗菌谱与适应证	1. 与青霉素相仿，但由于血药浓度较低，故仅限于青霉素高度敏感病原体所致的轻、中度感染，如 A 组链球菌所致的扁桃体炎、猩红热、肺炎链球菌肺炎、青霉素敏感金黄色葡萄球菌所致皮肤软组织感染、樊尚咽峡炎等 2. 可用于治疗钩端螺旋体病、回归热和早期梅毒等
制剂与规格	注射用普鲁卡因青霉素[保(乙)]：①40 万 U［普鲁卡因青霉素 30 万 U，青霉素钠（钾）10 万 U］；②80 万 U［普鲁卡因青霉素 60 万 U，青霉素钠（钾）20 万 U］
用法与用量	肌内注射，每次（40~80）万 U，每日 1~2 次
注意事项	1. 哮喘、湿疹、花粉症、荨麻疹等过敏性疾病患者应慎用本品 2. 应用前需详细询问药物过敏史并进行青霉素、普鲁卡因皮肤试验
禁忌	有青霉素类药物或普鲁卡因过敏史者禁用；青霉素或普鲁卡因皮肤试验阳性患者禁用
不良反应	过敏反应（如荨麻疹、间质性肾炎、白细胞计数减少等）；赫氏反应和治疗矛盾；二重感染等

续 表

特殊人群用药	妊娠与哺乳期妇女：妊娠期妇女给药属 FDA 妊娠风险 B 级；哺乳期妇女用药时宜暂停授乳
药典	USP、Eur. P.、Chin. P.
国家处方集	CNF
其他推荐依据	
■ 药品名称	苄星青霉素 Benzathine Benzylpenicillin
抗菌谱与适应证	用于预防风湿热、治疗各期梅毒也可用于控制链球菌感染的流行
制剂与规格	注射用苄星青霉素[基,保(甲)]：①30 万 U；②60 万 U；③120 万 U
用法与用量	肌内注射：成人，一次（60~120）万 U，2~4 周 1 次；小儿一次（30~60）万 U，2~4 周 1 次
注意事项	同青霉素
禁忌	有青霉素类药物过敏史者或青霉素皮肤试验阳性患者禁用
不良反应	过敏反应（同青霉素）；二重感染等
特殊人群用药	妊娠与哺乳期妇女：妊娠期妇女给药属 FDA 妊娠风险 B 级；哺乳期妇女用药时宜暂停授乳
药典	USP、Eur. P.、Chin. P.
国家处方集	CNF
其他推荐依据	
■ 药品名称	阿莫西林 Amoxicillin
抗菌谱与适应证	适用于治疗敏感菌所致的下列感染：①中耳炎、鼻窦炎、咽炎、扁桃体炎等上呼吸道感染；②急性支气管炎、肺炎等下呼吸道感染；③泌尿、生殖道感染；④皮肤、软组织感染；⑤适用于治疗急性单纯性淋病；⑥尚可用于治疗伤寒、伤寒带菌者及钩端螺旋体病；⑦亦可与克拉霉素、兰索拉唑联合治疗幽门螺杆菌感染
制剂与规格	片剂[基,保(甲)]：①0. 125g；②0. 25g 胶囊[基,保(甲)]：①0. 125g；②0. 25g 干混悬剂[基,保(甲)]：袋装，①0. 125g；②0. 25g。瓶装，①1. 25g；②2. 5g 颗粒剂[保(甲)]：125mg 注射用阿莫西林钠：①0. 5g；②2g
用法与用量	口服：成人一次 0. 5g，每 6~8 小时 1 次，日剂量不超过 4g；小儿每日按体重 20~40mg/kg，每 8 小时 1 次；3 个月以下婴儿：一日 30mg/kg，每 12 小时 1 次 肌内注射或稀释后静脉滴注：成人一次 0. 5~1g，每 6~8 小时 1 次；小儿一日 50~100mg/kg，分3~4 次给药 肾功能不全时剂量：肌酐清除率为 10~30ml/min 者，一次 0. 25~0. 5g，每 12 小时 1 次；肌酐清除率< 10ml/min 者，一次 0. 25~0. 5g，每 24 小时 1 次 透析时剂量：每次血液透析后应补充给予 1g 剂量
注意事项	1. 巨细胞病毒感染、淋巴细胞白血病、淋巴瘤等患者不宜使用 2. 传染性单核细胞增多症患者应避免使用 3. 哮喘、湿疹、花粉症、荨麻疹等过敏性疾病史者慎用

续　表

禁忌	有青霉素类药物过敏史者或青霉素皮肤试验阳性患者禁用
不良反应	恶心、呕吐、腹泻及抗生素相关性肠炎等胃肠道反应；皮疹、药物热和哮喘等过敏反应；贫血、血小板减少、嗜酸性粒细胞增多等
特殊人群用药	肝功能、肾功能不全患者：肾功能严重损害者慎用 老年人：老年人用药时可能需要调整剂量 妊娠与哺乳期妇女：妊娠期妇女应仅在确有必要时应用本品；由于乳汁中可分泌少量阿莫西林，哺乳期妇女服用后可能导致婴儿过敏
药典	Eur. P、Chin. P.
国家处方集	CNF
其他推荐依据	
■ 药品名称	磺苄西林　Sulbenicillin
抗菌谱与适应证	适用于敏感的铜绿假单胞菌、某些变形杆菌属以及其他敏感革兰阴性菌所致肺炎、尿路感染、复杂性皮肤软组织感染和败血症等。对本品敏感菌所致腹腔感染、盆腔感染宜与抗厌氧菌药物联合应用
制剂与规格	注射用磺苄西林钠：1.0g：100 万 U
用法与用量	静脉滴注或静脉注射；中度感染成人一日剂量 8g，重症感染或铜绿假单胞菌感染时剂量需增至一日 20g，分 4 次静脉给药；儿童根据病情每日剂量按体重 80~300mg/kg，分 4 次给药
注意事项	1. 使用本品前需详细询问药物过敏史并进行青霉素皮肤试验，呈阳性反应者禁用 2. 对一种青霉素过敏者可能对其他青霉素类药物、青霉胺过敏
禁忌	有青霉素类药物过敏史者或青霉素皮肤试验阳性患者禁用
不良反应	过敏反应较常见，包括皮疹、发热等，偶见过敏性休克，一旦发生必须就地抢救，保持气道畅通、吸氧并给予肾上腺素、糖皮质激素等治疗措施；恶心、呕吐等胃肠道反应；实验室检查异常包括白细胞或中性粒细胞减少，ALT 及 AST 一过性增高等
特殊人群用药	肝功能、肾功能不全患者：严重肝功能、肾功能不全者慎用 妊娠与哺乳期妇女：妊娠期妇女应仅在确有必要时应用本品
药典	Chin. P.
国家处方集	CNF
其他推荐依据	
■ 药品名称	替卡西林　Ticarcillin
抗菌谱与适应证	对大肠埃希菌、奇异变形杆菌、普通变形杆菌等肠杆菌属、流感嗜血杆菌、沙门菌属、铜绿假单胞菌等具有良好的抗菌活性。①适用于治疗敏感菌所致的下呼吸道感染、骨和骨关节感染、皮肤及软组织感染、尿路感染及败血症等；②与氨基糖苷类、喹诺酮类等抗菌药物联用，可用于治疗铜绿假单胞菌所致感染
制剂与规格	注射用替卡西林钠：①0.5g；②1g；③3g；④6g

续 表

用法与用量	成人：肌内注射：泌尿系统感染，一次1g，一日4次；静脉给药：一日200~300mg/kg，分次给药 儿童：①静脉给药：一日200~300mg/kg，分次给药；②婴儿：一日225mg/kg，分次给药；③对7日龄以下新生儿：一日150mg/kg，分次给药
注意事项	对头孢菌素类药物过敏者、凝血功能异常者慎用
禁忌	对本品或其他青霉素类过敏者禁用
不良反应	低钾血症及出血时间延长；皮疹、瘙痒、药物热等过敏反应较多见
特殊人群用药	肝功能、肾功能不全患者：严重肝功能、肾功能不全者慎用 妊娠与哺乳期妇女：妊娠期妇女慎用，妊娠安全性分级为B级；哺乳期妇女慎用
药典	USP、Eur. P.
国家处方集	CNF
其他推荐依据	
■ 药品名称	注射用哌拉西林　Piperacillin for Injection
抗菌谱与适应证	1. 治疗铜绿假单胞菌和敏感革兰阴性杆菌所致的各种感染，如败血症、尿路感染、呼吸道感染、胆道感染、腹腔感染、盆腔感染以及皮肤、软组织感染等 2. 与氨基糖苷类药联用治疗粒细胞减少症免疫缺陷患者的感染
制剂与规格	注射用哌拉西林钠（按哌拉西林计）[基,保(甲)]：①0.5g；②1g；③2g
用法与用量	成人：中度感染一日8g，分2次给药；严重感染一次3~4g，每6小时1次。一日最大剂量不可超过24g 儿童：①婴幼儿和12岁以下儿童：一日100~200mg/kg；②新生儿：体重<2kg者：出生后第1周内，一次50mg/kg，每12小时1次；1周以上，一次50mg/kg，每8小时1次；体重2kg以上者：出生后第1周内，一次50mg/kg，每8小时1次；1周以上，一次50mg/kg，每6小时1次
注意事项	1. 有出血史者，溃疡性结肠炎、克罗恩病或假膜性肠炎者，体弱者慎用 2. 哌拉西林不可加入碳酸氢钠溶液中静脉滴注
禁忌	对青霉素、头孢菌素或其他β-内酰胺类抗生素过敏或有过敏史者禁用
不良反应	青霉素类药物过敏反应较常见；局部注射部位疼痛、血栓性静脉炎等；腹泻、稀便、恶心、呕吐等
特殊人群用药	肝功能、肾功能不全患者：慎用 儿童：12岁以下儿童的用药安全性剂量尚未正式确定，应慎用 老年人：慎用 妊娠与哺乳期妇女：妊娠期妇女应仅在确有必要时才能使用本药，妊娠安全性分级为B级；哺乳期妇女用药应权衡利弊或暂停授乳
药典	USP、Eur. P.、Chin. P.
国家处方集	CNF
其他推荐依据	

续　表

■ 药品名称	注射用阿洛西林　Azlocillin for Injection
抗菌谱与适应证	敏感的革兰阳性及革兰阴性菌（包括铜绿假单胞菌）所致的呼吸道、泌尿道、生殖器官、胆道、胃肠道、败血症、脑膜炎、心内膜炎等严重感染，手术、烧伤后感染，骨、皮肤及软组织感染
制剂与规格	注射用阿洛西林钠[保(乙)]：①0.5g；②1g；③2g；④3g
用法与用量	成人：一日 6~10g，严重病例可增至 10~16g，分 2~4 次滴注。儿童：一次 75mg/kg，一日 2~4 次 婴儿及新生儿：一次 100mg/kg，一日 2~4 次
注意事项	参照药品说明书
禁忌	对青霉素类抗生素过敏者禁用
不良反应	恶心、呕吐、腹泻及抗生素相关性肠炎等胃肠道反应；皮疹，药物热和哮喘等过敏反应
特殊人群用药	肝功能、肾功能不全患者：肾功能减退患者应适当降低用量 老年人：老年患者肾功能减退，须调整剂量 妊娠与哺乳期妇女：妊娠安全性分级为 B 级；哺乳期妇女应权衡利弊用药
药典	Pol. P.
国家处方集	CNF
其他推荐依据	

第二节　头孢菌素类

一、第一代头孢菌素类

■ 药品名称	头孢唑林　Cefazolin
□ 其他名称	新泰林
抗菌谱与适应证	第一代头孢菌素类。除肠球菌属、耐甲氧西林葡萄球菌属外，对其他革兰阳性球菌均有良好抗菌活性，肺炎链球菌和溶血性链球菌对其高度敏感，对部分大肠埃希菌、奇异变形杆菌和肺炎克雷伯菌有良好抗菌活性。临床用于敏感菌所致的呼吸道感染、尿路感染、皮肤软组织感染、骨和关节感染、肝胆系统感染、感染性心内膜炎、败血症及眼、耳、鼻、咽喉部感染；外科手术预防用药
制剂与规格	注射用头孢唑林钠[保(甲)]：①0.5g[基]；②1g[基]；③1.5g；④2g 注射用五水头孢唑林钠[保(甲)]：①0.5g[基]；②1g[基]；③1.5g；④2g
用法与用量	成人常用剂量：一次 0.5~1.0g，一日 2~4 次，严重感染可增至一日 6g，分 2~4 次静脉给予，或遵医嘱 用于预防外科手术后感染时，一般为术前 0.5~1 小时肌内注射或静脉给药 1g，手术时间超过 6 小时者术中加用 0.5~1.0g，术后每 6~8 小时给药 0.5~1.0g，至手术后 24 小时止 儿童：一日 50~100mg/kg，分 2~3 次静脉缓慢推注，静脉滴注或肌内注射

续 表

注意事项	1. 交叉过敏反应：对青霉素过敏患者应用本品时应根据患者情况充分权衡利弊后决定 2. 对诊断的干扰：应用本品和其他头孢菌素的患者抗球蛋白（Coombs）试验可出现阳性；孕妇产前应用这类药物，此阳性反应也可出现于新生儿。当应用本品的患者尿中头孢类含量超过 10mg/ml 时，以磺基水杨酸进行尿蛋白测定可出现假阳性反应。以硫酸铜法测定尿糖可呈假阳性反应。血清丙氨酸氨基转移酶、门冬氨酸氨基转移酶、碱性磷酸酶和血尿素氮在应用本品过程中皆可升高。如采用 Jaffe 反应进行血清和尿肌酐值测定时可有假性增高 3. 有胃肠道疾病史者，特别是溃疡性结肠炎、局限性肠炎或抗菌药物相关性结肠炎（头孢菌素类很少产生假膜性结肠炎）者和有肾功能减退者应慎用头孢菌素类
禁忌	对头孢菌素类药物过敏者及有青霉素过敏性休克或即刻反应史者禁用本品
不良反应	应用头孢唑林的不良反应发生率低，静脉注射发生的血栓性静脉炎和肌内注射区域疼痛均较头孢噻吩少而轻。药疹发生率为 1.1%，嗜酸性粒细胞增多的发生率为 1.7%，单独以药物热为表现的过敏反应仅偶有报道。本品与氨基糖苷类抗菌药合用是否增加后者的肾毒性尚不能肯定。临床上本品无肝损害现象，但个别患者可出现暂时性血清氨基转移酶、碱性磷酸酶升高。肾功能减退患者应用高剂量（每日 12g）的头孢唑林时可出现脑反应。白念珠菌二重感染偶见
特殊人群用药	肝功能、肾功能不全患者：因本品部分在肝脏代谢，因此肝功能损害患者应慎用；对肾功能减退患者应在减少剂量情况下谨慎使用；肾功能减退者的肌酐清除率> 50ml/min 时，仍可按正常剂量给药；与庆大霉素或其他肾毒性抗菌药合用有增加肾损害的危险性 儿童：早产儿及 1 个月以下的新生儿不推荐应用本品 老年人：本品在老年人中消除半衰期较年轻人明显延长，应按肾功能适当减量或延长给药间期 妊娠与哺乳期妇女：头孢菌素类可经乳汁排出，哺乳期妇女应用头孢菌素类虽尚无发生问题报道，但其应用仍需权衡利弊后决定
药典	Chin. P.
国家处方集	CNF
医保目录	部分省份【保（乙）】 【保（甲）】
基本药物目录	【基】
推荐依据	单爱莲，马序竹，童荣生，等.《抗菌药物超说明书专家共识》解读［J］. 中国临床药理学杂志，2015，24（31）：2489-2491.
■ 药品名称	**头孢拉定　Cefradine**
抗菌谱与适应证	第一代头孢菌素。适用于治疗敏感菌所致的轻、中度感染，如急性咽炎、扁桃体炎、中耳炎、支气管炎急性发作、肺炎等呼吸道感染、泌尿生殖道感染及皮肤软组织感染等
制剂与规格	头孢拉定胶囊[基,保(甲)]：①0.25g；②0.5g 头孢拉定片[基,保(甲)]：①0.25g；②0.5g 头孢拉定颗粒[保(乙)]：①0.125g；②0.25g 头孢拉定干混悬剂：①0.125g；②0.25g；③1.5g；④3g 注射用头孢拉定[保(乙)]：①0.5g；②1g
用法与用量	1. 成人：口服给药，一次 0.25~0.5g，每 6 小时 1 次；严重感染时可增至一次 1g，一日最高剂量为 4g。肌内注射及静脉给药，一次0.5~1g，每 6 小时 1 次。一日最高剂量为 8g 2. 儿童：口服给药，一次 6.25~12.5mg/kg，每 6 小时 1 次。肌内注射及静脉给药，1 周岁以上小儿，一次 12.5~25mg/kg，每 6 小时 1 次

续　表

	3. 肌酐清除率> 20ml/min 时，其推荐剂量为每 6 小时 0.5g；肌酐清除率为 5~20ml/min 时，其剂量为每 6 小时 0.25g；肌酐清除率< 5ml/min 时，其剂量为每 12 小时 0.25g
注意事项	应用头孢拉定的患者以硫酸铜法测定尿糖时可出现假阳性反应
禁忌	对头孢菌素过敏者及有青霉素过敏性休克或即刻反应史者禁用
不良反应	恶心、呕吐、腹泻、上腹部不适等胃肠道反应较为常见
特殊人群用药	肝功能、肾功能不全患者：头孢拉定主要经肾排出，肾功能减退者需减少剂量或延长给药间期 儿童：慎用 老年人：肾功能减退的老年患者应适当减少剂量或延长给药时间 妊娠与哺乳期妇女：慎用。妊娠安全性分级为 B 级，哺乳期妇女应用时需权衡利弊
药典	USP、Eur. P.、Chin. P.
国家处方集	CNF
其他推荐依据	
■ 药品名称	**注射用头孢硫脒　Cefathiamidine for Injection**
抗菌谱与适应证	第一代头孢菌素。用于敏感菌所引起呼吸系统、肝胆系统、五官、尿路感染及心内膜炎、败血症
制剂与规格	注射用头孢硫脒[保(乙)]：①0.5g；②1g；③2g
用法与用量	1. 成人：肌内注射，一次 1.5~1g，一日 4 次；静脉滴注，一次 2g，一日 2~4 次 2. 儿童：肌内注射，一日 50~150mg/kg，分 3~4 次给药；静脉滴注，一日 50~100mg/kg，分 2~4 次给药
注意事项	1. 有胃肠道疾病史者，特别是溃疡性结肠炎、局限性肠炎或抗生素相关性结肠炎者应慎用 2. 应用本品的患者抗球蛋白试验可出现阳性
禁忌	对头孢菌素类抗生素过敏者或对青霉素过敏性休克者禁用
不良反应	偶见荨麻疹、哮喘、瘙痒、寒战、高热、血管神经性水肿、非蛋白氮、ALT 及 AST 升高
特殊人群用药	肝功能、肾功能不全患者：肾功能减退者须适当减量 老年人：老年患者肾功能减退，应用时须适当减量 妊娠与哺乳期妇女：妊娠早期妇女慎用；哺乳期妇女慎用，用药需权衡利弊
药典	
国家处方集	CNF
其他推荐依据	
■ 药品名称	**头孢氨苄　Cefalexin**
抗菌谱与适应证	第一代口服头孢菌素。用于金黄色葡萄球菌、大肠埃希菌、肺炎杆菌、流感杆菌等敏感菌所致的下列感染 1. 扁桃体炎、扁桃体周炎、咽喉炎、支气管炎、肺炎、支气管扩张感染以及手术后胸腔感染 2. 急性及慢性肾盂肾炎、膀胱炎、前列腺炎及泌尿生殖系感染 3. 中耳炎、外耳炎、鼻窦炎

续 表

	4. 上颌骨周炎、上颌骨骨膜炎、上颌骨骨髓炎、急性腭炎、牙槽脓肿、根尖性牙周炎、智齿周围炎、拔牙后感染 5. 睑腺炎、睑炎、急性泪囊炎 6. 毛囊炎、疖、丹毒、蜂窝织炎、脓疱、痈、痤疮感染、皮下脓肿、创伤感染、乳腺炎、淋巴管炎等
制剂与规格	头孢氨苄胶囊[基,保(甲)]：①125mg；②250mg 头孢氨苄片[基,保(甲)]：①125mg；②250mg 头孢氨苄颗粒[基,保(甲)]：①50mg；②125mg 头孢氨苄干混悬剂：1.5g 头孢氨苄泡腾片：125mg
用法与用量	1. 成人：口服，一般剂量一次250~500mg，每6小时1次。一日最高剂量为4g。单纯性膀胱炎、单纯皮肤软组织感染以及链球菌咽峡炎一次500mg，每12小时1次 2. 儿童：口服，一日25~50mg/kg，一日4次。皮肤软组织感染及链球菌咽峡炎一次12.5~50mg/kg，每12小时1次
注意事项	有胃肠道疾病史者，特别是溃疡性结肠炎、局限性肠炎或抗生素相关性结肠炎者应慎用
禁忌	对头孢菌素过敏者及有青霉素过敏性休克或即刻反应史者禁用
不良反应	恶心、呕吐、腹泻和腹部不适较为多见；皮疹、药物热等过敏反应
特殊人群用药	肝功能、肾功能不全患者：慎用 儿童：6岁以下小儿慎用 老年人：老年患者应根据肾功能情况调整用药剂量或用药间期 妊娠与哺乳期妇女：妊娠早期妇女慎用；授乳妇女慎用，用药需权衡利弊
药典	USP、Eur. P.、Chin. P.
国家处方集	CNF
其他推荐依据	
■ 药品名称	**头孢羟氨苄　Cefadroxil**
抗菌谱与适应证	第一代口服头孢菌素。主要用于敏感菌所致的尿路感染，呼吸道感染，皮肤软组织感染，骨关节感染
制剂与规格	头孢羟氨苄胶囊[保(乙)]：①0.125g；②0.25g；③0.5g 头孢羟氨苄片[保(乙)]：①0.125g；②0.25g 头孢羟氨苄颗粒[保(乙)]：①0.125g；②0.25g
用法与用量	1. 成人：口服，一次0.5~1.0g，一日2次。肾功能不全者首次给予1g负荷剂量，然后根据肌酐清除率（Ccr）调整剂量。Ccr为25~50ml/min者，一次0.5g，每12小时1次；Ccr为10~25ml/min者，一次0.5g，每24小时1次；Ccr为0~10ml/min者，一次0.5g，每36小时1次 2. 儿童：口服，一次15~20mg/kg，一日2次。A组溶血性链球菌咽炎或扁桃体炎：一次15mg/kg，每12小时1次，共10日
注意事项	有胃肠道疾病史者，特别是溃疡性结肠炎、局限性肠炎或抗生素相关性结肠炎者应慎用
禁忌	对头孢菌素过敏者及有青霉素过敏性休克或即刻反应史者禁用

续　表

不良反应	以恶心、上腹部不适等胃肠道反应为主；少数患者尚可发生皮疹等过敏反应
特殊人群用药	肝功能、肾功能不全患者：慎用 老年人：老年患者肾功能减退，用药时需调整剂量 妊娠与哺乳期妇女：妊娠安全性分级为 B 级；哺乳期妇女须权衡利弊后应用
药典	USP
国家处方集	CNF
其他推荐依据	

二、第二代头孢菌素类

■ 药品名称	头孢呋辛　Cefuroxim
抗菌谱与适应证	第二代注射用头孢菌素。对革兰阳性球菌的活性与第一代头孢菌素相似或略差，但对葡萄球菌和革兰阴性杆菌产生的β-内酰胺酶显得相当稳定。适用于治疗敏感菌或敏感病原体所致的下列感染：①呼吸系统感染；②泌尿生殖系统感染；③骨和关节感染；④皮肤软组织感染；⑤预防手术感染；⑥其他，如败血症、脑膜炎等严重感染
制剂与规格	注射用头孢呋辛钠：①0. 25g[基]；②0. 5g[基]；③0. 75g[基]；④1. 0g；⑤1. 5g[基]；⑥2. 0g；⑦2. 25g；⑧2. 5g；⑨3. 0g
用法与用量	深部肌内注射，静脉注射或滴注 1. 成人为每 8 小时 0. 75～1. 5g，疗程 5～10 日。对于生命受到威胁的感染或罕见敏感菌所引起的感染，每 6 小时 1. 5g 2. 预防手术感染：术前 0. 5～1 小时静脉注射 1. 5g，若手术时间过长，则每隔 8 小时静脉或肌内注射 0. 75g 3. 儿童：3 个月以上患儿，按体重一日 50～100mg/kg，分 3～4 次给药。重症感染，按体重一日用量不低于 0. 1g/kg，但不能超过成人使用的最高剂量 4. 肾功能不全患者应根据肌酐清除率调整
注意事项	1. 对青霉素药物过敏者慎用 2. 使用时应注意监测肾功能，特别是对接受高剂量的重症患者
禁忌	对头孢菌素过敏者及有青霉素过敏性休克史者禁用
不良反应	过敏反应（皮疹、瘙痒、荨麻疹等），局部反应（血栓性静脉炎），胃肠道反应（腹泻、恶心、抗生素相关性肠炎等）等
特殊人群用药	肝功能、肾功能不全患者：严重肝功能、肾功能不全者慎用 儿童：5 岁以下小儿禁用 老年人：老年患者口服本药，不必根据年龄调整剂量 妊娠与哺乳期妇女：妊娠安全性分级为 B 级；授乳妇女用药应权衡利弊，如需使用，应暂停授乳
药典	USP、Eur. P.、Chin. P.
国家处方集	CNF
其他推荐依据	

续 表

■ 药品名称	注射用头孢替安 Cefotiam for Injection
抗菌谱与适应证	第二代注射用头孢菌素。用于敏感菌所致的肺炎、支气管炎、胆道感染、腹膜炎、尿路感染以及手术和外伤所致的感染和败血症
制剂与规格	注射用盐酸头孢替安[保(乙)]：①0.5g；②1g
用法与用量	肌内注射或静脉给药。成人：一日1~2g，分2~4次给予；败血症时可增至一日4g。儿童：一日40~80mg/kg，分3~4次给予，重症感染时可增至一日160mg/kg。肌酐清除率≥16.6ml/min者，不需调整剂量；肌酐清除率<16.6ml/min者，每6~8小时用量应减为常用剂量的75%
注意事项	1. 有胃肠道疾病史者，特别是溃疡性结肠炎、局限性肠炎或抗生素相关性结肠炎者慎用 2. 本品可引起血象改变，严重时应立即停药
禁忌	对头孢菌素过敏者及有青霉素过敏性休克史者禁用
不良反应	偶见过敏、胃肠道反应、血象改变及一过性 AST 及 ALT 升高；可致肠道菌群改变，造成维生素 B 和维生素 K 缺乏；偶可致继发感染；大量静脉注射可致血管和血栓性静脉炎
特殊人群用药	肝功能、肾功能不全患者：肾功能不全者应减量并慎用 儿童：早产儿和新生儿使用本药的安全性尚未确定 老年人：老年患者用药剂量应按其肾功能减退情况酌情减量 妊娠与哺乳期妇女：孕妇或可能妊娠的妇女、授乳妇女应权衡利弊后用药
药典	USP、Jpn. P.
国家处方集	CNF
其他推荐依据	
■ 药品名称	注射用头孢尼西 Cefonicid for Injection
抗菌谱与适应证	适用于敏感菌引起的下列感染：下呼吸道感染、尿路感染、败血症、皮肤软组织感染、骨和关节感染，也可用于手术预防感染。在外科手术前单剂量注射1g头孢尼西可以减少由于手术过程中污染或潜在污染而导致的术后感染发生率。在剖宫产手术中使用头孢尼西（剪断脐带后）可以减少某些术后感染发生率
制剂与规格	注射用头孢尼西钠：①0.5g；②1.0g
用法与用量	肾功能正常患者 1. 一般轻度至中度感染：成人每日剂量为1g，每24小时1次；在严重感染或危及生命的感染中，可每日2g，每24小时给药1次 2. 无并发症的尿路感染：每日0.5g，每24小时1次 3. 手术预防感染：手术前1小时单剂量给药1g，术中和术后没有必要再用。必要时如关节成形手术或开胸手术可重复给药2天；剖宫产手术中，应脐带结扎后才给予本品。疗程依病情而定 肾功能不全患者：对于肾功能损害患者使用本品必须严格依据患者的肾功能损害程度调整剂量。初始剂量为7.5mg/kg，维持剂量应根据肌酐清除率进行调整，患者在进行透析之后，无须再追加剂量
注意事项	1. 有青霉素过敏史或其他药物过敏病史者应慎用。对麻醉药过敏患者禁止使用利多卡因作为溶剂 2. 本品治疗开始和治疗中可引起肠道紊乱，严重的导致假膜性肠炎，出现腹泻时应引起警惕。一旦出现，轻度停药即可，中、重度患者应给予补充电解质、蛋白质以及适当的抗生素（如万古霉素）治疗 3. 重症患者在大剂量给药或合用氨基糖苷类抗生素治疗时，必须经常注意肾功能情况

续　表

禁忌	对头孢菌素类抗生素过敏者禁用
不良反应	1. 对青霉素过敏患者也可能对本品过敏 2. 长期使用任何广谱抗生素都可能导致其他非敏感菌过度生长，可诱发二重感染
特殊人群用药	肝功能、肾功能不全患者：肾脏或肝脏损害患者在使用该药物时，应加倍小心
药典	USP、Eur. P.、Chin. P.
国家处方集	
其他推荐依据	
■ 药品名称	头孢呋辛酯　Cefuroxime Axetil
抗菌谱与适应证	第二代口服头孢菌素。适用于溶血性链球菌、金黄色葡萄球菌（耐甲氧西林株除外）及流感嗜血杆菌、大肠埃希菌、肺炎克雷伯菌、奇异变形杆菌等肠杆菌科细菌敏感菌株所致成人急性咽炎或扁桃体炎、急性中耳炎、上颌窦炎、慢性支气管炎急性发作、急性支气管炎、单纯性尿路感染、皮肤软组织感染及无并发症淋病奈瑟菌性尿道炎和宫颈炎。儿童咽炎或扁桃体炎、急性中耳炎及脓疱病等
制剂与规格	头孢呋辛酯片[基,保(甲)]：①0.125g；②0.25g
用法与用量	口服。①成人：一般一日 0.5g；下呼吸道感染患者一日 1g；单纯性下尿路感染患者一日 0.25g。均分 2 次服用。单纯性淋病奈瑟菌尿道炎单剂疗法剂量为 1g；②5～12 岁小儿：急性咽炎或急性扁桃体炎，按体重一日 20mg/kg，分 2 次服用，一日不超过 0.5g；急性中耳炎、脓疱病，按体重一日 30mg/kg，分 2 次服用，一日不超过 1g
注意事项	1. 有胃肠道疾病史者，特别是溃疡性结肠炎、局限性肠炎或抗生素相关性结肠炎者慎用 2. 应于餐后服用，以增加吸收，提高血药浓度，并减少胃肠道反应
禁忌	对本品及其他头孢菌素类过敏者、有青霉素过敏性休克或即刻反应史者及胃肠道吸收障碍者禁用
不良反应	常见腹泻、恶心和呕吐等胃肠反应；少见皮疹、药物热等过敏反应
特殊人群用药	肝功能、肾功能不全患者：肾功能减退及肝功能损害者慎用 儿童：5 岁以下小儿禁用胶囊剂、片剂，宜服用头孢呋辛酯干混悬液 老年人：85 岁以上的老年患者的血浆消除半衰期可延至约 3.5 小时，因此应在医师指导下根据肾功能情况调整用药剂量或用药间期 妊娠与哺乳期妇女：仅在有明确指征时，孕妇方可慎用；哺乳期妇女应慎用或暂停授乳
药典	USP、Eur. P.、Chin. P.、Jpn. P.
国家处方集	CNF
其他推荐依据	

三、第三代头孢菌素类

■ 药品名称	注射用头孢唑肟　Ceftizoxime for Injection
抗菌谱与适应证	第三代注射用头孢菌素。用于治疗由敏感菌引起的下呼吸道感染、胆道感染、腹腔感染、盆腔感染。尿路感染、脑膜炎、皮肤软组织感染、骨和关节感染、败血症、感染性心内膜炎及创伤、烧伤、烫伤后的严重感染

续 表

制剂与规格	注射用头孢唑肟钠[保(乙)]：①0.5g；②1g；③2g
用法与用量	静脉滴注。成人：一次1~2g，每8~12小时1次；严重感染，剂量可增至一次3~4g，每8小时1次。治疗非复杂性尿路感染，一次0.5g，每12小时1次。儿童：6个月及6个月以上的婴儿和儿童常用量，按体重一次50mg/kg，每6~8小时1次。肾功能损害的患者在给予0.5~1g的首次负荷剂量后，需根据其损害程度调整剂量
注意事项	1. 青霉素类过敏史患者，有指征应用本品时，必须充分权衡利弊后在严密观察下慎用 2. 有胃肠道疾病病史者，特别是结肠炎患者慎用
禁忌	对本品及其他头孢菌素过敏者禁用
不良反应	皮疹、瘙痒和药物热等变态反应、腹泻、恶心、呕吐、食欲缺乏等
特殊人群用药	儿童：6个月以下小儿使用本药的安全性和有效性尚未确定 老年人：老年患者常伴有肾功能减退，应适当减少剂量或延长给药时间 妊娠与哺乳期妇女：妊娠期妇女仅在有明确指征时应用，妊娠安全性分级为B级；哺乳期妇女应用本药时应暂停授乳
药典	USP
国家处方集	CNF
其他推荐依据	
■ 药品名称	注射用头孢噻肟 Cefotaxime for Injection
抗菌谱与适应证	第三代注射用头孢菌素。用于敏感细菌所致的肺炎及其他下呼吸道感染、尿路感染、脑膜炎、败血症、腹腔感染、盆腔感染、皮肤软组织感染、生殖道感染、骨和关节感染等。头孢噻肟可以作为小儿脑膜炎的选用药物
制剂与规格	注射用头孢噻肟钠[保(甲)]：①0.5g；②1g；③2g
用法与用量	肌内注射或静脉给药。成人：肌内注射0.5~2g，每8~12小时1次。静脉给药一日2~6g，分2~3次给药；严重感染者，每6~8小时2~3g，一日最高剂量为12g。无并发症的肺炎链球菌肺炎或急性尿路感染：每12小时1g。儿童：静脉给药，新生儿一次50mg/kg，7日内新生儿每12小时1次，7~28日新生儿每8小时1次
注意事项	1. 有胃肠道疾病者慎用 2. 用药前须确定是否需进行过敏试验 3. 本品与氨基糖苷类抗生素不可同瓶滴注
禁忌	对头孢菌素类药物过敏者及有青霉素过敏性休克或即刻反应史者禁用
不良反应	不良反应发生率低，3%~5%。有皮疹和药物热、静脉炎、腹泻、恶心、呕吐、食欲缺乏等
特殊人群用药	肝功能、肾功能不全患者：严重肾功能减退患者应用本药时须根据肌酐清除率调整减量 儿童：婴幼儿不宜做肌内注射 老年人：老年患者应根据肾功能适当减量 妊娠与哺乳期妇女：妊娠安全性分级为B级；哺乳期妇女用药时宜暂停授乳
药典	USP、Eur. P.、Chin. P.
国家处方集	CNF
其他推荐依据	

续 表

■ 药品名称	注射用头孢曲松 Ceftriaxone for Injection
抗菌谱与适应证	第三代注射用头孢菌素。用于敏感致病菌所致的下呼吸道感染、尿路、胆道感染，以及腹腔感染、盆腔感染、皮肤软组织感染、骨和关节感染、败血症、脑膜炎等及手术期感染预防。本品单剂可治疗单纯性淋病
制剂与规格	注射用头孢曲松钠：①0.25g；②0.5g；③0.75g；④1g；⑤1.5g；⑥2g；⑦3g；⑧4g
用法与用量	成人：肌内注射或静脉给药，每24小时1~2g或每12小时0.5~1g。最高剂量一日4g。小儿：常用量静脉给药，按体重一日20~80mg/kg
注意事项	1. 对青霉素过敏患者应用本品时应根据患者情况充分权衡利弊后决定。有青霉素过敏性休克或即刻反应者，不宜再选用头孢菌素类 2. 有胃肠道疾病史者，特别是溃疡性结肠炎、局限性肠炎或抗生素相关性结肠炎（头孢菌素类很少产生抗生素相关性肠炎）者应慎用
禁忌	1. 禁用于对本品及其他头孢菌素抗生素过敏的患者。有青霉素过敏性休克史的患者避免应用本品 2. 头孢曲松不得用于高胆红素血症的新生儿和早产儿的治疗。体外研究显示头孢曲松可从血清蛋白结合部位取代胆红素，从而引起这些患者的胆红素脑病 3. 在新生儿中，不得与补钙治疗同时进行，否则可能导致头孢曲松的钙盐沉淀的危险
不良反应	胃肠道反应、过敏反应等
特殊人群用药	儿童：出生体重<2kg的新生儿使用本药的安全性尚未确定。本药可将胆红素从血清白蛋白上置换下来，患有高胆红素血症的新生儿（尤其是早产儿），应避免使用本药 老年人：除非患者虚弱、营养不良或有重度肾功能损害时，老年人应用头孢曲松一般不需调整剂量 妊娠与哺乳期妇女：妊娠安全性分级为B级；哺乳期妇女应权衡利弊后应用
药典	USP、Eur. P.、Chin. P.
国家处方集	CNF
其他推荐依据	
■ 药品名称	注射用头孢哌酮 Cefoperazone for Injection
抗菌谱与适应证	第三代注射用头孢菌素。用于治疗敏感菌所致的呼吸道感染、泌尿道感染、胆道感染、皮肤软组织感染、败血症、脑膜炎、创伤及手术后感染。与抗厌氧菌药联用，用于治疗敏感菌所致的腹膜炎、盆腔感染
制剂与规格	注射用头孢哌酮钠：①0.5g；②1g；③1.5g；④2g
用法与用量	肌内注射或静脉给药。成人：一般感染：一次1~2g，每12小时1次；严重感染：一次2~3g，每8小时1次。一日剂量不宜超过9g，但免疫缺陷患者伴严重感染时剂量可增至一日12g。儿童：一日50~200mg/kg，分2~3次给药
注意事项	1. 肝病、胆道梗阻严重或同时有肾功能减退者，用药剂量应予以适当调整 2. 部分患者可引起维生素K缺乏和低凝血酶原血症，用药期间应进行出血时间、凝血酶原时间监测
禁忌	对头孢菌素类药物过敏者及有青霉素过敏性休克史者禁用

续 表

不良反应	皮疹较为多见；少数患者尚可发生腹泻、腹痛；嗜酸性粒细胞计数增多，轻度中性粒细胞计数减少；暂时性 AST 及 ALT、碱性磷酸酶、尿素氮或血肌酐升高等
特殊人群用药	儿童：新生儿和早产儿用药须权衡利弊 妊娠与哺乳期妇女：妊娠安全性分级为 B 级；哺乳期妇女用药时宜暂停授乳
药典	USP、Eur. P.、Chin. P.
国家处方集	CNF
其他推荐依据	
■ 药品名称	注射用头孢他啶　Ceftazidime for Injection
抗菌谱与适应证	第三代注射用头孢菌素。用于敏感革兰阴性杆菌所致的败血症、下呼吸道感染、腹腔和胆道感染、复杂性尿路感染和严重皮肤软组织感染等。对于由多种耐药革兰阴性杆菌引起的免疫缺陷者感染、医院内感染以及革兰阴性杆菌或铜绿假单胞菌所致中枢神经系统感染尤为适用
制剂与规格	注射用头孢他啶[保(乙)]：①0.25g；②0.5g[基]；③1g[基]；④2g
用法与用量	静脉注射或静脉滴注。①败血症、下呼吸道感染、胆道感染等，一日 4~6g，分 2~3 次静脉滴注或静脉注射；②泌尿系统感染和重度皮肤软组织感染等，一日 2~4g，分 2 次静脉滴注或静脉注射；③对于某些危及生命的感染、严重铜绿假单胞菌感染和中枢神经系统感染，可酌情增量至一日 0.15~0.2g/kg，分 3 次静脉滴注或静脉注射；④婴幼儿常用剂量为一日 30~100mg/kg，分 2~3 次静脉滴注
注意事项	在应用头孢他啶治疗前应仔细询问对头孢菌素类、青霉素类或其他药物的过敏反应史
禁忌	禁用于对本品及其他头孢菌素过敏的患者
不良反应	感染和侵袭性疾病，血液和淋巴系统紊乱，免疫系统紊乱等
特殊人群用药	肝功能、肾功能不全患者：肾功能不全患者用药时，剂量需根据肾功能的降低程度而相应减少 儿童：早产儿及 2 个月以内新生儿慎用 妊娠与哺乳期妇女：妊娠初期和妊娠早期 3 个月妇女应慎用，妊娠安全性分级为 B 级；哺乳期妇女须权衡利弊后用药
药典	USP、Eur. P.、Chin. P.
国家处方集	CNF
其他推荐依据	
■ 药品名称	头孢克肟　Cefixime
抗菌谱与适应证	第三代口服头孢菌素。用于敏感菌所致的咽炎、扁桃体炎、急性支气管炎和慢性支气管炎急性发作、中耳炎、尿路感染、单纯性淋病等
制剂与规格	头孢克肟片[保(乙)]：①0.05g；②0.1g 头孢克肟分散片[保(乙)]：0.1g 头孢克肟咀嚼片[保(乙)]：①0.05g；②0.1g 头孢克肟胶囊[保(乙)]：①0.05g；②0.1g 头孢克肟颗粒[保(乙)]：0.05g

续　表

用法与用量	口服。成人：一次 50~100mg，一日 2 次；严重感染时，可增加至一次 200mg，一日 2 次。儿童：体重 30kg 以下一次 1.5~3mg/kg，一日 2 次；严重感染时，一次 6mg/kg，一日 2 次
注意事项	1. 因有出现休克等过敏反应的可能，应详细询问过敏史 2. 下列患者应慎重使用：对青霉素类抗生素有过敏史者；本人或血缘亲属中有易发生支气管哮喘、皮疹、荨麻疹等过敏症状体质者；经口给药困难或非经口摄取营养者、恶病质等患者
禁忌	对头孢克肟及其成分或其他头孢菌素类药物过敏者禁用
不良反应	主要不良反应有腹泻等消化道反应、皮疹等皮肤症状、临床检查值异常，包括肝功能指标升高、嗜酸性粒细胞计数增多等
特殊人群用药	肝功能、肾功能不全患者：严重的肾功能障碍者应根据肾功能状况适当减量，给药间隔应适当增大 儿童：6 个月以下儿童使用本药的安全性和有效性尚未确定 老年人：老年人使用本药的血药浓度峰值和 AUC 可较年轻人分别高 26%和 20%，老年患者可以使用本品 妊娠与哺乳期妇女：妊娠安全性分级为 B 级；哺乳期妇女使用时应暂停授乳
药典	USP、Eur. P.
国家处方集	CNF
其他推荐依据	
■ 药品名称	头孢泊肟酯　Cefpodoxime Proxetil
抗菌谱与适应证	第三代口服头孢菌素。适用于敏感菌引起的下列轻至中度感染：①呼吸系统感染；②泌尿、生殖系统感染；③皮肤及皮肤附件感染：如毛囊炎、疖、痈、丹毒、蜂窝织炎、淋巴管（结）炎、化脓性甲沟（周）炎、皮下脓肿、汗腺炎、感染性粉瘤、肛周脓肿等；④耳鼻喉感染：中耳炎、鼻窦炎等；⑤其他：乳腺炎等
制剂与规格	头孢泊肟酯片：①100mg；②200mg 头孢泊肟酯分散片：100mg 头孢泊肟酯胶囊：100mg 头孢泊肟酯颗粒：40mg 头孢泊肟酯干混悬剂：①50mg；②100mg
用法与用量	餐后口服。成人：上呼吸道感染；一次 0.1g，一日 2 次，疗程 5~10 天；下呼吸道感染：慢性支气管炎急性发作：一次 0.2g，一日 2 次，疗程 10 天；急性社区获得性肺炎：一次 0.2g，一日 2 次，疗程 14 天；单纯性泌尿道感染：一次 0.1g，一日 2 次，疗程 7 天；急性单纯性淋病：单剂 0.2g；皮肤和皮肤软组织感染：一次 0.4g，一日 2 次，疗程 7~14 天。儿童：急性中耳炎：每日剂量 10mg/kg，一次 5mg/kg，每 12 小时 1 次，疗程 10 天。每日最大剂量不超过 0.4g。扁桃体炎、鼻窦炎：每日剂量 10mg/kg，一次 5mg/kg，每 12 小时 1 次，疗程 5~10 天。每日最大剂量不超过 0.2g
注意事项	1. 避免与抗酸药、H_2受体阻断药、质子泵抑制药同时服用 2. 下列患者应慎重使用：易引起支气管哮喘、荨麻疹、湿疹等过敏症状体质的患者，全身营养状态不佳者
禁忌	对头孢菌素类药物过敏者及有青霉素过敏性休克或即刻反应史者禁用

续 表

不良反应	严重不良反应包括休克、严重肠炎等，其他不良反应包括腹泻等消化道反应、皮疹等过敏反应等
特殊人群用药	肝功能、肾功能不全患者：严重的肾功能损害者应慎用，如必须使用时，应调节给药剂量和给药间隔 老年人：老年患者多见生理功能降低，易出现不良反应及维生素K缺乏引起的出血倾向，应慎用 妊娠与哺乳期妇女：妊娠安全性分级为B级；哺乳期妇女使用时应停止授乳或换用其他药物
药典	USP、Jpn. P.
国家处方集	CNF
其他推荐依据	

四、第四代头孢菌素类

■ 药品名称	注射用头孢吡肟　Cefepime for Injection
抗菌谱与适应证	第四代头孢菌素。用于治疗敏感菌所致的下列中、重度感染 1. 下呼吸道感染，如肺炎、支气管炎等 2. 泌尿系统感染 3. 非复杂性皮肤或皮肤软组织感染 4. 复杂性腹腔内感染 5. 妇产科感染 6. 其他，如败血症、儿童脑脊髓膜炎及中性粒细胞减少性发热患者的经验治疗
制剂与规格	注射用盐酸头孢吡肟[保(乙)]：①0.5g；②1g
用法与用量	肌内注射或静脉滴注。成人：一次1~2g，每12小时1次；轻、中度感染：一次0.5~1g，每12小时1次；重度泌尿道感染：一次2g，每12小时1次；严重感染、中性粒细胞减少性发热的经验治疗：一次2g，每8小时1次。儿童：对2月龄至12岁儿童或体重<40kg的患儿：最大剂量不可超过成人剂量，按体重一次40mg/kg，每12小时1次，疗程7~14日
注意事项	1. 可诱发抗生素相关性肠炎 2. 有胃肠道疾患，尤其是肠炎患者慎用
禁忌	禁用于对头孢吡肟或*L*-精氨酸，头孢菌素类药物，青霉素或其他β-内酰胺类抗生素有过敏反应的患者
不良反应	常见腹泻，皮疹和注射局部反应，如静脉炎，注射部位疼痛和炎症；其他可见呕吐、恶心、过敏、瘙痒等
特殊人群用药	肝功能、肾功能不全患者：肝功能、肾功能不全患者应监测凝血酶原时间；对肾功能不全的患者，用量应根据肾功能调整 儿童：对13岁以下儿童的疗效尚不明确，须慎用 老年人：老年患者使用本药的半衰期延长，且65岁及以上老年患者的药物总清除率下降 妊娠与哺乳期妇女：妊娠安全性分级为B级；哺乳期妇女应慎用或用药时暂停授乳
药典	USP、Jpn. P.

续 表

国家处方集	CNF
其他推荐依据	

第三节 其他β-内酰胺类

■ 药品名称	注射用头孢美唑 Cefmetazole for Injection
抗菌谱与适应证	第二代注射用头霉素类，抗菌活性与第二代头孢菌素相近。适用于葡萄球菌、大肠埃希菌、克雷伯菌、变形杆菌、脆弱拟杆菌、消化球菌等所致的下列感染：①呼吸道感染；②尿路感染；③胆管炎、胆囊炎；④腹膜炎；⑤女性生殖系统感染；⑥败血症；⑦颌骨周围蜂窝织炎、颌炎
制剂与规格	注射用头孢美唑钠[保(乙)]：①1g；②2g
用法与用量	静脉给药。成人：一日1~2g，分2次给药；重度感染剂量可至一日4g，分2~4次静脉滴注。儿童：一日25~100mg/kg，分2~4次给药；重度感染一日150mg/kg，分2~4次静脉滴注。肾功能不全者本药血药浓度升高，半衰期延长，应调整用量
注意事项	1. 下述患者慎用：对青霉素类抗生素有过敏史者，或双亲、兄弟姐妹等血缘亲属属于过敏体质者，严重肾损害者（有可能出现血药浓度升高、半衰期延长），经口摄食不足患者或非经口维持营养者、全身状态不良者（通过摄食，可能出现维生素K缺乏）等 2. 给药期间及给药后至少1周内避免饮酒
禁忌	对本品有过敏性休克史者禁用
不良反应	过敏反应（如皮疹、瘙痒、荨麻疹、红斑、发热），罕见休克，肝功能异常等
特殊人群用药	儿童：早产儿、新生儿慎用 老年人：慎用 妊娠与哺乳期妇女：妊娠安全性分级为B级。哺乳期妇女慎用
药典	USP
国家处方集	CNF
其他推荐依据	

■ 药品名称	注射用头孢西丁 Cefoxitin for Injection
抗菌谱与适应证	第二代注射用头霉素类。适用于治疗敏感菌所致的下呼吸道、泌尿生殖系统、骨、关节、皮肤软组织、心内膜感染以及败血症。尤适用于需氧菌和厌氧菌混合感染导致的吸入性肺炎、糖尿病患者下肢感染及腹腔或盆腔感染
制剂与规格	注射用头孢西丁钠[保(乙)]：①1g；②2g
用法与用量	肌内注射或静脉给药。成人，一次1~2g，每6~8小时1次。①单纯感染：每6~8小时1g，一日总量3~4g；②中、重度感染：每4小时1g或每6~8小时2g，一日总量6~8g；③严重感染：每4小时2g或每6小时3g，一日总量12g；④肾功能不全者首次剂量为1~2g，此后按其肌酐清除率制订给药方案

续 表

注意事项	1. 青霉素过敏者慎用 2. 有胃肠疾病史（特别是结肠炎）者慎用 3. 本品与氨基糖苷类抗生素配伍时，会增加肾毒性
禁忌	对本品及头孢菌素类抗生素过敏者禁用
不良反应	最常见的为局部反应，静脉注射后可出现血栓性静脉炎，肌内注射后可有局部硬结压痛；偶见变态反应、低血压、腹泻等
特殊人群用药	肝功能、肾功能不全患者：肾功能损害者慎用 儿童：3个月以内婴儿不宜使用本药 妊娠与哺乳期妇女：妊娠安全性分级为B级；授乳妇女应权衡利弊后用药
药典	USP、Eur. P.
国家处方集	CNF
其他推荐依据	
■ 药品名称	注射用头孢米诺 Cefminox for Injection
抗菌谱与适应证	第三代头霉素类，抗菌活性与第三代头孢菌素相近。用于治疗敏感菌所致的下列感染：①呼吸系统感染；②腹腔感染；③泌尿生殖系统感染：肾盂肾炎、膀胱炎、盆腔腹膜炎、子宫附件炎、子宫内感染、子宫旁组织炎；④其他：败血症等
制剂与规格	注射用头孢米诺钠[保(乙)]：①0.5g；②1g；③1.5g；④2g
用法与用量	静脉给药。成人：一次1g，一日2次。败血症和重症感染，一日6g，分3~4次给药。儿童：一次20mg/kg，一日3~4次
注意事项	1. 对β-内酰胺类抗生素有过敏史的患者慎用 2. 本人或双亲、兄弟姐妹等血缘亲属为支气管哮喘、皮疹、荨麻疹等过敏体质者慎用 3. 用药期间及用药后至少1周避免饮酒
禁忌	对头孢米诺或头孢烯类抗生素过敏的患者禁用
不良反应	严重不良反应包括休克、全血细胞减少症、假膜性肠炎、史-约综合征、中毒性表皮坏死症、急性肾衰竭、溶血性贫血、间质性肺炎、肺嗜酸性粒细胞浸润症、变态反应（如皮疹、发红、瘙痒、发热）等
特殊人群用药	肝功能、肾功能不全患者：肾功能不全者可调整剂量使用，严重肾功能损害患者慎用 儿童：新生儿、早产儿的用药安全尚未确定，满月后的小儿可参照体重用药 老年人：老年患者有可能出现维生素K缺乏引起的出血倾向 妊娠与哺乳期妇女：孕妇、哺乳期妇女用药应权衡利弊
药典	Jpn. P.
国家处方集	CNF
其他推荐依据	
■ 药品名称	注射用拉氧头孢 Latamoxef for Injection
抗菌谱与适应证	第三代注射用头霉素类，抗菌性能与第三代头孢菌素相近。适用于治疗敏感菌所致的下列感染

续　表

	1. 呼吸系统感染，如肺炎、支气管炎、支气管扩张症继发感染、肺脓肿、脓胸等 2. 消化系统感染，如胆囊炎、胆管炎等 3. 腹腔内感染，如肝脓肿、腹膜炎等 4. 泌尿生殖系统感染 5. 骨、关节、皮肤和软组织感染等 6. 其他严重感染，如败血症、脑膜炎等
制剂与规格	注射用拉氧头孢钠[保(乙)]：①1g；②2g
用法与用量	静脉给药。成人：一次 0.5~1g，一日 2 次。重度感染，一日剂量可增加至 4g。儿童：一日 60~80mg/kg，分 3~4 次给药。危重病例剂量可递增至一日 150mg/kg
注意事项	1. 对青霉素有过敏史者、胆道阻塞患者慎用 2. 大量静脉注射应选择合适部位，缓慢注射，以减轻对管壁的刺激及减少静脉炎的发生
禁忌	对本品过敏者禁用
不良反应	常见皮疹、荨麻疹、瘙痒、恶心、呕吐、腹泻、腹痛等；少见过敏性休克，偶见 AST 及 ALT 升高，停药后均可自行消失
特殊人群用药	肝功能、肾功能不全患者：严重肾功能不全者慎用 儿童：新生儿、早产儿慎用 妊娠与哺乳期妇女：妊娠安全性分级为 C 级；哺乳期妇女慎用
药典	Jpn. P.
国家处方集	CNF
其他推荐依据	
■ 药品名称	**注射用舒巴坦　Sulbactam for Injection**
抗菌谱与适应证	β-内酰胺酶抑制剂，与青霉素类或头孢菌素类药合用，治疗敏感菌所致的尿路感染、肺部感染、支气管感染、胆道感染、腹腔和盆腔感染、耳鼻喉科感染、皮肤软组织感染、骨和关节感染、周围感染、败血症等
制剂与规格	注射用舒巴坦[保(乙)]：①0.25g；②0.5g；③1.0g
用法与用量	舒巴坦与氨苄青霉素以 1∶2 剂量比应用。一般感染，成人剂量为舒巴坦每日 1~2g，氨苄西林每日 2~4g，一日量分 2~3 次，静脉滴注或肌注；轻度感染可舒巴坦每日 0.5g，氨苄青霉素 1g，分 2 次，静脉滴注或肌注；重度感染可增大剂量至每日舒巴坦 3~4g，氨苄青霉素 6~8g，一日量分 3~4 次，静脉滴注
注意事项	1. 本品必须和 β-内酰胺类抗生素联合使用，单独使用无效 2. 本品配成溶液后必须及时使用，不宜久置 3. 当与青霉素类药物合用时，用药前须做青霉素皮肤试验，阳性者禁用
禁忌	对青霉素类药物过敏者禁用
不良反应	注射部位疼痛、皮疹，静脉炎、腹泻、恶心等反应偶有发生。偶见一过性嗜酸性粒细胞增多，血清 ALT、AST 升高等。极个别患者发生剥脱性皮炎、过敏性休克
特殊人群用药	肝功能、肾功能不全患者：肾功能减退者，根据血浆肌酐清除率调整用药 老年人：老年患者肾功能减退，须调整剂量

续 表

	妊娠与哺乳期妇女：妊娠及哺乳期妇女应用仍须权衡利弊
药典	USP、Eur. P.、Chin. P.、Jpn. P.
国家处方集	CNF
其他推荐依据	

■ 药品名称	注射用氨曲南 Aztreonam for Injection
抗菌谱与适应证	单环β-内酰胺类，适用于治疗敏感需氧革兰阴性菌所致的多种感染，如败血症、下呼吸道感染、尿路感染、腹腔内感染、子宫内膜炎、盆腔炎、术后伤口及烧伤、溃疡等皮肤软组织感染等
制剂与规格	注射用氨曲南[保(乙)]：①0.5g；②1.0g；③2.0g
用法与用量	肌内注射或静脉给药。成人：泌尿道感染，一次0.5~1g，每8~12小时1次；中度感染，一次1~2g，每8~12小时1次；危重患者或由铜绿假单胞菌所致的严重感染，一次2g，每6~8小时1次，一日最大剂量不宜超过8g。肾功能不全时剂量：应根据肌酐清除率调整剂量；每次血液透析后，除维持量外，应另给予起始量的1/8
注意事项	1. 氨曲南与青霉素之间无交叉过敏反应，但对青霉素、头孢菌素过敏及过敏体质者仍需慎用 2. 有不同程度的抗生素相关性肠炎
禁忌	对氨曲南有过敏史者禁用
不良反应	常见为恶心、呕吐、腹泻及皮肤过敏反应等
特殊人群用药	儿童：婴幼儿的安全性尚未确立应慎用 老年人：老年人用药剂量应按其肾功能减退情况酌情减量 妊娠与哺乳期妇女：妊娠安全性分级为B级，哺乳期妇女使用时应暂停授乳
药典	USP、Jpn. P.
国家处方集	CNF
其他推荐依据	

第四节 碳青霉烯类

■ 药品名称	注射用亚胺培南西司他丁 Imipenem and Cilastatin for Injection
抗菌谱与适应证	对大多数革兰阳性、革兰阴性的需氧菌和厌氧菌有抗菌作用。适用于治疗敏感革兰阳性菌及革兰阴性杆菌所致的严重感染（如败血症、感染性心内膜炎、下呼吸道感染、腹腔感染、盆腔感染、皮肤软组织感染、骨和关节感染、尿路感染）以及多种细菌引起的混合感染
制剂与规格	注射用亚胺培南西司他丁钠（1∶1）[保(乙)]：①0.5g；②1g；③2g
用法与用量	静脉滴注。成人：轻度感染，每6小时0.25g；中度感染，一次1g，一日2次；严重感染，每8小时1g。日最高剂量不超过4g。儿童：体重<40kg，一次15mg/kg，每6小时1次。一日总剂量不超过2g。肾功能不全时剂量：肌酐清除率为30~70ml/min者，每6~8小时用

续　表

	0.5g；肌酐清除率为20~30ml/min者，每8~12小时用0.25~0.5g；肌酐清除率< 20ml/min者，每12小时用0.25g。透析时建议血液透析后补充1次用量
注意事项	1. 患过胃肠道疾病尤其是结肠炎的患者，需慎用 2. 有癫痫史或中枢神经系统功能障碍者发生痉挛、意识障碍等不良反应增加
禁忌	本品禁用于对本品任何成分过敏的患者
不良反应	局部反应（红斑、局部疼痛和硬结、血栓性静脉炎）；过敏反应/皮肤（皮疹、瘙痒、荨麻疹、多形性红斑、史-约综合征等）；胃肠道反应（恶心、呕吐、腹泻）等
特殊人群用药	肝功能、肾功能不全患者：严重肾功能不全患者应根据肌酐清除率调节用量 儿童：婴儿及肾功能不全的儿童使用本药须权衡利弊 妊娠与哺乳期妇女：妊娠安全性分级为C级，哺乳期妇女使用时应暂停授乳
药典	USP、Eur. P.、Jpn. P.
国家处方集	CNF
其他推荐依据	
■ 药品名称	**注射用帕尼培南倍他米隆　Panipenem Betamipron for Injection**
抗菌谱与适应证	用于敏感的金黄色葡萄球菌、表皮葡萄球菌、大肠埃希菌、肺炎杆菌、流感杆菌、阴沟杆菌、变形杆菌、枸橼酸杆菌、类杆菌属、铜绿假单胞菌等所致的下列感染：①呼吸系统感染；②腹腔感染；③泌尿、生殖系统感染；④眼科感染、皮肤、软组织感染；⑤耳、鼻、喉感染；⑥骨、关节感染；⑦其他严重感染，如败血症、感染性心内膜炎等
制剂与规格	注射用帕尼培南倍他米隆（1∶1）：①250mg（以帕尼培南计）；②500mg（以帕尼培南计）
用法与用量	静脉滴注：成人，一日1g，分2次给药；重症或顽固性感染疾病，剂量可增至一日2g，分2次静滴，儿童，一日30~60mg/kg，分3次静滴；重症或顽固性感染疾病，剂量可增至一日100mg/kg，分3~4次静滴。一日总量不超过2g
注意事项	1. 既往对碳青霉烯类、青霉素类及头孢菌素类等抗生素有过敏体质者，经口摄食物不足患者或非经口维持营养患者，全身状态不良者需慎用 2. 推荐使用前需进行皮试 3. 本品禁止与丙戊酸钠合并使用
禁忌	既往对本品的成分发生过休克反应或正在使用丙戊酸钠的患者
不良反应	腹泻、恶心、呕吐，肝功能损害，皮疹，抽搐等；临床检验值异常，如ALT及AST上升，嗜酸性粒细胞计数增多等
特殊人群用药	肝功能、肾功能不全患者：严重肾功能损害患者慎用 儿童：用药的安全性尚未确定，早产儿、新生儿不宜使用 老年人：慎用 妊娠与哺乳期妇女：孕妇用药的安全性尚未确定，用药应权衡利弊；对授乳的影响尚不明确
药典	Jpn. P.
国家处方集	CNF

续 表

其他推荐依据	
■ 药品名称	注射用厄他培南 Ertapenem for Injection
抗菌谱与适应证	用于敏感菌引起的下列感染 1. 社区获得性肺炎 2. 复杂性皮肤和/或皮下组织感染 3. 复杂性腹部感染 4. 复杂性泌尿道感染 5. 急性盆腔感染
制剂与规格	注射用厄他培南[保(乙)]：1g
用法与用量	13 岁及以上患者中的常用剂量为 1g，每日 1 次。3 个月至 12 岁患者中的剂量是 15mg/kg，每日 2 次（每天不超过 1g）。静脉输注给药，最长可使用 14 天；肌内注射给药，最长可使用 7 天
注意事项	1. 治疗以前必须向患者仔细询问有关对青霉素、头孢菌素、其他 β-内酰胺类抗生素及其他过敏原的过敏情况 2. 肌内注射本品时应避免误将药物注入血管 3. 已知或怀疑中枢神经系统障碍（包括）癫痫病史者慎用
禁忌	1. 对本品中任何成分或对同类的其他药物过敏者 2. 由于使用盐酸利多卡因作为稀释剂，所以对酰胺类局麻药过敏的患者、伴有严重休克或心脏传导阻断的患者禁止肌内注射本品
不良反应	最常见的有腹泻、输药静脉的并发症、恶心和头痛；常见的有头痛、静脉炎、血栓性静脉炎、腹泻、恶心、呕吐、皮疹、阴道炎；偶见的有头晕、嗜睡、失眠、癫痫发作等
特殊人群用药	儿童：不推荐用于儿童脑膜炎患者 妊娠与哺乳期妇女：妊娠安全性分级为 B 级；哺乳期妇女使用时应权衡利弊
药典	USP、Eur. P.、Jpn. P.
国家处方集	CNF
其他推荐依据	
■ 药品名称	法罗培南 Faropenem
抗菌谱与适应证	用于由葡萄球菌、链球菌、肺炎球菌、肠球菌、柠檬酸杆菌、肠杆菌、消化链球菌、拟杆菌等所致的下列感染：①泌尿系统感染；②呼吸系统感染；③子宫附件炎、子宫内感染、前庭大腺炎；④浅表性皮肤感染症、深层皮肤感染症、痤疮；⑤淋巴管炎、淋巴结炎、乳腺炎、肛周脓肿、外伤、烫伤和手术创伤等继发性感染
制剂与规格	法罗培南钠片[保(乙)]：①0.15g；②0.2g 法罗培南钠胶囊[保(乙)]：0.1g
用法与用量	口服。成人：①浅表性皮肤感染症、深层皮肤感染症等轻度感染：一次 150~200mg，一日 3 次；②肺炎、肺脓肿、肾盂肾炎、膀胱炎、前列腺炎、睾丸炎、中耳炎、鼻窦炎：一次 200~300mg，一日 3 次。老年人剂量：老年患者应从一次 150mg 开始用药
注意事项	1. 对青霉素类、头孢菌素类或碳青霉烯类药有过敏史者慎用

续　表

	2. 本人或亲属为易于发生支气管哮喘、皮疹、荨麻疹等过敏反应体质者慎用 3. 经口摄取不良的患者或正接受非口服营养疗法患者、全身状态不良患者（有时会出现维生素 K 缺乏症）慎用
禁忌	对本品过敏者禁用
不良反应	常见腹泻、腹痛、稀便、皮疹、恶心、ALT 及 AST 升高、嗜酸性粒细胞增多；偶见休克、过敏样症状、急性肾功能不全、假膜性肠炎、史-约综合征、中毒性表皮坏死症、间质性肺炎、肝功能不全、黄疸、粒细胞缺乏症、横纹肌溶解症
特殊人群用药	儿童：儿童的安全性尚未确立 老年人：老年患者用药可能因维生素 K 缺乏而发生出血倾向，应慎用 妊娠与哺乳期妇女：孕妇用药应权衡利弊；哺乳期用药应避免授乳
药典	Jpn. P.
国家处方集	CNF
其他推荐依据	

第五节　β-内酰胺类复方制剂

■ 药品名称	阿莫西林克拉维酸钾　Amoxicillin and Clavulanate Potassium
抗菌谱与适应证	1. 上呼吸道感染：鼻窦炎、扁桃体炎、咽炎等 2. 下呼吸道感染：急性支气管炎、慢性支气管炎急性发作、肺炎、肺脓肿和支气管合并感染等 3. 泌尿系统感染：膀胱炎、尿道炎、肾盂肾炎、前列腺炎、盆腔炎、淋病奈瑟菌尿路感染 4. 皮肤和软组织感染：疖、脓肿、蜂窝织炎、伤口感染、腹内脓毒症等 5. 其他感染：中耳炎、骨髓炎、败血症、腹膜炎和手术后感染等
制剂与规格	阿莫西林克拉维酸钾片[保(甲)]：①375mg；②1g 阿莫西林克拉维酸钾分散片[保(甲)]：①156. 25 mg；②228. 5mg 阿莫西林克拉维酸钾咀嚼片[保(甲)]：228. 5mg 阿莫西林克拉维酸钾颗粒[保(甲)]：①156. 25 mg；②187. 5mg；③228. 5 mg 阿莫西林克拉维酸钾干混悬剂[保(甲)]：①1g：156. 25mg；②1. 5g：228. 5mg；③2g：156. 25mg 阿莫西林克拉维酸钾混悬液[保(甲)]：①5ml：228mg；②5ml：312. 5mg 注射用阿莫西林钠克拉维酸钾[保(乙)]：①0. 6g；②1. 2g
用法与用量	1. 口服。成人：轻至中度感染，一次 375mg，每 8 小时 1 次，疗程 7～10 天；肺炎及其他中度严重感染，一次 625mg，每 8 小时 1 次，疗程 7～10 天。3 个月以下婴儿：每 12 小时 15mg/kg。儿童（40kg 以下）：一般感染，每 12 小时 25mg/kg，或每 8 小时 20mg/kg；严重感染，每 12 小时 45mg/kg，或每 8 小时 40mg/kg，疗程 7～10 天。儿童（40kg 以上）：可按成人剂量给药 2. 静脉滴注。成人及 12 岁以上儿童：一次 1. 2g，一日2～3 次，疗程 7～14 天；严重感染者可增加至一日 4 次。3 个月以下婴儿：一次 30mg/kg，每 12 小时 1 次，随后加至每 8 小时 1 次。3 个月至 12 岁儿童：一次 30mg/kg，一日 2～3 次，疗程 7～14 天

续 表

注意事项	1. 对头孢菌素类药物过敏者及有哮喘、湿疹、花粉症、荨麻疹等过敏性疾病史者慎用 2. 长期使用本品，应定期检查肝功能、肾功能、造血系统功能和检测血清钾或钠
禁忌	青霉素皮试阳性反应者、对本品及其他青霉素类药物过敏者及传染性单核细胞增多症患者禁用；孕妇禁用
不良反应	少数患者可见恶心、呕吐、腹泻等胃肠道反应；偶见荨麻疹、皮疹；可见过敏性休克、药物热和哮喘等
特殊人群用药	肝功能、肾功能不全患者：严重肝功能障碍者、中度或中度肾功能障碍者慎用，肾功能减退者应根据肌酐清除率调整剂量 老年人：老年患者应根据肾功能情况调整剂量 妊娠与哺乳期妇女：孕妇禁用；哺乳期妇女慎用或用药期间暂停授乳
药典	USP、Eur. P.、Chin. P.、Jpn. P.
国家处方集	CNF
其他推荐依据	
■ 药品名称	注射用氨苄西林钠舒巴坦钠 Ampicillin Sodium and Sulbactam Sodium for Injection
抗菌谱与适应证	1. 用于治疗敏感菌（包括产 β-内酰胺酶菌株）所致的呼吸道感染、肝胆系统感染、泌尿系统感染、皮肤软组织感染 2. 用于治疗需氧菌与厌氧菌混合感染（特别是腹腔感染和盆腔感染）
制剂与规格	注射用氨苄西林钠舒巴坦钠[保(乙)]：①0.75g（氨苄西林钠 0.5g、舒巴坦钠 0.25g）；②1.5g（氨苄西林钠 1g、舒巴坦钠 0.5g）；③2.25g（氨苄西林 1.5g、舒巴坦 0.75g）；④3g（氨苄西林钠 2g、舒巴坦钠 1g）
用法与用量	深部肌内注射、静脉注射或静脉滴注。成人一次 1.5~3g，每 6 小时 1 次。肌内注射一日剂量不超过 6g，静脉用药一日剂量不超过 12g（舒巴坦一日剂量最高不超过 4g）。儿童按体重一日 100~200mg/kg，分次给药
注意事项	1. 传染性单核细胞增多症、巨细胞病毒感染、淋巴细胞白血病、淋巴瘤等患者不宜应用 2. 下列患者应慎用：有哮喘、湿疹、花粉症、荨麻疹等过敏性疾病史者
禁忌	禁用于对任何青霉素类抗生素有过敏反应史的患者
不良反应	注射部位疼痛，过敏性反应和过敏性休克，胃肠道反应（恶心、呕吐、腹泻等），皮肤反应（瘙痒、皮疹）等
特殊人群用药	肝功能、肾功能不全患者：肾功能减退者应根据血浆肌酐清除率调整剂量 老年人：老年患者肾功能减退，需调整剂量 妊娠与哺乳期妇女：孕妇及哺乳期妇女应用仍需权衡利弊
药典	USP、Eur. P.、Chin. P.、Jpn. P.
国家处方集	CNF
其他推荐依据	

续　表

■ 药品名称	注射用替卡西林钠克拉维酸钾 Ticarcillin Disodium and Clavulanate Potassium for Injection
抗菌谱与适应证	适用于治疗敏感菌所致的败血症、腹膜炎、呼吸道感染、胆道感染、泌尿系统感染、骨和关节感染、术后感染、皮肤和软组织感染、耳鼻喉感染等
制剂与规格	注射用替卡西林钠克拉维酸钾[保(乙)]：①1.6g（替卡西林钠 1.5g、克拉维酸钾 0.1g）；②3.2g（替卡西林钠 3g、克拉维酸钾 0.2g）
用法与用量	1. 成人：静脉滴注，一次 1.6~3.2g，每 6~8 小时 1 次；最大剂量，一次 3.2g，每 4 小时 1 次 2. 肾功能不全时剂量：肌酐清除率> 30ml/min 者，每 8 小时 3.2g；肌酐清除率为 10~30ml/min 者，每 8 小时 1.6g；肌酐清除率< 10ml/min 者，每 16 小时 1.6g 3. 儿童：小儿用量，一次 80mg/kg，每 6~8 小时 1 次 4. 早产儿及足月新生儿：一次 80mg/kg，每 12 小时 1 次
注意事项	1. 对头孢菌素过敏者、凝血功能异常者慎用 2. 注射用溶液应随用随配，配制好的注射液应立即使用 3. 与氨基糖苷类抗生素合用治疗，两种药物应分别给药
禁忌	对 β-内酰胺类抗生素过敏者禁用
不良反应	低钾血症及出血时间延长；皮疹、瘙痒、药物热等过敏反应较多见；可发生胃肠道反应
特殊人群用药	肝功能、肾功能不全患者：严重肝功能、肾功能不全患者慎用 老年人：老年患者肾功能减退，须调整剂量 妊娠与哺乳期妇女：孕妇用药应权衡利弊；可用于哺乳期妇女
药典	USP、Eur. P.、Jpn. P.
国家处方集	CNF
其他推荐依据	
■ 药品名称	注射用哌拉西林舒巴坦 Piperacillinand Sulbactam for Injection
抗菌谱与适应证	用于对哌拉西林耐药对本品敏感的产 β-内酰胺酶致病菌引起的感染 1. 呼吸系统感染（如急性支气管炎、肺炎、慢性支气管炎急性发作、支气管扩张伴感染等） 2. 泌尿生殖系统感染（如单纯型泌尿系感染、复杂型泌尿系感染等）
制剂与规格	注射用哌拉西林钠舒巴坦钠[保(乙)]：①1.25g；②2.5g
用法与用量	1. 成人：静脉滴注一次 2.5~5g，每 12 小时 1 次；严重或难治性感染时，每 8 小时 1 次。一日最大用量不得超过 20g（舒巴坦最大剂量为一日 4g）。疗程通常为 7~14 天 2. 肾功能不全时应酌情调整剂量 3. 老年患者剂量酌减
注意事项	1. 用前需做青霉素皮肤试验 2. 哌拉西林可能引起出血，有出血倾向的患者应检查凝血时间、血小板聚集时间和凝血酶原时间 3. 哌拉西林钠与溶栓药合用时可能发生严重出血，不宜同时使用
禁忌	对青霉素类、头孢菌素类或 β-内酰胺酶抑制药过敏或对上述药物有过敏史者禁用

续 表

不良反应	仅少数患者可能发生，包括胃肠道反应、皮肤反应、变态反应等
特殊人群用药	肝功能、肾功能不全患者：肾功能不全者慎用 老年人：老年患者（>65岁）由于肾功能减退，用药剂量宜酌减 妊娠与哺乳期妇女：用药应权衡利弊
药典	USP、Eur. P.、Chin. P.
国家处方集	CNF
其他推荐依据	
■ 药品名称	注射用哌拉西林钠他唑巴坦钠 Piperacillin Sodium and Tazobactam Sodium for Injection
抗菌谱与适应证	用于对哌拉西林耐药，但对哌拉西林他唑巴坦敏感的产β-内酰胺酶的细菌引起的中、重度感染 1. 大肠埃希菌和拟杆菌属所致的阑尾炎、腹膜炎 2. 金黄色葡萄球菌所致的中、重度医院获得性肺炎、非复杂性和复杂性皮肤软组织感染 3. 大肠埃希菌所致的产后子宫内膜炎或盆腔炎性疾病 4. 流感嗜血杆菌所致的社区获得性肺炎
制剂与规格	注射用哌拉西林钠他唑巴坦钠：①1.125g（哌拉西林钠1g、他唑巴坦钠0.125g）；②2.25g（哌拉西林钠2g、他唑巴坦钠0.25g）[基]；③3.375g（哌拉西林钠3g、他唑巴坦钠0.375g）；④4.5g（哌拉西林钠4g、他唑巴坦钠0.5g）[基]
用法与用量	1. 成人：静脉滴注。一般感染，一次3.375g，每6小时1次，或4.5g，每8小时1次，疗程7~10天。医院获得性肺炎，起始量3.375g，每4小时1次，疗程7~14天，也可根据病情及细菌学检查结果进行调整 2. 肾功能不全者应根据肌酐清除率调整剂量 3. 血液透析者一次最大剂量为2.25g，每8小时1次，并在每次血液透析后可追加0.75g
注意事项	1. 有出血史，溃疡性结肠炎、克罗恩病或假膜性肠炎慎用 2. 用药期间应定期检查血清电解质水平、造血功能等
禁忌	对青霉素类、头孢菌素类抗生素或β-内酰胺酶抑制药过敏者禁用
不良反应	皮肤反应（皮疹、瘙痒等）；消化道反应（腹泻、恶心、呕吐等）；过敏反应；局部反应（注射局部刺激反应、疼痛等）
特殊人群用药	肝功能、肾功能不全患者：严重肝功能、肾功能障碍者慎用 妊娠与哺乳期妇女：妊娠安全性分级为B级；哺乳期妇女慎用
药典	USP、Eur. P.、Chin. P.
国家处方集	CNF
其他推荐依据	
■ 药品名称	注射用头孢哌酮舒巴坦 Cefoperazone and Sulbactam for Injection
抗菌谱与适应证	用于治疗敏感细菌所致的下列感染 1. 呼吸系统感染 2. 腹内感染，如腹膜炎、胆囊炎、胆管炎 3. 泌尿、生殖系统感染，如尿路感染、盆腔炎、子宫内膜炎、淋病等

续　表

	4. 皮肤、软组织感染 5. 骨、关节感染 6. 其他严重感染，如败血症、脑膜炎等
制剂与规格	注射用头孢哌酮钠舒巴坦钠（1∶1）[保(乙)]：①1g（头孢哌酮钠 0.5g、舒巴坦钠 0.5g）；②2g（头孢哌酮钠 1g、舒巴坦钠 1g） 注射用头孢哌酮钠舒巴坦钠（2∶1）[保(乙)]：①1.5g（头孢哌酮钠 1g、舒巴坦钠 0.5g）；②3g（头孢哌酮钠 2g、舒巴坦钠 1g）
用法与用量	静脉滴注 1. 成人：一日2~4g，严重或难治性感染可增至一日 8g。分等量每 12 小时静脉滴注 1 次。舒巴坦每日最高剂量不超过 4g 2. 儿童：常用量一日 40~80mg/kg，等分 2~4 次滴注。严重或难治性感染可增至一日 160mg/kg。等分 2~4 次滴注。新生儿出生第一周内，应每隔 12 小时给药 1 次。舒巴坦每日最高剂量不超过 80mg/kg
注意事项	接受 β-内酰胺类或头孢菌素类抗生素治疗的患者可发生严重的及偶可发生的致死性过敏反应。一旦发生过敏反应，应立即停药并给予适当的治疗
禁忌	已知对青霉素类，舒巴坦、头孢哌酮及其他头孢菌素类抗生素过敏者禁用
不良反应	皮疹较为多见；少数患者尚可发生腹泻、腹痛；一过性嗜酸性粒细胞计数增多，轻度中性粒细胞计数减少；暂时性 AST 及 ALT、碱性磷酸酶、尿素氮或血肌酐升高等
特殊人群用药	肝功能、肾功能不全患者：根据患者情况调整用药剂量 儿童：新生儿和早产儿用药须权衡利弊 老年人：老年人呈生理性的肝功能、肾功能减退，因此应慎用本药并需调整剂量 妊娠与哺乳期妇女：妊娠安全性分级为 B 级；哺乳期妇女用药时宜暂停授乳
药典	USP、Eur. P.、Chin. P.
国家处方集	CNF
其他推荐依据	

第六节　氨基糖苷类

■ 药品名称	注射用链霉素　Streptomycin for Injection
抗菌谱与适应证	1. 与其他抗结核药联合用于治疗结核分枝杆菌所致的各种结核病或其他分枝杆菌感染 2. 用于治疗土拉菌病，或与其他抗菌药联合用于治疗鼠疫、腹股沟肉芽肿、布鲁菌病、鼠咬热 3. 与青霉素联合用于预防或治疗草绿色链球菌或肠球菌所致的心内膜炎
制剂与规格	注射用硫酸链霉素[保(甲)]：①0.75g（75 万 U）[基]；②1g（100 万 U）[基]；③2g（200 万 U）；④5g（500 万 U）
用法与用量	肌内注射。成人：①结核病：一次 0.5g，每 12 小时 1 次；或一次 0.75g，一日 1 次；②草绿色链球菌心内膜炎：一次 1g，每 12 小时 1 次，连续用药 1 周；然后一次 0.5g，每 12 小时 1

续　表

	次，连续用药1周；③肠球菌心内膜炎：一次1g，每12小时1次，连续用药2周；然后一次0.5g，每12小时1次，连续用药4周；④土拉菌病、鼠疫：一次0.5~1g，每12小时1次；⑤布鲁菌病：一日1~2g，分2次给药
注意事项	下列情况应慎用链霉素：①脱水，可使血药浓度增高，易产生毒性反应；②第Ⅷ对脑神经损害，因本品可导致前庭神经和听神经损害；③重症肌无力或帕金森病，因本品可引起神经肌肉阻断作用，导致骨骼肌软弱；④肾功能损害，因本品具有肾毒性
禁忌	对链霉素或其他氨基糖苷类过敏的患者禁用
不良反应	血尿、排尿次数减少或尿量减少、食欲减退、口渴等肾毒性症状，少数可产生血液中尿素氮及肌酐值增高。影响前庭功能时可有步履不稳、眩晕等症状；影响听神经出现听力减退、耳鸣、耳部饱满感
特殊人群用药	肝功能、肾功能不全患者：肾功能不全患者慎用 儿童：慎用 老年人：老年患者应采用较小治疗量，并且尽可能在疗程中监测血药浓度 妊娠与哺乳期妇女：妊娠安全性分级为D级；哺乳期妇女用药期间暂停授乳
药典	USP、Eur. P.、Chin. P.、Jpn. P.
国家处方集	CNF
其他推荐依据	
■ 药品名称	庆大霉素　Gentamicin
抗菌谱与适应证	1. 适用于治疗敏感革兰阴性杆菌，如大肠埃希菌、克雷伯菌属、肠杆菌属、铜绿假单胞菌以及甲氧西林敏感的葡萄球菌所致的严重感染，如败血症、下呼吸道感染、肠道感染、盆腔感染、腹腔感染、皮肤软组织感染、复杂性尿路感染等。治疗腹腔感染及盆腔感染应与抗厌氧菌药物合用。与青霉素（或氨苄西林）合用治疗肠球菌属感染 2. 用于敏感细菌所致中枢神经系统感染，可鞘内注射作为辅助治疗
制剂与规格	硫酸庆大霉素片（每10mg相当于1万U）[保(乙)]：①20mg；②40mg 硫酸庆大霉素注射液[保(甲)]：①1ml：20mg；②1ml：40mg[基]；③2ml：80mg[基] 硫酸庆大霉素颗粒：10mg
用法与用量	1. 肌内注射、静脉滴注：①成人，一次80mg，或按体重一次1~1.7mg/kg，每8小时1次；体重<60kg者，一日1次给药3mg/kg；体重>60kg者，总量不超过160mg，每24小时1次。疗程为7~10日；②小儿，一次2.5mg/kg，每12小时1次；或一次1.7mg/kg，每8小时1次。疗程为7~10日 2. 鞘内及脑室内给药：成人一次4~8mg，小儿（3个月以上）一次1~2mg，每2~3日1次 3. 肾功能减退患者根据肌酐清除率调整剂量
注意事项	1. 下列情况应慎用：①脱水，可使血药浓度增高，易产生毒性反应；②第Ⅷ对脑神经损害，因本品可导致前庭神经和听神经损害；③重症肌无力或帕金森病，因本品可引起神经肌肉阻断作用，导致骨骼肌软弱；④肾功能损害，因本品具有肾毒性 2. 长期应用可能导致耐药菌过度生长 3. 不宜用于皮下注射；本品有抑制呼吸作用，不得静脉注射
禁忌	对本品或其他氨基糖苷类过敏者禁用

续　表

不良反应	用药过程中可能引起听力减退、耳鸣或耳部饱满感等耳毒性反应，影响前庭功能时可发生步态不稳、眩晕。也可能发生血尿、排尿次数显著减少或尿量减少、食欲减退、极度口渴等肾毒性反应。发生率较低者有因神经肌肉阻断或肾毒性引起的呼吸困难、嗜睡、软弱无力等。偶有皮疹、恶心、呕吐、肝功能减退、白细胞计数减少、粒细胞计数减少、贫血、低血压等
特殊人群用药	肝功能、肾功能不全患者：肾功能不全患者慎用 儿童：慎用 老年人：应采用较小治疗量且尽可能在疗程中监测血药浓度 妊娠与哺乳期妇女：妊娠安全性分级为 D 级；哺乳期妇女用药期间暂停授乳
药典	USP、Eur. P.
国家处方集	CNF
其他推荐依据	
■ 药品名称	妥布霉素　Tobramycin
抗菌谱与适应证	1. 适用于铜绿假单胞菌、大肠埃希菌、克雷伯属、沙雷菌属所致的新生儿脓毒血症、败血症、中枢神经系统感染、泌尿生殖系统感染、肺部感染、胆道感染、腹腔感染及腹膜炎、骨骼感染、烧伤感染、皮肤软组织感染、急性及慢性中耳炎、鼻窦炎等 2. 与其他抗菌药物联合用于治疗葡萄球菌所致感染（耐甲氧西林菌株感染除外）
制剂与规格	硫酸妥布霉素注射液（每 10mg 相当于 1 万 U）[保(乙)]：2ml：80mg
用法与用量	肌内注射或静脉滴注。成人：一次 1~1.7mg/kg，每 8 小时 1 次，疗程 7~14 天。儿童：早产儿或 0~7 日小儿，一次 2mg/kg，每 12~24 小时 1 次；大于 7 日小儿，一次 2mg/kg，每 8 小时 1 次
注意事项	1. 前庭功能或听力减退者、脱水、重症肌无力或帕金森病慎用 2. 本品不宜皮下注射；不能静脉注射
禁忌	对本品或其他氨基糖苷类过敏者、本人或家族中有人因使用链霉素引起耳聋或其他耳聋者禁用；肾衰竭者禁用；孕妇禁用
不良反应	发生率较多者有听力减退、耳鸣或耳部饱满感（耳毒性）、血尿、排尿次数显著减少或尿量减少、食欲减退、极度口渴（肾毒性）、步态不稳、眩晕（耳毒性、影响前庭、肾毒性）。发生率较低者有呼吸困难、嗜睡、极度软弱无力（神经肌肉阻断或肾毒性）。本品引起肾功能减退的发生率较庆大霉素低
特殊人群用药	肝功能、肾功能不全患者：肾功能不全、肝功能异常患者慎用 儿童：儿童慎用 老年人：慎用，老年患者应采用较小治疗量且尽可能在疗程中监测血药浓度 妊娠与哺乳期妇女：孕妇禁用；哺乳期妇女慎用或用药期间暂停授乳
药典	USP
国家处方集	CNF
其他推荐依据	
■ 药品名称	阿米卡星　Amikacin
抗菌谱与适应证	1. 对大肠埃希菌、铜绿假单胞菌及其他假单胞菌、变形杆菌、克雷伯菌、不动杆菌、沙雷杆菌和肠杆菌等敏感革兰阴性杆菌与葡萄球菌属所致严重感染，如下呼吸道感染，腹

续 表

	腔感染，胆道感染，骨、关节、皮肤及软组织感染，泌尿系统感染，细菌性心内膜炎，菌血症或败血症等 2. 对庆大霉素、妥布霉素和卡那霉素耐药菌株所致的严重感染
制剂与规格	硫酸阿米卡星注射液[基,保(甲)]：①1ml：100mg（10万U）；②2ml：200mg（20万U） 注射用硫酸阿米卡星[保(甲)]：200mg
用法与用量	肌内注射或静脉滴注。①成人：单纯性尿路感染：每12小时200mg；其他全身感染：每8小时5mg/kg，或每12小时7.5mg/kg，一日不超过1.5g；烧伤合并感染：一次5~7.5mg/kg，每6小时1次；②肾功能不全者根据肌酐清除率调整剂量；③儿童：首剂10mg/kg，然后每12小时7.5mg/kg
注意事项	脱水患者、重症肌无力或帕金森患者慎用。其他见链霉素
禁忌	对阿米卡星或其他氨基糖苷类过敏的患者禁用
不良反应	患者可发生听力减退、耳鸣或耳部饱满感，少数患者亦可发生眩晕、步态不稳等症状。听力减退一般于停药后症状不再加重，但个别在停药后可能继续发展至耳聋
特殊人群用药	肝功能、肾功能不全患者：肾功能损害患者慎用 儿童：慎用 老年人：老年患者应用本药后较易产生各种毒性反应 妊娠与哺乳期妇女：孕妇使用前应充分权衡利弊，妊娠安全性分级为D级；哺乳期妇女在用药期间暂停授乳
药典	USP、Eur. P.、Chin. P.
国家处方集	CNF
其他推荐依据	
■ 药品名称	注射用奈替米星 Netilmicin for Injection
抗菌谱与适应证	1. 主要适用于治疗敏感革兰阴性杆菌所致的严重感染。如大肠埃希菌、肠杆菌属、变形杆菌、铜绿假单胞菌等所致的下呼吸道感染、复杂性尿路感染、腹腔感染、胃肠感染、骨及关节感染、皮肤软组织感染、烧伤或创伤感染、手术感染、败血症等 2. 与其他抗菌药物联合用于治疗葡萄球菌感染（耐甲氧西林葡萄球菌除外） 3. 某些耐庆大霉素菌株所致严重感染
制剂与规格	注射用硫酸奈替米星[保(乙)]：①1ml（5万U）；②2ml（10万U）
用法与用量	肌内注射或静脉滴注。成人1.3~2.2mg/(kg·8h）或2~3.25mg/（kg·12h)，疗程7~14天。一日最高剂量不超过7.5mg/kg；复杂性尿路感染：一次1.5~2mg/kg，每12小时1次，疗程7~14天。一日最高剂量不超过7.5mg/kg；肾功能不全者：按照血药浓度进行调整，或根据肌酐清除率计算调整剂量
注意事项	脱水、第Ⅷ对脑神经损害、重症肌无力或帕金森病患者慎用
禁忌	对奈替米星或任何一种氨基糖苷类抗生素过敏或有严重毒性反应者禁用；孕妇和新生儿禁用
不良反应	1. 肾毒性轻微并较少见。常发生于原有肾功能损害者，或应用剂量超过一般常用剂量的感染患者 2. 神经系统毒性：可发生第Ⅷ对脑神经的毒性反应，但本品的毒性发生率较低，程度亦较轻，易发生在原有肾功能损害者，或治疗剂量过高、疗程过长的感染患者，表现为前庭及听力受损的症状，如出现头晕、眩晕、听觉异常等

续 表

	3. 其他：偶可出现头痛、全身不适、视觉障碍、心悸、皮疹、发热、呕吐及腹泻等
特殊人群用药	肝功能、肾功能不全患者：肝功能、肾功能损害者慎用 儿童：儿童（尤其是早产儿及新生儿）慎用。新生儿禁用 老年人：老年患者使用时按轻度肾功能减退者减量用药，且尽可能在疗程中监测血药浓度 妊娠与哺乳期妇女：妊娠安全性分级为 D 级，孕妇禁用；哺乳期妇女在用药期间暂停授乳
药典	USP、Eur. P.、Chin. P.
国家处方集	CNF
其他推荐依据	
■ 药品名称	注射用依替米星 Etimicin for Injection
抗菌谱与适应证	用于敏感菌所致的感染 1. 呼吸系统感染：如急性支气管炎、慢性支气管炎急性发作、社区肺部感染、支气管扩张并发肺部感染等 2. 泌尿生殖系统感染：如急性肾盂肾炎、膀胱炎、前列腺炎、慢性肾盂肾炎或慢性膀胱炎急性发作等 3. 皮肤软组织感染 4. 创伤和手术后感染
制剂与规格	注射用硫酸依替米星[保(乙)]：①50mg（5 万 U）；②100mg（10 万 U）
用法与用量	静脉滴注：一次 100~150mg，每 12 小时 1 次，疗程为 5~10 日；肾功能不全者：应调整剂量，并应监测本药血药浓度
注意事项	1. 在用本品治疗过程中应密切观察肾功能和第Ⅷ对脑神经功能的变化，并尽可能进行血药浓度检测 2. 本品可能发生神经肌肉阻断现象 3. 大面积烧伤患者、脱水患者慎用
禁忌	对本品及其他氨基糖苷类抗生素过敏者禁用
不良反应	不良反应为耳、肾的毒性，发生率和严重程度与奈替米星相似
特殊人群用药	肝功能、肾功能不全患者：肾功能不全患者慎用 儿童：用药须权衡利弊 老年人：老人需调整给药剂量与用药间期 妊娠与哺乳期妇女：孕妇用药须权衡利弊；哺乳期妇女在用药期间暂停授乳
药典	
国家处方集	CNF
其他推荐依据	
■ 药品名称	新霉素 Neomycin
抗菌谱与适应证	1. 敏感菌所致肠道感染 2. 用于肠道感染和结肠手术前准备
制剂与规格	硫酸新霉素片（以新霉素计）[保(乙)]：①100mg（10 万 U）；②250mg（25 万 U）

续 表

用法与用量	口服给药。①成人：常用剂量一次 250~500mg，一日 4 次；感染性腹泻，一次 8.75mg/kg，每 6 小时 1 次，疗程 2~3 天；结肠手术前准备，每小时 700mg，用药 4 小时；继以每 4 小时 700mg，共 24 小时；肝性脑病的辅助治疗，一次 500~1000mg，每 6 小时 1 次，疗程 5~6 天；②儿童：一日 25~50mg/kg，分 4 次服用
注意事项	下列情况应慎用：脱水、第Ⅷ对脑神经损害、重症肌无力、帕金森病、溃疡性结肠炎及有口腔牙病患者（新霉素可引起口腔刺激或疼痛）
禁忌	对本品及其他氨基糖苷类抗生素过敏者、肠梗阻者禁用
不良反应	1. 可引起食欲减退、恶心、腹泻等 2. 较少发现听力缺乏、耳鸣或耳部饱满感；头晕或步态不稳；尿量或排尿次数显著减少或极度口渴 3. 偶可引起肠黏膜萎缩而导致吸收不良综合征及脂肪性腹泻，甚至抗生素相关性肠炎
特殊人群用药	肝功能、肾功能不全患者：肾功能损害患者慎用 儿童：慎用 老年人：应采用较小治疗量且尽可能在疗程中监测血药浓度 妊娠与哺乳期妇女：妊娠安全性分级为 D 级；哺乳期妇女用药期间暂停授乳
药典	USP、Eur. P.、Chin. P.、Jpn. P.
国家处方集	CNF
其他推荐依据	
■ 药品名称	异帕米星 Isepamicin
抗菌谱与适应证	用于治疗敏感菌所致肺炎、支气管炎、肾盂肾炎、膀胱炎、腹膜炎、败血症、外伤或烧伤创口感染
制剂与规格	硫酸异帕米星注射液[保(乙)]：①2ml：200mg（20 万 U）；②2ml：400mg（40 万 U）
用法与用量	肌内注射或静脉滴注。成人：一日 400mg，分 1~2 次注射。静脉滴注时一日 400mg，分 1~2 次滴注
注意事项	1. 前庭功能或听力减退者、脱水、依靠静脉高营养维持生命的体质衰弱者、重症肌无力或帕金森病患者慎用 2. 本品不能静脉注射
禁忌	对本品或其他氨基糖苷类及杆菌肽过敏者、本人或家族中有人因使用其他氨基糖苷类抗生素引起耳聋者禁用；肾衰竭者及妊娠期妇女禁用；早产儿、新生儿和婴幼儿禁用
不良反应	常见听力减退、耳鸣或耳部饱满感（耳毒性）、血尿、排尿次数显著减少或尿量减少、食欲减退、极度口渴（肾毒性）、步态不稳、眩晕（耳毒性，影响前庭）、恶心或呕吐（耳毒性，影响前庭；肾毒性）
特殊人群用药	肝功能、肾功能不全患者：严重肝功能、肾功能不全者慎用，肾衰竭者禁用 儿童：儿童慎用。早产儿、新生儿和婴幼儿禁用 老年人：年老体弱者慎用 妊娠与哺乳期妇女：孕妇禁用；哺乳期妇女应慎用或暂停授乳
药典	Jpn. P.

续　表

国家处方集	CNF
其他推荐依据	

第七节　四环素类

■ 药品名称	四环素　Tetracycline
抗菌谱与适应证	1. 立克次体病，包括流行性斑疹伤寒、地方性斑疹伤寒、落基山斑疹热、恙虫病和 Q 热 2. 支原体属感染 3. 回归热 4. 布鲁菌病（与氨基糖苷类联合应用） 5. 霍乱 6. 鼠疫（与氨基糖苷类联合应用） 7. 兔热病
制剂与规格	盐酸四环素片：①0. 125g；② 0. 25g 盐酸四环素胶囊：0. 25g 注射用盐酸四环素：①0. 125g；② 0. 25g；③0. 5g
用法与用量	1. 口服给药：成人一次 0. 25～0. 5g，每 6 小时 1 次；8 岁以上小儿一日 25～50mg/kg，分 4 次服用，疗程一般为 7～14 天 2. 静脉滴注：成人一日 1～1. 5g，分 2～3 次给药；8 岁以上小儿一日 10～20mg/kg，分 2 次给药，一日剂量不超过 1g 3. 支原体肺炎、布鲁菌病需 3 周左右
注意事项	长期用药期间应定期随访检查血常规及肾功能
禁忌	有四环素类药物过敏史者禁用
不良反应	胃肠道症状如恶心、呕吐、上腹不适、腹胀、腹泻等，偶可发生胰腺炎等；可致肝毒性；变态反应，多为斑丘疹和红斑等
特殊人群用药	肝功能、肾功能不全患者：肝功能、肾功能不全者慎用 儿童：8 岁以下儿童不宜使用 老年人：慎用 妊娠与哺乳期妇女：孕妇应避免使用本药，如确有指征应用时每日静滴剂量以 1g 为宜，不应超过 1. 5g，其血药浓度应保持在 15μg/ml 以下；妊娠安全性分级为 D 级。哺乳期妇女用药须权衡利弊或暂停授乳
药典	USP、Eur. P.
国家处方集	CNF
其他推荐依据	

续 表

■ 药品名称	土霉素 Oxytetracycline
抗菌谱与适应证	1. 立克次体病，包括流行性斑疹伤寒、地方性斑疹伤寒、落基山斑疹热、恙虫病和Q热 2. 支原体属感染 3. 衣原体属感染，包括鹦鹉热、性病淋巴肉芽肿、非特异性尿道炎、输卵管炎、宫颈炎及沙眼 4. 回归热 5. 布鲁菌病（与氨基糖苷类药联用） 6. 霍乱 7. 鼠疫（与氨基糖苷类药联用） 8. 兔热病 9. 软下疳
制剂与规格	土霉素片：0.25g
用法与用量	口服给药：①成人：一次250~500mg，每6小时1次；②儿童：8岁以上患儿，一次6.25~12.5mg/kg，每6小时1次
注意事项	1. 长期用药期间应定期随访检查血常规及肝肾功能 2. 口服本品时，宜饮用足量水（约240ml） 3. 本品宜空腹口服，即餐前1小时或餐后2小时服用
禁忌	有四环素类药物过敏史者禁用；本品可导致恒牙黄染，牙釉质发育不良和骨生长抑制，8岁以下小儿禁用；妊娠及哺乳期妇女禁用
不良反应	胃肠道症状如恶心、呕吐、上腹不适、腹胀、腹泻等，偶可发生胰腺炎等；可致肝毒性；变态反应，多为斑丘疹和红斑等；偶可引起溶血性贫血、血小板减少等
特殊人群用药	肝功能、肾功能不全患者：慎用 儿童：8岁以下小儿禁用 老年人：慎用 妊娠与哺乳期妇女：孕妇应避免使用本药，妊娠安全性分级为D级；哺乳期妇女禁用
药典	USP、Eur. P.
国家处方集	CNF
其他推荐依据	
■ 药品名称	多西环素 Doxycycline
抗菌谱与适应证	1. 首选药用于：立克次体病、支原体属感染、衣原体属感染、回归热、布鲁菌病（与氨基糖苷类药联用）、霍乱、鼠疫（与氨基糖苷类药联用）、兔热病、软下疳 2. 可用于治疗对青霉素类过敏患者的破伤风、气性坏疽、梅毒、淋病和钩端螺旋体病 3. 中、重度痤疮患者的辅助治疗
制剂与规格	盐酸多西环素片[基,保(甲)]：①50mg；②100mg 盐酸多西环素胶囊[保(甲)]：①250mg；②100mg

续 表

用法与用量	口服给药，成人：一般感染，首次200mg，以后一次100mg，一日1~2次，疗程为3~7天；抗寄生虫感染，第1日，一次100mg，每12小时1次；以后一次100~200mg，一日1次（或一次50~100mg，每12小时1次）；淋病奈瑟菌性尿道炎和宫颈炎、沙眼衣原体所致的单纯性尿道炎、宫颈炎或直肠感染，一次100mg，一日2次，疗程至少7天；梅毒，一次150mg，每12小时1次，疗程至少10天
注意事项	1. 应用本品时可能发生耐药菌的过度繁殖。一旦发生二重感染，即停用本品并予以相应治疗 2. 长期用药时应定期随访检查血常规及肝功能
禁忌	有四环素类药物过敏史者禁用
不良反应	胃肠道症状如恶心、呕吐、上腹不适、腹胀、腹泻等，偶可发生胰腺炎等；可致肝毒性；变态反应，多为斑丘疹和红斑等；偶可引起溶血性贫血、血小板减少等
特殊人群用药	肝功能、肾功能不全患者：原有肝病患者慎用；肾功能减退患者可以应用，不必调整剂量，应用时通常亦不引起血尿素氮的升高 儿童：8岁以下小儿禁用 妊娠与哺乳期妇女：孕妇不宜使用本药，妊娠安全性分级为D级；本药可分泌入乳汁，哺乳期妇女应用时应暂停授乳
药典	USP、Eur. P.
国家处方集	CNF
其他推荐依据	
■ 药品名称	米诺环素 Minocycline
抗菌谱与适应证	用于对本品敏感的葡萄球菌、链球菌、肺炎球菌、淋病奈瑟菌、大肠埃希菌、克雷伯菌、变形杆菌、衣原体、梅毒螺旋体等引起的感染 1. 浅表性化脓性感染 2. 深部化脓性疾病：乳腺炎、淋巴管（结）炎、骨髓炎、骨炎等 3. 呼吸道感染 4. 痢疾、肠炎、感染性食物中毒、胆管炎、胆囊炎等 5. 泌尿生殖道感染等 6. 败血症、菌血症
制剂与规格	盐酸米诺环素片[保(乙)]：①50mg（5万U）[基]；②100mg（10万U） 盐酸米诺环素胶囊[基,保(乙)]：①50mg（5万U）；②100mg（10万U）
用法与用量	口服给药 1. 成人：每12小时100mg；或每6小时50mg 2. 儿童：8岁以上儿童，每日2~4mg/kg，分1~2次口服，首剂量4mg/kg
注意事项	1. 食管通过障碍者、口服吸收不良或不能进食者及全身状态恶化患者（因易引发维生素K缺乏症）慎用 2. 用药期间应定期检查肝功能、肾功能
禁忌	对本品及其他四环素类药物过敏者禁用
不良反应	米诺环素引起菌群失调较为多见；消化道反应如食欲减退、恶心、呕吐、腹痛、腹泻、口腔炎、舌炎、肛门周围炎等；影响牙齿和骨发育等

续 表

特殊人群用药	肝功能、肾功能不全患者：肝功能、肾功能不全者慎用 儿童：8 岁以下小儿禁用 老年人：老年患者慎用本药，对有肾功能障碍者，推荐减少给药剂量 妊娠与哺乳期妇女：妊娠安全性分级为 D 级；哺乳期妇女须权衡利弊后用药或暂停授乳
药典	USP、Eur. P.、Jpn. P.
国家处方集	CNF
其他推荐依据	

第八节　大环内酯类

■ 药品名称	红霉素　Erythromycin
抗菌谱与适应证	1. 作为青霉素过敏患者治疗下列感染的替代用药：溶血性链球菌、肺炎链球菌所致的急性扁桃体炎、急性咽炎、鼻窦炎；溶血性链球菌所致的猩红热、蜂窝织炎；白喉及白喉带菌者；气性坏疽、炭疽、破伤风；放线菌病；梅毒；李斯特菌病等 2. 肺炎支原体肺炎、肺炎衣原体肺炎 3. 军团菌病 4. 百日咳 5. 泌尿生殖系统感染 6. 沙眼衣原体结膜炎 7. 空肠弯曲菌肠炎 8. 厌氧菌所致口腔感染
制剂与规格	红霉素片[基,保(甲)]：①0. 125g；②0. 25g 红霉素软膏[保(甲)]：①1%[基]；②0. 5% 红霉素栓剂：①0. 1g；②0. 2g 红霉素硬脂酸红霉素片[保(甲)]：①0. 05g；②0. 125g；③0. 25g 红霉素硬脂酸红霉素胶囊[保(甲)]：①0. 1g；②0. 125g 红霉素硬脂酸红霉素颗粒：50mg 注射用乳糖酸红霉素：①0. 25g；②0. 3g
用法与用量	口服给药 1. 成人：一日 0. 75~2g，分 3~4 次；军团菌病，一日 1~4g，分 3 次服用；风湿热复发的预防，一次 250mg，一日 2 次；感染性心内膜炎的预防，术前 1 小时口服 1g，术后 6 小时再服用 500mg 2. 儿童：一日 20~40mg/kg，分 3~4 次服用 静脉滴注 1. 成人：一次 0. 5~1. 0g，一日 2~3 次。军团菌病，一日 3~4g，分 4 次 2. 儿童：一日 20~30mg/kg，分 2~3 次 栓剂直肠给药：成人一次 0. 1g，一日 2 次；儿童一日 20~30mg/kg
注意事项	用药期间定期随访肝功能

续　表

禁忌	对红霉素类药物过敏者禁用
不良反应	胃肠道反应多见，有腹泻、恶心、呕吐、中上腹痛、口舌疼痛等；肝毒性少见，偶见黄疸；过敏性反应表现为药物热、皮疹等
特殊人群用药	肝功能、肾功能不全患者：慎用 妊娠与哺乳期妇女：孕妇用药应权衡利弊，妊娠安全性分级为 B 级；哺乳期妇女应慎用
药典	USP、Eur. P.、Chin. P.、Jpn. P.
国家处方集	CNF
其他推荐依据	
■ 药品名称	阿奇霉素　Azithromycin
抗菌谱与适应证	1. 用于化脓性链球菌引起的急性咽炎、急性扁桃体炎以及敏感细菌引起的鼻窦炎、急性中耳炎、急性支气管炎、慢性支气管炎急性发作 2. 用于肺炎链球菌、流感杆菌以及肺炎支原体所致的肺炎 3. 用于衣原体及非多种耐药淋病奈瑟菌所致的尿道炎、宫颈炎及盆腔炎 4. 用于敏感菌所致的皮肤软组织感染
制剂与规格	阿奇霉素片（每 100mg 相当于 10 万 U）[保(甲)]：①250mg[基]；②500mg 阿奇霉素分散片[保(甲)]：①125mg；②250mg[基] 阿奇霉素胶囊[保(甲)]：①125mg；②250mg[基] 阿奇霉素颗粒[保(甲)]：①100mg[基]；②250mg；③500mg 阿奇霉素干混悬剂：2g∶0.1g 阿奇霉素混悬剂：①0.125g；②0.25g 阿奇霉素糖浆[保(乙)]：25ml∶500mg 注射用乳糖酸阿奇霉素（以阿奇霉素计）[保(乙)]：①125mg；②250mg；③500mg 阿奇霉素注射液[保(乙)]：①2ml∶125mg；②2ml∶250mg；③5ml∶500mg 阿奇霉素葡萄糖注射液[保(乙)]：①100ml（阿奇霉素 125mg、葡萄糖 5g）；②100ml（阿奇霉素 200mg、葡萄糖 5g）
用法与用量	口服：饭前 1 小时或餐后 2 小时服用。成人：沙眼衣原体、杜克嗜血杆菌或敏感淋病奈瑟菌所致的性传播疾病，仅需单次口服 1g；其他感染的治疗，第一日，0.5g 顿服，第 2~5 日，一日 0.25g 顿服；或一日 0.5g 顿服，连服 3 天；儿童：中耳炎、肺炎，第 1 日 10mg/kg 顿服，一日最大量不超过 500mg；第 2~5 日，一日 5mg/kg 顿服，一日最大量不超过 250mg；咽炎、扁桃体炎，一日 12mg/kg 顿服（一日最大量不超过 0.5g），连用 5 天 静脉滴注：成人社区获得性肺炎，静脉滴注至少 2 日后转为口服给药，一次 500mg，一日 1 次，7~10 天为一疗程；盆腔炎，静脉滴注 1~2 日后转为口服给药，一次 250mg，一日 1 次，7 天为一疗程
注意事项	1. 用药期间如果发生过敏反应（如血管神经性水肿、皮肤反应、Stevens-Johnson 综合征及中毒性表皮坏死松解症等），应立即停药，并采取适当措施 2. 进食可影响阿奇霉素的吸收，口服用药需在饭前 1 小时或餐后 2 小时服用
禁忌	对阿奇霉素、红霉素或其他任何一种大环内酯类药物过敏者禁用
不良反应	常见反应为胃肠道反应如腹泻、腹痛、稀便、恶心、呕吐等；局部反应如注射部位疼痛、局部炎症等；皮肤反应如皮疹、瘙痒；其他反应如畏食、头晕或呼吸困难等

续 表

特殊人群用药	肝功能、肾功能不全患者：严重肝功能不全者、严重肾功能不全者不应使用 儿童：用于6个月以下幼儿中耳炎或社区获得性肺炎及2岁以下小儿咽炎或扁桃体炎的疗效与安全性尚未确定 妊娠与哺乳期妇女：孕妇须充分权衡利弊后用药，妊娠安全性分级为B级；哺乳期妇女须充分权衡利弊后用药
药典	USP、Eur. P.、Chin. P.
国家处方集	CNF
其他推荐依据	
■ 药品名称	**琥乙红霉素 Erythromycin Ethylsuccinate**
抗菌谱与适应证	适用于治疗敏感菌或敏感病原体引起的下列感染性疾病 1. 呼吸系统感染：轻、中度呼吸道感染；肺炎支原体及肺炎衣原体所致的肺炎；白喉（辅助抗毒素作用）；军团菌病；李斯特菌病；百日咳 2. 泌尿生殖系统感染：淋病奈瑟菌引起的急性盆腔炎；梅毒；沙眼衣原体、衣原体引起的孕期泌尿生殖器感染及成人无并发症的尿道、宫颈或直肠感染等 3. 轻、中度皮肤和软组织感染 4. 其他：肠阿米巴病；空肠弯曲菌肠炎；厌氧菌所致口腔感染；沙眼衣原体结膜炎；放线菌病；猩红热；气性坏疽、炭疽；破伤风。预防风湿热初发或复发；细菌性心内膜炎
制剂与规格	琥乙红霉素片[保(乙)]：①200mg；②400mg
用法与用量	口服给药 1. 成人：一般用量，每6小时400mg；预防链球菌感染，一次400mg，一日2次；军团菌，一次400~1000mg，一日4次；沙眼衣原体和解脲脲原体引起的尿道炎，一次800mg，一日3次，连服7日 2. 儿童：一般感染，一日30~50mg/kg，分4次服用，每6小时服1次；可每12小时服药1次，一次服日剂量的一半；也可每8小时服药1次，一次服日剂量的1/3；对于更严重的感染，剂量可加倍；百日咳，一次10~12.5mg/kg，一日4次，疗程14日；肠阿米巴，一日40~50mg/kg，分4次服，连服5~14日
注意事项	用药期间定期检查肝功能
禁忌	对本品或其他红霉素制剂过敏者、慢性肝病患者、肝功能损害者及孕妇禁用
不良反应	服药数日或1~2周后患者可出现乏力、恶心、呕吐、腹痛、皮疹、发热等，有时出现黄疸，停药后常可恢复；胃肠道反应有腹泻、恶心、呕吐、中上腹痛、口舌疼痛、胃纳减退等
特殊人群用药	肝功能、肾功能不全患者：轻度肝功能不全者慎用，严重肝功能不全者禁用 妊娠与哺乳期妇女：孕妇用药应权衡利弊，妊娠安全性分级为B级；哺乳期妇女慎用或暂停授乳
药典	USP、Eur. P.、Chin. P.、Jpn. P.
国家处方集	CNF
其他推荐依据	

续　表

■ 药品名称	乙酰螺旋霉素　Acetylspiramycin
抗菌谱与适应证	1. 适用于治疗敏感菌所致的呼吸系统感染和皮肤软组织感染，包括：咽炎、扁桃体炎、急性支气管炎、慢性支气管炎急性发作、肺炎、脓皮病、丹毒和猩红热等 2. 适用于治疗敏感菌所致的口腔及耳鼻咽喉科感染，如中耳炎、牙周炎、急性鼻窦炎等 3. 可作为治疗隐孢子虫病以及弓形虫病的选用药物
制剂与规格	乙酰螺旋霉素片：100mg（10 万 U）
用法与用量	口服给药。成人：一日 800~1200mg，分 3~4 次服；重症一日可用至 1600~2000mg；儿童：一日量为 20~30mg/kg，分 2~4 次给药
注意事项	如有变态反应，立即停药
禁忌	对本品、红霉素及其他大环内酯类药物过敏的患者禁用
不良反应	腹痛、恶心、呕吐等胃肠道反应，常发生于大剂量用药时，程度大多轻微，停药后可自行消失。变态反应极少，主要为药疹
特殊人群用药	肝功能、肾功能不全患者：严重肝功能、肾功能不全者慎用 妊娠与哺乳期妇女：本品可透过胎盘屏障，故孕妇慎用，妊娠安全性分级为 C 级；哺乳期妇女应用时应暂停授乳
药典	Eur. P.、Jpn. P.
国家处方集	CNF
其他推荐依据	
■ 药品名称	克拉霉素　Clarithromycin
抗菌谱与适应证	适用于敏感菌所致下列感染：①耳鼻咽喉感染：急性中耳炎、扁桃体炎、咽炎、鼻窦炎；②下呼吸道感染：急性支气管炎、慢性支气管炎急性发作、肺炎；③皮肤软组织感染：脓疱病、丹毒、蜂窝织炎、毛囊炎、疖及伤口感染；④沙眼衣原体感染的尿道炎及宫颈炎；⑤与其他药物联用，可根除幽门螺杆菌，减低十二指肠溃疡复发率
制剂与规格	克拉霉素片[基,保(乙)]：①125mg；②250mg 克拉霉素分散片[保(乙)]：①50mg；②125mg；③250mg[基] 克拉霉素缓释片：500mg 克拉霉素胶囊[保(乙)]：①125mg；②250mg[基] 克拉霉素颗粒[保(乙)]：①2g：125mg；②2g：100mg 克拉霉素干混悬剂：①1g：125mg；②2g：125mg；③2g：250mg
用法与用量	口服给药。①成人：轻症一次 250mg，一日 2 次；重症，一次 500mg，一日 2 次。疗程 5~14 天；②儿童：6 个月以上的小儿，一般感染可一次 7.5mg/kg，一日 2 次。根据感染的严重程度应连续服用 5~10 天
注意事项	1. 与红霉素及其他大环内酯类药物之间有交叉过敏和交叉耐药性 2. 可能出现真菌或耐药细菌导致的严重感染 3. 可空腹口服，也可与食物或牛奶同服，与食物同服不影响其吸收
禁忌	对克拉霉素或大环内酯类药物过敏者禁用；孕妇、哺乳期妇女禁用；严重肝功能损害者、水电解质紊乱患者、服用特非那丁者禁用；某些心脏病（包括心律失常、心动过缓、QT 间期延长、缺血性心脏病、充血性心力衰竭等）患者禁用

续 表

不良反应	主要有口腔异味，腹痛、腹泻、恶心、呕吐等胃肠道反应，头痛，AST 及 ALT 短暂升高
特殊人群用药	肝功能、肾功能不全患者：肝功能不全者、中度至重度肾功能不全者慎用 儿童：6 个月以下小儿中的疗效和安全性尚未确定 妊娠与哺乳期妇女：妊娠安全性分级为 C 级，孕妇禁用；可分泌入乳汁，哺乳期妇女使用应暂停授乳
药典	USP、Eur. P.、Chin. P.、Jpn. P.
国家处方集	CNF
其他推荐依据	

第九节　酰胺醇类

■ 药品名称	氯霉素　Chloramphenicol
抗菌谱与适应证	1. 用于敏感菌所致伤寒、副伤寒 2. 用于沙门菌属感染的胃肠炎合并败血症 3. 用于耐氨苄西林的 B 型流感杆菌脑膜炎、青霉素过敏者的肺炎链球菌脑膜炎、脑膜炎球菌脑膜炎及敏感的革兰阴性杆菌脑膜炎 4. 用于需氧菌和厌氧菌混合感染的耳源性脑脓肿 5. 可与氨基糖苷类药联用治疗腹腔感染、盆腔感染以及敏感菌所致的其他严重感染，如败血症及肺部感染 6. 用于 Q 热、落基山斑疹热、地方性斑疹伤寒和立克次体病
制剂与规格	氯霉素片：0.25g 棕榈氯霉素片：0.05g 氯霉素胶囊：0.25g 棕榈氯霉素颗粒：0.1g 棕榈氯霉素混悬液：1ml：25mg 氯霉素注射液[保(甲)]：①1ml：0.125g；②2ml：0.25g 注射用琥珀氯霉素：①0.125g；②0.25g；③0.5g 氯霉素甘油滴耳液：10ml：0.25g
用法与用量	1. 成人：口服给药一日 1.5~3.0g，分 3~4 次给药；静脉静滴一次0.5~1g，一日 2 次 2. 儿童：口服给药一日 25~50mg/kg，分 3~4 次给药；新生儿必需用药时，一日不能超过 25mg/kg，分 4 次给药；静脉静滴一日 25~50mg/kg，分次给药
注意事项	1. 可能发生不可逆性骨髓抑制，应避免重复疗程使用 2. 体弱患者慎用
禁忌	对本品过敏者禁用；精神病患者禁用；孕妇和哺乳期妇女禁用
不良反应	血液系统反应如贫血、淤点、淤斑、鼻出血等；灰婴综合征；周围神经炎和视神经炎；过敏反应较少见；消化道反应如腹泻、恶心及呕吐等
特殊人群用药	肝功能、肾功能不全患者：肝功能、肾功能损害者慎用

续　表

	儿童：新生儿（尤其早产儿）不宜应用本药，确有指征必须用药时应在监测血药浓度条件下使用 老年人：慎用 妊娠与哺乳期妇女：妊娠期尤其是妊娠末期或分娩期禁用，妊娠安全性分级为 C 级；禁用于哺乳期妇女，必须应用时应暂停授乳
药典	USP、Eur. P.、Chin. P.、Jpn. P.
国家处方集	CNF
其他推荐依据	

第十节　林可霉素类

■ 药品名称	林可霉素　Lincomycin
抗菌谱与适应证	1. 适用于治疗敏感葡萄球菌属、链球菌属、肺炎球菌及厌氧菌所致的呼吸道感染、腹腔感染、女性生殖道感染、盆腔感染、皮肤软组织感染等 2. 用于对青霉素过敏的或不适于用青霉素类药物的感染性疾病的治疗
制剂与规格	盐酸林可霉素片：①0. 25g；②0. 5g 盐酸林可霉素胶囊：①0. 25g；②0. 5g 盐酸林可霉素口服溶液：①10ml：0. 5g；②100ml：5g 盐酸林可霉素注射液：[保(甲)]①1ml：0. 2g；②2ml：0. 6g
用法与用量	1. 成人：口服给药，一日 1. 5~2g，分 3~4 次给药；肌内注射，一日 0. 6~1. 2g，分次注射；静脉滴注，严重感染时一次 0. 6~1g，每 8~12 小时 1 次 2. 儿童：口服给药，一日 30~60mg/kg，分 3~4 次给药；肌内注射，一日 10~20mg/kg，分次注射；静脉滴注，剂量同肌内注射，分 2~3 次给药
注意事项	肠道疾病或有既往史者（特别如溃疡性结肠炎、局限性肠炎或抗生素相关肠炎）、既往有哮喘或其他过敏史者慎用，白色念珠菌阴道炎和鹅口疮患者慎用。用药期间需密切注意抗生素相关性肠炎的可能
禁忌	对林可霉素和克林霉素有过敏史的患者禁用；新生儿、深部真菌感染者禁用
不良反应	消化系统反应如恶心、呕吐、腹痛、腹泻等症状，严重者有腹绞痛、腹部压痛、严重腹泻等；偶可发生白细胞计数减少、中性粒细胞计数减低等；过敏反应可见皮疹、瘙痒等；静脉给药可引起血栓性静脉炎，快速滴注可能发生低血压、心电图变化甚至心搏、呼吸停止
特殊人群用药	肝功能、肾功能不全患者：肝功能减退和肾功能严重减退者慎用 儿童：新生儿禁用 老年人：患有严重基础疾病的老年人用药时需密切观察 妊娠与哺乳期妇女：妊娠安全性分级为 C 级；哺乳期妇女用药时应暂停授乳
药典	USP、Eur. P.、Chin. P.、Jpn. P.
国家处方集	CNF

续 表

其他推荐依据	
■ 药品名称	克林霉素 Clindamycin
抗菌谱与适应证	用于革兰阳性菌和厌氧菌引起的感染 1. 呼吸系统感染 2. 泌尿系统感染 3. 厌氧菌所致的妇产科感染如子宫内膜炎、非淋病奈瑟球菌性卵巢-输卵管脓肿、盆腔炎等 4. 皮肤软组织感染 5. 骨、关节感染，如骨髓炎（是金黄色葡萄球菌性骨髓炎的首选治疗药物）、化脓性关节炎 6. 腹腔内感染 7. 其他如心内膜炎、败血症、扁桃体炎和口腔感染等
制剂与规格	盐酸克林霉素胶囊[基,保(甲)]：①75mg；②150mg 注射用盐酸克林霉素[保(甲)]：0.5g 盐酸克林霉素注射液[保(甲)]：①2ml∶0.3g；②4ml∶0.3g；③8ml∶0.6g 注射用克林霉素磷酸酯[保(甲)]：①0.3g；②0.6g；③1.2g 克林霉素磷酸酯注射液[保(甲)]：①2ml∶0.3g；②4ml∶0.6g；③1ml∶0.15g 盐酸克林霉素棕榈酸酯颗粒[保(乙)]：①1g∶37.5mg；②2g∶75mg；③24g∶0.9g 盐酸克林霉素棕榈酸酯分散片[基,保(甲)]：75mg
用法与用量	1. 成人：肌内注射或静脉滴注，一次量不宜超过600mg；中度感染或革兰阳性需氧菌感染，一日0.6~1.2g，分2~4次给药，每12或8或6小时1次；严重感染或厌氧菌感染，一日1.2~2.4g，分2~4次给药，每12或8或6小时1次 2. 轻中度肾功能损害的患者不需调整剂量，无尿及重度肾功能损害患者的剂量应减至正常剂量的一半 3. 中度以上肝功能损害患者应避免使用本药，如确有指征使用时应减量 4. 儿童：用于4周及4周以上患儿。静脉滴注，一日15~25mg/kg，分3~4次给药，每8或6小时1次；重度感染，一日25~40mg/kg，分3~4次给药，每8或6小时1次
注意事项	有胃肠疾病或病史者，特别是溃疡性结肠炎、克罗恩病或假膜性肠炎患者，有哮喘或其他过敏史者慎用
禁忌	本品与林可霉素、克林霉素有交叉耐药性，对克林霉素或林可霉素有过敏史者禁用
不良反应	消化系统反应如恶心、呕吐、腹痛、腹泻等症状，严重者有腹绞痛、腹部压痛、严重腹泻等；偶可发生白细胞计数减少、中性粒细胞计数减低等；过敏反应可见皮疹、瘙痒等；肝肾功能异常；静脉滴注可能引起静脉炎，肌内注射局部可能出现疼痛、硬结和无菌性脓肿；其他如耳鸣、眩晕、念珠菌感染等
特殊人群用药	肝功能、肾功能不全患者：肝功能不全者、严重肾功能障碍者慎用 儿童：新生儿禁用，4岁以内儿童慎用，16岁以内儿童应用时应注意重要器官功能监测 老年人：用药时需密切观察 妊娠与哺乳期妇女：孕妇用药须充分权衡利弊，妊娠安全性分级为B级；哺乳妇女慎用，用药时宜暂停授乳
药典	USP、Eur. P.、Chin. P.、Jpn. P.
国家处方集	CNF
其他推荐依据	

第十一节 多肽类抗生素

■ 药品名称	万古霉素 Vancomycin
抗菌谱与适应证	1. 用于耐甲氧西林金黄色葡萄球菌、肠球菌所致严重感染（如心内膜炎、脑膜炎、骨髓炎、肺炎、败血症或软组织感染等）；亦用于对β-内酰胺类抗生素过敏者的上述严重感染 2. 用于血液透析患者发生葡萄球菌属所致的动静脉分流感染 3. 口服适用于对甲硝唑无效的难辨梭状芽胞杆菌相关性肠炎或葡萄球菌性肠炎
制剂与规格	注射用盐酸万古霉素[保(乙)]：①500mg（50 万 U）；②1000mg（100 万 U） 盐酸万古霉素胶囊：①125mg（12.5 万 U）；②250mg（25 万 U）
用法与用量	1. 成人：口服给药，难辨梭状芽胞杆菌引起的假膜性结肠炎，经甲硝唑治疗无效者一次 125~500mg，每 6 小时 1 次，治疗 5~10 天，每日剂量不宜超过 4g；静脉滴注，通常用盐酸万古霉素每天 2g（效价），可分为每 6 小时 500mg 或每 12 小时 1g，每次静滴在 60 分钟以上，可根据年龄、体重、症状适量增减。老年人每 12 小时 500mg 或每 24 小时 1g，每次静滴在 60 分钟以上 2. 儿童：口服给药，肠道感染一次 10mg/kg，每 6 小时 1 次，治疗 5~10 天。静脉滴注，一次 10mg/kg，每 6 小时 1 次；或一次 20mg/kg，每 12 小时 1 次
注意事项	1. 听力减退或有耳聋病史者慎用 2. 不宜肌内注射，静脉滴注时尽量避免药液外漏，且应经常更换注射部位，滴速不宜过快 3. 在治疗过程中应监测血药浓度 4. 治疗葡萄球菌性心内膜炎，疗程应不少于 4 周
禁忌	对万古霉素过敏者，严重肝功能、肾功能不全者，孕妇及哺乳期妇女禁用
不良反应	休克、过敏样症状、急性肾功能不全等
特殊人群用药	肝功能、肾功能不全患者：严重肝功能、肾功能不全者禁用 儿童：儿童（尤其是低体重出生儿、新生儿）应监测血药浓度，慎重给药 老年人：老年患者确有指征使用时必须调整剂量或调整用药间隔 妊娠与哺乳期妇女：应充分权衡利弊
药典	USP、Eur. P.、Jpn. P.
国家处方集	CNF
其他推荐依据	
■ 药品名称	去甲万古霉素 Norvancomycin
抗菌谱与适应证	1. 可用于对青霉素过敏的肠球菌、棒状杆菌属心内膜炎患者的治疗 2. 可用于对青霉素类或头孢菌素类药过敏，或经上述抗生素治疗无效的严重葡萄球菌所致心内膜炎、骨髓炎、肺炎、败血症或软组织感染患者的治疗 3. 可用于治疗血液透析患者发生葡萄球菌属所致动静脉分流感染
制剂与规格	注射用盐酸去甲万古霉素[保(乙)]：①400mg（40 万 U）；②800mg（80 万 U）

续 表

用法与用量	1. 成人：静脉滴注一日 800~1600mg，分 2~3 次给药 2. 肾功能减退者需减少维持剂量。可延长给药间期，每次剂量不变，或减少每次剂量，给药间期不变 3. 儿童：静脉滴注一日 16~24mg/kg，一次或分次给药
注意事项	1. 听力减退或有耳聋病史者慎用 2. 不可肌内注射或静脉注射 3. 治疗期间应定期检查听力、尿液中蛋白、管型、细胞数及测定尿相对密度等
禁忌	对万古霉素类抗生素过敏者禁用
不良反应	可出现皮疹、恶心、静脉炎等；可引致耳鸣、听力减退，肾功能损害等
特殊人群用药	肝功能、肾功能不全患者：肾功能不全患者慎用，如有应用指征时需在治疗药物浓度监测下，根据肾功能减退程度减量应用 儿童：新生儿、婴幼儿用药必须充分权衡利弊 老年人：用于老年患者有引起耳毒性与肾毒性的危险（听力减退或丧失）。老年患者即使肾功能测定在正常范围内，使用时应采用较小治疗剂量 妊娠与哺乳期妇女：妊娠期患者避免应用；哺乳期妇女慎用
药典	Chin. P.
国家处方集	CNF
其他推荐依据	
■ 药品名称	黏菌素 Colistin
抗菌谱与适应证	用于肠道手术前准备，用于大肠埃希菌性肠炎和对其他药物耐药的菌痢
制剂与规格	硫酸黏菌素片[保(乙)]：①50 万 U；②100 万 U；③300 万 U 硫酸黏菌素颗粒：1g：100 万 U 注射用黏菌素：50mg
用法与用量	1. 成人：口服一日（100~150）万 U，分 2~3 次服用；肌内注射或静脉滴注，一日（100~150）万 U 2. 儿童：口服一日（2~3）万 U/kg，分 2~3 次服用。肌内注射或静脉滴注一日（2~3）万 U/kg
注意事项	不宜与其他肾毒性药物合用
禁忌	对黏菌素过敏者禁用
不良反应	食欲缺乏、恶心和呕吐等胃肠道反应和皮疹、瘙痒等过敏反应
特殊人群用药	肝功能、肾功能不全患者：肾功能不全患者慎用 妊娠与哺乳期妇女：孕妇用药应权衡利弊，妊娠安全性分级为 B 级
药典	USP、Eur. P.、Chin. P.、Jpn. P.
国家处方集	CNF
其他推荐依据	

第十二节　其他抗菌药

■ 药品名称	呋喃妥因　Nitrofurantoin
抗菌谱与适应证	1. 用于治疗敏感菌如大肠埃希菌、肠球菌属以及克雷伯菌属、肠杆菌属所致的急性单纯性下尿路感染 2. 也可用于尿路感染的预防
制剂与规格	呋喃妥因片[保(甲)]：50mg 呋喃妥因肠溶胶囊[保(甲)]：50mg
	呋喃妥因栓：①50mg；②100mg
用法与用量	口服给药。①成人：尿路感染，一次 50～100mg，一日 3～4 次；单纯性下尿路感染用低剂量，疗程不低于 1 周，或用至尿培养阴性后至少 3 天，不宜超过 14 天；预防尿路感染，对尿路感染反复发作者，可一日 50～100mg 作预防应用，临睡前服用；②儿童：尿路感染，1 个月以上儿童，一日 5～7mg/kg，分 4 次服；疗程不低于 1 周，或用至尿培养阴性后至少 3 天；预防尿路感染，一日 1mg/kg，临睡前服用
注意事项	1. 宜与食物同服，以减少对胃肠道的刺激 2. 疗程至少 7 天，或继续用药至尿液中细菌清除 3 天以上 3. 葡萄糖-6-磷酸脱氢酶缺乏症患者、周围神经病变者、肺部疾病患者慎用
禁忌	新生儿、孕妇、哺乳期妇女、肾功能减退及对硝基呋喃类药过敏者禁用
不良反应	常见恶心、呕吐、食欲减退和腹泻；少见药物热、皮疹、粒细胞减少等变态反应；偶见头痛、头晕、嗜睡、肌痛等
特殊人群用药	肝功能、肾功能不全患者：肾功能减退者禁用 儿童：新生儿禁用 老年人：慎用，必须使用时宜根据肾功能调整给药剂量。老年患者的前列腺感染不宜使用本药 妊娠与哺乳期妇女：孕妇不宜应用，妊娠晚期妇女禁用，妊娠安全性分级为 B 级；哺乳期妇女用药期间应暂停授乳
药典	Eur. P.、Chin. P.
国家处方集	CNF
其他推荐依据	
■ 药品名称	呋喃唑酮　Furazolidone
抗菌谱与适应证	主要用于治疗细菌性痢疾、肠炎、霍乱。也可用于治疗伤寒、副伤寒、梨形鞭毛虫病和阴道滴虫病。还可与制酸剂等药物合用于治疗幽门螺杆菌所致的胃窦炎
制剂与规格	呋喃唑酮片[保(甲)]：①10mg；②30mg；③100mg
用法与用量	口服给药：肠道感染疗程为 5～7 天，梨形鞭毛虫病疗程为 7～10 天。成人一次 100mg，一日 3～4 次；儿童一日 5～10mg/kg，分 4 次服用

续 表

注意事项	1. 不宜用于溃疡病或支气管哮喘患者 2. 用药期间和停药后5日内禁止饮酒 3. 葡萄糖-6-磷酸脱氢酶缺乏症患者、溃疡病患者、支气管哮喘患者慎用
禁忌	对本药或其他硝基呋喃类药过敏者、新生儿、哺乳妇女禁用
不良反应	主要有恶心、呕吐、腹泻、头痛、头晕、药物热、皮疹、肛门瘙痒、哮喘、直立性低血压、低血糖、肺浸润等，偶可出现溶血性贫血、黄疸及多发性神经炎
特殊人群用药	肝功能、肾功能不全患者：肾功能不全者慎用 儿童：新生儿禁用 妊娠与哺乳期妇女：妊娠安全性分级为C级；哺乳期妇女禁用
药典	USP、BP、Fr. P.
国家处方集	CNF
其他推荐依据	
■ 药品名称	甲硝唑 Metronidazole
抗菌谱与适应证	1. 用于治疗阴道滴虫病 2. 可用于治疗肠道及组织内阿米巴病 3. 可用于治疗小袋虫病和皮肤利什曼病、麦地那龙线虫感染、贾第鞭毛虫病等 4. 适用于治疗各种厌氧菌感染
制剂与规格	甲硝唑注射液[保(甲)]：①20ml：100mg；②100ml：200mg；③100ml：500mg[基]；④250ml：500mg；⑤250ml：1250mg 甲硝唑葡萄糖注射液[保(乙)]：250ml（甲硝唑0.5g、葡萄糖12.5g） 甲硝唑片[基,保(甲)]：0.2g 甲硝唑胶囊[基,保(甲)]：0.2g 甲硝唑阴道泡腾片[保(甲)]：0.5g 甲硝唑栓[保(甲)]：①0.5g[基]；②1g 甲硝唑口含片[保(甲)]：①2.5mg；②3mg
用法与用量	1. 成人口服给药：滴虫病，一次0.2g，一日4次，疗程7天，可同时使用栓剂。厌氧菌感染，一次0.5g，一日3次，疗程不低于7天。一日最大剂量不宜超过4g 2. 成人静脉滴注：厌氧菌感染，首次剂量为15mg/kg，继以7.5mg/kg维持，一次最大剂量不超过1g，每6~8小时1次，疗程不低于7天 3. 成人阴道栓剂：用于滴虫病，每晚0.5g置入阴道内，连用7~10天 4. 儿童口服给药：滴虫病，一日15~25mg/kg，分3次给药，服用7~10天。厌氧菌感染，一日20~50mg/kg 5. 儿童静脉滴注剂量同成人
注意事项	1. 出现运动失调或其他中枢神经系统症状时应停药 2. 用药期间应戒酒，饮酒后出现腹痛、呕吐、头痛等症状
禁忌	对本药或其他硝基咪唑类药物过敏或有过敏史者、活动性中枢神经系统疾病者、血液病者、孕妇及哺乳期妇女禁用
不良反应	1. 消化系统：恶心、呕吐、食欲缺乏、腹部绞痛，一般不影响治疗 2. 神经系统：头痛、眩晕，偶有感觉异常、肢体麻木、共济失调、多发性神经炎等，大剂量可致抽搐

续　表

	3. 少数病例发生荨麻疹、潮红、瘙痒、膀胱炎、排尿困难、口中金属味及白细胞计数减少等，均属可逆性，停药后自行恢复
特殊人群用药	肝功能、肾功能不全患者：肝功能不全患者慎用 老年人：应注意监测血药浓度并调整剂量 妊娠与哺乳期妇女：禁用，妊娠安全性分级为 B 级
药典	USP、Eur. P.、Chin. P.
国家处方集	CNF
其他推荐依据	
■ 药品名称	替硝唑　Tinidazole
抗菌谱与适应证	1. 用于治疗多种厌氧菌感染，如败血症、骨髓炎、腹腔感染、盆腔感染、鼻窦炎、支气管感染、肺炎、皮肤蜂窝织炎、口腔感染及术后伤口感染 2. 用于结肠或直肠手术、妇产科手术及口腔手术的术前预防用药 3. 也可用于肠道及肠道外阿米巴病、阴道滴虫病、贾第鞭毛虫病的治疗 4. 还可作为甲硝唑的替代药，用于治疗幽门螺杆菌所致的胃窦炎及消化性溃疡
制剂与规格	替硝唑片[基,保(甲)]：0.5g 替硝唑注射液[保(乙)]：①100ml：0.4g；②200ml：0.8g 替硝唑葡萄糖注射液[保(乙)]：①100ml：0.2g；②100ml：0.4g；③200ml：0.4g 替硝唑栓[保(乙)]：0.2g
用法与用量	成人：口服给药：厌氧菌感染，常用量为一次 1g，一日 1 次，首剂加倍，疗程多为 5~6 天，口腔感染时疗程 3 日；外科预防用药，一次 2g，术前 12 小时单次服用。阴道滴虫病、贾第鞭毛虫病，一次 2g，单次服用。必要时 3~5 日可重复 1 次。滴虫感染时也可一次 1g，一日 1 次，首剂加倍，连服 3 日。静脉滴注：厌氧菌感染，一次 0.8g，一日 1 次。疗程为 5~6 天。外科预防用药，总量为 1.6g，分 1~2 次给药，第一次于术前 2 小时，第二次于术中或术后12~24 小时内给药。阴道给药：一次 0.2g，一日 2 次
注意事项	1. 如疗程中发生中枢神经系统不良反应，应及时停药 2. 用药期间不应饮用含乙醇的饮料，因可引起体内乙醇蓄积，干扰乙醇的氧化过程，导致双硫仑样反应，患者可出现腹部痉挛、恶心、呕吐、头痛、面部潮红等 3. 念珠菌感染者应用本品，其症状会加重，需同时抗真菌治疗 4. 治疗阴道滴虫病时，需同时治疗其性伴侣
禁忌	1. 对替硝唑或吡咯类药物过敏患者 2. 有活动性中枢神经疾病和血液病者
不良反应	1. 不良反应少见而轻微，主要为恶心、呕吐、上腹痛、食欲下降及口腔金属味，可有头痛、眩晕、皮肤瘙痒、皮疹、便秘及全身不适 2. 高剂量时也可引起癫痫发作和周围神经病变
特殊人群用药	肝功能、肾功能不全患者：肝功能不全者慎用 儿童：12 岁以下禁用 老年人：用药时应注意监测血药浓度并调整剂量 妊娠与哺乳期妇女：妊娠早期禁用本药，妊娠中、晚期应充分权衡利弊后谨慎使用。FDA 妊娠安全性分级为 C 级。哺乳妇女暂停授乳，治疗结束 3 日后方可重新授乳

续 表

药典	USP、Eur. P.、Chin. P.
国家处方集	CNF
其他推荐依据	
■ 药品名称	奥硝唑 Ornidazole
抗菌谱与适应证	1. 用于由厌氧菌感染引起的多种疾病 2. 用于男女泌尿生殖道毛滴虫、贾第鞭毛虫感染引起的疾病（如阴道滴虫病） 3. 用于肠、肝阿米巴病（如阿米巴痢疾、阿米巴肝脓肿） 4. 用于手术前预防感染和手术后厌氧菌感染的治疗 5. 阴道栓用于细菌性阴道病、滴虫性阴道炎
制剂与规格	奥硝唑注射液[保(乙)]：5ml：500mg 注射用奥硝唑[保(乙)]：250mg 奥硝唑氯化钠注射液[保(乙)]：100ml（奥硝唑 250mg、氯化钠 825mg） 奥硝唑葡萄糖注射液[保(乙)]：100ml（奥硝唑 500mg、葡萄糖 5g）
用法与用量	成人：静脉滴注：①厌氧菌感染：手术前后预防感染，术前 1~2 小时滴注 1000mg，术后 12 小时滴注 500mg，术后 24 小时滴注 500mg。治疗厌氧菌引起的感染，初始剂量为 500~1000mg。然后每 12 小时滴注 500mg，连用 3~6 天；②治疗严重阿米巴病：初始剂量为500~1000mg，以后每 12 小时滴注 500mg，连用 3~6 天。阴道给药：一次 500mg，每晚 1 次，连续 5~7 天。儿童：静脉滴注，一日 20~30mg/kg，每 12 小时滴注 1 次，时间为 30 分钟
注意事项	中枢神经系统疾病患者、肝脏疾病患者、多毛性硬化症患者、酗酒者慎用
禁忌	对本药或其他硝基咪唑类药物过敏者、各种器官硬化症、造血功能低下、慢性酒精中毒患者、有脑和脊髓病变的患者禁用
不良反应	1. 消化系统：胃部不适、胃痛、口腔异味 2. 神经系统：头痛及困倦、眩晕、颤抖、运动失调、周围神经病、癫痫发作、痉挛等 3. 过敏反应：皮疹、瘙痒等 4. 局部反应：刺感、疼痛等
特殊人群用药	儿童：慎用，建议 3 岁以下儿童不用 妊娠与哺乳期妇女：建议孕妇（特别是妊娠早期）、哺乳期妇女慎用本药
药典	USP、Eur. P.、Chin. P.
国家处方集	CNF
其他推荐依据	
■ 药品名称	磷霉素 Fosfomycin
抗菌谱与适应证	1. 口服制剂适用于治疗敏感菌所致的单纯性下尿路感染、肠道感染（包括细菌性痢疾）、呼吸道感染、皮肤软组织感染、眼科感染及妇科感染等 2. 注射制剂适用于治疗敏感菌所致的呼吸道感染、尿路感染、皮肤软组织感染等。也可与其他抗菌药联合用于治疗敏感菌所致的严重感染（如败血症、腹膜炎、骨髓炎等）
制剂与规格	磷霉素钙片[保(乙)]：①0.1g；②0.2g；③0.5g 磷霉素钙胶囊[保(乙)]：0.1g

续　表

	磷霉素钙颗粒：0.5g 注射用磷霉素钠[保(乙)]：①1.0g；②2.0g；③4.0g
用法与用量	成人：口服给药，治疗尿路感染等轻症感染，一日2~4g，分3~4次服用。静脉给药，治疗中度或重度系统感染，一日4~12g，严重感染可增至16g，分2~3次静脉滴注或缓慢静脉推注。肌内注射，一日2~8g，分3~4次肌内注射。儿童：口服给药，一日0.05~0.1g/kg，分3~4次服用。静脉滴注，一日0.1~0.3g/kg，分2~3次静脉滴注。肌内注射，一日0.05~0.2g/kg，分3~4次肌内注射
注意事项	1. 静脉滴注速度宜缓慢，静脉滴注时间1~2小时 2. 应用较大剂量时应监测肝功能
禁忌	对磷霉素过敏者、妊娠及哺乳期妇女、5岁以下儿童
不良反应	主要有恶心、食欲减退、腹部不适、稀便或轻度腹泻；偶见皮疹，嗜酸性粒细胞计数增多，红细胞、血小板、白细胞计数降低，头晕、头痛等反应；注射部位静脉炎等
特殊人群用药	肝功能、肾功能不全者：肝功能、肾功能减退者慎用 儿童：5岁以上儿童应减量及慎用 老年人：应酌减剂量并慎用 妊娠与哺乳期妇女：可通过胎盘屏障，迅速进入胎儿循环，但对胎儿的影响尚无足够和严密的对照观察，妊娠安全性分级为B级；哺乳期妇女应避免使用，必须用药时应暂停授乳
药典	Eur. P.、Chin. P.、Jpn. P.
国家处方集	CNF
其他推荐依据	
■ 药品名称	夫西地酸　Fusidic Acid
抗菌谱与适应证	1. 用于敏感菌所致的骨髓炎或皮肤、软组织感染 2. 用于其他抗菌药物治疗失败的深部感染，如败血症、肺炎、心内膜炎等
制剂与规格	夫西地酸片：250mg 注射用夫西地酸[保(乙)]：①0.125g；②0.5g 夫西地酸混悬液：5ml：250mg 夫西地酸乳膏[保(乙)]：15g：0.3g
用法与用量	口服给药：成人：一次500mg，一日3次；重症加倍。对1岁以下患儿：一日50mg/kg，分3次给药。对1~5岁患儿：一次250mg，一日3次。对5~12岁患儿：用法与用量同成人 局部给药：一日2~3次，涂于患处，疗程为7天。治疗疥疮时可根据病情需要延长疗程 静脉注射：成人一次500mg，一日3次；儿童及婴儿一日按体重20mg/kg，分3次给药
注意事项	1. 早产儿、黄疸、酸中毒及严重病弱的新生儿使用时需留意有无胆红素脑病症状 2. 静脉注射时不能与卡那霉素、庆大霉素、万古霉素、头孢噻啶或阿莫西林混合；亦不可与全血、氨基酸溶液或含钙溶液混合
禁忌	对夫西地酸过敏者禁用；妊娠初始3个月内禁用
不良反应	静脉滴注可能导致血栓性静脉炎和静脉痉挛等
特殊人群用药	肝功能、肾功能不全者：肝功能不全者慎用 儿童：早产儿、严重病弱的新生儿使用时需留意有无胆红素脑病症状

续 表

	妊娠与哺乳期妇女：在动物实验中有致胎仔畸形的报道，但目前尚无临床对照研究；可经皮肤吸收，哺乳期妇女禁止局部用于乳房部位的皮肤感染
药典	Eur. P.
国家处方集	CNF
其他推荐依据	
■ 药品名称	利奈唑胺 Linezolid
抗菌谱与适应证	1. 用于由肺炎链球菌（包括多重耐药株）或金黄色葡萄球菌（甲氧西林敏感株）引起的社区获得性肺炎 2. 用于由肺炎链球菌（包括多重耐药株）或金黄色葡萄球菌（甲氧西林敏感和耐药株）引起的医院内获得性肺炎 3. 用于由金黄色葡萄球菌、化脓性链球菌或无乳链球菌引起的复杂性皮肤和皮肤组织感染 4. 用于由金黄色葡萄球菌或化脓性链球菌引起的非复杂性皮肤和皮肤组织感染 5. 用于耐万古霉素的粪肠球菌感染
制剂与规格	利奈唑胺注射液：①100ml：200mg；②300ml：600mg 利奈唑胺片[保(乙)]：①200mg；②600mg 利奈唑胺口服混悬液：5ml：100mg
用法与用量	口服或静脉滴注。①复杂性皮肤或皮肤软组织感染、社区获得性肺炎，包括伴发的菌血症、院内获得性肺炎、甲氧西林耐药金葡菌感染：成人和青少年（12 岁及以上）每 12 小时，600mg。儿童患者（出生至 11 岁）每 8 小时，10mg/kg；②万古霉素耐药的屎肠球菌感染，包括伴发的菌血症，成人和青少年（12 岁及以上）每 8 小时，10mg/kg。儿童患者（出生至 11 岁）每 8 小时，10mg/kg；③非复杂性皮肤和皮肤软组织感染，成人每 12 小时口服 400mg，青少年每 12 小时口服 600mg；＜5 岁，每 8 小时，10mg/kg 口服；5～11 岁，每 12 小时，10mg/kg 口服
注意事项	有骨髓抑制病史者、苯丙酮尿症患者、类癌综合征患者、未控制的高血压患者、嗜铬细胞瘤患者、未治疗的甲状腺功能亢进患者慎用
禁忌	对本药过敏者禁用
不良反应	常见失眠、头晕、头痛、腹泻、恶心、呕吐、便秘、皮疹、瘙痒、发热、口腔念珠菌病、阴道念珠菌病、真菌感染等
特殊人群用药	肝功能、肾功能不全者：肾功能不全者慎用 儿童：不推荐本品经验性用于儿童患者的中枢神经系统感染 妊娠与哺乳期妇女：孕妇慎用，妊娠安全性分级为 C 级；哺乳期妇女慎用
药典	
国家处方集	CNF
其他推荐依据	
■ 药品名称	小檗碱 Berberine
抗菌谱与适应证	主要用于治疗敏感病原菌所致的胃肠炎、细菌性痢疾等胃肠道感染
制剂与规格	盐酸小檗碱片[保(甲)]：①50mg；②100mg

续　表

用法与用量	成人：口服，胃肠道感染，一次0.1~0.3g，一日3次
注意事项	本品静脉注射后可发生严重溶血性贫血和循环障碍，严格禁止静脉给药
禁忌	对本药过敏者禁用；溶血性贫血患者禁用；对葡萄糖-6-磷酸脱氢酶缺乏儿童禁用
不良反应	口服给药时有令人不快的鱼腥味，也偶见皮疹等过敏反应症状，但停药后可自行消退；静脉给药时有出现呼吸困难、过敏性休克的报道
特殊人群用药	妊娠与哺乳期妇女：慎用
药典	Chin. P.、Jpn. P.
国家处方集	CNF
其他推荐依据	
■ 药品名称	利福昔明　Rifaximin
抗菌谱与适应证	治疗由敏感菌所致的肠道感染，包括急慢性肠道感染、腹泻综合征、夏季腹泻、旅行者腹泻和小肠结肠炎等
制剂与规格	利福昔明胶囊[保(乙)]：100mg
用法与用量	口服给药。①成人：一次200mg，一日3~4次；②儿童：6~12岁，一次100~200mg，一日4次；12岁以上儿童，剂量同成人。一般连续用药不宜超过7天
注意事项	长期大剂量用药或肠黏膜受损时，会有极少量（<1%）被吸收，导致尿液呈粉红色
禁忌	对本药或其他利福霉素类药过敏者、肠梗阻者、严重的肠道溃疡性病变者禁用
不良反应	常见恶心、呕吐、腹胀、腹痛；少见荨麻疹、足部水肿等
特殊人群用药	儿童：连续服用本药不能超过7日；6岁以下儿童不要服用本药 妊娠与哺乳期妇女：妊娠期妇女需权衡利弊后用药；哺乳期妇女可在有适当医疗监测的情况下服用本药
药典	USP、Eur. P.、Chin. P.、Jpn. P.
国家处方集	CNF
其他推荐依据	

第十三节　磺胺类与甲氧苄啶

■ 药品名称	磺胺甲噁唑　Sulfamethoxazole
抗菌谱与适应证	1. 治疗敏感菌所致的急性单纯性尿路感染 2. 与甲氧苄啶联用，治疗对其敏感的流感杆菌、肺炎链球菌和其他链球菌所致的中耳炎 3. 与乙胺嘧啶联用，治疗鼠弓形虫引起的弓形虫病 4. 治疗星形奴卡菌病

续 表

	5. 作为治疗沙眼衣原体所致宫颈炎、尿道炎、新生儿包含体结膜炎的次选药物 6. 作为治疗杜克雷嗜血杆菌所致软下疳的可选药物 7. 预防敏感脑膜炎球菌所致的流行性脑脊髓膜炎 8. 作为对氯喹耐药的恶性疟疾治疗的辅助用药
制剂与规格	磺胺甲噁唑片：0.5g 复方磺胺甲噁唑片[基,保(甲)]：磺胺甲噁唑0.4g和甲氧苄啶80mg
用法与用量	口服给药 1. 成人：一般感染，首次剂量为2g，以后一日2g，分2次服用。治疗尿路感染时疗程至少为7~10天 2. 肾功能不全患者用量应调整为常用量的1/2 3. 儿童：2个月以上患儿的一般感染，首次剂量为50~60mg/kg（总量不超过2g），以后一日50~60mg/kg，分2次服用
注意事项	1. 葡萄糖-6-磷酸脱氢酶缺乏者、血卟啉病患者、艾滋病患者、休克患者慎用 2. 治疗中需注意检查：全血象，尿液，肝功能、肾功能
禁忌	对磺胺类药过敏者、巨幼红细胞性贫血患者、孕妇、哺乳期妇女、小于2个月的婴儿和重度肝肾功能损害者禁用
不良反应	过敏反应较为常见，可表现为药疹、剥脱性皮炎等；中性粒细胞计数减少或缺乏症、血小板减少症及再生障碍性贫血等
特殊人群用药	肝功能、肾功能不全患者：肝功能、肾功能损害者慎用 儿童：2个月以下婴儿禁用 老年人：慎用 妊娠与哺乳期妇女：妊娠安全性分级为C级，孕妇、授乳妇女禁用
药典	USP、Eur. P.、Chin. P.、Jpn. P.
国家处方集	CNF
其他推荐依据	
■ 药品名称	**磺胺嘧啶　Sulfadiazine**
抗菌谱与适应证	1. 用于预防、治疗敏感脑膜炎球菌所致的流行性脑膜炎 2. 用于治疗敏感菌所致的急性支气管炎、轻症肺炎、中耳炎及皮肤软组织等感染 3. 用于治疗星形诺卡菌病 4. 作为治疗沙眼衣原体所致宫颈炎和尿道炎的次选药物 5. 作为治疗由沙眼衣原体所致的新生儿包含体结膜炎的次选药物 6. 可作为对氯喹耐药的恶性疟疾治疗的辅助用药 7. 与乙胺嘧啶联合用药治疗鼠弓形虫引起的弓形虫病
制剂与规格	磺胺嘧啶片[基,保(甲)]：0.5g 注射用磺胺嘧啶钠[保(甲)]：①0.4g；②1g 磺胺嘧啶混悬液：10%（g/ml）
用法与用量	成人：①口服给药：一般感染，首剂量为2g，以后一次1g，一日2次。治疗流行性脑膜炎，首次量为2g，维持量一次1g，一日4次；②静脉给药：一般感染，一次1~1.5g，一日3次。治疗流行性脑膜炎，首剂量为50mg/kg，维持量一日100mg/kg，分3~4次静脉滴注或缓慢静

续　表

	脉注射。儿童：①口服给药：2 个月以上婴儿及儿童的一般感染，首次剂量为 50～60mg/kg（总量不超过 2g），以后一次 25～30mg/kg，一日 2 次；②静脉给药：一般感染，一日 50～75mg/kg，分 2 次静脉滴注或缓慢静脉注射。流行性脑膜炎，一日 100～150mg/kg，分 3～4 次静脉滴注或缓慢静脉注射
注意事项	葡萄糖-6-磷酸脱氢酶缺乏者、血卟啉病患者、艾滋病患者、休克患者慎用
禁忌	对本药或其他磺胺类药过敏者、严重肝肾功能不全者、孕妇、哺乳期妇女、小于 2 个月的婴儿禁用
不良反应	过敏反应较为常见，可表现为药疹、剥脱性皮炎等；中性粒细胞计数减少或缺乏症、血小板减少症及再生障碍性贫血等；溶血性贫血及血红蛋白尿；高胆红素血症和新生儿胆红素脑病
特殊人群用药	肝功能、肾功能不全患者：轻、中度肝肾功能损害者慎用 儿童：2 个月以下婴儿禁用 老年人：慎用 妊娠与哺乳期妇女：孕妇、授乳妇女禁用，妊娠安全性分级为 B 级（妊娠早、中期）、D 级（妊娠晚期）
药典	USP、Eur. P.、Chin. P.
国家处方集	CNF
其他推荐依据	
■ 药品名称	**甲氧苄啶　Trimethoprim**
抗菌谱与适应证	1. 可单独用于治疗敏感菌所致的急性单纯性尿路感染和细菌性前列腺炎 2. 与磺胺甲噁唑或磺胺嘧啶联用，可用于治疗敏感菌所致的败血症、脑膜炎、中耳炎、肺部感染、急慢性支气管炎、菌痢、尿路感染、肾盂肾炎、肠炎、伤寒等 3. 与磺胺-2, 6-二甲氧嘧啶联用，还可用于治疗对氯喹耐药的疟疾
制剂与规格	甲氧苄啶片[保(乙)]：100mg 甲氧苄啶颗粒：1g：50mg
用法与用量	口服给药。①成人：治疗急性单纯性尿路感染，一次 0.1g，每 12 小时 1 次；或一次 0.2g，每 12 小时 1 次。疗程为 7～10 天。预防尿路感染，一次 0.1g，一日 1 次；②肾功能不全者根据肌酐清除率调整剂量。肌酐清除率< 15ml/min，不宜使用；③儿童：对 6 个月至 5 岁患儿，甲氧苄啶颗粒一次 1g（含甲氧苄啶 50mg）；一日 2 次；对 6～12 岁患儿，甲氧苄啶颗粒一次 2g（含甲氧苄啶 100mg）；一日 2 次
注意事项	1. 由于叶酸缺乏的巨幼细胞贫血或其他血液系统疾病患者慎用 2. 用药期间应定期进行周围血常规检查
禁忌	对本药过敏者、早产儿、新生儿、严重肝肾疾病患者、严重血液病患者禁用
不良反应	可出现白细胞减少，血小板减少或高铁血红蛋白性贫血等；过敏反应：可发生瘙痒、皮疹，偶可呈严重的渗出性多形红斑；恶心、呕吐、腹泻等胃肠道反应等
特殊人群用药	肝功能、肾功能不全患者：轻、中度肝肾功能损害者慎用 儿童：早产儿、新生儿、2 个月以下婴儿禁用 老年人：老年患者应减少用量 妊娠与哺乳期妇女：妊娠期间应权衡利弊后用药，妊娠安全性分级为 C 级；哺乳期妇女用药应权衡利弊
药典	USP、Eur. P.、Chin. P.

续 表

国家处方集	CNF
其他推荐依据	

第十四节 氟喹诺酮类

■ 药品名称	吡哌酸 PipemidicAcid
抗菌谱与适应证	用于治疗敏感菌所致的尿路感染及肠道感染
制剂与规格	吡哌酸片[保(甲)]：①0.25g；②0.5g 吡哌酸胶囊[保(甲)]：0.25g
用法与用量	口服给药：成人一次0.5g，一日总量1~2g，疗程不宜超过10天
注意事项	1. 本品可与饮食同服，以减少胃肠道反应 2. 长期应用，宜定期监测血常规和肝功能、肾功能 3. 有中枢神经系统疾病患者慎用
禁忌	禁用于对本品和萘啶酸过敏的患者；孕妇、哺乳期妇女禁用；18岁以下小儿及青少年禁用
不良反应	主要为恶心、嗳气、上腹不适、食欲减退、稀便或便秘等胃肠道反应；皮疹或全身瘙痒少见，偶见眩晕、头痛等。停药后可自行恢复
特殊人群用药	肝功能、肾功能不全患者：严重肝功能、肾功能损害者慎用 儿童：婴幼儿及18岁以下青少年不宜使用 老年人：应减少用量 妊娠与哺乳期妇女：禁用
药典	USP、Chin. P.、Jpn. P.
国家处方集	CNF
其他推荐依据	
■ 药品名称	诺氟沙星 Norfloxacin
抗菌谱与适应证	主要用于敏感菌所致的下列感染：泌尿生殖道感染，消化系统感染，呼吸道感染如急性支气管炎、慢性支气管炎急性发作、肺炎，急慢性肾盂肾炎，膀胱炎，伤寒等
制剂与规格	诺氟沙星片[基,保(甲)]：100mg 诺氟沙星胶囊[基,保(甲)]：100mg 诺氟沙星注射液：100ml：200mg 诺氟沙星葡萄糖注射液：100ml（诺氟沙星200mg、葡萄糖5g） 诺氟沙星栓：200mg 诺氟沙星药膜：20mg
用法与用量	成人口服给药：①一般用法：一次100~200mg，一日3~4次；②下尿路感染：一次400mg，一日2次；③复杂性尿路感染：剂量同上，疗程10~21天；④单纯性淋菌性尿道炎：单次

续 表

	800~1200mg；⑤急、慢性前列腺炎：一次 400mg，一日 2 次，疗程 28 天；⑥一般肠道感染：一次300~400mg，一日 2 次，疗程 5~7 天。成人静脉滴注：一日 200mg，分 2 次，急性感染 7~14 天为一疗程，慢性感染 14~21 天为一疗程
注意事项	1. 不宜静脉注射，静脉滴注速度不宜过快 2. 本类药物可引起中、重度光敏反应，应避免过度暴露于阳光，发生后需停药 3. 有癫痫病史者、有胃溃疡史者、重症肌无力患者慎用
禁忌	对本药及其他喹诺酮类药过敏者、糖尿病患者、孕妇、哺乳期妇女、18 岁以下儿童禁用
不良反应	胃肠道反应较为常见，可表现为腹部不适或疼痛、腹泻、恶心或呕吐；中枢神经系统反应可有头晕、头痛、嗜睡或失眠；过敏反应有皮疹、皮肤瘙痒、面部潮红、胸闷等
特殊人群用药	肝功能、肾功能不全患者：肝功能、肾功能减退者慎用 儿童：不宜用于 18 岁以下患者。如感染由多重耐药菌引起者，细菌仅对喹诺酮类药呈敏感时，可在充分权衡利弊后应用 老年人：老年患者常有肾功能减退，因本品部分经肾排出，需减量应用 妊娠与哺乳期妇女：妊娠安全性分级为 C 级；哺乳期妇女应用时应停止授乳
药典	USP、Eur. P.、Chin. P.、Jpn. P.
国家处方集	CNF
其他推荐依据	
■ 药品名称	氧氟沙星 Ofloxacin
抗菌谱与适应证	用于敏感菌所致的下列感染 1. 泌尿生殖系统感染，包括单纯性及复杂性尿路感染、细菌性前列腺炎、淋病奈瑟菌尿道炎、宫颈炎（包括产酶株所致者）等 2. 呼吸系统感染，包括急性支气管炎、慢性支气管炎急性发作、肺炎及其他肺部感染等 3. 消化系统感染，包括胃肠道、胆道、腹腔的沙门菌属感染等 4. 骨、关节、皮肤软组织感染及败血症 5. 结核病，作为抗结核病的二线药物，多与异烟肼、利福平等合用
制剂与规格	氧氟沙星片：0.1g 氧氟沙星颗粒：0.1g 氧氟沙星注射液：100ml：200mg 氧氟沙星氯化钠注射液：100ml（氧氟沙星 200mg、氯化钠 900mg）
用法与用量	口服或静脉给药 成人 1. 下呼吸道感染：一次 300mg，一日 2 次，疗程 7~14 天 2. 急性单纯性下尿路感染：一次 200mg，一日 2 次，疗程 5~7 天 3. 复杂性尿路感染：一次 200mg，一日 2 次，疗程 10~14 天。缓释片，一次 400mg，一日 1 次，疗程 10 天 4. 细菌性前列腺炎：一次 300mg，一日 2 次，疗程 6 周 5. 衣原体宫颈炎或尿道炎：一次 300mg，一日 2 次，疗程 7~14 天 6. 单纯性淋病：单次口服 400mg 7. 铜绿假单胞菌感染或重度感染：一次 400mg，一日 2 次 8. 抗结核：一日 300mg，一日 1 次
注意事项	患有中枢神经系统疾病者（如癫痫、脑动脉硬化者）慎用

续 表

禁忌	对本药及其他喹诺酮类药过敏者、妊娠期及哺乳期妇女、18 岁以下儿童禁用
不良反应	胃肠道反应较为常见，可表现为腹部不适或疼痛、腹泻、恶心或呕吐；中枢神经系统反应可有头晕、头痛、嗜睡或失眠；过敏反应有皮疹、皮肤瘙痒、面部潮红、胸闷等
特殊人群用药	肝功能、肾功能不全患者：严重肝功能减退者、严重肾功能不全者慎用 儿童：18 岁以下患者用药的安全性尚未确立，不宜使用 老年人：老年患者多有肾功能减退，应减量给药 妊娠与哺乳期妇女：妊娠安全性分级为 C 级；哺乳期妇女全身用药时应暂停授乳
药典	USP、Eur. P.、Chin. P.、Jpn. P.
国家处方集	CNF
其他推荐依据	
■ 药品名称	环丙沙星 Ciprofloxacin
抗菌谱与适应证	可用于敏感菌所致的下列感染 1. 泌尿生殖系统感染：包括单纯性或复杂性尿路感染、细菌性前列腺炎、淋病奈瑟菌尿道炎、肾盂肾炎、宫颈炎（包括产酶株所致者）等 2. 呼吸系统感染：包括扁桃体炎、咽炎、急性支气管炎及肺部感染等 3. 消化系统感染：包括胃肠道感染、胆囊炎、肛周脓肿等 4. 其他：还可用于骨关节感染、皮肤软组织感染及败血症等
制剂与规格	盐酸环丙沙星片[基,保(甲)]：0.25g 盐酸环丙沙星胶囊[基,保(甲)]：0.25g 乳酸环丙沙星注射液[保(乙)]：①100ml：0.1g；②100ml：0.2g；③250ml：0.25g 注射用乳酸环丙沙星[保(乙)]：0.2g 盐酸环丙沙星栓：0.2g 乳酸环丙沙星阴道泡腾片：0.1g
用法与用量	成人：口服，①常用量：一日 0.5~1.5g，分 2~3 次口服；②骨、关节感染：一日 1~1.5g，分 2~3 次服，疗程不低于 4~6 周；③肺炎、皮肤软组织感染：一日 1~1.5g，分 2~3 次服，疗程 7~14 天；④肠道感染：一日 1g，分 2 次服，疗程 5~7 天；⑤伤寒：一日 1.5g，分 2~3 次服，疗程 10~14 天；⑥急性单纯性下尿路感染：一日 0.5g，分 2 次服，疗程 5~7 天；⑦复杂性尿路感染：一日 1g，分 2 次服，疗程 7~14 天。静脉滴注，常用量：一次 0.1~0.2g，每 12 小时 1 次。严重感染或铜绿假单胞菌感染可加大剂量至一次 0.4g，一日 2~3 次
注意事项	1. 宜空腹服用 2. 患中枢神经系统疾病者（如癫痫、脑动脉硬化患者）慎用
禁忌	对环丙沙星及任何一种氟喹诺酮类药过敏的患者禁用；孕妇、哺乳期妇女及 18 岁以下者禁用
不良反应	胃肠道反应较为常见，可表现为腹部不适或疼痛、腹泻、恶心或呕吐；中枢神经系统反应可有头晕、头痛、嗜睡或失眠；过敏反应有皮疹、皮肤瘙痒、面部潮红、胸闷等
特殊人群用药	肝功能、肾功能不全患者：肝功能、肾功能不全患者慎用 儿童：18 岁以下患者禁用 老年人：应减量给药 妊娠与哺乳期妇女：禁用
药典	USP、Eur. P.、Chin. P.
国家处方集	CNF

续　表

其他推荐依据	
■ 药品名称	氟罗沙星　Fleroxacin
抗菌谱与适应证	用于敏感菌所致的下列感染 1. 呼吸系统感染：急性支气管炎，慢性支气管炎急性发作及肺炎等 2. 泌尿生殖系统感染：膀胱炎、肾盂肾炎、前列腺炎、附睾炎、淋病奈瑟菌性尿道炎等 3. 消化系统感染：伤寒沙门菌感染、细菌性痢疾等 4. 其他：皮肤软组织、骨、关节、耳鼻喉、腹腔及盆腔感染
制剂与规格	氟罗沙星片：①100mg；②150mg；③200mg
用法与用量	口服。成人，一次 200mg，一日 1~2 次，一般疗程为 7~14 天。重症患者一次 300~400mg，3~5 天后剂量减至常用量
注意事项	有中枢神经系统疾病（包括脑动脉硬化或抽搐及癫痫史）者慎用
禁忌	对本品或喹诺酮类药物过敏者禁用；妊娠、哺乳期妇女及 18 岁以下儿童禁用
不良反应	胃肠道反应较为常见，可表现为腹部不适或疼痛、腹泻、恶心呕吐、食欲缺乏等；中枢神经系统反应可有头晕、头痛、兴奋、嗜睡或失眠；变态反应有皮疹、皮肤瘙痒等
特殊人群用药	肝功能、肾功能不全患者：肝功能、肾功能损害者慎用 儿童：18 岁以下儿童禁用 老年人：高龄患者慎用 妊娠与哺乳期妇女：禁用
药典	Chin. P.
国家处方集	CNF
其他推荐依据	
■ 药品名称	吉米沙星　Gemifloxacin
抗菌谱与适应证	1. 慢性支气管炎急性发作 2. 社区获得性肺炎 3. 急性鼻窦炎
制剂与规格	甲磺酸吉米沙星片[保(乙)]：320mg
用法与用量	口服。成人：一次 320mg，一日 1 次，慢性支气管炎急性发作、社区获得性肺炎和急性鼻窦炎的疗程分别为 5 天、7 天和 5 天。不应超过推荐的剂量和疗程
注意事项	1. 以下情况慎用：QT 间期延长、心动过缓、急性心肌缺血等心脏疾病患者，葡萄糖-6-磷酸脱氢酶缺乏症患者，患中枢神经系统疾病者，未治疗的电解质紊乱（低血钾或低血镁）者 2. 用药前后及用药时应当检查或监测：全血细胞计数及白细胞分类、细菌培养及药敏试验、血药浓度监测、尿液分析
禁忌	对本品或其他氟喹诺酮类抗生素过敏者，妊娠及哺乳期妇女，18 岁以下患者禁用
不良反应	可引起头痛、眩晕等中枢神经系统反应；腹泻、恶心、腹痛、呕吐等胃肠道症状；ALT、AST 升高，皮疹等
特殊人群用药	儿童：18 岁以下患者用药的安全性及有效性未确定 妊娠与哺乳期妇女：妊娠安全性分级为 C 级；哺乳期妇女用药应权衡利弊

续 表

药典	USP
国家处方集	CNF
其他推荐依据	
■ 药品名称	洛美沙星 Lomefloxacin
抗菌谱与适应证	用于敏感菌所致的下列感染 1. 泌尿生殖系统感染 2. 呼吸系统感染 3. 消化系统感染，包括肠炎、胆囊炎、肛周脓肿等 4. 如结膜炎、角膜炎、角膜溃疡、泪囊炎等 5. 中耳炎、外耳道炎、鼓膜炎 6. 其他：伤寒、骨和关节、皮肤软组织感染以及败血症等全身感染
制剂与规格	盐酸洛美沙星片：①0. 1g；②0. 2g；③0. 3g；④0. 4g 盐酸洛美沙星胶囊：①0. 1g；②0. 2g 盐酸洛美沙星注射液：①2ml：100mg；②10ml：100mg；③10ml：200mg；④100ml：200mg；⑤250ml：200mg
用法与用量	口服：成人一次 400mg，一日 1 次；或一次 300mg，一日 2 次；急性单纯性尿路感染：一次 400mg，一日 1 次；单纯性淋病：一次 300mg，一日 2 次。静脉滴注：一次 200mg，一日 2 次；尿路感染：一次 100mg，每 12 小时 1 次
注意事项	1. 中枢神经系统疾病患者（包括脑动脉硬化或癫痫病史者）慎用 2. 本品每次滴注时间不少于 60 分钟 3. 本品可引起光敏反应 4. 当出现皮肤灼热、发红、肿胀、水疱、皮疹、瘙痒及皮炎时应停药
禁忌	对本品或其他氟喹诺酮类抗生素过敏者，妊娠及哺乳期妇女，18 岁以下患者
不良反应	口服时个别患者可出现中上腹部不适、食欲缺乏、恶心、口干、轻微头痛、头晕等症状，偶可出现皮疹、皮肤瘙痒等过敏反应和心悸、胸闷等，偶有 ALT、AST 或尿素氮（BUN）值升高
特殊人群用药	肝功能、肾功能不全患者：肝功能不全者、肾功能减退者慎用 儿童：18 岁以下患者禁用 妊娠与哺乳期妇女：禁用。妊娠安全性分级为 C 级
药典	USP、Eur. P.、Chin. P.
国家处方集	CNF
其他推荐依据	
■ 药品名称	莫西沙星 Moxifloxacin
抗菌谱与适应证	用于敏感菌所致的呼吸道感染，如慢性支气管炎急性发作、社区获得性肺炎（包括青霉素耐药的社区获得性肺炎）、急性鼻窦炎等。也可用于皮肤及软组织感染
制剂与规格	盐酸莫西沙星片[基,保(乙)]：0. 4g 盐酸莫西沙星氯化钠注射液[保(乙)]：250ml（莫西沙星 0. 4g、氯化钠 2. 25g）

续 表

用法与用量	成人 口服给药：一次0.4g，一日1次。慢性支气管炎急性发作疗程为5天；急性鼻窦炎、皮肤及软组织感染的疗程为7天；社区获得性肺炎的疗程为10天。静脉滴注：推荐剂量为一次0.4g，一日1次，滴注时间为90分钟。慢性支气管炎急性发作疗程为5天；急性鼻窦炎、皮肤及软组织感染的疗程为7天；社区获得性肺炎采用序贯治疗，疗程为7~14天
注意事项	1. 避免用于QT间期延长的患者、患有低钾血症及接受Ⅰa类（如奎尼丁、普鲁卡因胺）或Ⅲ类（如胺碘酮、索托洛尔）抗心律失常药物治疗的患者 2. 转氨酶高于正常值上限5倍以上者禁用 3. 在致心律失常的条件（如严重的心动过缓或急性心肌缺血）存在时慎用 4. 有或怀疑有可导致癫痫发作或降低癫痫发作阈值的中枢神经系统疾病的患者慎用
禁忌	对莫西沙星任何成分或其他喹诺酮类或任何辅料过敏者；妊娠和哺乳期妇女；18岁以下儿童禁用
不良反应	常见腹痛、头痛、恶心、腹泻、呕吐、消化不良、肝功能实验室检查异常、眩晕等；少见乏力、口干、胃肠失调、便秘等
特殊人群用药	肝功能、肾功能不全患者：严重肝功能损害者禁用 儿童：18岁以下儿童禁用 妊娠与哺乳期妇女：禁用。妊娠安全性分级为C级
药典	USP、Eur. P.、Chin. P.
国家处方集	CNF
其他推荐依据	

第十五节 抗结核药

■ 药品名称	利福平 Rifampicin
抗菌谱与适应证	1. 与其他抗结核药联用于结核病初治与复治，包括结核性脑膜炎的治疗 2. 可与其他药物联合用于麻风、非结核分枝杆菌感染的治疗 3. 与万古霉素可联合用于耐甲氧西林金黄色葡萄球菌（MRSA）所致的感染 4. 可与红霉素合用治疗军团菌感染 5. 可用于无症状脑膜炎球菌带菌者，以消除鼻咽部奈瑟脑膜炎球菌
制剂与规格	利福平片[基,保(甲)]：150mg 利福平胶囊[基,保(甲)]：①150mg；②300mg 利福平注射液[保(甲)]：5ml：0.3g 注射用利福平[保(甲)]：①0.15g；②0.45g；③0.6g
用法与用量	1. 成人口服给药：抗结核，与其他抗结核药合用，一日450~600mg，早餐前顿服；脑膜炎球菌带菌者（无症状），成人5mg/kg，每12小时1次，连续2日；其他感染，一日600~1000mg，分2~3次，餐前1小时服用 2. 肝功能不全：一日不超过8mg/kg。严重肝功能不全者禁用 3. 老年人一日口服10mg/kg，顿服

续　表

	4. 儿童口服给药：抗结核，1个月以上患儿，一日10~20mg/kg，顿服；新生儿，一次5mg/kg，一日2次；脑膜炎球菌带菌者（无症状），1个月以上患儿一日10mg/kg，每12小时1次，连服4次
注意事项	1. 酒精中毒者慎用 2. 可能引起白细胞和血小板减少，并导致齿龈出血和感染、伤口愈合延迟等。用药期间应避免拔牙等手术，并注意口腔卫生、刷牙及剔牙。用药期间应定期检查周围血象 3. 应于餐前1小时或餐后2小时服用，最好清晨空腹一次服用，因进食影响吸收
禁忌	对本药及其他利福霉素类药物过敏者、严重肝功能不全者、胆道阻塞者、3个月以内孕妇禁用
不良反应	1. 多见消化道反应，如厌食、恶心、呕吐、上腹部不适、腹泻等胃肠道反应，但均能耐受 2. 肝毒性为主要不良反应 3. 变态反应
特殊人群用药	肝功能、肾功能不全患者：肝功能不全者慎用，肾功能减退者不需减量 儿童：婴儿慎用，5岁以下小儿慎用 老年人：老年患者肝功能有所减退用药应酌减 妊娠与哺乳期妇女：妊娠早期妇女禁用，妊娠中、晚期妇女应慎用，妊娠安全性分级为C级；哺乳期妇女慎用
药典	USP、Eur. P.、Chin. P.、Jpn. P.
国家处方集	CNF
其他推荐依据	
■ 药品名称	**异烟肼　Isoniazid**
抗菌谱与适应证	1. 与其他抗结核药联合用于治疗重症或不能口服给药的多型结核病，包括结核性脑膜炎以及部分非结核分枝杆菌感染 2. 单用或与其他抗结核药联合用于预防结核病
制剂与规格	异烟肼片[基,保(甲)]：①50mg；②100mg；③300mg 异烟肼注射液[基,保(甲)]：①2ml：50mg；②2ml：100mg 异福片（胶囊）0.25g 异福酰胺片（胶囊）0.45g 异烟肼/利福平片[保(甲)]：用于结核病的治疗。①利福平150mg，异烟肼75mg；体重<50kg，一日3片；②利福平300mg，异烟肼150mg
用法与用量	成人：口服治疗，结核病：①预防：一日300mg，顿服；②治疗：与其他抗结核药合用时，一日5mg/kg，最高日剂量为300mg。或一次15mg/kg，最高900mg，一周2~3次；③急性粟粒型肺结核、结核性脑膜炎：适当增加剂量，一日400~600mg；④间歇疗法：一日最高剂量为900mg或10~15mg/kg，一周2~3次，用前亦可先用正规剂量1~3个月。肌内注射，结核病：一日5mg/kg，最高日剂量为300mg；或一日15mg/kg，最高900mg，一周2~3次。静脉滴注：一日300~400mg，或5~10mg/kg。 儿童：口服给药，一日10~20mg/kg，最高日剂量为300mg，顿服。肌内注射和静脉滴注，治疗剂量为一日10~20mg/kg，最高日剂量为300mg；某些严重结核病患儿，一日剂量可增加至30mg/kg，但最高日剂量为500mg
注意事项	1. 有精神病史者、癫痫病史者、嗜酒者慎用本品或剂量酌减

续 表

	2. 如疗程中出现视神经炎症状，需立即进行眼部检查，并定期复查 3. 慢乙酰化患者较易产生不良反应，故宜用较低剂量
禁忌	对本药及乙硫异烟胺、吡嗪酰胺、烟酸及其他化学结构相关的药物过敏者，精神病患者，癫痫患者，有本药引起肝炎病史者禁用
不良反应	常用剂量的不良反应发生率低。剂量加大至 6mg/kg 时，不良反应发生率显著增加，主要为周围神经炎及肝脏毒性，加用维生素 B_6 虽可减少毒性反应，但也可影响疗效
特殊人群用药	肝功能、肾功能不全患者：有严重肾功能损害者慎用 儿童：新生儿用药时应密切观察不良反应 老年人：50 岁以上患者使用本药肝炎的发生率较高 妊娠与哺乳期妇女：本品可透过胎盘，导致胎儿血药浓度高于母体血药浓度；孕妇应用时须权衡利弊，妊娠安全性分级为 C 级。在乳汁中浓度可达 12μg/ml，与血药浓度相近，哺乳期妇女用药须权衡利弊，如需使用应暂停授乳
药典	USP、Eur. P.、Chin. P.、Jpn. P.
国家处方集	CNF
其他推荐依据	
■ 药品名称	利福霉素 Rifamycin
抗菌谱与适应证	1. 用于治疗结核杆菌感染 2. 用于治疗耐甲氧西林的金黄色葡萄球菌、表皮葡萄球菌的重症感染 3. 用于难治性军团菌感染的联合治疗
制剂与规格	利福霉素钠注射液[保(乙)]：5ml：0.25g（25 万 U，以利福霉素计）
用法与用量	1. 成人：静脉滴注：轻度感染，一次 500mg，用 5% 葡萄糖注射液 250ml 溶解，一日 2 次；中、重度感染，一次 1000mg，一日 2 次。静脉注射：一次 500mg，一日 2~3 次 2. 儿童：静脉滴注：一日 10~30mg/kg，一日 2 次
注意事项	1. 胆道阻塞者、慢性酒精中毒者慎用 2. 用药期间应监测肝功能 3. 本品不宜与其他药物混合使用，以免药物析出 4. 用药后患者尿液呈红色，属于正常现象
禁忌	对本药过敏者、肝病或严重肝损害者禁用
不良反应	滴注过快时可出现暂时性巩膜或皮肤黄染；少数患者可出现一过性肝脏损害、黄疸及肾损害；其他不良反应有恶心、食欲缺乏及眩晕，偶见耳鸣及听力下降、过敏性皮炎等
特殊人群用药	肝功能、肾功能不全患者：肝功能不全者慎用，肝病或严重肝损害者禁用 妊娠与哺乳期妇女：用药应权衡利弊
药典	Eur. P.
国家处方集	CNF
其他推荐依据	

续 表

■ 药品名称	乙胺丁醇 Ethambutol
抗菌谱与适应证	1. 与其他抗结核药联合治疗结核分枝杆菌所致的肺结核和肺外结核，也适用于不能耐受链霉素注射的患者 2. 可用于治疗结核性脑膜炎及非典型结核分枝杆菌感染
制剂与规格	盐酸乙胺丁醇片[基,保(甲)]：0.25g 盐酸乙胺丁醇胶囊[基,保(甲)]：0.25g
用法与用量	成人：口服给药 1. 结核初治：①一次 0.015g/kg，一日 1 次，顿服；②一次 0.025～0.030g/kg，最高 2.5g，一周 3 次；③一次 0.05g/kg，最高 2.5g，一周 2 次 2. 结核复治：一次 0.025g/kg，一日 1 次，连续 60 日，继以一次 0.015g/kg，一日 1 次，顿服 3. 非结核分枝杆菌感染：一日 0.015～0.025g/kg，顿服 儿童：口服，13 岁以上用量与成人相同，13 岁以下不宜应用本药
注意事项	1. 痛风患者、视神经炎患者、糖尿病已发生眼底病变者慎用 2. 治疗期间应检查眼部，如视野、视力、红绿鉴别力等，以及血清尿酸浓度 3. 单用时可迅速产生耐药性，必须与其他抗结核药联合应用
禁忌	对本药过敏者、已知视神经炎患者、酒精中毒者禁用
不良反应	常见视物模糊、眼痛、红绿色盲或视力减退、视野缩小等；少见畏寒、关节肿痛等
特殊人群用药	肝功能、肾功能不全患者：肝功能、肾功能减退患者慎用 儿童：13 岁以下儿童禁用 老年人：老年患者因生理性肾功能减退，应按肾功能调整用量 妊娠与哺乳期妇女：妊娠安全性分级为 B 级；哺乳期妇女用药时须权衡利弊
药典	USP、Eur. P.、Chin. P.、Jpn. P.
国家处方集	CNF
其他推荐依据	
■ 药品名称	吡嗪酰胺 Pyrazinamide
抗菌谱与适应证	本药对人型结核杆菌有较好的抗菌作用，而对其他非结核分枝杆菌不敏感。与其他抗结核药（如链霉素、异烟肼、利福平及乙胺丁醇）联合用于治疗结核病，也可用于结核性脑膜炎
制剂与规格	吡嗪酰胺片[保(甲)]：①0.25g[基]；②0.5g 吡嗪酰胺胶囊[基,保(甲)]：0.25g
用法与用量	成人：口服，与其他抗结核药联合，一日 15～30mg/kg，顿服，或者一次 50～70mg/kg，每周 2～3 次。每日服用者最大剂量为一日 3g，每周服 2 次者最大剂量为一次 4g。亦可采用间歇给药法，一周用药 2 次，一次 50mg/kg
注意事项	糖尿病患者、痛风患者、血卟啉病患者、慢性肝病患者慎用
禁忌	对本药及乙硫异烟胺、异烟肼、烟酸或其他与本药化学机构相似的药物过敏者不宜使用，急性痛风患者、高尿酸血症患者、儿童禁用
不良反应	常见肝损害、关节痛，偶见过敏反应

续 表

特殊人群用药	肝功能、肾功能不全患者：慢性肝病及严重肝功能减退者、肾功能不全患者慎用 儿童：禁用 妊娠与哺乳期妇女：妊娠安全性分级为C级
药典	USP、Eur. P.、Chin. P.、Jpn. P.
国家处方集	CNF
其他推荐依据	
■ 药品名称	利福喷汀 Rifapentine
抗菌谱与适应证	1. 与其他抗结核药联合用于治疗各类型、各系统初治与复治的结核病；对骨关节结核疗效较好，但不宜用于治疗结核性脑膜炎 2. 可用于治疗非结核性分枝杆菌感染 3. 可与其他抗麻风药联合治疗麻风病 4. 也可用于对其他抗金黄色葡萄球菌抗生素耐药的重症金黄色葡萄球菌感染
制剂与规格	利福喷汀胶囊[保(甲)]：①100mg；②150mg；③200mg；④300mg
用法与用量	成人口服给药，抗结核：一次600mg，一日1次，空腹时用水送服（体重< 55kg者应酌减）；一周服药1~2次。需与其他抗结核药物联合应用，疗程6~9个月
注意事项	1. 嗜酒者及酒精中毒者慎用 2. 应用过程中，应经常检查血象和肝功能的变化情况 3. 应在空腹时（餐前1小时）用水送服；服利福平出现胃肠道刺激症状时患者可改服利福喷汀 4. 单独用于治疗结核病可能迅速产生细菌耐药性，必须与其他抗结核药合用
禁忌	对本药或其他利福霉素类抗菌药物过敏者、胆道阻塞者、肝病及肝功能异常者（尤其是黄疸患者）、血细胞显著减少者、孕妇禁用
不良反应	少数病例可出现白细胞、血小板减少；AST及ALT升高；皮疹、头晕、失眠等。少见胃肠道反应
特殊人群用药	儿童：5岁以下小儿应用的安全性尚未确定 老年人：老年患者肝功能有所减退，用药量应酌减 妊娠与哺乳期妇女：孕妇禁用，妊娠安全性分级为C级；哺乳期妇女使用时须权衡利弊后决定，用药应暂停授乳
药典	
国家处方集	CNF
其他推荐依据	
■ 药品名称	利福布汀 Rifabutin
抗菌谱与适应证	1. 用于耐药、复发性结核病治疗 2. 用于鸟复合型分枝杆菌（MAC）感染 3. 用于预防及治疗早期HIV感染患者中的MAC复合体疾病
制剂与规格	利福布汀胶囊[保(乙)]：150mg

续　表

用法与用量	成人：口服给药，抗结核：一日150~300mg，一日1次。抗鸟复合型分枝杆菌：一日300mg，一日1次
注意事项	1. 中性粒细胞计数减少或血小板减少患者，肌炎或眼葡萄膜炎患者慎用 2. 胆管梗阻、慢性酒精中毒患者应适当减量
禁忌	对本药或其他利福霉素类药物过敏者、用药后出现过血小板减少性紫癜的患者禁用
不良反应	常见皮疹、胃肠道反应、中性粒细胞减少症等
特殊人群用药	肝功能、肾功能不全患者：肝功能不全患者慎用 妊娠与哺乳期妇女：慎用。妊娠初始3个月内应避免使用
药典	USP、Eur. P.
国家处方集	CNF
其他推荐依据	
■ 药品名称	对氨基水杨酸钠　Sodium Aminosalicylate
抗菌谱与适应证	适用于结核分枝杆菌所致的肺及肺外结核病。静脉滴注可用于治疗结核性脑膜炎及急性血行播散型结核病
制剂与规格	对氨水杨酸钠片[保(甲)]：0.5g 对氨水杨酸钠肠溶片[基,保(甲)]：0.5g 注射用对氨水杨酸钠[保(甲)]：①2g[基]；②4g
用法与用量	成人：口服给药，结核病一日8~12g，分4次服。静脉滴注，结核性脑膜炎及急性血行播散型结核病一日4~12g。儿童：口服给药，一日0.2~0.3g/kg，分3~4次服，一日剂量不超过12g。静脉滴注，一日0.2~0.3g/kg
注意事项	充血性心力衰竭患者、消化性溃疡患者、葡萄糖-6-磷酸脱氢酶缺乏者慎用
禁忌	对本药及其他水杨酸类药过敏者禁用
不良反应	常见食欲缺乏、恶心、呕吐、腹痛、腹泻；过敏反应有瘙痒、皮疹、药物热、哮喘、嗜酸性粒细胞增多
特殊人群用药	肝功能、肾功能不全患者：严重肝功能、肾功能损害者慎用 妊娠与哺乳期妇女：妊娠安全性分级为C级；哺乳期妇女使用时需权衡利弊
药典	USP
国家处方集	CNF
其他推荐依据	
■ 药品名称	帕司烟肼　Pasiniazid
抗菌谱与适应证	1. 常与其他抗结核药合用于治疗结核病 2. 可作为与结核相关手术的预防用药
制剂与规格	帕司烟肼片[保(乙)]：①100mg；②140mg 帕司烟肼胶囊[保(乙)]：100mg

续 表

用法与用量	成人：与其他抗结核药合用，一日 10~20mg/kg，顿服。儿童：一日20~40mg/kg，顿服。预防：一日按体重 10~15mg/kg，顿服
注意事项	1. 精神病及癫痫患者、充血性心力衰竭患者、消化性溃疡患者、葡萄糖-6-磷酸脱氢酶缺乏者慎用 2. 用药期间应定期进行肝功能检查 3. 如疗程中出现视神经炎症状，需立即进行眼部检查，并定期复查
禁忌	对本药过敏者、曾因使用异烟肼而致肝炎的患者禁用
不良反应	偶见头晕、头痛、失眠、发热、皮疹、恶心、乏力、黄疸、周围神经炎、视神经炎及血细胞减少等不良反应发生
特殊人群用药	肝功能、肾功能不全患者：慢性肝病及肾功能不全患者慎用 儿童：12 岁以下儿童慎用 妊娠与哺乳期妇女：孕妇使用应权衡利弊；哺乳期妇女应暂停授乳
药典	
国家处方集	CNF
其他推荐依据	
■ 药品名称	卷曲霉素 Capreomycin
抗菌谱与适应证	主要用于经一线抗结核药（如链霉素、异烟肼、利福平和乙胺丁醇等）治疗失败者，或用于因药物毒性或细菌产生耐药性而不适用上述一线抗结核药者
制剂与规格	注射用硫酸卷曲霉素[保(乙)]：①0.5g（50 万 U）；②0.75g（75 万 U）
用法与用量	成人：肌内注射，一日 1g，连用60~120 日，然后改为一次 1g，每周 2~3 次。现多推荐一次 0.75g，一日 1 次
注意事项	1. 脱水患者、听力减退者、重症肌无力患者、帕金森病患者慎用 2. 用药期间应注意检查：听力、前庭功能、肝肾功能、血钾浓度 3. 卷曲霉素单用时细菌可迅速产生耐药，故只能与其他抗菌药物联合用于结核病的治疗 4. 注射时需做深部肌内注射，注射过浅可加重疼痛并发生无菌性脓肿
禁忌	对本药过敏者、孕妇、哺乳期妇女禁用
不良反应	具有肾毒性、对第Ⅷ对脑神经有损害、有一定神经肌肉阻断作用等
特殊人群用药	肝功能、肾功能不全患者：肾功能不全患者慎用 儿童：不推荐在儿童患者中使用 老年人：需根据肾功能调整剂量 妊娠与哺乳期妇女：禁用
药典	USP、Chin. P.
国家处方集	CNF
其他推荐依据	

续 表

■ 药品名称	丙硫异烟胺 Protionamide
抗菌谱与适应证	与其他抗结核药联合用于结核病经一线药物（如链霉素、异烟肼、利福平和乙胺丁醇）治疗无效者。本药仅对分枝杆菌有效
制剂与规格	丙硫异烟胺肠溶片[保(乙)]：100mg
用法与用量	成人：口服给药，与其他抗结核药合用，一次 250mg，每 8~12 小时 1 次；儿童：口服给药，与其他抗结核药合用，一次 4~5mg/kg，每 8 小时 1 次
注意事项	1. 糖尿病患者、营养不良者、酗酒者、卟啉病患者慎用 2. 治疗期间须进行丙氨酸氨基转移酶、天冬氨酸氨基转移酶及眼部检查
禁忌	对本药及异烟肼、吡嗪酰胺、烟酸或其他与本化学结构相近的药物过敏者禁用
不良反应	精神忧郁、步态不稳或麻木、针刺感、烧灼感等
特殊人群用药	肝功能、肾功能不全患者：严重肝功能减退者慎用 儿童：12 岁以下儿童不宜服用 妊娠与哺乳期妇女：本药可致畸胎，孕妇禁用
药典	Jpn. P.、Chin. P.
国家处方集	CNF
其他推荐依据	

第十六节 抗病毒药

■ 药品名称	阿德福韦酯 Adefovir Dipivoxil
适应证	用于治疗乙型肝炎病毒活动复制并伴有 ALT 或 AST 持续升高的肝功能代偿的成年慢性乙型肝炎患者
制剂与规格	阿德福韦酯片[保(乙)]：10mg
用法与用量	用法：口服，饭前或饭后均可。用量：成人（18~65 岁）推荐剂量为每日 1 粒，每粒 10mg
注意事项	1. 患者停止治疗会发生急性加重，停止治疗的患者应密切监测肝功能，必要时应重新进行抗乙肝治疗 2. 使用前应进行人类免疫缺陷病毒（HIV）抗体检查。使用药物不当，可能出现 HIV 耐药 3. 单用核苷类似物或合用其他抗逆转录病毒药物会导致乳酸性酸中毒和严重的伴有脂肪变性的肝大，包括致命事件 4. 建议用阿德福韦酯治疗的育龄妇女要采取有效的避孕措施
禁忌	对阿德福韦酯过敏者禁用
不良反应	常见虚弱、头痛、恶心、腹痛、腹胀、腹泻和消化不良

续　表

特殊人群用药	肝功能、肾功能不全患者：肾功能不全者慎用 儿童：不宜使用本药 老年人：65 岁以上患者用药的安全及有效性尚未确定 妊娠与哺乳期妇女：妊娠安全性分级为 C 级；授乳妇女用药期间应暂停授乳
药典	
国家处方集	CNF
其他推荐依据	
■ 药品名称	拉米夫定　Lamivudine
适应证	1. 用于乙型肝炎病毒（HBV）感染：治疗伴有 HBV 复制的慢性乙型肝炎；用于慢性肝硬化活动期 2. 与其他抗逆转录病毒药联用于治疗人类免疫缺陷病毒（HIV）感染
制剂与规格	拉米夫定片[保(乙)]：100mg
用法与用量	用于治疗 HBV：每日口服 1 次，每次 100mg。儿童剂量每日 3mg/kg。艾滋病患者合并慢性乙型肝炎时剂量需加大至每日口服 2 次，每次 150mg；并需与其他抗 HIV 药联合应用。拉米夫定-齐多夫定片：齐多夫定 300mg，拉米夫定 150mg。用于治疗 HIV 感染。口服：12 岁以上患者，一次 1 片，一日 2 次
注意事项	1. 治疗期间应对患者的临床情况及病毒学指标进行定期检查 2. 少数患者停止使用后，肝炎病情可能加重。因此如果停用，需对患者进行严密观察，若肝炎恶化，应考虑重新使用拉米夫定治疗 3. 肌酐清除率< 30ml/min 者，不建议使用。肝脏损害者不影响拉米夫定的药物代谢过程 4. 拉米夫定治疗期间不能防止患者感染他人，故应采取适当保护措施
禁忌	对拉米夫定或制剂中任何成分过敏者及怀孕 3 个月内的患者禁用
不良反应	常见上呼吸道感染样症状、头痛、恶心、身体不适、腹痛和腹泻，症状一般较轻并可自行缓解
特殊人群用药	肝功能、肾功能不全患者：严重肝大和肝脏脂肪变性者慎用 妊娠与哺乳期妇女：怀孕 3 个月内禁用；哺乳期妇女用药期间应暂停授乳；妊娠安全性分级为 C 级
药典	USP、Eur. P.
国家处方集	CNF
其他推荐依据	
■ 药品名称	恩夫韦地　Enfuvirtide
适应证	本药为 HIV 融合抑制药，为 HIV-1 跨膜融合蛋白 gp41 内高度保守序列衍生而来的一种合成肽类物质，可防止病毒融合及进入细胞内。用于 HIV 感染，常与其他抗逆转录病毒药联用
制剂与规格	注射用恩夫韦地：每瓶内含恩夫韦肽 108mg
用法与用量	成人：恩夫韦地的推荐剂量为每次 90mg，每日 2 次。注射于上臂、前股部或腹部皮下。每次注射的部位应与前次不同，并且此部位当时没有局部注射反应。儿童：对 6~16 岁儿童患者推荐剂量为一次 2mg/kg，最大剂量为一次 90mg，一日 2 次

续 表

注意事项	1. 与其他抗逆转录病毒药物一样，本品必须做为联合方案中的一部分使用 2. 对非 HIV-1 感染个体（如用于暴露后预防）使用可能会诱导产生抗恩夫韦肽抗体，可能导致抗 HIV ELISA 测试出现假阳性结果
禁忌	已知对本品或所含成分过敏的患者禁用
不良反应	注射部位轻至中度疼痛或不适，不影响日常活动。少量引起的过敏反应，包括皮疹、发热、恶心呕吐、颤抖、僵直、低血压和血清 ALT 及 AST 升高等
特殊人群用药	肝功能、肾功能不全患者：慎用 儿童：6 岁以下儿童用药的安全性及有效性尚未确定 妊娠与哺乳期妇女：妊娠安全性分级为 B 级。正在使用本品者停止母乳喂养
药典	
国家处方集	CNF
其他推荐依据	
■ 药品名称	恩曲他滨　Emtricitabine
适应证	1. 用于成人人类免疫缺陷病毒 1 型（HIV-1）感染，常与其他抗逆转录病毒药联用 2. 用于慢性乙型肝炎
制剂与规格	恩曲他滨胶囊[保(乙)]：200mg
用法与用量	成人：口服给药，一次 200mg，一日 1 次或 2 次，空腹或餐后服用
注意事项	心功能不全者慎用
禁忌	对本品过敏者禁用
不良反应	常见有恶心、呕吐、腹泻、嗜睡、咽炎、疲乏、无力、感染、咳嗽、鼻炎等反应
特殊人群用药	肝功能、肾功能不全患者：肾功能不全者慎用 儿童：不推荐使用 老年人：慎用 妊娠与哺乳期妇女：妊娠安全性分级为 B 级；哺乳期妇女用药期间应避免授乳
药典	
国家处方集	CNF
其他推荐依据	
■ 药品名称	恩替卡韦　Entecavir
适应证	用于治疗病毒复制活跃、血清丙氨酸氨基转移酶（ALT）持续升高或肝脏组织学显示有活动性病变的慢性成人乙型肝炎
制剂与规格	恩替卡韦片[基,保(乙)]：0.5mg
用法与用量	口服给药，一次 0.5mg，一日 1 次，餐前或餐后至少 2 小时空腹服用。拉米夫定治疗时发生病毒血症或出现耐药突变者，一次 1mg，一日 1 次

续 表

注意事项	1. 有慢性乙型肝炎患者停止治疗后，出现重度急性肝炎发作的报道。应在医师的指导下改变治疗方法 2. 核苷类药物在单独或与其他抗逆转录病毒药物联合使用时，已经有乳酸型酸中毒和重度的脂肪性肝大，包括死亡病例的报道 3. 使用恩替卡韦治疗并不能降低经性接触或污染血源传播 HBV 的危险性。因此，需要采取适当的防护措施
禁忌	对恩替卡韦或制剂中任何成分过敏者禁用
不良反应	常见 ALT 升高、疲乏、眩晕、恶心、腹痛、腹部不适、肝区不适、肌痛、失眠和皮疹
特殊人群用药	肝功能、肾功能不全患者：接受肝移植者，脂肪性肝大者，肾功能损害者慎用 儿童：16 岁以下患儿用药的安全性和有效性尚未建立 妊娠与哺乳期妇女：妊娠安全性分级为 C 级；不推荐哺乳期妇女使用
药典	
国家处方集	CNF
其他推荐依据	
■ 药品名称	**替比夫定 Telbivudine**
适应证	本药用于有病毒复制证据以及有血清氨基转移酶（ALT 或 AST）持续升高或肝组织活动性病变证据的慢性乙型肝炎成人患者
制剂与规格	替比夫定片[保(乙)]：600mg
用法与用量	口服给药：推荐剂量为一次 600mg，一日 1 次。本品可用于有肾功能受损的慢性乙型肝炎患者。对于肌酐清除率≥50ml/min 的患者，无须调整推荐剂量。对于肌酐清除率< 50ml/min 的患者及正接受血透治疗的终末期肾病（ESRD）患者需要调整给药间隔。对于终末期肾病患者，应在血透后服用本品 替比夫定在肾功能不全患者中的给药间隔调整：肌酐清除率≥50 ml/min，600 mg，每天 1 次；肌酐清除率 30~49 ml/min，600 mg，每 48 小时 1 次；肌酐清除率< 30 ml/min（无需透析），600 mg，每 72 小时 1 次；终末期肾疾病患者，600 mg，每 96 小时 1 次
注意事项	1. 停止治疗可能发生肝炎急性加重，停止治疗时应密切监测肝功能，若必要，应重新进行抗乙肝治疗 2. 单用核苷类药物或合用其他抗逆转录病毒药物会导致乳酸性酸中毒和严重的伴有脂肪变性的肝大，包括致命事件 3. 在治疗过程中可出现肌无力、触痛或疼痛，应及时报告医师 4. 使用替比夫定治疗并不能降低经性接触或污染血源传播 HBV 的危险性，需要采取适当的防护措施 5. 服用本品期间，应当定期监测乙型肝炎生化指标、病毒学指标和血清标志物，至少每 6 个月 1 次
禁忌	对替比夫定及本品的其他任何成分过敏的患者禁用
不良反应	常见恶心、腹泻、腹胀、消化不良、头晕、头痛、皮疹、血淀粉酶升高、脂肪酶升高、ALT 升高、CK 升高等

续 表

特殊人群用药	肝功能、肾功能不全患者：在肾功能障碍或潜在肾功能障碍风险的患者，使用时应调整给药间隔，并密切监测肾功能 儿童：不推荐儿童使用本药 老年人：慎用 妊娠与哺乳期妇女：妊娠安全性分级为B级。对妊娠妇女只有在利益大于风险时，方可使用。建议用药时停止授乳
药典	
国家处方集	CNF
其他推荐依据	
■ 药品名称	奥司他韦 Oseltamivir
适应证	1. 用于治疗成人和1岁及以上儿童的甲型和乙型流行性感冒 2. 用于预防成人和13岁及以上青少年的甲型和乙型流行性感冒
制剂与规格	磷酸奥司他韦胶囊[基,保(乙)]：75mg
用法与用量	成人和青少年（13岁以上）：口服给药，①预防：推荐用量为一次75mg，一日1次。与感染者密切接触后，预防用药的时间不少于7天，流感流行期间则应为6周；②治疗：推荐用量为一次75mg，一日2次，连用5天。儿童（1岁以上）治疗用药：体重≤15kg，一次30ml，一日2次，共5天。体重23~40kg，一次60ml，一日2次，共5天。体重>40kg，一次75mg，一日2次，共5天
注意事项	1. 奥司他韦不能取代流感疫苗，其使用不应影响每年接种流感疫苗，只有在可靠的流行病学资料显示社区出现了流感病毒感染后才考虑用于治疗和预防 2. 对肌酐清除率10~30ml/min的患者，用于治疗和预防的推荐剂量应做调整。不推荐用于肌酐清除率<10ml/min的患者和严重肾衰竭需定期进行血液透析和持续腹膜透析的患者 3. 应对患者自我伤害和谵妄事件进行密切监测
禁忌	对奥司他韦及其制剂中任何成分过敏者禁用
不良反应	极少见皮肤发红、皮疹、皮炎和大疱疹、肝炎和AST及ALT升高、胰腺炎、血管性水肿、喉部水肿、支气管痉挛、面部水肿、嗜酸性粒细胞计数增多、白细胞计数减少和血尿
特殊人群用药	肝功能、肾功能不全患者：肌酐清除率（Ccr）<10ml/min或严重肾衰竭需定期血液透析或持续腹膜透析者不推荐使用，肾功能不全者（Ccr为10~30ml/min）慎用 儿童：慎用 妊娠与哺乳期妇女：妊娠安全性分级为C级；哺乳期妇女应权衡利弊后使用
药典	
国家处方集	CNF
其他推荐依据	
■ 药品名称	利巴韦林 Ribavirin
适应证	1. 主要用于呼吸道合胞病毒（RSV）引起的病毒性肺炎与支气管炎 2. 用于流感病毒感染 3. 用于皮肤疱疹病毒感染

续　表

	4. 局部用于单纯疱疹病毒性角膜炎 5. 与干扰素 α-2b 联用，用于治疗慢性丙型肝炎
制剂与规格	利巴韦林片[保(甲)]：①20mg；②50mg；③100mg[基] 利巴韦林含片[保(甲)]：①20mg；②100mg[基] 利巴韦林分散片[基,保(甲)]：100mg 利巴韦林胶囊[保(甲)]：①100mg[基]；②150mg 利巴韦林颗粒：①50mg；②100mg；③150mg 利巴韦林泡腾颗粒：①50mg；②150mg 利巴韦林口服液：5ml：150mg 利巴韦林滴眼液[保(甲)]：0.1%（8ml：8mg）
用法与用量	成人：口服，①体重＜65kg 者，一次 400mg，一日 2 次；②体重 65～85kg 者早 400mg，晚 600mg；③体重＞85kg 者一次 600mg，一日 2 次
注意事项	长期或大剂量服用对肝功能、血象有不良反应。有严重贫血、肝功能异常者慎用
禁忌	对本药过敏者，有心脏病史或心脏病患者，肌酐清除率＜50ml/min 的患者，有胰腺炎症状或胰腺炎患者，自身免疫性肝炎患者，活动性结核患者，地中海贫血和镰状细胞贫血患者，孕妇和可能妊娠的妇女，计划妊娠妇女的男性配偶禁用
不良反应	常见贫血、乏力等，停药后即消失。少见疲倦、头痛、失眠、食欲减退、恶心、呕吐、轻度腹泻、便秘等
特殊人群用药	肝功能、肾功能不全患者：肝功能、肾功能异常者慎用 老年人：不推荐使用 妊娠与哺乳期妇女：妊娠安全性分级为 X 级。孕妇及可能妊娠的妇女禁用，不推荐哺乳期妇女使用
药典	USP、Eur. P.、Chin. P.
国家处方集	CNF
其他推荐依据	
■ 药品名称	金刚烷胺　Amantadine
适应证	1. 用于原发性帕金森病，脑炎、一氧化碳中毒、老年人合并脑动脉硬化所致的帕金森叠加综合征及药物诱发的锥体外系反应 2. 也用于预防或治疗亚洲 A-Ⅱ型流感病毒引起的呼吸道感染
制剂与规格	盐酸金刚烷胺片[基,保(甲)]：100mg 盐酸金刚烷胺胶囊[保(甲)]：100mg
用法与用量	成人：口服给药，抗帕金森病：一次 100mg，一日 1～2 次。一日最大剂量为 400mg；抗病毒，一次 200mg，一日 1 次；或一次 100mg，每 12 小时 1 次。儿童：口服给药，①1～9 岁儿童，抗病毒，每 8 小时用 1.5～3mg/kg，或每 12 小时用 2.2～4.4mg/kg，也有推荐每 12 小时用 1.5mg/kg。一日最大量不宜超过 150mg。疗程 3～5 天，不宜超过 10 天；②9～12 岁儿童，抗病毒，每 12 小时口服 100mg；③12 岁或 12 岁以上儿童，抗病毒，同成人用量
注意事项	1. 有癫痫史、精神错乱、幻觉、充血性心力衰竭、肾功能不全、外周血管性水肿或直立性低血压的患者应在严密监护下使用

续　表

	2. 治疗帕金森病时不应突然停药 3. 用药期间不宜驾驶车辆、操纵机械或高空作业 4. 每日最后一次服药时间应在下午 4 时前，以避免失眠
禁忌	对金刚烷胺过敏、新生儿和 1 岁以下婴儿、哺乳期妇女禁用
不良反应	常见眩晕、失眠和神经质，恶心、呕吐、畏食、口干、便秘
特殊人群用药	肝功能、肾功能不全患者：肾功能不全者，肝脏疾病患者慎用 老年人：慎用 妊娠与哺乳期妇女：妊娠安全性分级为 C 级；孕妇慎用；哺乳妇女禁用
药典	USP、Eur. P.、Chin. P.、Jpn. P.
国家处方集	CNF
其他推荐依据	
■ 药品名称	金刚乙胺　Rimantadine
适应证	1. 本药适用于预防成人 A 型（包括 H1N1、H2N2、H3N2）流感病毒感染 2. 本药适用于预防儿童 A 型流感病毒感染
制剂与规格	盐酸金刚乙胺片[保(乙)]：0.1g 盐酸金刚乙胺口服颗粒[保(乙)]：2g：50mg
用法与用量	成人及 10 岁以上儿童：口服给药，①预防：一次 100mg，一日 2 次；②治疗：一次 100mg，一日 2 次。从症状开始连续治疗约 7 天。肾功能不全时剂量：对于肾衰竭（Ccr≤10ml/min）患者，推荐剂量为一日 100mg。肝功能不全时剂量：对于严重的肝功能不全患者，推荐剂量为一日 100mg。老年人剂量：对于中老年家庭护理患者，推荐剂量为一日 100mg。儿童（10 岁以下）：口服给药用于预防：5mg/kg，一日 1 次，但总量不超过 150mg
注意事项	癫痫患者慎用。金刚烷类药物可改变患者的注意力和反应性
禁忌	对金刚烷类药物过敏者及严重肝功能不全者禁用
不良反应	1. 胃肠道反应：恶心、呕吐、腹痛、食欲缺乏、腹泻 2. 神经系统障碍：神经过敏、失眠、集中力差、头晕、头痛、老年人步态失调 3. 其他：无力、口干
特殊人群用药	肝功能、肾功能不全者：慎用 儿童：本药用于 1 岁以下儿童的有效性和安全性尚不明确 老年人：慎用 妊娠与哺乳期妇女：妊娠安全性分级为 C 级；哺乳期妇女用药应权衡利弊
药典	USP
国家处方集	CNF
其他推荐依据	
■ 药品名称	伐昔洛韦　Valaciclovir
适应证	1. 主要用于带状疱疹 2. 用于治疗单纯疱疹病毒感染及预防复发，包括生殖器疱疹的初发和复发

续　表

制剂与规格	盐酸伐昔洛韦片[保(乙)]：①150mg；②300mg
用法与用量	口服给药：一次 0.3g，一日 2 次，饭前空腹服用。带状疱疹连续服药 10 天。单纯性疱疹连续服药 7 天
注意事项	1. 严重免疫功能缺陷者长期或多次应用本品治疗后可能引起单纯疱疹和带状疱疹病毒对本品耐药 2. 服药期间应给予患者充分的水，防止药物在肾小管内沉淀 3. 生殖器复发性疱疹感染以间歇短程疗法给药有效。生殖器复发性疱疹的长期疗法也不应超过 6 个月
禁忌	对本品及阿昔洛韦过敏者禁用
不良反应	偶有头晕、头痛、关节痛、恶心、呕吐、腹泻、胃部不适、食欲缺乏、口渴、白细胞计数减少、蛋白尿及尿素氮轻度升高、皮肤瘙痒等
特殊人群用药	肝功能、肾功能不全患者：慎用 儿童：2 岁以下儿童禁用，2 岁以上儿童慎用 老年人：老年患者由于生理性肾功能衰退，剂量与用药间期需调整 妊娠与哺乳期妇女：孕妇禁用。妊娠安全性分级为 B 级；哺乳妇女应慎用
药典	Chin. P.
国家处方集	CNF
其他推荐依据	
■ 药品名称	沙奎那韦　Saquinavir
适应证	与其他抗逆转录病毒药物联用，治疗 HIV-1 感染
制剂与规格	甲磺酸沙奎那韦片：600mg
用法与用量	口服给药：一次 600mg，一日 3 次，饭后服用
注意事项	糖尿病或高血糖症患者，A 型和 B 型血友病患者慎用
禁忌	对本药过敏者，严重肝功能受损者禁用
不良反应	腹泻、恶心和腹部不适
特殊人群用药	肝功能、肾功能不全患者：严重肝功能受损者禁用；中度肝功能受损者，严重肾功能不全者慎用 儿童：16 岁以下患者使用本药的安全性及有效性尚不明确 老年人：60 岁以上老年患者用药研究尚不充分 妊娠与哺乳期妇女：妊娠安全性分级为 B 级；用药妇女应暂停授乳
药典	USP
国家处方集	CNF
其他推荐依据	

续 表

■ 药品名称	阿昔洛韦 Aciclovir
适应证	1. 单纯疱疹病毒（HSV）感染：①口服用于生殖器疱疹病毒感染初发和复发患者；对反复发作患者可用作预防；②静脉制剂用于免疫缺陷者初发和复发性皮肤黏膜 HSV 感染的治疗以及反复发作患者的预防；也用于单纯疱疹性脑炎的治疗；③外用可用于 HSV 引起的皮肤和黏膜感染 2. 带状疱疹病毒（HZV）感染：①口服用于免疫功能正常者带状疱疹和免疫缺陷轻症患者的治疗；②静脉制剂用于免疫缺陷者严重带状疱疹或免疫功能正常者弥散型带状疱疹的治疗；③外用可用于 HZV 引起的皮肤和黏膜感染 3. 免疫缺陷者水痘的治疗 4. 眼部疾病：①结膜下注射或全身用药（口服或静脉滴注）：用于急性视网膜坏死综合征（ARN）、视网膜脉络膜炎、HSV 性葡萄膜炎；②局部用药：滴眼液或眼膏，用于 HZV 性角膜炎、结膜炎、眼睑皮炎及 HSV 性角膜炎
制剂与规格	阿昔洛韦片[保(甲)]：①100mg；②200mg[基]；③400mg
	阿昔洛韦咀嚼片[保(甲)]：①400mg；②800mg 阿昔洛韦胶囊[保(甲)]：①100mg；②200mg[基] 注射用阿昔洛韦[保(乙)]：①250mg；②500mg 阿昔洛韦氯化钠注射液：①100ml（阿昔洛韦 100mg、氯化钠 900mg）；②250ml（阿昔洛韦 250mg、氯化钠 2.25g） 阿昔洛韦眼膏[保(甲)]：2g∶60mg 阿昔洛韦滴眼液[基,保(甲)]：8ml∶8mg
用法与用量	口服给药 1. 急性带状疱疹：①片剂、分散片、咀嚼片：一次 200~800mg，每 4 小时 1 次，一日 5 次，连用 7~10 天；②缓释片：一次 1600mg，每 8 小时 1 次，连用 10 天 2. 生殖器疱疹 （1）初发：①片剂、分散片、咀嚼片：一次 200mg，每 4 小时 1 次，一日 5 次，连用 10 天；②缓释片、缓释胶囊：一次 400mg，每 8 小时 1 次，连用 10 天 （2）慢性复发：①片剂、分散片、咀嚼片：一次 200~400mg，一日 2 次，持续治疗 4~6 个月或 12 个月，然后进行再评价。根据再评价结果，选择一次 200mg，一日 3 次，或一次 200mg、一日 5 次的治疗方案。在症状初期，可及时给予间歇性治疗：一次 200mg，每 4 小时 1 次，一日 5 次，连用 5 天以上；②缓释片、缓释胶囊：一次 200~400mg，一日 3 次，持续治疗6~12 个月，然后进行再评价。根据再评价结果，选择适宜的治疗方案 3. 水痘：①片剂、分散片、咀嚼片：一次 800mg，一日 4 次，连用 5 天；②缓释片：一次 1600mg，一日 2 次，连用 5 天 静脉滴注：一日最大剂量为 30mg/kg 1. 重症生殖器疱疹初治：一次 5mg/kg，每 8 小时 1 次，共 5 天 2. 免疫缺陷者皮肤黏膜单纯疱疹或严重带状疱疹：一次 5~10mg/kg，每 8 小时 1 次，滴注 1 小时以上，共 7~10 天 3. 单纯疱疹性脑炎：一次 10mg/kg，每 8 小时 1 次，共 10 天 4. 急性视网膜坏死综合征：一次 5~10mg/kg，每 8 小时 1 次，滴注 1 小时以上，连用 7~10 天，然后改为口服给药，一次 800mg，一日 5 次，连续用药 6~14 周
注意事项	1. 对本品不能耐受者，精神异常或对细胞毒性药出现精神反应者（因静脉应用本药易产生精神症状），脱水者慎用

续　表

	2. 宜缓慢静脉滴注，以避免本品在肾小管内沉淀，导致肾功能损害，并应防止药液漏至血管外，以免引起疼痛及静脉炎
禁忌	对阿昔洛韦过敏者禁用
不良反应	常见注射部位的炎症或静脉炎、皮肤瘙痒或荨麻疹、皮疹、发热、轻度头痛、恶心、呕吐、腹泻、蛋白尿、血液尿素氮和血清肌酐值升高、肝功能异常如 AST、ALT、碱性磷酸酶、乳酸脱氢酶、总胆红素轻度升高等
特殊人群用药	肝功能、肾功能不全者：慎用 儿童：儿童用药尚未发现特殊不良反应，但仍应慎用 老年人：无充分的研究资料表明对 65 岁以上老人用药和年轻人用药有明显不同，但老年人用药仍应谨慎 妊娠与哺乳期妇女：能透过胎盘，孕妇用药应权衡利弊，妊娠安全性分级为 B 级；哺乳妇女用药应权衡利弊
药典	USP、Eur. P.、Chin. P.
国家处方集	CNF
其他推荐依据	
■ 药品名称	泛昔洛韦　Famciclovir
适应证	用于治疗带状疱疹和原发性生殖器疱疹
制剂与规格	泛昔洛韦片[保(乙)]：①125mg；②250mg 泛昔洛韦胶囊[保(乙)]：125mg
用法与用量	口服给药：一次 250mg，每 8 小时 1 次。治疗带状疱疹的疗程为 7 天，治疗急性原发性生殖器疱疹的疗程为 5 天
注意事项	乏昔洛韦不能治愈生殖器疱疹，是否能够防止疾病传播尚不清楚
禁忌	对泛昔洛韦及喷昔洛韦过敏者禁用
不良反应	常见头痛、恶心。此外尚可见头晕、失眠、嗜睡、感觉异常、腹泻、腹痛、消化不良、疲劳、发热、寒战、皮疹、皮肤瘙痒等
特殊人群用药	肝功能、肾功能不全患者：肾功能不全者慎用 儿童：不推荐使用 老年人：需注意调整剂量 妊娠与哺乳期妇女：本药的妊娠安全性分级为 B 级；哺乳期妇女用药时应暂停授乳
药典	Chin. P.
国家处方集	CNF
其他推荐依据	
■ 药品名称	喷昔洛韦　Penciclovir
适应证	用于口唇及面部单纯疱疹、生殖器疱疹等

续 表

制剂与规格	喷昔洛韦乳膏[保(乙)]：①2g∶20mg；②5g∶50mg；③10g∶100mg 注射用喷昔洛韦：250mg
用法与用量	局部给药：外涂患处，一日4~5次，应尽早（有先兆或损害出现时）开始治疗。静脉滴注：一次5mg/kg，每12小时1次
注意事项	1. 仅用静脉滴注给药，且应缓慢（1小时以上），防止局部浓度过高，引起疼痛及炎症 2. 溶液配制后应立即使用，不能冷藏，用剩溶液应废弃，稀释药液时出现白色混浊或结晶则不能使用 3. 软膏不用于黏膜，因刺激作用，勿用于眼内及眼周
禁忌	对喷昔洛韦及泛昔洛韦过敏者禁用
不良反应	注射后可见头痛、头晕、肌酐清除率少量增加，血压轻度下降等。外用时偶见头痛、用药局部灼热感、疼痛、瘙痒等
特殊人群用药	儿童：12岁以下儿童用药的安全性和有效性尚未确立 妊娠与哺乳期妇女：妊娠安全性分级为B级
药典	
国家处方集	CNF
其他推荐依据	
■ 药品名称	更昔洛韦 Ganciclovir
适应证	1. 主要用于免疫缺陷患者（包括艾滋病患者）并发巨细胞病毒（CMV）视网膜炎的诱导期和维持期治疗 2. 也用于接受器官移植的患者预防CMV感染 3. 用于单纯疱疹病毒性角膜炎
制剂与规格	更昔洛韦胶囊[保(乙)]：250mg 更昔洛韦注射液[保(乙)]：①10ml∶500mg；②5ml∶250mg 注射用更昔洛韦[保(乙)]：①50mg[基]；②150mg[基]；③250mg[基]；④500mg 更昔洛韦滴眼液：8ml∶8mg 更昔洛韦眼膏：2g∶20mg 更昔洛韦眼用凝胶[保(乙)]：5g∶7.5mg
用法与用量	静脉滴注 1. 治疗CMV视网膜炎：①初始剂量：5mg/kg，每12小时1次，连用14~21天；②维持剂量：5mg/kg，一日1次，一周5天；或6mg/kg，一日1次，一周5天 2. 预防器官移植受者的CMV感染：①初始剂量：5mg/kg，每12小时1次，连用7~14天；②维持剂量：5mg/kg，一日1次，一周7天；或6mg/kg，一日1次，一周5天 口服给药 1. CMV视网膜炎的维持治疗：在诱导治疗后，推荐维持量为一次1000mg，一日3次。也可在非睡眠时一次服500mg，每3小时1次，一日6次。维持治疗时若CMV视网膜炎有发展，则应重新进行诱导治疗 2. 晚期HIV感染患者CMV感染的预防：预防剂量为一次1000mg，一日3次 3. 器官移植受者CMV感染的预防：预防剂量为一次1000mg，一日3次。用药疗程根据免疫抑制的时间和程度确定。经眼给药：一次1滴，一日4次，疗程3周

续　表

注意事项	1. 本品可引起中性粒细胞减少、血小板减少，并易引起出血和感染，用药期间应注意口腔卫生 2. 用药期间应每 2 周进行血清肌酐或肌酐清除率的测定
禁忌	对本药或阿昔洛韦过敏者，严重中性粒细胞计数减少（$<0.5\times10^9/L$）或严重血小板减少（$<25\times10^9/L$）的患者禁用
不良反应	1. 常见的为骨髓抑制 2. 可出现中枢神经系统症状，如精神异常、紧张、震颤等 3. 可出现皮疹、瘙痒、药物热、头痛、头晕、呼吸困难等
特殊人群用药	儿童：由于本药有致癌和影响生殖能力的远期毒性，在儿童中静脉或口服使用本药应充分权衡利弊后再决定是否用药 妊娠与哺乳期妇女：孕妇应充分权衡利弊后再决定是否用药。妊娠安全性分级为 C 级；授乳妇女在用药期间应停止授乳
药典	USP、Chin. P.
国家处方集	CNF
其他推荐依据	
■ 药品名称	碘苷　Idoxuridine
适应证	用于治疗带状疱疹病毒感染、单纯疱疹性角膜炎和牛痘病毒性角膜炎
制剂与规格	碘苷滴眼液：①8ml∶8mg；②10ml∶10mg
用法与用量	经眼给药：滴于患侧结膜囊内，一次 1~2 滴，每 1~2 小时 1 次
注意事项	1. 碘苷对单纯疱疹病毒Ⅱ型感染无效 2. 可与睫状肌麻痹药、抗生素及肾上腺皮质激素合用。激素能促使病毒感染扩散，故禁用于浅层角膜炎，但可用于基质性角膜炎、角膜水肿或虹膜炎
禁忌	眼外科手术创伤愈合期，对本药及碘制剂过敏的患者禁用
不良反应	有畏光、局部充血、水肿、痒或疼痛等不良反应；也可发生过敏反应眼睑水肿。长期滴用，可引起接触性皮炎、点状角膜病变、滤泡性结膜炎、泪点闭塞等
特殊人群用药	儿童：儿童用药尚缺乏资料，一般不用于婴幼儿 妊娠与哺乳期妇女：孕妇不宜使用；哺乳期妇女不宜使用
药典	USP、Eur. P.、Chin. P.、Jpn. P.
国家处方集	CNF
其他推荐依据	
■ 药品名称	阿糖腺苷　Vidarabine
适应证	用于治疗疱疹病毒感染所致的口炎、皮疹、脑炎及巨细胞病毒感染
制剂与规格	注射用阿糖腺苷：200mg 注射用单磷酸阿糖腺苷：①100mg；②200mg

续 表

用法与用量	肌内注射或缓慢静脉注射：成人，按体重一次5~10mg/kg，一日1次
注意事项	如注射部位疼痛，必要时可加盐酸利多卡因注射液解除疼痛症状
禁忌	妊娠与哺乳期妇女禁用
不良反应	可见注射部位疼痛
特殊人群用药	肝功能、肾功能不全患者：慎用 妊娠与哺乳期妇女：孕妇禁用。妊娠安全性分级为C级；授乳妇女禁用
药典	USP
国家处方集	CNF
其他推荐依据	
■ 药品名称	酞丁安 Ftibamzone
适应证	1. 用于各型沙眼 2. 用于单纯疱疹、带状疱疹 3. 用于尖锐湿疣、扁平疣 4. 用于浅部真菌感染，如体癣、股癣、手足癣等
制剂与规格	酞丁安滴眼液：0.1%（8ml：8mg） 酞丁安搽剂：5ml：25mg 酞丁安软膏：①10g：100mg；②10g：300mg
用法与用量	经眼给药：摇匀后滴眼，一次1滴，一日2~4次。局部给药：①单纯疱疹、带状疱疹：涂于患处，一日3次；②尖锐湿疣、扁平疣：涂于患处，一日3次；③浅部真菌感染：涂于患处，早晚各1次，体癣、股癣连用3周，手足癣连用4周
注意事项	1. 软膏剂、搽剂使用时注意勿入口内和眼内 2. 涂布部位有灼烧感、瘙痒、红肿等，应停止用药，洗净
禁忌	对制剂药品中任何成分过敏者禁用
不良反应	少数病例有局部瘙痒刺激反应，如皮肤红斑、丘疹及刺痒感
特殊人群用药	儿童：儿童用药尚缺乏资料，一般不用于婴幼儿 妊娠与哺乳期妇女：哺乳期妇女不宜使用；孕妇禁用，育龄妇女慎用
药典	
国家处方集	CNF
其他推荐依据	
■ 药品名称	膦甲酸钠 Foscarnet Sodium
适应证	1. 主要用于免疫缺陷者（如艾滋病患者）的巨细胞病毒性视网膜炎 2. 免疫功能损害患者耐阿昔洛韦单纯疱疹病毒性皮肤黏膜感染
制剂与规格	膦甲酸钠注射液[保(乙)]：①100ml：2.4g；②250ml：3g；③250m：6g；④500ml：6g 膦甲酸钠氯化钠注射液[保(乙)]：①100ml：2.4g；②250ml：3g 膦甲酸钠乳膏：①5g：150mg；②10g：300mg

续　表

用法与用量	静脉滴注 1. 艾滋病患者巨细胞病毒性视网膜炎：①诱导期，推荐初始剂量 60mg/kg，每 8 小时 1 次，连用 2~3 周，视治疗后的效果而定，也可每 12 小时 90mg/kg；②维持期，维持剂量一日 90~120mg/kg，滴注时间不得少于 2 小时。如患者在维持期视网膜炎症状加重时，应仍恢复诱导期剂量 2. 艾滋病患者巨细胞病毒性鼻炎：初始剂量 60mg/kg，每 8 小时 1 次，滴注时间至少 1 小时，连用 2~3 周。根据患者肾功能和耐受程度调整剂量和给药时间。维持量一日 90~120mg/kg，滴注 2 小时 3. 耐阿昔洛韦的皮肤黏膜单纯疱疹病毒感染和带状疱疹病毒感染：推荐剂量一次 40mg/kg，每 8 小时（或 12 小时）1 次，滴注时间不得少于 1 小时，连用 2~3 周或直至治愈。外用：耐阿昔洛韦的皮肤黏膜单纯疱疹病毒感染：乳膏，一日 3~4 次，连用 5 日为一疗程
注意事项	1. 用药期间必须密切监测肾功能，根据肾功能情况调整剂量 2. 不能与其他肾毒性药物同时使用，不能与喷他脒联合静脉滴注，以免发生低钙血症 3. 注射剂避免与皮肤、眼接触，若不慎接触，应立即用清水洗净 4. 乳膏剂严格限用于免疫功能损害患者耐阿昔洛韦的单纯疱疹病毒性皮肤、黏膜感染
禁忌	对膦甲酸钠过敏者禁用
不良反应	肾功能损害、电解质紊乱、惊厥、贫血或血红蛋白降低、注射部位静脉炎、生殖泌尿道刺激症状或溃疡等
特殊人群用药	肝功能、肾功能不全患者：肌酐清除率＜0.4ml/min 者（以 kg 计）禁用。肝肾功能不全者慎用 儿童：用药应权衡利弊 老年人：老年患者的肾小球滤过率下降，故用药前及用药期间应检查肾功能 妊娠与哺乳期妇女：妊娠安全性分级为 C 级；哺乳期妇女用药期间应暂停授乳
药典	Eur. P.
国家处方集	CNF
其他推荐依据	

第十七节　抗真菌药

■ 药品名称	两性霉素 B　Amphotericin B
抗菌谱与适应证	1. 用于治疗隐球菌病、北美芽生菌病、播散性念珠菌病、球孢子菌病、组织胞质菌病 2. 用于治疗由毛霉菌、根霉属、犁头霉菌属、内胞霉属和蛙粪霉属等所致的毛霉病 3. 用于治疗由申克孢子丝菌引起的孢子丝菌病 4. 用于治疗由烟曲菌所致的曲菌病 5. 外用制剂适用于着色真菌病、烧伤后皮肤真菌感染、呼吸道念珠菌、曲菌或隐球菌感染、真菌性角膜溃疡
制剂与规格	注射用两性霉素 B[基,保(甲)]：①5mg（5000U）；②25mg（2.5 万 U）；③50mg（5 万 U） 注射用两性霉素 B 脂质体[保(乙)]：①2mg（2000U）；②10mg（1 万 U）；③50mg（5 万 U）；④100mg（10 万 U）

续 表

用法与用量	静脉滴注：①起始剂量为1~5mg或按体重一次0.02~0.10mg/kg，以后根据患者耐受情况每日或隔日增加5mg，当增加至一次0.6~0.7mg/kg时即可暂停增加剂量；②最高单次剂量不超过1mg/kg，每日或隔1~2日给药1次，总累积量1.5~3.0g，疗程1~3个月，视患者病情也可延长至6个月。治疗鼻脑毛霉病时，累积治疗量至少3~4g，治疗白色念珠菌感染，疗程总量约为1g；治疗隐球菌脑膜炎，疗程总量约为3g；③对敏感真菌所致的感染宜采用较小剂量，即一次20~30mg，疗程也宜较长。鞘内注射对隐球菌脑膜炎，除静脉滴注外尚需鞘内给药。首次剂量为0.05~0.10mg，以后逐渐增至一次0.5mg，最大量一次不超过1mg，每周2~3次，总量15mg左右。雾化吸入：5~10mg，一日分2次喷雾，疗程1个月。两性霉素B脂质体：静脉注射，起始剂量一日0.1mg/kg，如无不良反应，第2日开始增加一日0.25~0.50mg/kg，剂量逐日递增至维持剂量一日1~3mg/kg。输液速度以不大于0.15mg/ml为宜
注意事项	1. 治疗期间定期严密随访血、尿常规，肝肾功能，血钾，心电图等，如血尿素氮或血肌酐明显升高时，则需减量或暂停治疗，直至肾功能回复 2. 为减少不良反应，给药前可给非甾体抗炎药和抗组胺药 3. 本品宜缓慢避光滴注，每剂滴注时间至少6小时 4. 药液静脉滴注时应避免外漏，因其可致局部刺激
禁忌	对两性霉素B过敏及严重肝病患者禁用
不良反应	1. 静脉滴注过程中或静脉滴注后发生寒战、高热、严重头痛、食欲缺乏、恶心、呕吐，有时可出现血压下降、眩晕等 2. 几乎所有患者在疗程中均可出现不同程度的肾功能损害，尿中可出现红细胞、白细胞、蛋白和管型、血尿素氮和肌酐增高，肌酐清除率降低，也可引起肾小管性酸中毒 3. 低钾血症 4. 血液系统毒性反应有正常红细胞性贫血，偶有白细胞或血小板减少
特殊人群用药	肝功能、肾功能不全患者：肝病患者，肾功能损害者慎用。严重肝病患者禁用 老年人：减量慎用 妊娠与哺乳期妇女：妊娠安全性分级为B级。哺乳期妇女应避免应用本药或用药时暂停授乳
药典	USP、Eur. P.、Chin. P.、Jpn. P.
国家处方集	CNF
其他推荐依据	
■ 药品名称	氟康唑 Fluconazol
抗菌谱与适应证	1. 念珠菌病：①全身性念珠菌病：如念珠菌败血症、播散性念珠菌病及其他非浅表性念珠菌感染等，包括腹膜、心内膜、肺部、尿路的感染；②黏膜念珠菌病：包括口咽部及食管感染、非侵入性肺及支气管感染、念珠菌尿症等；③阴道念珠菌病 2. 隐球菌病：用于治疗脑膜以外的新型隐球菌病；也用于两性霉素B与氟胞嘧啶联用初治后的维持治疗 3. 皮肤真菌病：如体癣、手癣、足癣、头癣、指（趾）甲癣、花斑癣等，还可用于皮肤着色真菌病 4. 用于真菌感染所引起的睑缘炎、结膜炎、角膜炎等 5. 预防真菌感染的发生，常见于恶性肿瘤、免疫抑制、骨髓移植、接受细胞毒类药化疗或放疗等患者 6. 球孢子菌病、芽生菌病、组织胞质菌病等

续 表

制剂与规格	氟康唑片[保(甲)]：①50mg[基]；②100mg[基]；③150mg；④200mg 氟康唑胶囊[保(甲)]：①50mg[基]；②100mg[基]；③150mg 氟康唑注射液[保(乙)]：①50ml：100mg；②100ml：200mg[基]
用法与用量	静脉滴注 1. 念珠菌败血症、播散性念珠菌病及其他非浅表性念珠菌感染：常用剂量为第 1 日 400mg，以后一日 200mg。根据临床症状，可将日剂量增至 400mg 2. 口咽部念珠菌病：常用剂量为一次 50mg，一日 1 次，连用 7~14 天 3. 食管感染、非侵入性肺及支气管感染、念珠菌尿症等：剂量为一次 50mg，一日 1 次，连用 14~30 天。对异常难以治愈的黏膜念珠菌感染，剂量可增至一次 100mg，一日 1 次 4. 阴道念珠菌病：单剂 150mg 5. 隐球菌性脑膜炎及其他部位隐球菌感染：常用剂量为第 1 日 400mg，以后一日 200~400mg，疗程根据临床症状而定，但对隐球菌性脑膜炎，疗程至少为 6~8 周。为防止艾滋病患者的隐球菌性脑膜炎的复发，在完成基本疗程治疗后，可继续给予维持量，一日 200mg 6. 预防真菌感染（如恶性肿瘤患者等）：患者在接受化疗或放疗时，一次 50mg，一日 1 次
注意事项	1. 需定期监测肝肾功能，用于肝肾功能减退者需减量应用 2. 在免疫缺陷者中的长期预防用药，已导致念珠菌属等对氟康唑等吡咯类抗真菌药耐药性的增加，应避免无指征预防用药 3. 与肝毒性药物合用、需服用氟康唑 2 周以上或接受多倍于常用剂量的本品时，可使肝毒性的发生率增高，需严密观察
禁忌	对氟康唑或其他吡咯类药物有过敏史者禁用
不良反应	1. 常见恶心、呕吐、腹痛或腹泻等 2. 过敏反应，可表现为皮疹，偶可发生严重的剥脱性皮炎、渗出性多形红斑 3. 肝毒性，治疗过程中可发生轻度一过性 AST 及 ALT 升高 4. 可见头晕、头痛
特殊人群用药	肝功能、肾功能不全患者：肝功能、肾功能损害者慎用 儿童：本药对小儿的影响缺乏充足的研究资料，用药需谨慎 妊娠与哺乳期妇女：孕妇用药须权衡利弊。妊娠安全性分级为 C 级；不推荐哺乳期妇女使用
药典	USP、Chin. P.
国家处方集	CNF
其他推荐依据	
■ 药品名称	**伊曲康唑 Itraconazole**
抗菌谱与适应证	1. 注射液：用于全身性真菌感染，如曲霉病、念珠菌病、隐球菌病（包括隐球菌性脑膜炎）、组织胞质菌病、孢子丝菌病、巴西副球孢子菌病、芽生菌病和其他多种少见的全身性或热带真菌病。用于口腔、咽部、食管、阴道念珠菌感染以及真菌性结膜炎、真菌性角膜炎 2. 胶囊剂：适用于治疗肺部及肺外芽生菌病；组织胞质菌病，包括慢性空洞性肺部疾病和非脑膜组织胞质菌病，以及不能耐受两性霉素 B 或两性霉素 B 治疗无效的肺部或肺外曲霉病。浅部真菌感染，如手足癣、体癣、股癣、花斑癣等。口腔、咽部、食管、阴道念珠菌感染，以及真菌性结膜炎、真菌性角膜炎。用于皮肤癣菌和/或酵母菌所致甲真菌病

续 表

	3. 口服液：适用于粒细胞缺乏患者怀疑真菌感染的经验治疗，口咽部和食管念珠菌病的治疗 4. 静脉注射液：适用于粒细胞缺乏患者怀疑真菌感染的经验治疗，还适用于治疗肺部及肺外芽生菌病；组织胞质菌病，包括慢性空洞性肺部疾病和非脑膜组织胞质菌病；以及不能耐受两性霉素 B 或两性霉素 B 治疗无效的肺部或肺外曲霉病
制剂与规格	伊曲康唑胶囊[基,保(乙)]：100mg 伊曲康唑口服液[基,保(乙)]：150ml∶1.5g 伊曲康唑注射液[基,保(乙)]：25ml∶250mg
用法与用量	口服给药 1. 体癣、股癣：一日 100mg，疗程 15 天；手足癣：一次 200mg，一日 2 次，疗程 7 天，或一日 100mg，疗程 30 天 2. 花斑癣：一次 200mg，一日 1 次，疗程 7 天 3. 甲真菌病：①冲击疗法：一次 200mg，一日 2 次，连服 1 周。指（趾）甲感染分别需要 2 个和 3 个冲击疗程，每个疗程间隔 3 周；②连续治疗：一次 200mg，一日 1 次，连用 3 个月 4. 真菌性角膜炎：一次 200mg，一日 1 次，疗程 21 天 5. 曲霉病：一次 200mg，一日 1 次，疗程 2~5 个月；对侵袭性或播散性感染者，可增加剂量至一次 200mg，一日 2 次 6. 念珠菌病：①常用量一次 100~200mg，一日 1 次，疗程 3 周至 7 个月；②口腔念珠菌病：一次 100mg，一日 1 次，疗程 15 天；③念珠菌性阴道炎：一次 200mg，一日 1 次，疗程 3 天 7. 非隐球菌性脑膜炎：一次 200mg，一日 1 次，疗程 2 个月至 1 年 8. 隐球菌性脑膜炎：一次 200mg，一日 2 次，疗程 2 个月至 1 年。维持量一日 1 次
注意事项	1. 对持续用药超过 1 个月者，及治疗过程中出现畏食、恶心、呕吐、疲劳、腹痛或尿色加深的患者，建议检查肝功能。如出现异常，应停止用药 2. 发生神经系统症状时应终止治疗 3. 对有充血性心力衰竭危险因素的患者，应谨慎用药，并严密监测
禁忌	1. 禁用于已知对伊曲康唑及辅料过敏的患者 2. 注射液禁用于不能注射 0.9%氯化钠注射液的患者 3. 注射液禁用于肾功能损伤患者肌酐清除率< 30ml/min 者 4. 禁止与特非那定、阿司咪唑、咪唑斯汀、西沙比利、多非利特、奎尼丁等合作
不良反应	1. 常见畏食、恶心、腹痛和便秘 2. 已有潜在病理改变并同时接受多种药物治疗的大多数患者，长疗程治疗时可见低钾血症、水肿、肝炎和脱发等症状
特殊人群用药	肝功能、肾功能不全患者：肝功能、肾功能不全者，肝酶升高、活动性肝病或有其他药物所致肝毒性史者不宜使用本药 儿童：用药应权衡利弊 老年人：慎用 妊娠与哺乳期妇女：孕妇用药应权衡利弊。本药的妊娠安全性分级为 C 级；哺乳期妇女用药应权衡利弊
药典	Eur. P.
国家处方集	CNF
其他推荐依据	

续 表

■ 药品名称	伏立康唑 Voriconazole
抗菌谱与适应证	1. 侵袭性曲霉病 2. 对氟康唑耐药的念珠菌（包括克柔念珠菌）引起的严重侵袭性感染 3. 由足放线病菌属和镰刀菌属引起的严重感染 4. 非中性粒细胞减少患者的念珠菌血症 5. 应主要用于治疗免疫功能减退患者的进展性、可能威胁生命的感染
制剂与规格	伏立康唑薄膜衣片[保(乙)]：①50mg；②200mg 伏立康唑干混悬剂：40mg/ml 注射用伏立康唑[保(乙)]：200mg
用法与用量	口服给药 1. 患者体重≥40kg：①用药第 1 日给予负荷剂量：一次 400mg，每 12 小时 1 次；②开始用药 24 小时后给予维持剂量：一次 200mg，一日 2 次 2. 患者体重< 40kg：①用药第 1 日给予负荷剂量：一次 200mg，每 12 小时 1 次；②开始用药 24 小时后给予维持剂量：一次 100mg，一日 2 次 静脉给药 1. 用药第 1 日给予负荷剂量：一次 6mg/kg，每 12 小时 1 次 2. 开始用药 24 小时后给予维持剂量：一次 4mg/kg，一日 2 次 3. 如果患者不能耐受维持剂量，可减为一次 3mg/kg，一日 2 次
注意事项	1. 治疗前或治疗期间应监测血电解质，如有电解质紊乱应及时纠正 2. 连续治疗超过 28 日者，需监测视觉功能 3. 片剂应在餐后或餐前至少 1 小时服用，其中含有乳糖成分，先天性的半乳糖不能耐受者、Lapp 乳糖酶缺乏或葡萄糖-半乳糖吸收障碍者不宜应用片剂 4. 在治疗中患者出现皮疹需严密观察，如皮损进一步加重则需停药。用药期间应避免强烈的、直接的阳光照射
禁忌	已知对伏立康唑或任何一种赋形剂有过敏史者、孕妇禁用
不良反应	常见视觉障碍、发热、皮疹、恶心、呕吐、腹泻、头痛、败血症、周围性水肿、腹痛及呼吸功能紊乱、肝功能试验值增高
特殊人群用药	肝功能、肾功能不全患者：严重肝功能减退患者慎用 儿童：12 岁以下儿童的用药安全性和有效性尚未建立 妊娠与哺乳期妇女：孕妇用药应权衡利弊。妊娠安全性分级为 D 级。哺乳期妇女用药应权衡利弊
药典	
国家处方集	CNF
其他推荐依据	
■ 药品名称	卡泊芬净 Caspofungin
抗菌谱与适应证	1. 用于对其他药物治疗无效或不能耐受的侵袭性曲霉菌病 2. 用于念珠菌所致的食管炎、菌血症、腹腔内脓肿、腹膜炎及胸膜腔感染 3. 用于考虑系真菌感染引起的发热、中性粒细胞减少患者的经验治疗

续 表

制剂与规格	注射用醋酸卡泊芬净[基,保(乙)]：①50mg；②70mg
用法与用量	静脉滴注：首日给予单次70mg的负荷剂量；之后给予一日50mg的维持剂量。对疗效欠佳且对本药耐受较好的患者，可将维持剂量加至一日70mg
注意事项	与环孢素同时使用，需权衡利弊
禁忌	对本品任何成分过敏者、哺乳期及妊娠期妇女禁用
不良反应	常见发热、头痛、腹痛、疼痛、恶心、腹泻、呕吐、AST升高、ALT升高、贫血、静脉炎/血栓性静脉炎。静脉输注并发症、皮肤皮疹、瘙痒等
特殊人群用药	肝功能、肾功能不全患者：肝功能不全或肝脏疾病患者，肾功能不全患者慎用 儿童：不推荐18岁以下的患者使用本药 妊娠与哺乳期妇女：除非必要，孕妇不得使用本药。妊娠安全性分级为C级；用药期间不宜授乳
药典	
国家处方集	CNF
其他推荐依据	
■ 药品名称	米卡芬净 Micafungin
抗菌谱与适应证	由曲霉菌和念珠菌引起的下列感染：真菌血症、呼吸道真菌病、胃肠道真菌病
制剂与规格	注射用米卡芬净钠[保(乙)]：50mg
用法与用量	静脉给药：成人一次50~150mg，一日1次，严重或难治性患者，可增加至一日300mg。切勿使用注射用水溶解本品。剂量增加至一日300mg用以治疗严重或难治性感染的安全性尚未完全确立。体重为50kg或以下的患者，一日剂量不应超过6mg/kg
注意事项	1. 可能出现肝功能异常或黄疸，应严密监测患者的肝功能 2. 溶解本品时勿用力摇晃输液袋，因易起泡，且泡沫不易消失 3. 本品在光线下可慢慢分解，给药时应避免阳光直射
禁忌	禁用于对本品任何成分有过敏史的患者
不良反应	1. 血液学异常：中性粒细胞减少症、血小板减少或溶血性贫血 2. 可能发生休克、过敏样反应 3. 可能出现肝功能异常或黄疸 4. 可能发生严重的肾功能不全如急性肾衰竭
特殊人群用药	儿童：儿童静脉使用本药的安全性和有效性尚未建立 妊娠与哺乳期妇女：妊娠安全性分级为C级；授乳妇女用药需权衡利弊
药典	
国家处方集	CNF
其他推荐依据	
■ 药品名称	特比萘芬 Terbinafine
抗菌谱与适应证	1. 口服给药：①由毛癣菌、小孢子菌和絮状表皮癣菌等所致皮肤、头发和指（趾）甲的感

续　表

	染；由念珠菌所致皮肤酵母菌感染；②多种癣病，如体癣、股癣、手癣、足癣和头癣等；③由丝状真菌引起的甲癣 2. 局部给药：由皮肤真菌、酵母菌及其他真菌所致体癣、股癣、手癣、足癣、头癣、花斑癣
制剂与规格	盐酸特比萘芬片[保(乙)]：①125mg；②250mg 特比萘芬乳膏：①1g：10mg（1%）；②10g：100mg（1%） 盐酸特比萘芬软膏[保(乙)]：①10g：100mg；②15g：150mg 特比萘芬溶液剂：30ml：300mg（1%） 盐酸特比萘芬搽剂：15ml：150mg 盐酸特比萘芬喷雾剂：15ml：150mg 盐酸特比萘芬散：10g：100mg
用法与用量	口服给药：一次125mg~250mg，一日1次。疗程视感染程度及不同的临床应用而定：体、股癣2~4周；手、足癣2~6周；皮肤念珠菌病2~4周；头癣4周；甲癣6~12周。局部给药：涂（或喷）于患处及其周围。①乳膏、搽剂、散剂：一日1~2次。一般疗程：体癣、股癣1~2周；花斑癣2周；足癣2~4周；②溶液剂：用于体癣、股癣，一日2次，连用1~2周；用于手癣、足癣、花斑癣，一日2次，连用2~4周；③喷雾剂：一日2~3次，1~2周为一疗程，喷于患处
注意事项	1. 口服对花斑癣无效 2. 使用过程中如出现不良反应症状，应停止用药 3. 软膏、凝胶及擦剂仅供局部皮肤使用皮肤涂敷后，可不必包扎。不宜用于开放性伤口，不能用于眼内，避免接触鼻、口腔及其他黏膜
禁忌	对特比萘芬或萘替芬及本药制剂中其他成分过敏者禁用
不良反应	1. 最常见胃肠道症状（腹满感、食欲减退、恶心、轻度腹痛及腹泻）或轻型的皮肤反应（皮疹、荨麻疹等） 2. 个别严重的有皮肤反应病例，如Stevens-Johnson综合征、中毒性表皮坏死松解症
特殊人群用药	肝功能、肾功能不全患者：肝功能、肾功能不全者慎用；严重肝功能、肾功能不全者禁用 儿童：不推荐用于2岁以下的儿童 老年人：适当调整给药剂量 妊娠与哺乳期妇女：孕妇用药应权衡利弊。本药的妊娠安全性分级为B级；哺乳期妇女用药期间应暂停授乳
药典	Eur. P.
国家处方集	CNF
其他推荐依据	
■ 药品名称	**氟胞嘧啶　Flucytosine**
抗菌谱与适应证	用于治疗念珠菌属心内膜炎、隐球菌属脑膜炎、念珠菌属或隐球菌属真菌败血症、肺部感染和尿路感染
制剂与规格	氟胞嘧啶片[保(乙)]：①250mg；②500mg 氟胞嘧啶注射液[保(乙)]：250ml：2.5g
用法与用量	口服给药：一次1000~1500mg，一日4次，用药疗程为数周至数月。为避免或减少恶心、呕吐，一次服药时间持续15分钟

续 表

	静脉注射：一日 50~150mg/kg，分 2~3 次给药 静脉滴注：一日100~150mg/kg，分 2~3 次给药，静脉滴注速度为 4~10ml/min
注意事项	1. 单用氟胞嘧啶在短期内可产生真菌对本品的耐药菌株。治疗播散性真菌病时通常与两性霉素 B 联合应用 2. 骨髓抑制、血液系统疾病或同时接受骨髓移植药物者慎用 3. 用药期间应检查周围血象、肝肾功能，肾功能减退者需监测血药浓度
禁忌	对本品过敏者禁用
不良反应	1. 可致恶心、呕吐、畏食、腹痛、腹泻等胃肠道反应 2. 皮疹、嗜酸性粒细胞增多等变态反应 3. 可发生肝毒性反应，一般表现为 ALT 及 AST 一过性升高，偶见血清胆红素升高 4. 可致白细胞或血小板减少，偶可发生全血细胞减少，骨髓抑制和再生障碍性贫血
特殊人群用药	肝功能、肾功能不全患者：肝功能、肾功能损害者，尤其是同时应用两性霉素 B 或其他肾毒性药物时慎用；严重肝功能、肾功能不全者禁用 儿童：不宜使用 老年人：需减量 妊娠与哺乳期妇女：孕妇用药应权衡利弊。妊娠安全性分级为 C 级；哺乳期妇女用药应暂停授乳
药典	USP、Eur. P.、Chin. P.、Jpn. P.
国家处方集	CNF
其他推荐依据	

药品名称索引（汉英对照）

A

B

C

D

E

F

G

H

J

K

L

M

N

T

W

X

Y

Z

名词缩略语

AChE	乙酰胆碱酯酶
ANP	心钠素
ARDS	急性呼吸窘迫综合征
Bu- ChE	丁酰胆碱酯酶
$CaNa_2$-EDTA	依地酸钙钠
ChE	全血胆碱酯酶活力
COHb	碳氧血红蛋白
COPD	慢性阻塞性肺病
CPAP	持续正压通气
CRP C	反应蛋白
D-dimer	D-二聚体
DMPS	二巯基丙磺酸钠
DMSA	二巯丁二酸
DR	数字化摄影
EMG	神经-肌电图
FT3	学游离三碘甲状腺原氨酸
FT4	血游离甲状腺素
F-VEP	闪光视觉诱发电位
GSH-PX	谷胱甘肽过氧化酶
HD	血液透析
HP	血液灌流
IMS	中间期肌无力综合征
Na-DMSA	二巯丁二钠
NCV	神经传导速度
OPIDP	迟发性周围神经病
PAM	碘解磷定
PAM-Cl	氯解磷定
PC-STEL	短时间接触容许浓度
PCT	降钙素原
PC-TWA	时间加权平均容许浓度
PCWP	肺毛细血管楔压
PEEP	呼气末正压通气
P-VEP	图形视觉诱发电位
TSH	血促甲状腺激素

参考文献

[1] 曹殿凤，侯翠翠，邱菊，等．综合评估在尘肺分级治疗中的应用［J］．中国工业医学杂志，2020，33（2）：128-131.

[2] 曹殿凤，张正华，高萍，等．综合性肺康复治疗尘肺疗效观察［J］．中国工业医学杂志，2010，23（4）：271-272.

[3] 中华预防医学会职业病专业委员会尘肺病影像学组．尘肺病胸部 CT 规范化检查技术专家共识（2020 年版）［J］．环境与职业医学，2020，37（10）：94-949.

[4] 中华预防医学会劳动卫生与职业病分会职业性肺部疾病学组．尘肺病治疗中国专家共识（2018 年版）［J］．环境与职业医学，2018，35（8）：677-689.

[5] 陈灏珠，林果为，王吉耀．实用内科学［M］．14 版．北京：人民卫生出版社，2013，800-801.

[6] 陈莉，赵金垣．一种新的细胞信使分子：一氧化碳［J］．中华内科杂志，1999，38（4）：270-272.

[7] 陈思，尹文伟，毕堃，等．盐酸噻氯匹定片联合丁苯酞胶囊治疗缺血性脑卒中的临床研究［J］．中国临床药理学杂志，2019，35（10）：934-936，949.

[8] 陈新谦，金有豫，汤光．新编药物学［M］．15 版．北京：人民卫生出版社，2005，485-487，501-502，504-505.

[9] 陈志远，张志浩，车审言，等．规范的大容量肺灌洗术治疗尘肺病［J］．中华医学杂志，2005，85：2856-2858.

[10] 程春华，于伟华．慢性汞中毒患者的护理体会［J］．吉林医学，2009，30（6）：519-520.

[11] 程建新，张少冲，余洁婷，等．综合方案治疗急性甲醇中毒视功能损害的疗效分析［J］．中国实用眼科杂志，2007，25（1）：118-121.

[12] 程坤，王玉芬，陈锋，等．糖皮质激素联合高压氧治疗急性一氧化碳中毒迟发性脑病的疗效观察［J］．中华航海医学与高气压医学杂志，2019，26（4）：369-371.

[13] 程樱，樊春月，王艳艳．中西医结合治疗正己烷中毒导致周围神经病的效果［J］．中医临床研究，2018，10（24）：23-24.

[14] 储蕙．二巯基丙磺酸钠驱汞治疗引起药疹反应 199 例分析［J］．环境与职业医学，2010，27（3）：158-159.

[15] 丛翠翠，毛丽君，赵金垣．肺淋巴系统与尘肺［J］．中国工业医学杂志，2013，26（3）：190-194.

[16] 丛翠翠，毛丽君，赵金垣．溶血磷脂酸与肺纤维化的研究进展［J］．中华临床医师杂志（电子版），2012，6（23）：7716-7719.

[17] 戴晓蓉，陈杰，郭亚萍．31 例急性甲醇中毒早期患者模式翻转视觉诱发电位检测［J］．临床神经电生理学杂志．2005，14（3）：161-162.

[18] 邓小峰，王海兰，梁伟辉，等．中药熏洗治疗慢性正己烷中毒周围神经病变的疗效观察［J］．中国工业医学杂志，2014，27（4）：277-279.

[19] 丁通，骆骄阳，杨世海，等．天然药物防治镉中毒的现代研究进展［J］．中国中药杂志，2018，43（10）：2006-2013.

[20] 丁钺，倪为民．职业病中毒物理损伤诊疗手册［M］．上海：上海医科大学出版社，1994.

[21] 杜鹃，杜宝柱．职业性正己烷中毒的临床治疗与心理干预［J］．医学理论与实践，2014，27

(4)：547，560.
[22] 樊春月，陈嘉斌，宋燕芹，等．职业性慢性正己烷中毒临床特点分析［J］．中国职业医学，2016，43（3）：275–280，284.
[23] 樊春月，陈嘉斌，吴小苑，等．职业性慢性正己烷中毒综合疗法与常规疗法效果比较［J］．中国职业医学，2016，43（6）：639–644.
[24] 高春锦，葛环，赵立明，等．一氧化碳中毒临床治疗指南（一）［J］．中华航海医学与高气压医学杂志，2012，19（2）：127–128，封三.
[25] 高春锦，葛环，赵立明，等．一氧化碳中毒临床治疗指南（三）［J］．中华航海医学与高气压医学杂志，2013，20（1）：72，封三，封四.
[26] 高杰，司徒洁，周宇燕，等．职业性慢性正己烷中毒康复治疗临床路径构建与评价［J］．职业卫生与应急救援，2015，33（4）：246–251.
[27] 葛环，高春锦，赵立明，等．一氧化碳中毒临床治疗指南（二）［J］．中华航海医学与高气压医学杂志，2012，19（5）：315–317.
[28] 葛环，高春锦，赵立明，等．一氧化碳中毒临床治疗指南（四）［J］．中华航海医学与高气压医学杂志，2013，20（5）：356–358.
[29] 葛均波，徐永健，王辰．内科学［M］.9 版．北京：人民卫生出版社．2018.
[30] 葛赟，卢中秋．硫化氢吸入性肺损伤机制和治疗的研究进展［J］．中华急诊医学杂志．2012. 21（1）：101–103.
[31] 关里，李宗洋，赵金垣，等．大鼠急性一氧化碳中毒后血液流变学动态变化的特点［J］．中华劳动卫生职业病杂志，2010；28（12）：885–890.
[32] 关里，赵金垣．急性一氧化碳中毒迟发性脑病发病机制的研究进展［J］．中华内科杂志，2007，46（6）：521–522.
[33] 关里，赵金垣．急性一氧化碳中毒大鼠血液流变学变化的特点［J］．中华内科杂志，2008，47（3）：238–240.
[34] 关里，张雁林，毛丽君，等．脑海马 HO–1 持续过表达在急性 CO 中毒迟发性脑病中的作用［J］．中国工业医学杂志，2014，27（4）：264–268，305，封三.
[35] 关里，温韬，张雁林，等．血红素加氧酶的生物学功能研究进展［J］．中国工业医学杂志，2007，20（3）：180–182.
[36] 关里，赵金垣，温韬，等．在体微透析观察大鼠急性一氧化碳中毒后纹状体多巴胺及其代谢产物的变化［J］．环境与职业医学，2007，24（3）：243–246.
[37] 国家卫生计生委，人力资源社会保障部，国家安全监管总局，等．国卫疾控发［2015］92 号：职业病危害因素分类目录［S］. 2015.
[38] 国家职业卫生标准委员会．职业性急性光气中毒的诊断标准［S］. GBZ 29–2011. 北京：中华人民共和国国家卫生与计划生育委员会，2011.
[39] 国家职业卫生标准委员会．职业性急性有机磷杀虫剂中毒诊断标准［S］. GBZ 8–2002. 北京：中华人民共和国卫生部，2002.
[40] 职业性慢性铅中毒的诊断标准［S］. GBZ 37–2015. 北京：中华人民共和国国家卫生和计划生育委员会，2015.
[41] 郝德英，隋海秀. 1 起突发群体性急性氯气中毒患者急救处置与护理［J］．中国职业医学，2013，40（1）：31，33.
[42] 何成奇．康复医学［M］．北京：人民卫生出版社，2010：5–21.
[43] 何凤生．中华职业医学［M］．北京：人民卫生出版社，1999.
[44] 侯翠翠，曹殿凤，赵娜，等．矽肺患者病情评估指数的构建［J］．中华劳动卫生职业病杂志，2020，38（7）：512–516.
[45] 胡瑞华．急性硫化氢中毒 8 例治疗体会［J］．临床医药实践，2015，11：874–875，877.

［46］胡振红．成人社区获得性肺炎初始经验性抗感染药物选择方案再解析［J］．医药导报，2017，36（3）：240-242.
［47］胡振兴，赵彤彤，邢婷婷，等．康复呼吸操训练在住院尘肺病患者中的应用效果［J］．华南预防医学，2020，46（6）：675-677.
［48］扈丽娟，李磊．甲泼尼龙和冬眠合剂联合高压氧治疗一氧化碳中毒后迟发性脑病38例疗效观察［J］．中华航海医学与高气压医学杂志，2020，27（4）：453-457.
［49］黄金祥．慢性镉中毒临床研究进展［J］．职业卫生与应急救援，2001，19（4）：191-193.
［50］黄金祥．职业中毒诊断医师培训教程［M］．北京：化学工业出版社，2014.
［51］急性氯气中毒事件卫生应急处置技术方案．北京：人民卫生出版社，2011.
［52］贾建平，陈生弟．神经病学［M］．8版．北京：人民卫生出版社，2018.
［53］江朝强，吴一行，刘薇薇，等．急性甲醇中毒的临床救治［J］．中华劳动卫生职业病杂志，2005，23（3）：206-209.
［54］江明憓，莫平红．健康教育联合肺康复对矽肺患者呼吸功能及生活质量的影响［J］．工业卫生与职业病，2018，44（3）：223-224，227.
［55］江泉观，纪云晶，常元勋．环境化学毒物防治手册［M］．北京：化学工业出版社，2004，784-790.
［56］金鑫．口服和肌肉注射二巯基丙磺酸钠驱汞效果的观察［J］．职业卫生与应急救援，2000，18（1）：15.
［57］匡兴亚，冯玉妹，张雪涛，等．现行《职业性汞中毒诊断标准》的应用研究［J］．中华劳动卫生职业病杂志，2011，29（5）：376-377.
［58］李德鸿，赵金垣，李涛．中华职业医学［M］．2版．北京：人民卫生出版社，2019.
［59］李光杰，刘灿珍，李文菊，等．尘肺合并肺部感染临床分析［J］．中国职业医学，2010，37（6）：496-500.
［60］李光先，余日安．镉毒性作用干预方法及其机制研究进展［J］．中国职业医学，2014，2：222-226.
［61］李茂新，赵宏宇．一氧化碳中毒治疗的研究进展［J］．医学综述，2020，26（13）：2529-2533.
［62］李梦，杜光．中国医院营养支持治疗的相关思考［J］．医药导报，2019，38（12）：1685-1689.
［63］李文．高压氧治疗一氧化碳中毒［J］．中国医学创新，2013，5：158-159.
［64］李新宇，张雷，周新，等．重度急性硫化氢中毒患者的综合救治［J］．中华急诊医学杂志．2008. 17（1）：85-86.
［65］李艳艳，熊光仲．汞中毒的毒性机制及临床研究进展［J］．中国急救复苏与灾害医学杂志，2008，3（1）：57-59.
［66］李毅，孟令超，吕鹤，等．误诊为慢性炎性脱髓鞘性多发性神经根神经病的正己烷中毒性周围神经病两例临床分析［J］．中国现代神经疾病杂志，2019，19（6）：405-410.
［67］梁冬蕾，胡志兵，杨志前，等．鼠神经生长因子治疗慢性正己烷中毒周围神经病疗效评价［J］．中国卫生标准管理，2017，8（21）：69-71.
［68］梁启荣．职业性急性硫化氢中毒救治现状［J］．职业与健康，2013，29（14）：1808-1810.
［69］林素莲，高惠珍，颜艺农．高压氧治疗的禁忌证［J］．北方药学，2011，8（8）：97.
［70］刘桓，刘永建，肖青勉，等．乳酸清除率联合脑电双频指数对一氧化碳中毒迟发性脑病的价值［J］．中华急诊医学杂志，2020，29（4）：556-558.
［71］刘凯雄，林其昌．社区获得性肺炎诊治若干进展［J］．中华医学杂志，2016，96（44）：3614-3616
［72］刘庆凤，黄丽蓉，李斌，等．正己烷中毒性周围神经病患者神经肌电图的动态变化［J］．广东

医学，2015，5：738-740.
[73] 刘庆凤，杨爱初，佘惜金，等．职业性慢性正己烷中毒患者神经肌电图特征分析［J］．中国职业医学，2014，2：172-175，178.
[74] 刘文占．抗感染药物在尘肺病治疗中的不利因素及应用体会［J］．中国医药指南，2014，30：207-208
[75] 刘玉法，苏立军，周翠兰，等．乌司他丁联合长托宁治疗重度刺激性气体中毒的临床研究［J］．中华劳动卫生职业病杂志，2013，31（6）：461-462.
[76] 刘玉伟，赵金垣．急性一氧化碳中毒与高压氧治疗［J］．工业卫生与职业病，2007，33（1）：60-64.
[77] 卢致婷，许德昌，许军连，等．彩色多普勒超声评价血塞通对尘肺肺心病患者肺动脉压力的影响［J］．实用临床医药杂志，2019，23（23）：17-19.
[78] 罗成英，符玉萍，宋长平．二巯基丙磺酸钠引起急性大疱性过敏反应一例［J］．中华劳动卫生职业病杂志，2009，27（6）：377.
[79] 罗献，温丽．急性氯气中毒的院前急救与临床护理［J］．职业卫生与应急救援，2012，30（3）：164-165
[80] 穆进军，李俊峰，田仁云．急性甲醇中毒 295 例临床研究［J］．中国工业医学杂志，2000，13（2）：96-98.
[81] 潘丹霞．急性光气中毒的急救与护理［J］．世界最新医学信息文摘（电子版），2015，（75）.
[82] 庞才双，龙虹羽，吴艳秋，等．CAT 评分在慢性阻塞性肺疾病中的临床应用［J］．临床肺科杂志，2015，（12）：2173-2176.
[83] 任引津，张寿林，倪为民，等．实用急性中毒全书［M］．北京：人民卫生出版社，2003，115.
[84] 沈洪，刘中民．急诊与灾难医学［M］. 2 版．北京：人民卫生出版社，2013.
[85] 司徒洁，林瑞云，林春梅，等．职业性慢性正己烷中毒恢复期肌肉颤搐五例［J］．中华劳动职业病杂志，2020，38（12）：929-930.
[86] 宋莉，李晓军．窒息性气体中毒现场诊断与救援［J］．中国职业医学，2011，38（6）：515-517.
[87] 宋平平，刘娟，肖华，等．中医辨证诊治治疗尘肺病的临床研究［J］．中华劳动卫生职业病杂志，2019，37（3）：186-188.
[88] 孙承业．实用急性中毒全书［M］. 2 版．北京：人民卫生出版社，2020.
[89] 孙承业．中毒事件处置［M］．北京：人民卫生出版社，2013.
[90] 孙秋香，王妮娜，朱敏．规范化营养治疗流程在危重症颅脑损伤患者中的应用效果［J］．临床与病理杂志，2020，40（7）：1744-1751.
[91] 孙瑞佼，潘晓雯，吕艳，等．急性一氧化碳中毒高压氧治疗的中美指南比较［J］．医学与哲学，2013，34（22）：26-29.
[92] 谭永明，郭祺锟，吴开富，等．一氧化碳中毒后迟发性脑病患者脑损伤的功能磁共振研究［J］．临床放射学杂志，2020，39（7）：1263-1267.
[93] 唐庆，李颖，王永义，等．糖皮质激素联合高压氧防治急性一氧化碳中毒迟发性脑病疗效与安全性 Meta 分析［J］．第三军医大学学报，2016，38（2）：207-214.
[94] 童宗武，陈晋，杨崇猛，等．早期血液净化治疗 44 例急性甲醇中毒的临床研究［J］．中国血液净化，2005，4（10）：535-538.
[95] 中国研究型医院学会卫生应急学专业委员会，中国中西医结合学会灾害医学专业委员会．突发群体性氯气泄漏事故现场卫生应急救援处置与临床救治专家共识（2017）［J］．中华卫生应急电子杂志，2017，3（3）：129-135.
[96] 王世俊．铅中毒的解毒疗法［J］．中国医刊，2000，35（7）：18-20.
[97] 王爽，赵晓坤，朱嘉莉，等．岩盐气溶胶对大鼠矽肺预防作用［J］．中国职业医学，2020，47

(2)：147-153.

[98] 王卫锋．口服二巯基丁二酸胶囊和静滴二巯基丙磺钠临床解毒功效对照研究［J］．亚太传统医药，2012，8（8）：172-173.

[99] 王喜福，贾彬彬，关里，等．急性一氧化碳中毒家兔红细胞微观血液流变学变化及其意义的探讨［J］．中国工业医学杂志，2010，23（5）：323-326.

[100] 王喜福，王现伟，关里，等．急性一氧化碳中毒家兔脑血流变学和凝血功能的变化［J］．中国工业医学杂志，2008，21（6）：347-350.

[101] 王喜福，赵金垣．脑循环障碍与急性CO中毒迟发性脑病［J］．中国工业医学杂志，2010，23（2）：108-111.

[102] 王艳艳，郎丽，张莹，等．尿汞增高患者二巯基丙磺酸钠驱汞治疗特点分析［J］．中国职业医学，2016，43（6）：673-676，682.

[103] 王洋，刘锡诚，姜鹏，等．岩盐气溶胶疗法对改善尘肺病临床症状的观察［J］．中化劳动卫生职业病杂志，2017，35（7）：530-531.

[104] 王耀宏，赵金垣，崔书杰，等．急性一氧化碳中毒迟发性脑病的动物模型制备研究［J］．中国职业医学，2004，31（1）：5-10.

[105] 王耀宏，赵金垣，崔书杰，等．急性一氧化碳中毒对大鼠脑循环的影响［J］．中国工业医学杂志，2003，16（5）：257-260.

[106] 王耀宏，赵金垣，崔书杰，等．外源性一氧化碳对大鼠脑内源性气体信使系统的影响［J］．中国工业医学杂志，2003，16（5）：261-263，267.

[107] 王喆，邱泽武．急性甲醇中毒的现状与诊治进展［J］．中国临床医生，2012，40（8）：22-23.

[108] 卫生部．职业性急性氯气中毒诊断标准［S］．GBZ65-2002. 北京：中国标准出版社，2002.

[109] 卫生部办公厅．糖皮质激素类药物临床应用指导原则．〔2011〕23号．

[110] 卫生部卫生应急办公室．突发中毒事件卫生应急预案及技术方案［M］．北京：人民卫生出版社，2011.

[111] 魏祥，余艳妮．中药复方制剂治疗职业性慢性铅中毒的研究［J］．中国卫生标准管理，2020，11（10）：7-9.

[112] 温韬，赵金垣，韩鸿宾．磁共振成像在急性CO中毒迟发性脑损伤诊断中的应用［J］．中国工业医学杂志，2003，16（3）：133-136.

[113] 温韬，赵金垣，赵伯阳．急性一氧化碳中毒迟发性脑病的发病机制研究进展［J］．中国工业医学杂志，2001，14（2）：97-99.

[114] 温韬，赵金垣，李丹，等．急性CO中毒家兔血液流变学变化及其意义探讨［J］．中国工业医学杂志，2003，16（4）：195-198.

[115] 温韬，赵金垣．氧应激对急性CO中毒迟发性脑病的作用研究［J］．中国工业医学杂志，2003，16（4）：199-202.

[116] 温韬，赵金垣．一种制备急性CO中毒迟发性脑病动物模型的新方法［J］．中国工业医学杂志，2003，16（3）：129-132.

[117] 温韬，赵金垣，赵伯阳．一氧化碳中毒迟发性脑病与内源性一氧化碳［J］．中华劳动卫生职业病杂志，2002，20（1）：71-73.

[118] 巫带花，邱新香，甘雯珍，等．路径式康复护理模式对职业性慢性正己烷中毒患者四肢运动功能的影响［J］．临床护理杂志，2017，16（6）：14-17.

[119] 李灿东，吴承玉．中医诊断学［M］．北京：中国中医药出版社，2012.

[120] 吴娜，王涤新．硫化氢中毒机制及治疗研究进展［J］．中国工业医学杂志，2010，23（6）：434-436.

[121] 吴一行，江朝强，周钢，等．急性口服甲醇中毒血液透析治疗适应证的分析［J］．热带医学杂志，2006，6（3）：303-305.

[122] 夏丽华，程樱，赖关朝，等．职业性慢性轻度镉中毒临床路径研究［J］．中国职业医学，2016，43（5）：547-551.

[123] 夏丽华，程樱，刘莉莉，等．职业性慢性镉中毒临床诊断治疗研究进展［J］．中国职业医学，2016，43（1）：97-100.

[124] 夏丽华，李斌，张莹，等．镉生物标志物的研究进展［J］．职业卫生与应急救援，2011，29（6）：298-301.

[125] 谢英，李智民，沙焱，等．尘肺病的中医治疗方法研究进展［J］．职业卫生与应急救援，2019，37（5）：433-436.

[126] 邢俊杰，赵金垣．血液流变学与急性肺损伤［J］．中国工业医学杂志，2006，19（1）：33-38.

[127] 熊昊．20 例职业性慢性轻度汞中毒的中药治疗作用观察［J］．时珍国医国药，2013，24（7）：1692-1693.

[128] 杨莹．急性群体性甲醇中毒患者的急救与护理［J］．中国现代药物应用，2015，(7)：171-172.

[129] 杨志前，余柏城．急性甲醇中毒性视神经病综合治疗探讨［J］．中华神经医学杂志，2007，6（5)：517-519，522.

[130] 叶小芳．急性光气中毒的救治与护理［J］．职业卫生与应急救援，2007，25（3）：163.

[131] 易治，翁其彪．新编高压氧医学教程［M］．广州：暨南大学出版社，2012.

[132] 殷娜．氯气中毒患者的抢救与护理［J］．护士进修杂志．2012，27（20）：1916-1918.

[133] 余杰，毛丽君，赵金垣．肺纤维化的信号转导分子调控机制［J］．国际呼吸杂志，2015，35（21）：1667-1671.

[134] 余杰，毛丽君，赵金垣．二氧化硅通过肺泡巨噬细胞的识别反应启动肺内的炎性损伤的机制［J］．中国工业医学杂志，2015，28（4）：265-269.

[135] 中华中医药学会内科分会，中华中医药学会肺系病分会，中国民族医药学会肺病分会．社区获得性肺炎中医诊疗指南（2018 修订版）［J］．中医杂志，2019，60（4）：350-360.

[136] 袁娟，赖燕，张云花，等．职业性慢性镉中毒肾功能预后分析［J］．工业卫生与职业病，2016，42（6）：452-454.

[137] 岳雷，曹景鑫，康明．探寻职业性急性一氧化碳中毒急性期的脑电图对于发生迟发性脑病的预测价值［J］．当代医学，2020，26（9）：57-58.

[138] 岳茂兴，夏锡仪，李瑛，等．突发群体性氯气中毒 1539 例临床救治［J］．中华卫生应急电子杂志，2018，4（3）：145-151.

[139] 岳维梅，方绍峰，周世义，等．职业性镉中毒 73 例临床分析［J］．中华劳动卫生职业病杂志，2013，31（12）：935-936.

[140] 张伯礼，吴勉华．中医内科学［M］．4 版．北京：中国中医药出版社，2017.

[141] 张琪凤，张卓，毛国根，等．肺灌洗排尘病因治疗的资料分析和实验研究［J］．中国职业医学，2000，27（1）：4-6.

[142] 张书娥，董会台，蔡莉萍，等．107 例汞中毒临床诊治体会［J］．工业卫生与职业病，2014，40（6）：471.

[143] 张晓华，肖雄斌，赖燕，等．不同原因所致慢性轻度镉中毒临床特征分析［J］．中华劳动卫生职业病杂志，2013，31（10）：763-764.

[144] 张振国，陈刚．大容量全肺灌洗术风险防范及并发症处理［J］．北京：人民卫生出版社，2015.

[145] 张振国，陈刚．大容量全肺灌洗术医疗护理常规及操作规程［M］．2 版．北京：北京科学技术出版社，2016.

[146] 赵金垣，王世俊．尘肺应为可治之症［J］．环境与职业医学，2016，33（1）：90-95.

[147]《临床路径治疗药物释义》专家组．临床路径治疗药物释义（职业病分册）［M］．北京：中国协和医科大学出版社，2018.

[148] 赵金垣. 临床职业病学 [M]. 3版. 北京：北京大学医学出版社，2017.
[149] 赵金垣. 临床职业病学 [M]. 2版. 北京：北京大学医学出版社，2010：336.
[150] 赵金垣. 我国金属中毒研究的回顾与展望 [J]. 中华劳动卫生职业病杂志，2002，20（5）：321-322.
[151] 赵金垣. 临床职业病学 [M]. 3版. 北京：北京大学医学出版社，2017.
[152] 赵可喻，杨军，朱育银. 煤工尘肺合并肺炎的病原菌分布及耐药性分析 [J]. 中华劳动卫生职业病杂志，2015，33（2）：129-131
[153] 赵林珊，刘兴，唐江伟，等. 高压氧调控 HMGB1 防治急性一氧化碳中毒后脑病的作用机制 [J]. 中华劳动卫生职业病杂志，2020，38（9）：641-645.
[154] 赵乾魁，周志俊. 职业性正己烷中毒病例研究在中国：1262 例临床分析 [J]. 职业卫生与应急救援，2016，34（1）：1-5，15.
[155] 赵业婷，赵金垣. 羰基镍毒性的研究现状与展望 [J]. 中华劳动卫生职业病杂志，2006，24（5）：314- 317.
[156] 职业性尘肺病的病理诊断 [S]. GBZ 25-2014. 北京：中华人民共和国国家卫生和计划生育委员会，2014.
[157] 职业性尘肺病的诊断 [S]. GBZ 70-2015. 北京：中华人民共和国国家卫生和计划生育委员会，2015.
[158] 中国医师协会急诊医师分会中国急性感染联盟. 2015 年中国急诊社区获得性肺炎临床实践指南：疾病基础知识篇 [J]. 中国急救医学，2015，35（11）：961-968.
[159] 中国医师协会急诊医师分会中国急性感染联盟. 2015 年中国急诊社区获得性肺炎临床实践指南 [J]. 中华急诊医学杂志，2015，24（12）：1324-1344.
[160] 中国医师协会急诊医师分会. 2015 年中国急诊社区获得性肺炎临床实用指南：治疗和预后篇 [J]. 中国急救医学，2016，36（1）：12-21.
[161] 中国医师协会急诊医师分会. 急性有机磷农药中毒诊治临床专家共识（2016）[J]. 中国急救医学，2016，36（12）. 1057-1065.
[162] 中华人民共和国国家卫生和计划生育委员会. 职业性慢性化学物中毒性周围神经病的诊断 [S]. GBZ/T247-2013. 北京：人民卫生出版社，2015.
[163] 中华人民共和国国家卫生和计划生育委员会. 职业性铅中毒诊断标准 [S]. GBZ 37-2015. 北京：人民卫生出版社，2015.
[164] 尿中镉的测定第 1 部分：石墨炉原子吸收光谱法 [S]. GBZ/T 307. 1-2018. 北京：中华人民共和国国家卫生健康委员会，2018.
[165] 职业性镉中毒的诊断 [S]. GBZ 17-2015. 北京：中华人民共和国国家卫生健康委员会，2015.
[166] 职业性慢性正己烷中毒的诊断 [S]. GBZ 84-2017. 北京：中华人民共和国国家卫生健康委员会，2017.
[167] 职业性汞中毒诊断标准 [S]. GBZ 89-2007. 北京：人民卫生出版社，2008.
[168] 中华人民共和国卫生部. 职业性急性硫化氢中毒诊断标准 [S]. GBZ 31-2002. 北京：法律出版社，2002.
[169] 中华人民共和国卫生部. 职业性急性化学物中毒性神经系统疾病诊断标准 [S]. GBZ 76-2002. 北京：法律出版社，2002.
[170] 中华人民共和国卫生部. 尘肺病诊断标准 [S]. GBZ 70-2009. 北京：人民卫生出版社，2007.
[171] 中华人民共和国卫生部. 职业性急性一氧化碳中毒诊断标准 [S]. GBZ 23-2002. 北京：法律出版社，2002.
[172] 中华人民共和国卫生部. 职业性急性化学物中毒性神经系统疾病诊断标准 [S]. GBZ 76-

2002. 北京：法律出版社，2002.
[173] 中华人民共和国卫生部．职业性急性氯乙酸中毒的诊断［S］．GBZ239-2011. 北京：中国标准出版社，2011.
[174] 中华人民共和国卫生部．职业性汞中毒诊断标准［S］．GBZ 17-2015. 北京：人民卫生出版社，2018.
[175] 中华人民共和国卫生部．职业性急性硫化氢中毒诊断标准［S］．GBZ 31-2002. 北京：法律出版社，2002.
[176] 中华人民共和国卫生和计划生育委员会．职业性急性甲醇中毒的诊断［S］．GBZ 53-2017. 北京：法律出版社，2017.
[177] 中华人民共和国卫生和计划生育委员会．职业性尘肺病的病理诊断［S］．GBZ 25-2014. 北京：中国标准出版社，2014.
[178] 中华人民共和国卫生和计划生育委员会．职业性尘肺病的诊断［S］．GBZ 70-2015. 北京：中国标准出版社，2016.
[179] 中华医学会．临床诊疗指南-呼吸病学分册［M］．北京：人民卫生出版社，2018.
[180] 中华医学会．临床诊疗指南·呼吸病学分册［M］．北京：人民卫生出版社，2009.
[181] 中华医学会．临床诊疗指南·急诊医学分册［M］．北京：人民卫生出版社，2009.
[182] 中华医学会呼吸病学分会．中国成人社区获得性肺炎诊断和治疗指南（2016 年版）［J］．中华结核和呼吸杂志，2016，39（4）：253-279.
[183] 中华医学会呼吸病学分会慢性阻塞性肺疾病学组，中国医师协会呼吸医师分会慢性阻塞性肺疾病工作委员会．慢性阻塞性肺疾病诊治指南（2021 年修订版）．北京，2021 年．
[184] 中华预防医学会劳动卫生与职业病分会职业性肺部疾病学组．尘肺病治疗中国专家共识（2018 年版）［J］．环境与职业医学，2018，35（8）：677-689.
[185] 钟南山，刘又宁．呼吸病学［M］．2 版．北京：人民卫生出版社，2018.
[186] 周静娟．43 例急性氯气中毒患者的急救与护理［J］．中国实用医药，2013，8（3）：192-193.
[187] 周卫敏．急性甲醇中毒治疗进展［J］．中国血液净化，2011，10（7）：385-388.
[188] 周妍丽，黄钢．急性甲醇中毒的 F-VEP 表现［J］．国际眼科杂志．2003，3（3）：116-117.
[189] 朱江，黄永锋，赵斌，等．甲泼尼龙与地塞米松治疗一氧化碳中毒迟发性脑病痴呆远期疗效观察［J］．陕西医学杂志，2017，46（3）：390-392.
[190] Barceloux DG，Bond GR，Krenzelok EP，et al. American Academy of Clinical Toxicology Practice Guidelines on the Treatment of Methanol Poisoning［J］. Clinical Toxicology，2002，40（4）：415-446.
[191] Brenner M，Benavides S，Mahon SB，et al. The vitamine B12 analog cobinamide is an effective hydrogen sulfide antidote in a lethal rabbit model［J］. Clinical Toxicology，2014，52（5）：490-497.
[192] Flora G，Gupata D，Tiwari A. Toxicity of lead：a review with recent updates［J］. Interdisciplinary Toxicology，2012，5（2）：47-58.
[193] GOLD. Revised global strategy for the diagnosis，management and prevention of chronic obstructive pulmonary disease 2020 report.
[194] Hantson P，Haufroid V，Wallemacq P. Formate kinetics in methanol poisoning［J］. Human and Experimental Toxicology，2005，24（2）：55-59.
[195] LIUHeliang，ZHANG Deliang，ZHAO Baolu，et al. Superoxide anion，the main species of ROS in the development of ARDS induced by oleic acid［J］. Free Radical Research，2004，38（12）：1281-1287.
[196] https：//goldcopd.org/2021-gold-reports/ The global initiative for chronic obstructive lung disease，2020-11-17.
[197] ZHAOJinyuan，LIU Hong. Therapeutic effect of anticoagulants on the acute respiratory distress syn-

drome rats. In Keizo Chiyotani, Yutaka Hosoda and Yoshiharu Aizawa ed. Advances in the Prevention of Occupational Respiratory Diseases. Amsterdam: Elsevier, 1998: 873-877.

[198] Kosnett MJ, Wedeen RP, Rothenberg SJ, et al. Recommendations for medical management of adult lead exposure. Environ Health Perspect [J], 2007, 115 (3) : 463- 471.

[199] Levin SM, Goldberg M. Clinical evaluation and management of lead-exposed construction workers [J] . American Journal of Industrial Medicine, 2000, 37 (1): 23-43.

[200] Nakajima Mikio, Aso Shotaro, Matsui Hiroki, et al. Prevalence of myocardial injury requiring percutaneous coronary intervention after acute carbon monoxide poisoning [J] . European journal of emergency medicine : official journal of the European Society for Emergency Medicine, 2020, 27 (3): 213-216.

[201] Nordberg GF. Historical perspectives on cadmium toxicity [J] . Toxicol Appl Pharmacol, 2009, 238: 192-200.

[202] Nurchi VM, Alonso MC, Toso L, et al. Chelation therapy for metal intoxication: comments from a thermodynamic viewpoint [J] . Mini Reviews in Medicinal Chemistry, 2013, 13 (11): 1541-1549.

[203] LIUHeliang, ZHANG Deliang, ZHAO Baolu, et al. Superoxide Anion, the Main Species of ROS in the Development of ARDS Induced by Oleic Acid [J] . Free Radical Research, 2004, 38 (12): 1281-1287.

[204] Peces R, Alvarez R. Effectiveness of hemodialysis with high-flux polysulfone membrane in the treatment of life-threatening methanol intoxication [J] . Nephron, 2002, 90 (2): 216-218.

[205] Prozialeck WC, Edwards JR. Mechanisms of cadmium-induced proximal tubule injury: New insights with implications for biomonitoring and therapeutic interventions [J] . The Journal of Pharmacology and Experimental Therapeutics, 2012, 343 (1) : 2-12.

[206] Rao JVB, Vengamma B, Naveen T, et al. Lead encephalopathy in adults [J] . Journal of Neurosciences in Rural Practice, 2014, 5 (2): 181-183.

[207] Sams RN, Carver HW 2nd, Catanese C, et al. Suicide with hydrogen sulfide [J] . The American Journal of Forensic Medicine and Pathology. 2013, 34 (2): 81-82.

[208] Sastre C, Baillif-Couniou V, Kintz P, et al. Fatal accidental hydrogen sulfide poisoning: a domestic case [J] . Journal of Forensic Sciences. 2013, 58 (S1): S280-S284.

[209] 国家药典委员会. 中国药典 [M] . 北京: 中国医药科技出版社, 2010.

[210] 津岛雄二. 韩国抗生物质医药品基准 (韩抗基) [M] . 东京: 日本厚生省, 1990.

[211] 美国药典委员会. 美国药典/国家处方集 [M] . 31 版. 罗克维尔: 美国药典委员会, 2013.

[212] 欧洲药典委员会. 欧洲药典 (中文版) [M] . 北京: 中国医药科技出版社, 2010.

[213] 日本要局方编辑委员会. 日本药典 [M] . 16 版. 东京: 日本厚生省, 2011.

[214] 世界卫生组织专家委员会. 国际药典 [S] . 日内瓦: 世界卫生组织, 2011.

[215] 希恩. C. 斯威曼 (Sean C. Sweetman) . 李大魁, 金有豫, 汤光, 等译. 马丁代尔大药典. 第 35 版 [M] . 北京: 化学工业出版社, 2008.

[216] 中国国家处方集编委会. 中国国家处方集 (儿童版) [M] . 北京: 人民军医出版社, 2013.

[217] 中国国家处方集编委会. 中国国家处方集 [M] . 北京: 人民军医出版社, 2010.

致读者

本系列图书中介绍的药物剂量和用法是编委专家根据当前医疗观点和临床经验并参考本书附录中的相关文献资料慎重制订的，并与通用标准保持一致，编校人员也尽了最大努力来保证书中所推荐药物剂量的准确性。但必须强调的是，临床医师开出的每一个医嘱都必须以自己的理论知识、临床实践为基础，以高度的责任心对患者负责。本书列举的药物用法和用量主要供临床医师参考，并且主要针对疾病诊断明确、临床表现典型的患者。读者在选用药物时，还应该认真研读药品说明书中所列出的适应证、禁忌证、用法、用量、不良反应等，并参考《中华人民共和国药典》《中国国家处方集》等权威著作为据。此书仅为参考，我社不对使用此书所造成的医疗后果负责。

中国协和医科大学出版社

《临床路径治疗药物释义》专家组